河南省中医管理局重点学科(专科)带头人培养项目专项资金资助

冠心病中西医结合药物治疗学

主编　杜廷海　朱明军

河南科学技术出版社

·郑州·

内 容 提 要

本书作者根据多年的工作经验，参考最新指南、共识和研究成果，分12章系统阐述了冠心病分子生物学基础和中医证型的分子生物学研究，论述了冠心病中西药物现代研究及临床应用，重点介绍了系统优化的中西医结合药物治疗的方法、合理应用及治疗思路，最后还介绍了冠心病治疗新药研究的程序、研究方法和质量控制及前景。本书内容全面、系统、求新、实用，可作为心血管医生、研究生及有关研究人员的参考用书。

图书在版编目（CIP）数据

冠心病中西医结合药物治疗学/杜廷海，朱明军主编．—郑州：
河南科学技术出版社，2017.3（2023.3重印）
ISBN 978-7-5349-8452-5

Ⅰ.①冠… Ⅱ.①杜… ②朱… Ⅲ.①冠心病-中西医结合-诊
疗 Ⅳ.①R541.4

中国版本图书馆 CIP 数据核字（2016）第 260910 号

出版发行：河南科学技术出版社
地址：郑州市经五路66号 邮编：450002
电话：(0371) 65737028 65788613
网址：www.hnstp.cn
策划编辑：王月慧
责任编辑：王月慧
责任校对：郭亚婷 王淑敏
封面设计：张 伟
责任印制：朱 飞
印 刷：三河市同力彩印有限公司
经 销：全国新华书店
幅面尺寸：170 mm×240 mm 印张：21.5 字数：417千字
版 次：2023年3月第2次印刷
定 价：198.00元

如发现印、装质量问题，影响阅读，请与出版社联系并调换。

主 编 简 介

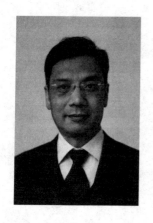

杜廷海 中西医结合主任医师、教授、硕士研究生导师，河南中医药大学中西医结合心血管病研究所所长、一附院心血管专科主任。兼任中国中医药研究促进会心血管疾病预防与康复专业委员会副主任委员、中国中医药研究促进会心血管专业委员会常委、中国中西医结合学会心血管专业委员会委员、中国民族医药学会心血管分会常委、中华中医药学会心病专业委员会委员、河南省中医心血管专业委员会副主任委员、河南省络病分会副主任委员、河南省康复医学会心血管病分会副主任委员等。1985 年毕业于河南医科大学，又分别在河南中医学院西学中班和研究生班学习，获中医研究生硕士学位。主编了《中西医结合妙治疑难病》、《中西医结合心肺急症学》、《冠心病》等专著，获省部级科技进步奖 4 项，地厅级科技进步奖 10 项，取得国家发明专利 6 项，实用新型专利 8 项。发表论文 70 余篇。

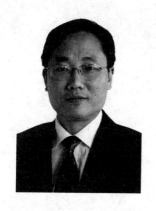

朱明军 医学博士，主任医师、教授，博士生导师，河南省优秀专家，入选国家百千万人才工程并获"有突出贡献中青年专家"荣誉称号。现任河南中医药大学第一附属医院院长，兼任世界中医药学会联合会中药上市后再评价专业委员会副会长、世界中医药学会联合会介入心脏病学专家委员会副会长、中国民族医药学会心血管分会常务副会长、中国中西医结合学会常务理事、中国中西医结合心血管疾病专业委员会副主任委员、中华中医药学会心病分会副主任委员、中华中医药学会介入心脏病学专家委员会副主任委员、中华中医药学会血栓病分会副主任委员、中国医师协会中西医结合医师分会心血管病专家委员会副主任委员、河南省中西医结合学会心血管疾病专业委员会主任委员等。主持国家973 项目子课题 1 项，国家科技支撑计划项目 1 项，国家自然基金项目 2 项，河南省杰出人才创新基金资助项目 1 项。获科技成果 18 项，其中国家科技进步二等奖 1 项，中华中医药学会一等奖 2 项，省部级科技成果 4 项，获取专利 2 项。发表学术论文 140 余篇。

前　言

　　冠心病是威胁人类健康的严重疾病之一，近半个世纪以来，人群冠心病患病率和死亡率不断上升，已成为人口死亡的首要原因。冠心病的发病和死亡常发生在工作能力和创造能力最高、对社会和家庭贡献最大的年龄组，给人类和社会造成了很大危害。冠心病的治疗方法主要有中西医药物治疗、介入治疗、外科手术三种，各有一定的局限性。

　　近年来，由于冠心病介入治疗的发展，临床上出现了注重介入、忽视药物的不良倾向；另一方面，冠心病的中西治疗药物品种繁多，且不断有新药上市，随着大规模临床试验的开展，对药物的作用、疗效和不良反应的认识也在不断深入。中西医结合通过比较、吸收、融合、提高，相互补充，取长补短，宏观与微观、辨证与辨病、药物与非药物治疗和中西药物有机结合，取得了比单独中医或西医更好的疗效。中西医结合是在发展中医和西医基础上的结合。目前多指标如冠脉造影、冠脉内超声和光学相干断层扫描技术在冠心病临床诊治上逐渐得以应用，为冠心病心绞痛不同中医证型的诊断提供了新的方法。在辨证论治前提下，充分利用现代研究成果，宏观微观相结合，辨证辨病相结合，实现了中医处方的中西医结合。把冠心病"共性"与"个性"、宏观与微观、辨证与辨病相结合进行系列化治疗，使冠心病治法方药更加优化和系统化。把传统中医药与现代介入治疗有机结合，应用介入治疗（冠脉支架植入术、射频消融术、起搏器植入术、骨髓干细胞移植等），配合介入系列方，取得了优于单纯西医介入治疗的良好效果，形成了具有中医特色的心脏介入疗法。中医对人体功能的总体把握与现代医学对结构的认识将在未来的医学发展中逐渐融合，有效物质的分离、单体药物的重新构建和源于中药治疗冠心病的有效基因药物也将用于临床。从危险因素的调控、发病机制的新认识及治疗的各环节等方面寻找结合点，中西医药物有机结合、内服外治有机结合、药物介入与手术有机结合，在冠心病治疗思路和方法上不断产生新的突破。

　　本书根据作者长期中西医结合治疗冠心病的经验，参考最新指南、共识和研究成果编写而成，旨在推进冠心病中西医有机结合治疗的系统整体化，为中西医结合尽微薄之力。本书适用于从事心血管医疗、教学和科研的工作者及医学研究生参考阅读。

本书在编写过程中，参考和借鉴了已出版的相关论著，获益匪浅，在此谨致以诚挚的谢忱。

由于水平有限，书中可能存在疏漏不妥之处，还望广大读者批评指正。

编者

2016 年 11 月

目　录

第一章　冠心病概述

第一节　流行病学

　　冠心病是冠状动脉粥样硬化性心脏病的简称，亦称缺血性心脏病，是指冠状动脉粥样硬化使血管腔狭窄或阻塞，或（和）因冠状动脉功能性改变（痉挛）导致心肌缺血缺氧或坏死而引起的心脏病，统称冠状动脉性心脏病（coronary heart disease，CHD）。冠心病包括无症状性心肌缺血、心绞痛、心肌梗死、缺血性心肌病和猝死五类，是威胁人类健康的严重疾病之一。

　　近半个世纪以来，人群冠心病患病率和死亡率不断上升，已成为人类死亡的首要原因。在美国死亡总人口中，有 1/3 是因患冠心病而死亡的，为恶性肿瘤的 2 倍。2008 年中国卫生服务调查研究结果显示：城市地区冠心病的患病率为 15.9‰，农村地区为 4.8‰，城乡合计为 7.7‰，较 2003 年第三次调查结果（城市 12.4‰、农村 2.0‰、合计 4.6‰）大幅度升高。2011 年冠心病死亡率在城市为 95.97/10 万、农村为 75.72/10 万，较 2010 年（86.34/10 万、69.24/10 万）有所上升。城市高于农村，男性高于女性。2002—2011 年急性心肌梗死死亡率总体上呈上升态势，从 2005 年开始，农村心肌梗死死亡率呈现快速上升趋势，至 2011 年已连续 3 年超过城市。无论城市、农村，男性或女性，急性心肌梗死死亡率均随年龄的增加而增加，40 岁开始显著上升，其递增趋势近似于指数关系。2004 年调查显示，35~59 岁人群心房颤动的患病率为 0.77%（男性 0.78%，女性 0.76%）。男性中约 19.0% 和女性中约 30.9% 的心房颤动患者有心脏瓣膜病。全国 22 家省级医院心内科住院患者的回顾性调查显示，心内科住院患者中心律失常占 26.8%。其中，心房颤动所占比例最高（35.0%），其次为阵发性室上性心动过速（28.0%）、病态窦房结综合征（11.9%）和室性早搏（11.6%）。据 10 省市 20 个城区和农村的 15 518 人口的调查显示，中国 35~74 岁人群慢性心力衰竭的患病率为 0.9%，男性 0.7%，女性 1.0%。心力衰竭的患病率随着年龄增加显著上升。引起心力衰竭的主要原因已从风湿性瓣膜性心脏病转为冠心病。中国人群心脏性猝死发生率为 41.8/10 万人，男性（44.6/10 万）高于女性（39.0/10 万），且随着年龄的增加而显著增加。估计全国每年发生心脏性猝死 54.4 万例。

目前全国有心脏病患者约 2.9 亿，其中高血压约 2.7 亿，心肌梗死约 250 万，心力衰竭约 450 万。从 2009 年起，中国心血管病死亡率的上升趋势明显趋缓，2012 年心血管病死亡率为 255/10 万。每年约 350 万人死于心血管病，每 10 s 就有 1 人死于心血管病。

高血压是冠心病发病的主要危险因素，超过半数的心血管病发病与高血压有关。2012 年我国 15 岁以上人群高血压患病率为 24%，全国高血压患病人数为 2.7 亿，每 10 个成人中至少有 2 人患高血压。高血压患病率随年龄的增加而呈明显上升趋势；45 岁以前男性高血压患病率较高，50 岁以后女性高血压患病率反超男性，但男性总患病率仍高于女性。据 2002 年调查，中国 18 岁以上居民正常高值血压检出率为 34%，估算全国有 3 亿人为正常高值血压。

自 1984 年以来，中国一直是世界上男性吸烟率较高的几个国家之一。2010 年的全球成人烟草调查（Global Adult Tobacco Survey，GATS）——中国部分报告，中国 15 岁及以上男性现在吸烟率为 52.9%，女性现在吸烟率为 2.4%，15 岁以上的吸烟者约有 3 亿。

2010 年全国调查显示，血清总胆固醇（total cholesterol，TC）≥6.22 mmol/L 的患病率在 18 岁以上男性、女性分别为 3.4% 和 3.2%，三酰甘油（triglyceride，TG）≥2.26 mmol/L 的患病率在男女分别为 13.8% 和 8.6%。血脂异常患者中，50.0% 患有高血压，37.5% 患有冠心病，超过 30.0% 患有外周动脉疾病。39.0% 的患者接受降脂治疗，其中大多数使用他汀类药物。低密度脂蛋白胆固醇（low density lipoprotein-cholesterol，LDL-C）的达标率仅为 25.8%，女性和肥胖指数增高（≥ 30 kg/m^2）者达标率更低，分别为 22.2% 和 17.4%。心血管危险分层为高危和极高危者达标率分别仅为 19.9% 和 21.1%。

糖尿病 2010 年中国慢性病调查显示，成人糖尿病患病率为 11.6%，男性 12.1%，女性 11.0%；其中新诊断的糖尿病占 8.1%，男性 8.5%，女性 7.7%；有糖尿病史者为 3.5%，男性 3.6%，女性 3.4%。糖尿病患病率城市高于农村。糖尿病的知晓率为 30.1%，男性 29.7%，女性 30.5%；治疗率为 25.8%，其中男性 25.5%，女性 26.2%；治疗达标率［糖化血红蛋白（glycosylated hemoglobin A$_1$c，HbA$_1$c）<7.0%］为 39.7%，其中男性 40.7%，女性 38.6%。近 10 年来人群超重、肥胖率呈进一步上升趋势，2010 年中国慢性病监测项目表明成人超重率、肥胖率及超重肥胖率分别达到 30.6%、12.0% 和 42.6%，比

2002 年明显增加。冠心病及其危险因素的防控已成为目前紧迫的任务之一。

第二节　病因病机和发病危险因素

冠心病属于中医学"胸痹""真心痛""厥心痛""心悸"等范畴，其发生发展与多种因素有关。

一、病因病机

冠心病是由于正气亏虚，饮食、情志、寒邪等因素，致痰浊、瘀血、气滞、寒凝痹阻心脉，以膻中或左胸部发作性憋闷、疼痛为主要临床表现的一种病症。多由劳累、饱餐、寒冷及情绪激动而诱发，亦可无明显诱因或安静时发病。

1. 年老体虚　本病多发于中老年人，年过半百，肾气渐衰。肾阳虚衰则不能鼓动五脏之阳，引起心气不足或心阳不振，血脉失于阳之温煦、气之鼓动，则气血运行滞涩不畅，发为心痛；若肾阴亏虚，则不能滋养五脏之阴，阴亏则火旺，灼津为痰，痰热上犯于心，心脉痹阻，则为心痛。

2. 饮食不当　恣食肥甘厚味或饮食不节，日久损伤脾胃，运化失司，酿湿生痰，上犯心胸，清阳不展，气机不畅，心脉痹阻，遂成本病；或痰郁化火，火热又可炼液为痰，灼血为瘀，痰瘀交阻，痹阻心脉而成心痛。

3. 情志失调　忧思伤脾，脾虚气结，运化失司，津液不行输布，聚而为痰，痰阻气机，气血运行不畅，心脉痹阻，发为胸痹心痛。或郁怒伤肝，肝郁气滞，郁久化火，灼津成痰，气滞痰浊痹阻心脉，而成胸痹心痛。肝气通于心气，肝气滞则心气涩，七情太过是引发本病的常见原因。

4. 寒邪内侵　素体阳虚，胸阳不振，阴寒之邪乘虚而入，寒凝气滞，胸阳不展，血行不畅，而发本病。

胸痹心痛的病机关键在于心脉痹阻，其病位在心，但与肝、脾、肾三脏功能的失调有密切的关系。因心主血脉的正常功能，有赖于肝主疏泄、脾主运化、肾藏精主水等功能正常。本病为本虚标实，虚实夹杂，虚者多见气虚、阳虚、阴虚、血虚；实者不外气滞、寒凝、痰浊、血瘀，并可交互为患。发作期以血瘀、痰浊为主，缓解期主要有心、脾、肾气血阴阳之亏虚，其中又以心气虚、心阳虚最为常见。以上病因病机可相互为患，进一步发展，瘀血闭阻心脉，心胸猝然大痛，而发为真心痛；心阳阻遏，心气不足，鼓动无力，而表现为心动悸，脉结代，甚至脉微欲绝；心肾阳衰，水邪泛滥，凌心射肺而为咳喘、水肿，多为病情深重的表现。

二、发病危险因素

半个世纪以来，大量研究证明冠心病的致病（危险）因素已十分明确，其中重要的是高血压、血脂异常、糖代谢异常、吸烟、肥胖、缺少运动和心理压力。危险因素常常出现（聚集）在同一个人身上，其致病作用协同放大，加速了疾病的进程。

1. 分类　冠心病危险因素是指存在于机体的一种生理生化或社会心理特征（因素），由于它的存在使个体发生冠心病的危险（概率）增加，减少或去除该因素后个体发生冠心病的危险就减少或消失。

冠心病危险因素的分类方法大体上有三种：第一种分为"传统的"和"新的"两大类；第二种分为"可改变"和"不可改变"两大类；第三种分为"遗传"和"环境"两大类。这三种分类方法各有优缺点。目前冠心病危险因素归为三大类（表1-1）：①主要（传统）危险因素，指研究较早，已有较详细可靠的研究结果；②潜在危险因素，指较新的，目前仍存在争议或尚未被充分证实的因素；③心理社会经济行为因素。随着研究的深入，"新的"危险因素，如超敏C反应蛋白（hypersensitive C-reactive protein，hsCRP）、脂蛋白（a）、纤维蛋白原和同型半胱氨酸，以及危险标志的报告不断出现。

表 1-1　冠心病危险因素分类

主要（传统）危险因素	潜在危险因素	心理社会经济行为因素
年龄	超重/肥胖	教育程度（偏低）
家族史	血清 TG 升高	经济收入
男性	胰岛素抵抗	职业及其变动
高血压	糖代谢异常	不健康饮食
吸烟	血清脂蛋白（a）升高	缺乏体力活动
血清 TG 升高	凝血因子升高	过量饮酒
血清 LDL-C 升高	慢性炎症（hsCRP 升高）	精神紧张（压力）
血清 HDL-C 降低	血浆同型半胱氨酸升高	性格类型
糖尿病	睡眠呼吸障碍	

2. 影响　目前认为，除了年龄、家族史和性别等遗传因素不可改变外，其他危险因素（尤其是行为因素）都是可改变的，因此冠心病可以预防。其中，高血压、高胆固醇及吸烟被认为是冠心病的三个主要危险因素。充分认识和积极控

制危险因素的流行和变化趋势，对于降低冠心病的发病率，提高生活质量有着十分重要的意义。

（1）肥胖：由于社会经济发展、饮食结构改变、交通工具发达，越来越多的人正在加入肥胖的行列。随着体质指数的上升，个体具有多个危险因素的概率相应升高。肥胖本身也是冠心病的直接危险因素之一，肥胖较正常组代谢综合征的比例明显增加，而中心性肥胖危险性最大。因此，控制体重，降低超重和肥胖是预防冠心病的重要措施之一。

（2）糖尿病：糖尿病患者冠心病的患病率较非糖尿病患者明显高且发病早，病变进展迅速，预后差。糖尿病不仅是冠心病的独立危险因素，而且是最重要的危险因素。

（3）吸烟：烟草燃烧时产生的烟雾中有致心血管病作用的两种主要化学物质，即尼古丁和一氧化碳。吸烟不仅是冠心病的独立危险因素，而且与其他危险因素有相加协同作用。吸烟年龄愈小，冠心病的相对危险性愈高。吸烟可使冠状动脉痉挛的危险性增加 4 倍以上，停止吸烟可使冠心病或周围血管发病危险降低一半。吸烟是心血管病的主要危险因素之一。研究证明吸烟与心血管病发病和死亡相关并有明显的剂量-反应关系。被动吸烟也会增加患心血管病的危险。

（4）代谢综合征：近年来一些大规模研究发现代谢综合征是心血管疾病最主要的危险因素，能使冠心病和中风的发病率增加 3 倍。

（5）高脂血症：胆固醇增高是动脉硬化和冠心病的致病因素，冠心病的死亡率随着血清胆固醇的增高而不断上升，血清总胆固醇（TC）在 5.2 mmol/L 以上更为明显。人群血清胆固醇或低密度脂蛋白胆固醇水平与冠心病呈正相关，高密度脂蛋白胆固醇（high densily lipoprotein-cholesterol，HDL-C）水平与冠心病呈负相关。血清胆固醇或低密度脂蛋白胆固醇（LDL-C）水平与冠心病发病危险的关系是连续性的，并无明显的转折点。有效的降脂治疗可以防止动脉粥样硬化病变的发生及发展，减少冠心病的发病率和死亡率。

（6）高血压：高血压可使冠心病发生的危险性增加 2~3 倍或以上。同时，降压治疗亦可使冠心病的发病率和死亡率显著降低。

（7）炎性因子：许多炎症介质在动脉粥样硬化的发生、发展过程中有十分重要的作用，如细胞因子影响粥样斑块稳定性，白细胞介素-1（interleukin-1，IL-1）、肿瘤坏死因子 α（tumor necrosis factor-α，TNF-α）等与冠心病风险密切相关。C 反应蛋白（C-reactive protein，CRP）水平与心血管事件危险增加呈正相关。

（8）同型半胱氨酸：是一种含硫氨基酸，其水平与饮食中叶酸、维生素 B$_6$

和维生素 B_{12} 的摄入量及血浆水平相关。有研究认为同型半胱氨酸在冠状动脉病变的发生过程是独立于其他危险因素之外的，无须其他危险因素的介导。

（9）其他：如内皮细胞功能、凝血危险因素等在冠心病的发病中也起一定的作用。

研究表明，全面控制可控危险因素可防止 80% 以上急性冠脉事件。因此，通过全社会的共同努力，特别是提高高危人群、冠心病患者及其家属对冠心病危险因素的认识，才能有效控制冠心病的发生。

第三节　中西医诊断依据和程序

随着新技术的开发、新设备的涌现，冠心病的诊断准确率显著提高。临床心电学专业飞速发展，已经由单一专业发展成集常规心电图学、动态心电图学、运动心电图学、心电向量图学、起搏心电图学、监护心电学、介入性和非创伤性心脏电生理学、遗传性心脏病和心律失常学、心电仪器工程学和心电网络化管理学等于一体的综合学科，并成为临床各学科必不可少的诊疗内容。心电学研究已进入分子生物学、遗传基因学时代。传统诊断技术如心电图、心脏彩超、心肌酶谱、脑钠肽等在冠心病的诊断中扮演着重要的角色，至今仍被广泛采用并不断完善。心脏造影、血管内超声、心脏多排 CT 及光学相干断层成像在临床上的应用为冠心病的诊断和介入治疗开辟了新的思路。

一、中医诊断依据和辨证标准

1. 中医诊断依据

（1）胸部闷痛，甚则胸背痛。

（2）轻者仅感胸闷、憋气、呼吸不畅。

（3）胸闷胸痛突然发病，反复发作，持续时间数秒至数十分钟，经休息或含服硝酸甘油可迅速缓解。

（4）多见于中年以上，常因操劳过度、情绪激动、多饮暴食、气候变化等而诱发。

（5）心电图检查有缺血性改变或运动试验阳性。

2. 中医辨证标准

（1）寒凝心脉：猝然心痛如绞，形寒，甚则手足不温，冷汗自出，心悸气短，或心痛彻背。多因气候骤变，感受风寒而发病或加重症状。苔薄白，脉沉紧或促。

（2）气滞心胸：心胸满闷，隐痛阵发，痛无定处，时欲太息，遇情志不遂时容易诱发或加重，或兼有脘胀闷，得嗳气或矢气则舒。苔薄或薄腻，脉细弦。

（3）痰浊闭阻：胸闷重而心痛轻微，形体肥胖，肢体沉重，痰多气短，伴有倦怠乏力，纳呆便溏，口黏，恶心，咳吐痰涎。苔白腻或白滑，脉滑。

（4）瘀血痹阻：心胸疼痛，如刺如绞，痛有定处，甚则心痛彻背，或痛引肩背，伴有胸闷，日久不愈。舌质暗红或紫暗、有瘀斑，舌下瘀筋，苔薄，脉沉涩或结、代、促。

（5）心气不足：心胸隐痛，胸闷气短，动则益甚，心中动悸，倦怠乏力，神疲懒言，面色㿠白或自汗。舌质淡红，舌体胖且边有齿痕，苔薄白，脉弱或结、代。

（6）心阴亏损：心胸疼痛时作，或灼痛，或闷痛，心悸不宁，五心烦热，口干盗汗，颜面潮热。舌红少津，苔薄或剥，脉细数或结、代。

（7）心阳不振：心悸而痛，胸闷气短，自汗，动则更甚，神倦怯寒，面色㿠白，四肢欠温或肿胀。舌质淡胖，苔白或腻，脉沉细迟。

二、西医诊断依据和程序

近年来，根据病理解剖和病理生理变化，临床上倾向于将冠心病分为急性冠脉综合征（acute coronary syndrome，ACS）和慢性冠脉病两大类。急性冠脉综合征包括不稳定性心绞痛（unstable angina，UA）、非 ST 段抬高型心肌梗死（non-ST-segment elevation myocardial infarction，NSTEMI）及 ST 段抬高型心肌梗死（ST-segment elevation myocardial infarction，STEMI）和冠心病猝死，共同病理基础均为不稳定的粥样斑块，只是伴发了不同程度的继发性病理改变，如斑块内出血使斑块短时间内增大或斑块纤维帽破裂，血小板在局部激活聚集（白色血栓），继续发展形成红色血栓，并有血管痉挛等因素参与。慢性冠脉病包括稳定性心绞痛、冠状动脉正常的心绞痛、无症状性心肌缺血和缺血性心力衰竭。

（一）无症状性心肌缺血

无症状性心肌缺血分为临床完全无症状的心肌缺血（Ⅰ型）、心肌梗死后的无症状心肌缺血（Ⅱ型）和心绞痛同时伴有的无症状心肌缺血（Ⅲ型）三型。

1. 诊断依据

（1）有或无心绞痛或心肌梗死病史。

（2）静息心电图出现 ST 段水平型或下斜型下移≥0.1 mV，伴或不伴 T 波倒置。动态心电图诊断无症状心肌缺血的标准：R 波为主的导联，J 点后 0.08 s 处 ST 段水平或下斜型下移≥0.1 mV，持续时间≥1 min；原有 ST 段压低者应在原有基础上再压低≥0.1 mV，持续时间≥1 min；若为 ST 段抬高则应≥0.15 mV，持续时间≥1 min。运动负荷心电图平板或踏车运动试验，根据极量或次极量或症状限制性运动终点时心电图改变，如 ST 段 J 点后 0.08 s 处水平型或下斜型下移≥0.1 mV 或 ST 段 J 点后 0.06 s 处水平型或弓背向上型抬高≥0.1 mV，持续 2 min 以上。

（3）超声心动图，静息或静息加药物或运动负荷试验，如二维超声心动图检出有室壁节段性运动障碍，整体或局部心功能减退，对诊断心肌缺血有较高灵敏度和特异性。

（4）负荷核素心肌显像示心脏缺血表现。

（5）冠状动脉造影示冠状动脉单支或多支血管狭窄 50% 以上。

2. 诊断程序

（1）根据年龄、性别、心血管危险因素来估计冠心病的可能性，并依据病史、体格检查、相关的无创检查及有创检查结果做出诊断及分层危险的评价。

（2）对无创检查提示心肌缺血达到高危标准者，如运动试验 Duke 评分达到高危，负荷试验显示大面积心肌灌注缺损，心率不高时超声心动图出现广泛室壁运动障碍等，应考虑冠状动脉造影，以了解病变部位和狭窄程度。

（二）慢性稳定性心绞痛

慢性稳定性心绞痛是指心绞痛发作的程度、频度、性质及诱发因素在数周内无显著变化的心绞痛。

1. 诊断依据

（1）症状：典型心绞痛发作为突然发生的胸骨后或心前区压榨性、闷胀性或窒息性疼痛，可放射到左肩、左上肢前内侧及环指等部位，疼痛 1~5 min，很少超过 15 min，休息或含化硝酸甘油多在 1~2 min 缓解。不典型发作者疼痛可出现在上腹部、颈部、下颌、左肩胛部或右前胸，疼痛可很轻微或仅有胸部不适。心绞痛范围如手掌大小，界限不清，如能明确指出疼痛部位且范围局限，多不是心绞痛。

（2）体格检查：稳定性心绞痛体检常无明显异常，心绞痛发作时可有心率增快、血压升高、焦虑、出汗，有时可闻及第四心音、第三心音或奔马律，或出现心尖部收缩期杂音，第二心音逆分裂，偶闻双肺底啰音。胸痛时可有心率加快、血压增高，可伴有增强的第四心音和心尖部收缩期杂音等。

（3）心肌缺血的客观证据：发作时心电图 ST-T 缺血型改变，即 ST 段压低，T 波低平或倒置，变异型心绞痛者 ST 段可抬高，动态心电图发现 ST 段缺血性下移或 ST 抬高；心电图运动试验阳性；^{201}Tl（铊）或 ^{99}Tc^{m}（锝）-MIBI 心肌灌注显像运动试验或双嘧达莫（潘生丁）试验阳性。

2. 诊断程序

（1）详细了解胸痛的特征，以及冠心病相关的危险因素，如吸烟、高脂血症、高血压、糖尿病、肥胖、早发冠心病家族史等。

（2）做空腹血糖、血脂检查，必要时做糖耐量试验。

（3）了解有无贫血（可能诱发心绞痛）和甲状腺功能。

（4）在冠状动脉造影前进行尿常规、肝肾功能、电解质、肝炎相关抗原、人类免疫缺陷病毒（human immunodeficiency virus，HIV）检查及梅毒血清试验。

（5）胸痛较明显患者，需要查血心肌肌钙蛋白（CTnT 或 CTnI）、肌酸激酶（CK）及肌酸激酶同工酶（CK-MB），以与急性冠状动脉综合征相鉴别。

（6）所有胸痛患者均应行静息心电图检查。在胸痛发作时争取心电图检查，缓解后立即复查。24 h 动态心电图表现如有与症状相一致 ST-T 变化，则对诊断有参考价值。

（7）运动试验不仅可检出心肌缺血，而且可以检测缺血阈值，估测缺血范围及严重程度。Duke 活动平板评分是经过验证的根据运动时间、ST 段压低和运动中心绞痛程度来进行危险分层的指标。

（8）多层 CT 或电子束 CT 平扫可检出冠状动脉钙化并进行积分。

（9）严重稳定性心绞痛 ［加拿大心血管学会（Canadian Cardiovascular Society，CCS）分为 3 级或以上者］，特别是药物治疗不能很好缓解症状者、无创方法评价为高危的患者，及时进行冠状动脉造影了解斑块性质、程度等。

（三）不稳定性心绞痛

不稳定性心绞痛（UA）是介于稳定性心绞痛（stable angina，SA）和急性心肌梗死（acute myocardial infarction，AMI）之间的不稳定心肌缺血综合征，发病率高，病情变化快，可逆转为稳定性心绞痛，也可能迅速发展为急性心肌梗死，甚至猝死。

1. 诊断依据

（1）静息性心绞痛：心绞痛发作在休息时，并且持续时间通常在 20 min 以上。

（2）初发心绞痛：1 个月内新发心绞痛，可表现为自发性发作与劳力性发作并存，疼痛分级在Ⅲ级以上。

（3）恶化劳力型心绞痛：既往有心绞痛病史，近 1 个月内心绞痛恶化加重，发作次数频繁、时间延长或痛阈降低（心绞痛分级至少增加一级，或至少达到Ⅲ级）。

（4）变异性心绞痛：也是 UA 的一种，通常是自发性的。其特点是一过性

ST 段抬高，多数可自行缓解，不演变为心肌梗死，但少数可演变成心肌梗死。NSTEMI 的临床表现与 UA 相似，但是比 UA 更严重，持续时间更长。UA 可发展为 NSTEMI 或 STEMI。

2. 诊断程序

（1）询问病史和主要症状：注意疼痛的部位、性质、发生时间和持续时间、缓解方式、诱发因素及程度。

（2）体格检查：主要注意血压、心律、第一心音强弱，是否有第三、第四心音及奔马律和肺部啰音。

（3）实验室检查：包括血、尿、大便常规，血型、凝血功能、电解质，血糖、血脂、C 反应蛋白（CRP）、血沉、肝肾功能、心肌酶、肌钙蛋白及肝炎病毒系列等检查。

（4）常规心电图检查：前 3 d 每日 1 次，病情有变化时、心绞痛发作及缓解时检查。

（5）病情允许时，应做心脏彩超，以了解心功能；必要时行心脏核素检查、冠状动脉 CT 检查。

（6）冠状动脉造影检查：病情稳定后 24~48 h 或病情加重时可行。

（四）急性心肌梗死

急性心肌梗死（AMI）是心肌缺血性坏死，在冠状动脉病变的基础上，发生冠状动脉血供急剧减少或中断，使相应的心肌严重而持久地急性缺血导致心肌坏死。临床表现有持久的胸骨后剧烈疼痛、发热、白细胞计数和血清心肌坏死标记物增高以及心电图进行性改变；可发生心律失常、休克或心力衰竭，属冠心病的严重类型。

1. 诊断依据　至少具备下列三条标准中的两条方可诊断为 AMI：①缺血性胸痛的临床病史；②心电图的动态演变；③心肌坏死的血清心肌标记物浓度的动态改变。

（1）缺血性胸痛的临床病史：

1）典型 AMI：①疼痛通常在胸骨后或左胸部，可向左上臂、下颌部、背部或肩部放散（射）。②疼痛常持续 20 min 以上，通常呈剧烈的压榨性疼痛或紧迫、烧灼感，常伴有呼吸困难、出汗、恶心、呕吐或眩晕等。

2）非典型 AMI：①无心肌梗死前心绞痛出现。②胸痛的部位和性质不典型，常发生于上腹部，并同时伴有恶心、呕吐等消化道症状，有些人还可表现为下颌痛、颈部痛、牙痛、肩背痛甚至小腿疼痛等；无疼痛，有 15%~30% 的 AMI 老年人，发病的整个过程都无疼痛或其他症状出现，而事后无意中发现曾患过心肌梗死；首发症状不典型，以休克、心力衰竭、心律失常、晕厥、呼吸困难或急性胃肠道症状如恶心、呕吐等为首发症状。

（2）心电图的动态演变：

1）进展性 AMI：①$V_1 \sim V_3$ 导联 ST 段抬高≥0.2 mV，aVR 以外的其他导联 ST 段抬高≥0.1 mV；②出现于 2 个或 2 个以上导联。

2）确立的 AMI：①Q 波时间≥30 ms，深度≥0.1 mV；②出现于 2 个或 2 个以上导联。

AMI 时心电图的不典型改变主要有以下三种情况。①等位（同）性 Q 波：V_1、V_2 导联 rS 波之前出现的 q 波，如能排除右室肥厚、左前分支阻滞，多提示前间壁心肌梗死；$V_3 \sim V_6$ 导联出现 Q 波，未达到病理性 Q 波诊断标准，但出现 $QV_3 > QV_4$ 或 $QV_4 > QV_5$ 或 $QV_5 > QV_6$，多提示前壁心肌梗死。②进展性 Q 波：发病开始 Q 波微小，但逐渐加宽和（或）逐渐加深，高度提示心肌梗死（但必须将电极位置固定）。③病理性波区：Q 波虽未能达到病理性 Q 波的标准，但上下一个肋间或左右轻度偏移均能描记出 Q 波，反映病理性 Q 波区的存在，提示心肌梗死。胸前导联 R 波逆向递增，如 $RV_3 > RV_4$ 或 $RV_4 > RV_5$，提示前壁心肌梗死；急性胸痛患者 R 波振幅进行性降低，提示心肌梗死存在（应排除操作影响）；$V_4 \sim V_6$ 导联 R 波起始部位出现>0.5 mm 的负向波，其与病理性 Q 波有同等诊断价值。

不同部位 AMI 的心电图异常改变主要有以下几种情况。①左束支阻滞合并 AMI：I、aVL、V_5、V_6 出现 q 波或 Q 波；右侧和中胸导联 R 波逐渐降低，即 $RV_2 > RV_3$、$RV_3 > RV_4$；QRS 波群主波为负时 ST 段抬高≥0.5 mV；在 QRS 波群主波为正时 ST 段抬高≥0.1 mV。②右室心肌梗死：下壁心肌梗死的 ECG 改变；$V_3R \sim V_6R$ 导联 ST 段抬高≥0.05 mV；V_3R、V_4R 导联 R 波消失，其中以 V_3R 更有意义；V_1 导联可能有 ST 段抬高，有时 $V_2 \sim V_3$ 亦可出现 ST 段抬高。③心房梗死：I 导联 PR 段抬高或压低>0.05 mV，II、III 导联 PR 段压低>0.12 mV，其中 I 导联 PR 段抬高最有价值；P 波形态的动态改变，P 波增宽及形态畸形，表现为 M 形、W 形、不规则形或有切迹；伴发持续时间较长的房性心律失常，房性期前收缩（房性早搏）、房性心动过速、心房扑动、心房颤动；相对应的心室梗死的 ECG（右房对应右室梗死，左房对应左室侧壁梗死）。④后壁 AMI：V_1、V_2 导联上 R 波逐渐增高、增宽，从 rS 型演变为 RS 或 Rs 型，R>0.04 ms，R/S>1；V_2、V_3 导联 ST 段压低≥0.2 mV；$V_7 \sim V_9$ 导联出现 ST 段弓背向上的抬高和病理性 Q 波，病理性 Q 波以时间增宽意义更大。

（3）心肌标记物浓度的动态改变：以肌酸激酶（CK）和肌酸激酶同工酶

（CK-MB）作为诊断依据时，诊断标准值至少应是正常上限值的 2 倍。入院即刻、2~4 h、6~9 h、12~24 h 采血，要求尽早报告结果，或采用快速床旁测定，以迅速得到结果。如临床疑有再发 AMI，则应连续测定存在时间短的血清心肌标记物，例如肌红蛋白、CK-MB 及其他心肌标记物，以确定再梗死的诊断和发生时间。

2. 诊断程序

（1）对疑诊 AMI 的患者应争取在 10 min 内完成临床检查，描记 18 导联心电图并进行分析，对有适应证的患者在就诊后 30 min 内开始溶栓治疗或 90 min 内开始直接急诊经皮冠状动脉腔内成形术。

（2）心肌血清标志物动态观察：包括 CK、CK-MB、天冬氨酸转氨酶（aspartate aminotransferase，AST）、乳酸脱氢酶（lactic dehydrogenase，LDH_1）、肌钙蛋白、肌红蛋白等。一般患者每日检查 1 次，连续 5 d。溶栓治疗者按溶栓方案，每 2 h 检查一次直至发病后 18 h，以后每日检查 1 次，连续 5 d。

（3）心电图监测：每日记录全导联心电图 2 次（早晚各 1 次），连续 5~7 d；溶栓治疗者从溶栓开始起，每 30 min 一次，共 2 h；心源性休克、心功能不全者应做血流动力学监测。

（4）冠状动脉造影：可选择急诊或择期，以指导确定冠状动脉血运重建方案。

（五）急性心力衰竭

急性心力衰竭是指由于急性心脏病变引起心排血量显著、急骤降低导致组织器官灌注不足和急性瘀血综合征。临床上急性左心衰竭较为常见，以肺水肿甚至心源性休克为主要表现，是严重的急危重症。

1. 诊断依据

（1）常见病因有急性心肌梗死、高血压性心脏病、急性肾小球肾炎或急性乳头肌功能不全，输液过多或过快，急性心包压塞及严重室性心律失常等。

（2）突发重度呼吸困难、端坐呼吸、大汗淋漓、烦躁、发绀、阵发性咳嗽伴哮鸣音，常咳大量白色或粉红色泡沫痰。

（3）双肺满布湿性啰音及哮鸣音，心率快，心尖部有舒张期奔马律，严重者可有心源性休克及阿-斯综合征。

（4）X 线检查见全肺血管模糊，肺门增宽呈蝶翼状或大片云雾样阴影，其间可见增粗、增多、边缘模糊血管影。

2. 诊断程序

（1）抢救同时询问既往心脏病病史、诊断及治疗经过、个人及家族史，准确判断症状和体征，迅速确立急性心力衰竭的诊断。

（2）根据临床表现特点，最大限度的建立诊断，同时采取紧急治疗。

（3）抢救同时可行相关辅助检查，如血象、血气分析、血糖、肾功能、血离子、心肌酶谱、凝血三项等；胸部 X 线；心电图；超声心动图（心功能）；必要时可行有创性血流动力学检查或心脏造影。

（六）慢性心力衰竭

慢性心力衰竭是各种心脏疾病导致心功能不全的一种综合征，绝大多数情况下是指心肌收缩力下降使心排血量不能满足机体代谢的需要，器官、组织血液灌注不足，同时出现肺循环和（或）体循环瘀血的表现。少数情况下心肌收缩力尚可使心排血量维持正常，但由于异常增高的左心室充盈压，使肺静脉回流受阻，而导致肺循环瘀血（舒张期心力衰竭）。

1. 诊断依据

（1）主要条件：①阵发性夜间呼吸困难和（或）睡眠中憋醒；②颈静脉怒张或搏动增强；③肺部啰音和（或）呼吸音减弱，尤其双肺底；④心脏扩大；⑤急性肺水肿；⑥第三心音奔马；⑦非洋地黄所致交替脉；⑧颈静脉压升高>15 cmH$_2$O；⑨ 循环时间>25 s；⑩X 线胸片中、上肺野纹理增粗，或见到 Kerley B 线；⑪肝颈反流征阳性。

（2）次要条件：①踝部水肿和（或）尿量减少而体重增加；②无上呼吸道感染的夜间咳嗽；③劳力性呼吸困难；④瘀血性肝增大，有时表现肝区疼痛或不适；⑤胸腔积液；⑥肺活量降低至最大肺活量的 1/3；⑦心动过速（心率≥120 次/min）；⑧按心力衰竭治疗 5 d 体重减少>4.5 kg。具有两项主要条件或具有一项主要条件及两项次要条件即可诊断。

舒张功能不全性心力衰竭的诊断（中国心力衰竭协会简化标准）：①临床上存在可导致左室舒张功能障碍的心血管系统疾病；②有呼吸困难等左心衰竭症状；③体征和 X 线检查示肺瘀血；④左室不大，左室射血分数（left ventricular ejection fraction，LVEF）>50%。

2. 诊断程序

（1）了解呼吸困难的特点及程度，判定有无左心衰竭。

（2）根据体液潴留的症状，以有无水肿、尿少、肝区疼痛判定有无右心衰竭。

（3）判定心功能级别。

（4）寻找诱发慢性心力衰竭急性发作的诱因。

（5）询问基础心脏病的病史及诊断治疗过程。

（6）全面常规体格检查，主要判断左心衰竭、右心衰竭体征和液体潴留及其严重程度，体重测量是判断液体潴留的有用方法。

（7）实验室检查，如血象、尿常规、血型、血糖、肾功能、血离子、肝功能、血脂、凝血三项、肝炎病毒系列等。

（8）功能检查，如胸部 X 线、心电图、超声心动图（心功能测定）。

（9）可行放射性核素检查，通过心肌灌注扫描，测定局部射血分数；左心室造影，测定左室射血分数；有创性血流动力学监测；心-肺吸氧运动试验。

目前应用于临床判断存活心肌的方法有：①刺激心肌收缩力储备的小剂量多巴酚丁胺超声心动图负荷试验（DSE）。②核素心肌灌注显像及代谢示踪剂氟脱氧葡萄糖判断心肌活性的正电子发射断层摄影。

（七）心律失常

心律失常是指心脏活动的频率、节律、起源部位、传导速度或激动次序的异常。

1. 诊断依据

（1）室性早搏：①提前 QRS-T 波；②QRS 波宽大畸形；③QRS 波前无相关 P 波；④代偿间歇完全。

病理性室性早搏的心电图表现：①QRS 低电压，≤5 mm 或小于同导联 R 波（窦性）电压；②ST 段水平压低；③QRS≥0.16 s；④ST 段抬高；⑤有 Q 波；⑥连发室性早搏；⑦J 点压低伴倒置 T 波；⑧R 波与 T 波同一方向；⑨室性早搏后窦性激动 T 改变。

室性早搏类型：①偶发室性早搏，室性早搏<5 次/min。②频发室性早搏，室性早搏>5 次/min。③多形性室性早搏，室性早搏 QRS 形态不同，联律时间相等。④多源性室性早搏，室性早搏 QRS 波形态不同，联律时间不相等。⑤连发室性早搏，连续出现 2 个室性早搏。⑥R on T 室性早搏，室性早搏与前一窦性 T 波重叠。⑦R on P 室性早搏，室性早搏与窦性 P 重叠。⑧危险性室性早搏，发生于急性心肌梗死、心绞痛、洋地黄中毒、电解质紊乱及严重心力衰竭等，特别是 Lown Ⅲ级以上的室性早搏，具有危险性。

（2）阵发性室性心动过速：①连续 3 次以上的快速室性异位搏动。②QRS 波宽大畸形，时间≥0.12 s。③频率 150~200 次/min。④可见室性融合波或心室夺获。阵发性室性心动过速在 30~60 s 内自行停止为短阵性室性心动过速，30~60 s 以上不能自行停止者为持续性室性心动过速。

（3）阵发性室上性心动过速：①连续出现 3 个以上室上性异位搏动。②QRS 波与窦性激动相同或相似，少数可增宽（如伴室内差异性传导、束支传导阻滞、预激综合征）。③心室率 160~220 次/min。

（4）心室扑动：QRS-T 无法分清，呈正弦曲线样，规则出现。

（5）心室颤动：P-QRS-T 消失，代之为快速不规则的颤动波。

（6）交界性早搏：①提前出现 QRS 波，呈室上性。②P 可位于 QRS 波之前（P-R<0.12 s）、之中、之后（R-P<0.20 s）。

（7）房性早搏：①提前出现 P-QRS-T；②P 与窦性 P 不同；③P-R≥0.12 s；④P 后 QRS 多正常，极少数增宽（室内差异性传导）或 P 后无 QRS-T（未下传）。

（8）心房扑动：① P 波消失，代之为规则、锯齿状 F 波，频率 250~350 次/min。②房室传导比例固定或不固定。心房扑动分两型，Ⅰ 型的 F 波在 Ⅱ、Ⅲ、aVF 呈负向波，频率 240~340 次/min；Ⅱ 型的 F 波在 Ⅱ、Ⅲ、aVF 为正向波，频率 340~430 次/min。

（9）心房颤动：① P 波消失，代之为不规则 f 波，频率 350~600 次/min。②R-R 间期绝对不等。心室率>100 次/min 为快速心房颤动，<60 次/min 为缓慢型心房颤动。

心房颤动如出现下列情况之一提示合并 Ⅱ 度房室传导阻滞：① 3 个长间歇>1.5 s。② 连续 3 个长 R-R 间期>1.2 s。③ 最大 R-R 间期>2.0 s。④平均心室率<50 次/min。

（10）窦性停搏：在室性心律的基础上出现有显著延长的 P-P 间期，与基本的 P-P 间期不成倍数。

（11）房室传导阻滞：Ⅰ 度房室传导阻滞为单纯 P-R 间期延长。Ⅱ 度房室传导阻滞 P-R 间期逐渐延长，直至 QRS 波脱漏，呈周期性变化。Ⅱ 度 Ⅱ 型房室传导阻滞 P-R 间期固定，QRS 按比例脱漏。Ⅲ 度房室传导阻滞 P 波与 QRS 波无时间关系，各按自己频率出现，P-P 间期<R-R 间期。

（12）右束支传导阻滞：① V₁ 呈 rsR 型。②各导联 QRS 终末波增宽。③QRS≥0.12 s（完全性）或<0.12 s（不完全性）。

（13）左束支传导阻滞：① V₁、V₂ 导联呈 rS 型，S 宽钝有切迹。②V₅、V₆、Ⅰ 呈 R 型，R 宽钝、切迹。③QRS≥0.12 s。

（14）室性自搏心律：室性异位波形，QRS 波宽大畸形，心室率<40 次/min。

2. 诊断程序

（1）了解发生和终止的情况、发作的频率和诱发因素。

（2）询问引起的其他症状，如心悸、眩晕、晕厥、胸痛、乏力和气急。

（3）询问各种器质性心脏病史，如冠心病、急性心肌梗死、心肌病、心力衰竭、二尖瓣脱垂、心瓣膜病等，以及其他病史包括代谢障碍、电解质紊乱、长

QT 综合征等及其诊治经过。

（4）了解患者家族中是否有类似的发病史及心电图资料，对由于长 QT 综合征引发的室性心动过速的诊断有帮助。

（5）常规全面体检，特别注意发作时的心率、节律、第一心音、奔马律、第一和第二心音分裂及颈静脉搏动情况。

（6）常规实验室检查，如血、尿、大便常规，血型，肝、肾功能，血离子，出凝血时间，血糖，血脂，肝炎病毒系列，人类免疫缺陷病毒（HIV）及梅毒。

（7）常规心电图检查：发作和缓解后必须做 12 导联心电图。对于常规心电图未能记录到心动过速图形或心动过速发作频率较低或持续时间较短时，需要动态心电图检查。

（8）超声心动图及心功能检查。

（9）心内电生理检查：对于常规心电图和动态心电图未能记录到心动过速心电图者，或者虽已记录到心电图但不能明确诊断者，须行心内电生理检查，进一步明确诊断。

（八）心源性休克

心源性休克是指由于心脏功能极度减退，导致心排血量显著减少并引起严重的急性周围循环衰竭的一种综合征。其病因以急性心肌梗死最多见，严重心肌炎、心肌病、心包压塞、严重心律失常或慢性心力衰竭终末期等均可导致本病的发生。本病死亡率极高，国内报道为 70%～100%，及时、有效的综合抢救可望增加患者生存的机会。

1. **诊断依据** ①有诱发休克的病因；②意识异常；③脉细速（>100 次/min），或不能触知；④四肢湿冷，胸骨部位皮肤指压阳性（压后再充盈时间>2 s），皮肤花纹、黏膜苍白或发绀，尿量<30 mL/h 或尿闭；⑤收缩压 10.7 kPa（80 mmHg）；⑥脉压<2.7 kPa（20 mmHg）；⑦原有高血压者，收缩压较原水平下降 30% 以上。凡符合上述①项，以及②、③、④项中的 2 项和⑤、⑥、⑦项中的 1 项者，可确诊休克。

当采用血流动力测量时，符合下列指标可明确诊断：① 收缩压<12 kPa（90 mmHg）或较基础值低 4 kPa（30 mmHg），持续至少 30 min；② 动静脉血氧差>5.5 mL/dL；③当肺毛细血管楔压（PCWP）>2 kPa（15 mmHg）时，心脏指数<2.2 L/min。

2. **诊断程序** ①监测每小时尿量和尿相对密度：监测时最好留置导尿管。②检查动脉压：血压低和周围血管收缩时，气袖血压计不可靠，动脉内插管（股动脉）测压和取血样值得推荐。③呼吸和血气分析：测定动静脉血氧含量及血二氧化碳含量。④弥漫性血管内凝血的有关检查：如血小板计数及功能检测，出凝血时间、凝血酶原时间和凝血因子检查。⑤胸部 X 线片、心电图检查，必要时做动态心电图检查，条件允许时行床旁超声心动图检查。⑥血流动力学监测：如中心静脉压（central venous pressure，CVP）、肺毛细血管楔压（pulmonary capillary wedge pressure，PCWP）、心排血量和心脏指数（cardiac index，CI）。⑦动脉血乳酸浓度测定：可作为周围灌注不良的指标。⑧血浆胶体渗透压测定：使用简易测压仪测定血浆胶体渗透压。血管内胶体渗透压减肺毛细血管楔压>8 mmHg 者极少发生肺水肿；在 4~8 mmHg 时肺水肿的可能性增加；若<3 mmHg 并持续 12 h 以上，几乎必然发生肺水肿。⑨紧急冠状动脉造影：了解病变的严重程度及范围，有利于急诊手术。

第四节　冠心病治疗现状与进展

随着科技的发展，越来越多的冠心病危险因素不断被发现、发病机制被阐明，新的诊治技术不断被运用，中西医药物治疗、介入治疗、外科手术治疗各具特色，心外科以心内科药物、介入技术为基础；心内科以心外科冠状动脉搭桥手术为依托，广泛开展了冠状动脉复杂病变介入治疗、心房颤动的射频消融、埋藏式心脏复律除颤器（implantable cardiovertor defibrillator，ICD）等。在心力衰竭治疗上，从基础到临床，心内、心外相融合开展对心力衰竭的药物治疗、起搏器治疗等全方位治疗，在心律失常的治疗上，从药物治疗、起搏治疗、导管消融治疗及外科手术治疗等多个层次进行。冠心病的防治取得了令人瞩目的成就。

一、药物治疗

冠心病药物治疗的进展，主要体现在抗栓治疗和调脂方面。抗血小板药物以阿司匹林和氯吡格雷为代表，在急性冠脉综合征、缺血性卒中等动脉血栓性疾病的治疗中广泛应用并被证实能显著改善患者的预后。但抗血小板药物目前仍存在明显缺陷：①出血风险增加；②治疗失败或"药物抵抗"，即使给予足量的抗血小板药物治疗仍有 10%~20%的患者血栓事件复发。新型抗血小板药物的研发一直在进行中，大量研究奠定了他汀类药物在心脏一级和二级预防中不可动摇的地位，强化调脂的理念已经深入临床。近年问世的新抗凝药如达比加群、利伐沙班和阿哌沙班等，同华法林相比具有高特异性、药代动力学可预测、服用方便、起效快等优势。随着对高血压机制的进一步认识，新型降压药不断问世，如以交感神经为目标的中枢咪唑啉受体激动剂（莫索尼定，moxonidine）、肾素抑制剂（阿利吉仑等）、血管内肽酶抑制剂（奥马曲拉，omapatrilat）、内皮素受体拮抗剂（波生坦，bosentan）等。另外，老药新用如 ATP 敏感性钾通道开放剂二氮嗪、克罗卡林等。联合用药是治疗高血压病的基本策略，目前单片复方制剂的不断问世，为提高血压达标率提供了重要的治疗手段。

CAST 试验（Cardiac Arrhythmia Suppression Trial，心律失常抑制试验）一经发表，引发临床全面检验抗快速心律失常药物的安全性，现证实除 β 受体阻滞剂、中等以下剂量胺碘酮外，均潜在较高致心律失常隐患。心房颤动抗凝治疗基因组学方面，从目前临床应用最广泛的华法林代谢基因组学作为突破口，探寻华法林个体差异的原因，全面阐述 CYP2C9 及 VKORC1 基因多态性在华法林治疗中的意义，并通过多因素回归分析，计算出华法林的给药模型，指导临床用药，效果明显。慢性心力衰竭患者，由于长期交感神经过度兴奋导致心率显著加快，而过快的心率可损害心功能并与心力衰竭预后相关。β 受体阻滞剂是拮抗交感神经兴奋、减慢心率最重要的药物，是目前治疗慢性心力衰竭的基石，但有关荟萃分析和前瞻性研究均发现 β 受体阻滞剂改善心力衰竭的预后与 β 受体阻滞剂使用的剂量不相关而与心率降低幅度有关。临床实际工作存在着 β 受体阻滞剂的使用率低及剂量显著不足等问题，加用伊伐布雷定（ivabradine）可进一步降低心力衰竭患者的心率并进一步改善心力衰竭患者的预后。药物治疗上新的循证医学证据不断积累，基于大规模临床试验的结果和指南的不断更新，应当及时更新理念，指导临床实践。

二、介入治疗

近 20 年来介入心脏病学得到了迅速发展和普及，目前已成为与药物治疗和外科手术并驾齐驱的治疗手段。目前已有高频旋磨术、定向旋切术、血管内超声、血管内近距放射治疗等多项新技术应用于国内临床，这些新的技术对于特定的病变类型、经皮腔内冠状动脉成形术（percutaneous transluminal coronary angio-plasty，PTCA）或支架术后效果的判断、介入治疗前决策的确定及减少介入治疗后再狭窄具有一定的应用价值。急性心肌梗死的急诊介入治疗、多支冠状动脉病变，甚至无保护的左主干病变的介入治疗成功率与国际先进水平相当。心律失常包括快速型心律失常和缓慢型心律失常两种，前者的介入性治疗措施主要包括经导管射频消融术，后者的介入性治疗主要是置入起搏器。近年在某些发达国家，植入型心律转复除颤器（implantable cardioverter defibrillator，ICD）的应用亦日见广泛。接受治疗快速心律失常的类型包括房室折返性心动过速、房室结折返性心动过速、房性心动过速、心房扑动、心房颤动和室性心动过速等多种，而且总体的成功率高、复发率和并发症低，总体技术水平日趋成熟。心脏起搏治疗的重要进展是适应证明显扩大，通过纠正房间传导阻滞治疗阵发性心房颤动和恢复心室同步治疗充血性心力衰竭是当前热门的非常规起搏适应证。此外，起搏治疗还被用于缓解颈动脉窦过敏、肥厚梗阻型心肌病、血管神经性晕厥以及长 QT 综合征患者的症状。ICD 也被广泛用于恶性室性快速心律失常的处理。经皮穿刺二尖瓣球囊成形术是目前在我国开展例数最多、经验最为丰富的一项心脏瓣膜病介入治疗技术。先天性心脏病的介入性治疗目前主要包括肺动脉瓣狭窄的球囊成形术、动脉导管未闭的堵闭术、房间隔和室间隔缺损的关闭术及人工房间隔造口术等多项技术，部分病变的介入治疗（如动脉导管未闭）已基本上替代了传统的外科手术。

三、外科手术治疗

尽管在可以预见的未来，冠状动脉旁路移植术数量仍有巨大上升空间，但受限于静脉材料，对于非糖尿病三支病变患者，传统冠状动脉搭桥术与经皮冠状动脉介入治疗相比已无优势；而在糖尿病患者中，术后的远期死亡率、心肌梗死发生率以及主要心脏事件等数据均优于接受冠状动脉介入术，因而更加个体化的杂交技术应运而生。心室辅助循环得到进一步发展，外置气动泵向超压缩电动泵发展，辅助循环向可携带全人工心脏发展，以及由永久性全人工心脏代替同种心脏移植。对于终末期患者，我国心脏移植的 5 年生存率已达到 90%，处于国际领先水平。干细胞移植、心耳移植加大网膜包裹等都是新兴技术，还需更多资料证实。目前国内腔镜心外科技术仍处于起步阶段，下一步应着力提高手术难度。

四、基因治疗

冠心病介入技术的临床应用减少了患者心绞痛的症状发作，改善了患者的生活质量，但仍无法根本改变动脉粥样硬化发展的进程。随着基因工程技术的发展和成熟，开拓了冠心病基因治疗的新途径。目前冠心病的基因治疗主要是选择将目的基因直接导入受体心肌。虽然病毒型载体有免疫原性和安全等问题，但是迄今为止有 53% 临床试验应用腺病毒载体进行血管内皮细胞生长因子（vascular endothelial growth factor，VEGF）等基因治疗，未见有严重的不良反应。因此在相当长的时间内，病毒型载体在心脏病包括冠心病的基因治疗中还将占有较大的比例。已经从原来单基因遗传的冠心病扩展至多基因的心脏疾病，如高血压和脑卒中等，冠心病的基因治疗逐步显现出光明的前景。

五、中西医结合治疗

中医学的多组分、多靶点特性决定了其不仅作用于疾病的某单一靶点，而是通过整体综合调治发挥保护效应。对于冠心病，中医药的整体综合调治效应可能表现为治疗性血管新生、稳定斑块、抑制炎症、抑制血小板聚集、改善症状体征、提高生活质量以及其他保护效应等。在治疗性血管新生方面，针对中小动脉的闭塞或者狭窄，通过运用活血化瘀中药（如当归、川芎、丹参等），达到改善缺血区侧支循环，促进微细血管新生作用。在稳定斑块方面，许多单味中药和有效成分具有良好作用。

根据现代医学有关炎性反应引发易损斑块破裂，进而出现血小板聚集和血栓形成的系列病理演变过程，结合中医学有关瘀毒致病的病因病机学说，提出了"毒、瘀致易损斑块"的新观点，临床研究也证实活血解毒方药具有较好的抑制炎症作用。在抑制血小板聚集方面，研究发现一些活血化瘀中成药，如血府逐瘀制剂有一定的抑制患者血小板活化分子表达和血小板聚集性作用。在改善症状体征、提高生活质量、增强体质方面，运用中医药学的整体观念及辨证论治方法，显示出具有较好的改善心绞痛症状、缓解发作程度、改善心肌缺血状态等作用。另外，还具有多靶点、多组分的其他保护效应，如保护血管内皮、改善血流动力学指标、降低血脂及诱导内源性保护机制等。

六、康复治疗

目前人们对疾病的认识已不满足于治疗，而要求提高全面健康水平和生存质量，心脏综合康复将逐渐成为心脏病较为理想的防治手段。心脏康复不仅局限于心脏疾病，还应包括危险因素的防控，如高血压、肥胖、高脂血症和糖尿病等的康复方案。传统养生康复的优势在于整体康复与辨证康复结合，养生康复与临床康复结合，自然康复与药物康复结合，可发挥更大的作用。运用中西医结合的运动疗法、物理疗法、作业疗法、心理疗法等，疗效将得到进一步提高。如在现代运动疗法中加入八段锦、易筋经、太极拳等，在现代物理疗法中加入针灸，在现代作业疗法中加入中国书法练习、国画、民族音乐治疗，在现代心理疗法中加入气功治疗等，都是有效的中西医结合养生康复疗法。预防医学、康复医学和临床医学的结合是医学发展的必然趋势。通过采用各种中医药特有的康复方法及西医有用的康复措施，结合我国国情，吸取国外先进的心脏康复方面的经验，并利用中医药在疾病防治以及养生方面的优越性，形成我国独有的中西医结合康复疗法。

人类在冠心病的防治方面取得了重大的进展，特别是近 20 年来，各种新药、新技术、新疗法相继开发应用，心脏流行病学、影像学和基因诊断治疗技术的发展，都为人类健康做出了巨大贡献。心脏介入诊疗技术和循证医学的兴起，更开创了冠心病防治的新纪元。由于工业化水平提高和人们对高质量生存环境的依赖，冠心病并没有得到有效的控制，某些新技术在发展和普及的同时又带来一些更为棘手的新问题，如血管再狭窄等。人类在冠心病的防治领域仍然任重道远。临床医学家应当主动与物理学家、化学家、生物学家和生物医学工程学家等进行更为广泛的合作，使冠心病的诊疗技术有更大的发展和更新的突破。

第二章 冠心病分子生物学基础

第一节 血小板聚集和凝血

血小板在止血与血栓形成中具有重要的作用。血小板表面含有丰富的膜糖蛋白，它们介导血小板的黏附、活化和聚集，最终形成血栓，成为冠心病等血栓性疾病的发病基础。近年来的一些研究显示血小板作为"炎症细胞"，其活化释放的一些炎症介质直接参与动脉粥样硬化的形成和发展，并且与斑块的不稳定关系密切，血小板是唯一的既作用于动脉粥样硬化的炎症反应又作用于血栓形成的细胞，抗血小板制剂和抗凝药物在冠心病治疗中发挥十分重要的作用。

一、血小板黏附、聚集与血栓形成

正常血小板由血小板膜（糖蛋白、磷脂）、血小板颗粒（致密颗粒、α 颗粒和溶酶体）、血小板管道（开放管道、致密管道）系统和血小板骨架蛋白（肌动蛋白、微管蛋白）等构成。血小板有助于维持血管壁的完整性，其释放的血小板衍生生长因子（plateletderived growth factor，PDGF），能促进血管内皮细胞、平滑肌细胞及成纤维细胞的增殖，有利于受损血管的修复。当血管受损或受刺激时，流经此血管的血小板被血管内皮下组织表面激活，立即黏附于损伤处暴露的胶原纤维上。血小板膜糖蛋白（glycoprotein，GP）Ⅰb-Ⅸ-Ⅴ复合体（GPⅠb-Ⅸ-Ⅴ）经配体血管性血友病因子（von Willebrand factor，vWF）的介导黏附于暴露的血管内皮细胞下，即血小板黏附反应；黏附主要是一种表面现象，黏附一旦发生了，血小板的聚集过程也随即发生。

1. 血小板黏附　血管内膜内皮细胞损伤暴露了内皮下的胶原纤维，血小板膜表面的糖蛋白受体（GPⅠb-Ⅸ-Ⅴ）通过与已黏附在胶原纤维表面上的 vWF 结合从而黏附在受损内皮表面。此外，血小板也可直接通过胶原受体与胶原纤维结合。参与血小板黏附过程的主要因素包括血小板膜糖蛋白Ⅰ（GPⅠ）、vWF 和内皮下组织中的胶原。当血小板缺乏 GPⅠ 或胶原纤维变性时，血小板黏附功能便受损。

2. 血小板激活、释放 在来自红细胞的腺苷二磷酸（adenosine diphosphate，ADP）和已形成的起始凝血酶诱导下，黏附后的血小板被激活，可使血小板发生释放，即血小板释放反应。血小板内致密体颗粒释放 ADP、腺苷三磷酸（adenosine triphosphate，ATP）、5-羟色胺（5-hydroxy tryptamine，5-HT）、抗纤溶酶（antiplasmin，AP）；α 颗粒释放血小板因子 4（platelet factor 4，PF_4）、β 血小板球蛋白（β-thromboglobulin，β-TG）、P 选择素、血小板衍生生长因子（PDGF）、凝血酶敏感蛋白（thrombin sensitive protein，TSP）、纤维蛋白原、血管性血友病因子（vWF）和凝血因子 V（FV）等活性物质可加速血小板聚集反应，释放 α 颗粒和 δ 颗粒（致密颗粒），其中 α 颗粒又可释放纤维蛋白原、纤维连接蛋白、FV、vWF、血小板 $β_2$ 球蛋白（$β_2$TG）、血小板衍生生长因子（PDGF）、血小板因子 4（PF_4）和转化生长因子（transforming growth factor，TGF）等活性物质，δ 颗粒可释放 ADP、ATP、血栓素 A_2（thromboxane A_2，TXA_2）、Ca^{2+}、组胺、5-HT 及肾上腺素等活性物质。

3. 血小板聚集 在 ADP、肾上腺素、凝血酶、胶原纤维等诱导下，血小板膜糖蛋白 GP Ⅱb/Ⅲa 受体形成，血小板之间通过 GP Ⅱb/Ⅲa 受体与纤维蛋白原相互连接，形成可逆性的血小板聚集体。

4. 血栓形成 血小板的膜磷脂（platelet factor 3，PF_3）提供凝血反应表面，加速凝血酶原酶和凝血酶（F Ⅱa）的形成，后者可进一步使血小板聚集，变为不可逆性血小板聚集体，在整个血小板聚集体中，凝血酶将纤维蛋白原转化为纤维蛋白，从而使血小板紧紧交织在一起，逐渐形成血栓。

血液凝固是一系列复杂的酶促反应过程，需要多种凝血因子的参与。凝血因子是血浆与组织中直接参与血液凝固的物质，目前已知主要有 14 种，用罗马数字编号的有 12 种，即凝血因子 Ⅰ~Ⅻ，除 FⅣ 是 Ca^{2+} 外，其余均为蛋白质，大多数在肝脏中合成，存在于血浆中。凝血因子须激活后才具有酶的活性。凝血过程可分为凝血酶原酶复合物的形成、凝血酶原的激活和纤维蛋白的生成三个基本步骤。

凝血酶原酶复合物可通过内源性凝血途径和外源性凝血途径生成。它们在启动方式和参与的凝血因子上不相同。内源性凝血途径中参与凝血的因子全部来自血液，通常因血液与带负电荷的异物表面（如玻璃、白陶土、硫酸酯、胶原等）接触而启动。首先被激活为 FⅫa，再激活成为 FⅪa，从而启动内源性凝血途径。Ⅺa 在 Ca^{2+} 存在的情况下激活 FⅨ 生成 FⅨa。FⅨa 在 Ca^{2+} 的作用下与 FⅧa 在活化的血小板膜磷脂表面结合成复合物，可进一步激活 X 生成 FXa。FXa 还能使前激肽释放酶激活，成为激肽释放酶；后者可反过来激活，生成更多的 F XIIa，因此形成表面激活的正反馈效应。

外源性凝血途径由来自于血液之外的组织因子暴露于血液而启动凝血过程。血管损伤时，组织因子暴露，与 F VIIa 相结合，形成 F VIIa–组织因子复合物，后者在磷脂和 Ca^{2+} 存在的情况下迅速激活 X 生成 Xa，也可在 Ca^{2+} 的参与下激活 F IX 生成 F IXa。F IXa 除能与 F VIIIa 结合而激活 F X 外，也能反馈激活 F VII。因此，通过 F VIIa–组织因子复合物的形成，使内源性凝血途径和外源性凝血途径相互联系，相互促进，共同完成凝血过程。

由内源性和外源性凝血途径所生成的 Xa，在 Ca^{2+} 存在的情况下可与 F Va 在磷脂膜表面形成 F Xa–F Va– Ca^{2+} –磷脂复合物，即凝血酶原酶复合物，进而激活凝血酶原成凝血酶，凝血酶使纤维蛋白原转变为纤维蛋白单体，纤维蛋白单体相互聚合形成交联纤维蛋白多聚体，把血细胞及血液的其他成分网罗在内，形成血凝块。

纤溶系统主要包括纤溶酶原、纤溶酶、纤溶酶原激活物与纤溶抑制物。正常情况下，纤溶酶原在其激活物组织型纤溶酶原激活物、尿激酶型纤溶酶原激活物、激肽释放酶等的作用下，激活成纤溶酶，在纤溶酶作用下，纤维蛋白和纤维蛋白原被分解为纤维蛋白降解产物，通常不再发生凝固，完成纤溶过程。在这过程中，纤溶酶原激活物抑制物–1 和 α_2 抗纤溶酶能抑制纤溶系统活性，避免引起全身性纤溶亢进，维持凝血和纤溶之间的动态平衡。

二、血小板功能和凝血功能的调节

在血小板黏附、聚集过程中，ADP 引起血小板聚集，还必须有 Ca^{2+} 和纤维蛋白原存在。ADP 是通过血小板膜上的 ADP 受体引起聚集的。血小板细胞内有磷脂酶 A_2。在血小板被表面激活时，磷脂酶 A_2 也被激活。在磷脂酶 A_2 的催化作用下，花生四烯酸从质膜的磷脂中分离出来。花生四烯酸在血小板的环氧化酶作用下，产生前列腺素 G_2（prostaglandin G_2，PGG_2）和前列腺素 H_2（prostaglandin H_2，PGH_2）。PGG_2 和 PGH_2 都是环内过氧化物，有很强的引起血小板聚集的作用。PGH_2 可以在血栓素合成酶的催化作用下，形成大量血栓素 A_2（thromboxane A_2，TXA_2）。TXA_2 使血小板内环腺苷酸（cyclic adenylic acid，cAMP）减少，因而有很强的聚集血小板的作用，也有很强的收缩血管的作用。此外，正常血管壁内皮细胞中有前列环素合成酶，可以催化血小板生成的 PGH_2 生成前列环素（prostacyclin，PGI_2）。PGI_2 可使血小板内 cAMP 增多，因而有很强抑制血小板聚集的作用，也有很强的抑制血管收缩的作用。

1. 前列腺素系统　当血小板被胶原、凝血酶、肾上腺素等激活，膜磷脂释放花生四烯酸，花生四烯酸通过环氧化酶转变为前列腺素环内过氧化物 PGG_2、PGH_2，再经血栓素合成酶转变为 TXA_2，TXA_2 诱导血小板聚集，降低血小板的水平，并能使血管收缩。在血管壁的内皮细胞可经前列环素合成酶，将前列腺素环内过氧化物转变为前列环素 II（prostacyclin，PGI_2），PGI_2 是目前最强的血小板聚集抑制剂和血管扩张剂。TXA_2 和 PGI_2 的生物活性相反，构成了血小板功能调节的重要物质。

2. 钙和钙调素　血小板聚集需要钙的参与，将血浆中的纤维蛋白原结合到血小板的受体 GP II b/GP III a 上。血小板膜磷脂通过磷脂酶 A_2 释放花生四烯酸也需要钙的参与。血小板激活时引起的释放反应过程中，Ca^{2+} 从细胞内储存部位释放到细胞质，并导致膜上钙结合点数目增加。细胞内 Ca^{2+} 的许多作用是通过细胞内存在的钙受点钙调素发生的，钙调素与钙形成复合物才具活性。

3. 环核苷酸系统　包括环腺苷酸（cAMP）和环鸟苷酸（cyclic guanosine monophosphate，cGMP），二者既有对抗相互制约的一面，又有协同彼此调节的一面。一般能引起血小板聚集的物质均可使血小板内 cAMP 减少，而抑制血小板聚集的则使 cAMP 增多。因而目前认为，可能是 cAMP 减少引起血小板内 Ca^{2+} 增加，促使内源性 ADP 释放。cAMP 存在于血小板膜中，能促使 Ca^{2+} 从细胞质转移至致密管道系统的储存部位或排出外界。cAMP 含量升高可以降低细胞质内的 Ca^{2+} 浓度，阻碍 Ca^{2+} 对磷脂酶 A_2 的激活，抑制膜磷脂释放花生四烯酸，导致血小板功能的抑制。它也能直接干扰肌球蛋白磷酸化而抑制血小板激活。

4. 抗凝系统　血浆中最重要的抗凝物质是抗凝血酶 III 和肝素，它们的作用约占血浆全部抗凝血酶活性的 75%。抗凝血酶 III 是血浆中一种丝氨酸蛋白酶抑制物。因子 II a、VII、IX a、X a、XII a 的活性中心均含有丝氨酸残基，都属于丝氨酸蛋白酶。抗凝血酶 III 分子上的精氨酸残基，可以与这些酶活性中心的丝氨酸残基结合，这样就"封闭"了这些酶的活性中心而使之失活。在血液中，每一分子抗凝血酶 III，可以与一分子凝血酶结合形成复合物，从而使凝血酶失活。

肝素是一种酸性黏多糖，主要由肥大细胞和嗜碱性粒细胞产生，存在于大多数组织中，在肝、肺、心和肌组织中更为丰富。肝素抗凝的主要机制在于它能结合血浆中的一些抗凝蛋白，如抗凝血酶 III 和肝素辅助因子 II 等，使这些抗凝蛋白的活性大为增强。当肝素与抗凝血酶 II 的某一个 ε-氨基赖氨酸残基结合，则抗凝血酶 III 与凝血酶的亲和力可增强 100 倍。当肝素与肝素辅助因子 II 结合而激活后者时，被激活的肝素辅助因子 II 特异性地与凝血酶结合成复合物，从而使凝血酶失活，在肝素的激活作用下，肝素辅助因子灭活凝血酶的速度可以加快约

1 000倍。

　　肝素还可以作用于血管内皮细胞，使之释放凝血抑制物和纤溶酶原激活物，从而增强对凝血的抑制和纤维蛋白的溶解。此外，肝素能激活血浆中的脂酶，加速血浆中乳糜微粒的清除，因而减轻脂蛋白对血管内皮的损伤，有助于防止与血脂有关的血栓形成。

　　蛋白质 C 是近年来引起注意的另一种具有抗凝作用的血浆蛋白，相对分子质量为 62 000，由肝合成，并有赖于维生素 K 的存在。蛋白质 C 以酶原形式存在于血浆中，蛋白质 C 在凝血酶的作用下发生有限的酶解过程，从分子上裂解下一个小肽后即具有活性。激活的蛋白质 C 与血管内皮表面存在的辅因子凝血酶调制素结合成复合物，在 Ca^{2+} 存在的条件下这种复合物使蛋白质 C 的激活过程大大加快。激活的蛋白质 C 具有多方面的抗凝血、抗血栓功能，不论是蛋白质 C 减少或活化受阻都增加了形成血栓的倾向。

　　5. 纤维蛋白溶解（纤溶）系统　　包括四种成分，即纤溶酶原（血浆素原）、纤溶酶（血浆素）、纤溶酶原激活物与纤溶抑制物。

　　纤溶酶原激活物分布广而种类多，主要有三类：第一类为血管激活物，在小血管内皮细胞中合成后释放于血中，以维持血浆内激活物浓度于基本水平。血管内出现血纤维凝块时，可使内皮细胞释放大量激活物。第二类为组织激活物，存在于很多组织中，主要是在组织修复、伤口愈合等情况下，在血管外促进纤溶。第三类为依赖于 FⅫ 的激活物，例如前激肽释放酶被 FⅫa 激活后，所生成的激肽释放酶即可激活纤溶酶原。这一类激活物可能使血凝与纤溶互相配合并保持平衡。

　　纤溶酶是血浆中活性最强的蛋白酶，但特异性较小，可以水解凝血酶、F V、FⅧ、激活 FⅫa；促使血小板聚集和释放 5-HT、ADP 等；还能激活血浆中的补体系统；但它的主要作用是水解纤维蛋白原和纤维蛋白。血管内出现血栓时，纤溶主要局限于血栓，这可能是由于血浆中有大量抗纤溶物质（抑制物）存在，而血栓中的纤维蛋白却可吸附或结合较多的激活物所致。正常情况下，血管内膜表面经常有低水平的纤溶活动，很可能血管内也经常有低水平的凝血过程，两者处于平衡状态。

三、冠心病与血小板、凝血功能的关系

　　在正常情况下，血管内皮细胞与血小板两者功能维持动态平衡，血液在血管内顺利流动。在各种机械、化学、生物、代谢等因素作用下，如高血压、高脂血症、吸烟、免疫复合物、糖尿病等，血管内皮细胞受损，正常血管的抗栓作用遭

到破坏，血小板在损伤处聚集，并释放出细胞质中的内容物，其中血小板衍生生长因子（PDGF）引起平滑肌细胞增殖并向内膜迁移，使动脉壁增厚。内皮损伤暴露内皮下层的组织，破坏血浆内脂蛋白渗入的防线，管壁的吞噬细胞和平滑肌细胞通过低密度脂蛋白（LDL）受体，吞噬了循环内过多的脂质，形成了泡沫细胞。脂质过多，溢出细胞外，脂质在病灶处沉着。平滑肌细胞除吞噬脂质外，还能合成和分泌纤维组织成分如胶原、弹力素、蛋白黏多糖、糖蛋白，这些物质与沉积的脂质包围在一起形成了粥样硬化斑块。近年来发现在动脉粥样硬化病变的各环节中，均可检测出 PDGF，而人血清中使动脉平滑肌增生的因子大部分由血小板产生，所以血小板在冠心病动脉粥样硬化发生发展过程中起着重要的作用。

血小板活化后释放多种炎症介质，主要包括 TXA、5-HT、ADP、PDGF 和 TGF、P 选择素等黏附分子、单核细胞趋化因子（monocyte chemotactic factor，MCF）和 CD154 等。这些物质的作用主要集中在以下几个方面：①促进血小板黏附和聚集；②促进血小板与白细胞黏附并激活后者促使白细胞与内皮细胞黏附和白细胞向血管内膜迁移；③诱导血管平滑肌细胞的迁移和增生。除直接作用外，血小板在白细胞、内皮细胞和平滑肌细胞之间的相互作用中也充当重要的网络连接作用，共同促进动脉粥样硬化的发展。

血小板内皮细胞黏附分子 1（platelet endothelial cell adhesion molecule-1，PECAM-1）是相对分子质量为 130 000 的 I 型跨膜糖蛋白，属于免疫球蛋白超家族成员，在内皮细胞、循环血小板、单核细胞、中性粒细胞及某些 T 淋巴细胞亚群表面表达，介导细胞的粘连，白细胞跨内皮细胞迁移，导致冠状动脉粥样硬化，在冠心病发生发展过程中起了重要作用。

PDGF 主要存在于血小板 α 颗粒中，也存在于受损的内皮细胞、移行于内皮下的巨噬细胞、平滑肌细胞、成纤维细胞、系膜细胞等细胞中。PDGF 的生物学特征主要是促细胞分裂效应、化学趋化性和血管收缩效应。PDGF 有五种亚型：PDGF-AA、PDGF-AB、PDGF-BB、PDGF-CC 及 PDGF-DD。其中，PDGF-BB 与心血管疾病的关系最为密切。PDGF-BB 可促进动脉粥样硬化斑块形成和进展，并且与支架术后再狭窄有密切关系。研究 PDGF-BB 的生物学作用机制，探寻其抑制剂及适当的应用方法，对于治疗冠心病、预防支架术后再狭窄将有重要作用。

活化的血小板与白细胞发生黏附并促使其向血管内膜迁移血小板被激活后通过释放细胞黏附分子 P-选择素与白细胞表面的 P-选择素糖蛋白 1 相结合启动血小板与白细胞间的黏附反应进而促进白细胞与内皮细胞发生黏附和白细胞迁移到内皮下。活化的白细胞可激活单核细胞，同时血小板亦能诱导单核细胞表达和分泌 MCF-1、IL-8，随后单核-巨噬细胞产生多种炎症因子如 TNF 和 IL-1 及金属蛋白酶系列进一步促进和加重炎症反应，加速动脉粥样硬化的进展和斑块的不稳定。

活化的血小板诱导动脉中膜平滑肌细胞迁移增生黏附于受损内皮细胞的血小板能够分泌 PDGF、转化生长因子-2（TGF-2）和表皮生长因子（epidermal growth factor，EGF）等肽类生长因子而诱导平滑肌细胞增殖，同时促进动脉中膜的平滑肌细胞向内膜迁移。最终导致斑块的形成，血小板活化后释放的 5-HT 和 ADP 对血小板诱导的平滑肌细胞增殖也有增效作用。

活化的血小板能够表达 CD154（又称 CD40L，是 CD40 的配体），CD154 是一种跨膜蛋白，其受体 CD40 主要在单核巨噬细胞和内皮细胞表达，CD154 激活后迅速转移至胞膜可显著上调血管细胞黏附分子 1（vascular cell adhesion molecule-1，VCAM-1）和细胞间黏附分子 1（intercellular adhesion molecule-1，ICAM-1）的表达，促进内皮细胞与单核细胞黏附，还可以促使血管内皮细胞、平滑肌细胞和巨噬细胞产生高水平的致炎细胞因子，如 IL-6、IL-8、TNF-2 和 MCF-1 等。CD154 和 CD40 相互作用可诱导血管内皮细胞、平滑肌细胞和巨噬细胞表达与释放基质金属蛋白酶（matrix metalloproteinase，MMP）的间质胶原酶（MMP-1）、基质溶解素（MMP-3）及胶原酶 B（MMP-9）。在粥样斑块局部 MMP 表达异常增加，可使斑块转化为不稳定斑块最终导致急性冠脉综合征发生。

高脂血症、高同型半胱氨酸血症、高血压、感染和大量吸烟等因素均可造成内膜损伤，血管内膜的损伤是导致动脉粥样硬化形成的先决条件。活化的血小板加重血管内膜的损伤，从而诱发损伤局部的血小板黏附和聚集，聚集的血小板通过释放一些炎症介质使内膜损伤进一步加重，促进血小板聚集，引起血管强烈收缩和血管通透性增加，后者可促使胆固醇沉积于内皮下，活化的巨噬细胞吞噬胆固醇成为泡沫细胞并堆积形成动脉粥样硬化早期的脂质条纹。另一方面，血小板进一步聚集引发凝血的瀑布反应导致附壁血栓形成。

综上所述，血小板经多种途径参与冠心病动脉粥样硬化的形成和发展，抑制血小板活化在冠心病、急性冠脉综合征中具有重要的临床意义。

第二节　血脂代谢

血脂主要是指血浆中的三酰甘油（TG）和胆固醇（TC），血脂与特殊蛋白质（载脂蛋白）结合而成的球状巨分子复合物称为脂蛋白。目前已认识的血浆脂蛋白有六大类，即乳糜微粒（chylomicron，CM）、极低密度脂蛋白（very low density lipoprotein，VLDL)、中间密度脂蛋白（intermediate density lipoprotein，IDL)、低密度脂蛋白（low density lipoprotein，LDL)和高密度脂蛋白（high density lipoprotein，HDL)及后来发现的脂蛋白 a（lipoproteina，LP-a)。与三酰甘油和胆固醇结合在一起的蛋白质就是载脂蛋白（apolipoprotein，apo)，目前已报道有 20 余种，而临床意义较为重要的有 apoAⅠ、apoAⅡ、apoB、apoCⅡ、apoCⅢ、apoE 和 apo（a）等。

一、血脂代谢紊乱在动脉硬化形成中的作用机制

在长期高脂血症的情况下，增高的脂蛋白中主要是氧化低密度脂蛋白（ox-LDL)和胆固醇对动脉内膜产生功能性损伤，使内皮细胞和白细胞表面特性发生变化。单核细胞黏附在内皮细胞上的数量增多，并从内皮细胞之间移入内膜下成为巨噬细胞，通过清道夫受体吞噬修饰的或氧化的 LDL（ox-LDL)，转变为泡沫细胞，形成最早的粥样硬化病变脂质条纹。巨噬细胞至少合成和分泌六种生长因子：血小板衍生生长因子（PDGF)、成纤维细胞生长因子（fibroblast growth factor，FGF)、表皮细胞生长因子样因子、转化生长因子 β（transforming growth factor，TGF-β)、IL-1 和巨噬细胞集落刺激因子（macrophage colony-stimulating factor，M-CSF)。PDGF 和 FGF 刺激平滑肌细胞和成纤维细胞增生与游移，也刺激新的结缔组织形成。TGF-β 刺激结缔组织形成，但抑制平滑肌细胞增生。因此，平滑肌细胞增生情况取决于 PDGF 和 TGF-β 之间的平衡。PDGF 中的PDGF-β 蛋白不但使平滑肌细胞游移到富含巨噬细胞的脂肪条纹中，且促使脂肪条纹演变为纤维脂肪病变，再发展为纤维斑块。

在血流动力发生变化的情况下，如血压增高、动脉分支形成特定角度、血管局部狭窄所产生的湍流和切应力，使动脉内膜发生解剖损伤，内皮细胞间的连续性中断，内皮细胞回缩，从而暴露内膜下的组织。此时血液中的血小板得以黏附、聚集于内膜，形成附壁血栓。血小板可释出包括巨噬细胞释出的上述各种因子在内的许多生长因子。这些因子进入动脉壁，对促发粥样硬化病变中平滑肌细胞增生起重要作用。

二、冠心病与血脂代谢紊乱的关系

1. TC　早期的动物试验、基因研究和临床流行病学调查均证明，血浆的胆固醇水平与冠心病的发病率和病死率呈明显的正相关。流行病学资料揭示了 TC 升高与冠心病危险增高的相关性：血清 TC 在 4.5 mmol/L（173 mg/dL）以下冠心病发病人数较少，冠心病患者血清 TC 多数在 5.0～6.5 mmol/L（192～

250 mg/dL)，血清 TC 水平越高，冠心病发病越多越早，TC 水平每增加 1%，冠心病发病的危险增加 2%~3%。这种相关性无论在不同人群间，还是在同一人群内，以及大系列的队列研究结果均显示高度一致。我国对列研究分析结果显示：TC 从 3.63 mmol/L（140 mg/dL）开始，随 TC 水平的增加，缺血性心血管病发病危险增高。

2. TG　目前的荟萃分析同样支持血浆 TG 水平升高是冠心病的独立危险因素，高三酰甘油血症致动脉硬化的机制很可能与其影响 LDL 的颗粒大小和 LDL-C 浓度有关。TG 轻至中度升高常反映 CM 和 VLDL 残粒增多，可能具有直接致动脉粥样硬化作用。血清 TG 水平轻至中度升高者患冠心病的危险性增加。

3. HDL-C　大量的研究结果表明，HDL-C 浓度与冠状动脉粥样硬化发生的危险性呈负相关，可延缓粥样硬化的进展，减少冠心病的主要事件。其机制可能与 HDL 颗粒具有胆固醇逆转运作用有关。流行病学资料发现血清 HDL-C 每增加 0.40 mmol/L（15 mg/dL），则冠心病危险性降低 2%~3%。美国 Framingham 的研究显示，HDL 每减少 0.026 mmol/L，冠心病发生的危险将增加 2%~3%。若 HDL-C>1.55 mmol/L（60 mg/dL），则被认为是冠心病的保护因素。许多证据表明 HDL 对动脉血管壁有直接的保护作用，并能使动脉粥样硬化病变消退。目前认为，HDL 抗动脉粥样硬化作用的一个重要机制就是它介导了胆固醇的逆转运。HDL 可将胆固醇从周围组织（包括动脉粥样斑块）转运到肝进行再循环或以胆酸的形式排泄，这一过程被称为胆固醇逆转运。通过胆固醇逆转运，可以减少脂质在血管壁的沉积。HDL 还能够调节内皮一氧化氮的生成和活性，改善血管内皮功能。此外，HDL 尚可通过抗氧化、抗炎、抗血栓、促纤溶及清除毒性磷脂等作用，发挥保护血管的功能。但近来研究表明，HDL 和 LDL 一样可以被修饰氧化成氧化型 HDL 失去了抗动脉粥样硬化的能力，而且具有促动脉粥样硬化的作用。

4. LDL-C　胆固醇在血中主要以 LDL 的形式存在，目前公认 LDL 属于致动脉粥样硬化脂蛋白，其血中水平越高，动脉粥样硬化的危险性越大。随着低密度脂蛋白胆固醇（LDL-C）水平的增加，缺血性心血管病发病的相对危险及绝对危险上升。新近研究认为，LDL-C 是男性缺血性心血管病的"独立"危险因素，对男性冠心病的影响最大，缺血性脑卒中其次。美国 Framingham 研究证实，冠心病发病与血中 LDL-C 水平呈正相关，与 HDL-C 水平呈负相关。动物实验早已证实，降低血中 TC 水平能预防和逆转动脉粥样硬化病变的发生和发展。TC 和 LDL-C 升高是血脂异常干预的首要目标。

5. apoAⅠ　是 HDL-C 的主要成分，在肝和肠合成，具有活化卵磷脂胆固醇酰基转移酶（lecithin-cholesterol acyltransferase，LCAT）的作用，能使游离胆固醇转化为胆固醇，甚至有学者认为 apoAⅠ可以作为 CHD 一个新的标记物。

6. apoB　主要存在于 LDL-C 中，是 LDL-C 与乳糜颗粒的主要载脂蛋白，富含胆固醇和 TG 脂蛋白的重要蛋白质成分，包括 apoB100 和 apoB40 两种成分，在脂质代谢过程中起关键作用，参与胆固醇的吸收、转运和代谢的全过程。相关分析表明，apoB/apoAⅠ较 apoB 与冠心病相关性更密切。apoB 对动脉粥样硬化作用较强，临床上对 CHD 的预测价值也高于 LDL-C。apoAⅠ/apoB 降低是冠心病的重要危险因素。

7. 脂蛋白 a（LP-a）　与冠状动脉狭窄程度呈明显正相关，高浓度 LP-a 是动脉粥样硬化、冠心病及血栓形成的一个独立危险因素，通常以 300 mg/L 为重要分界，高于此水平患冠心病的危险性明显增高。研究结果显示：① LP-a 作为一个独立的冠心病危险因素，与高血压、吸烟、饮酒和其他血脂成分无相关性；②冠状动脉病变严重程度与 LP-a 浓度密切相关；③有或无冠心病家系调查证实，LP-a 水平具常染色体显性遗传特征，受一个显性主基因控制，同时不排除其他次要基因和环境的影响；④不同种族有较大的差异。

LP-a 可能通过增加动脉硬化斑块碎裂的机会或影响冠状动脉内血栓形成的程度与范围，易化血凝状态和附壁血栓贴附血管壁。① LP-a 可通过抑制受体介导的血管反应选择性破坏内皮依赖习惯的冠状动脉舒张功能，该功能受损是早期血管破坏的重要标志。②氧化型和经丙二醛（malondial dehyde，MDA）修饰的 LP-a 可作为清道夫受体的配体而被巨噬细胞的清道夫作用清除，吞噬了 LP-a 的巨噬细胞是动脉粥样硬化斑块中泡沫细胞的主要来源。③ LP-a 与血浆纤溶酶原结构相似，当动脉壁损伤后，LP-a 即潜入动脉壁，其 apoA 可结合纤维蛋白成为复合物沉积在动脉中。④由于 apoA 与纤溶酶原结构类似，apoA 通过干扰纤溶酶原的生理功能而发挥脂蛋白（a）的潜在促血栓形成作用。⑤LP-a 和纯化的 apoA 可促进平滑肌细胞增生和抑制其迁移。⑥LP-a 诱导单核细胞趋化活化，促使血循环单核细胞向血管壁迁移和动脉粥样硬化的形成。⑦ LP-a可能参与了动脉粥样硬化斑块内血管的生成，斑块内新生血管的出现是斑块破裂的主要原因，apoA 作为纤溶酶原基因超家族的成员，可调节血管生成反应，由此推测，LP-a 通过促进斑块内血管生成使斑块向不稳定状态发展。

近年来与冠心病相关的脂蛋白和载脂蛋白基因多态性的研究主要集中在载脂蛋白 E、B、AⅠ、AV，以及脂蛋白脂肪酶和胆固醇酯转运蛋白的多态性、动脉粥样硬化的遗传易感性及危险因素等，这些基因多态性通过不同的作用机制和协同作用共同影响着脂质代谢，对动脉粥样硬化及冠心病的发生和病变程度起着重要作用。而其中，单个基因变异的影响可能被个体间其他基因差异所湮没，个体是否发病还受到环境因素的影响。早发冠心病往往具有较强的遗传背景和脂质代谢紊乱等易感基础，脂代谢相关基因异常导致各类脂质合成、代谢障碍，最终血管壁发生动脉粥样硬化。影响低密度脂蛋白代谢的基因有低密度脂蛋白受体、apoB、apoE 等基因，影响高密度脂蛋白代谢的基因有 ATP 结合盒式转运子、apoA I 及脂蛋白脂酶基因。还有脂联素基因、低密度脂蛋白受体相关蛋白基因等，与早发冠心病密切相关，有些基因的突变可造成以早发冠心病为特征的遗传性疾病。

第三节 心电生理与离子通道

一、心电生理

心肌细胞的电生理特性包括兴奋性、传导性和自律性，都是以心肌细胞膜的生物电活动为基础。心肌细胞电生理学的发展，使心律失常的诊断更为准确。

心肌细胞在静息状态和兴奋激动时，都有离子通过离子通道跨越细胞膜进行流动，在细胞膜两侧形成电位差，称为跨膜电位。

心肌细胞受外刺激或邻位细胞传来的冲动，使膜的极化程度减少，达到阈电位（-10 mV）时，快钠通道开放，大量 Na^+ 涌入细胞内，膜内电位急速上升至 $+30$ mV，形成动作电位 0 期；膜内电位上升至 -55 mV 时，慢钙通道开放，Ca^{2+} 内流量少，对 0 期影响不大；膜内电位上升至 -10 mV 时，氯通道开放，Cl^- 内流及经常的 K^+ 外渗而以前者为主，使膜内电位减低，为动作电位 1 期；此后由于 Ca^{2+} 内流及 K^+ 外渗大致平衡，膜内外电位差接近于零，呈等电位状态，形成动作电位 2 期平波；随时间后移 K^+ 外流增加动作电位渐降，降至 -55 mV 时，慢钙通道关闭而快钾通道开放，形成动作电位 3 期；4 期细胞复极完了呈舒张状态，细胞内 Na^+ 过多，激活 ATP 酶，泵出 Na^+ 换回 K^+，同时 Ca^{2+} 与细胞外 Na^+ 交换，4 期电位稳定，非自律细胞都是上述的"快反应电位"，而自律细胞 4 期舒张期自动除极，自动除极时间越短自律性越高，且静息电位小，为 -70 mV，无快 Na^+ 内流，由 Ca^{2+} 内流而除极，达阈电位 -55 mV 时慢钙通道开放，除极形成缓慢上升低幅度的动作电位曲线，称为"慢反应电位"。当"快反应电位"因病或药物使静息电位减少时，快钠通道失活转变为"慢反应电位"。此时，自律性增高，同时 0 期上升速度减慢幅度减低，与邻位静止细胞之间电位差小，传导性减慢，易形成折返，出现心律失常。

根据动作电位的电生理特征，可以把心肌细胞分成快反应细胞和慢反应细胞。快反应细胞包括心房、心室肌和浦肯野细胞，兴奋传导速度快，复极过程缓慢并且可分成几个时相，因而动作电位时程很长。慢反应细胞包括窦房结和房室结细胞，兴奋传导速度慢，复极过程缓慢而没有明确的时相区分。

自律性亦称自动节律性，它包括自动性和节律性，指心肌在不受外界刺激的影响下能自动地、规律地产生兴奋及发放冲动的特性。心房肌和心室肌细胞一般不具有起搏功能，称为工作心肌细胞。起搏细胞常成簇存在，构成起搏点。窦房结内就有数以千计的起搏（自律）细胞，其他有起搏细胞的部位包括冠状窦区、心房传导组织、房室交界区、希氏束、束支和浦肯野纤维等。自律性以窦房结为最高，正常约为 60~100 次/min；房室交界区次之，为 40~60 次/min；希氏束以下仅 25~40 次/min。正常情况下窦房结起搏点频率最高，故窦房结节律为正常心脏的主导节律，称为窦性心律。若窦房结以外异位起搏点自律性异常增高，其频率超过窦性频率，则可取而代之成为主导节律而形成主动性异位节律，即出现期前收缩或异位心动过速。若是由于窦房结的自律性降低或停搏，或激动虽按时发生，但因传导阻滞无法下传时，房室交界区或更低部位的潜在起搏点便取而代之形成被动性异位节律（保护性机制），即出现逸搏或逸搏心律。

心肌细胞兴奋性最大特点是在一次兴奋之后有较长的不应期，并随着心动周期时间长短改变，其不应期也会发生变化。心肌开始除极后在一段时间内用强于阈值 1 000 倍的刺激也不能引起反应，称为绝对不应期，历时约 200 ms。在其后的一小段时间内（约 10 ms）强刺激可以产生局部兴奋，但因除极速度极慢且振幅很小而不能扩布到邻近细胞（但这种局部兴奋仍然会产生新的不应期），两者合起来称为有效不应期。心室肌有效不应期相当于心电图中 QRS 波、ST 段及 T 波升支前段。相对不应期相当于动作电位恢复至−60~−80 mV 期间，在此期间兴奋性由低逐渐恢复至正常（持续约 100 ms），较强刺激才能引起激动，且除极幅度均较正常为低，传导慢或易发生递减传导，由此而新产生的不应期也较短，故易发生心律失常。心室肌相对不应期相当于心电图 T 波尖峰和 T 波降支处。有效不应期加上相对不应期称为总不应期，历时 250~400 ms。从绝对不应期到相对不应期前一半的一段时间，心肌细胞的兴奋性已开始恢复，但不一致，各部分心肌的兴奋性度差异显著，此时若受到一适当强度的刺激，可发生多处的单向阻滞和折返激动引起颤动称为易颤期。心室的易颤期相当于心电图上 T 波顶峰偏前约30 ms 这段时间，无论是内源性期前收缩或外源性电刺激，如落在此期（称为R on T 现象）往往室性心动过速或心室颤动。心房的易颤期相当于心电图上 R 波的降支和 S 波时间。

心肌细胞之间兴奋的传导主要是通过闰盘部位的联络进行，心肌各部分的传导速度并不相同。有一部分心肌细胞的主要功能就是传导，加上起搏细胞群，构成了特殊的起搏传导系统：窦房结、结间束、房室结、希氏束、束支及其分支、浦肯野纤维。以浦肯野纤维及束支传导速度最快（4 000 mm/s），房室结传导最慢（20~200 mm/s）。每一种心肌组织的传导速度又是可变的。影响传导性的主要因素是动作电位的舒张期膜电位和 0 位相的除极速度，以及下面的心肌组织接受刺激产生兴奋的能力。一般地说，处于不应期的组织使下一次激动不能传导或传导减慢。心肌传导功能异常有以下几种表现形式：完全性传导阻滞、单向阻滞、隐匿性传导、传导延迟以及折返激动等，均与心律失常有关。

心律失常是指与正常节律有变异的心律，即起搏、兴奋和传导功能的异常，临床上，大多按心率快慢分为快速型心律失常和缓慢型心律失常两大类，从电生理和心肌特性考虑，将心律失常分为冲动起源、冲动传导异常以及以上两类心律失常的不同组合。主动性异位心搏（律）的成因有自律性异常（升高或降低）、非自律细胞的异常自律性、触发性活动、局部电位差和折返激动等，其中自律性升高、触发性活动和折返激动更为常见。产生折返激动的条件是单向阻滞、不应期缩短、传导速度慢和传导路径长，折返激动不仅是冲动起源失常，也是传导性失常的重要原因。还应指出触发性活动与自律性异常（正常和异常自律机制）有区别，触发性活动由先前的兴奋所触发引起新的而非本身自动除极所形成的，两者的形成机制不同。

二、离子通道

心肌细胞离子通道种类繁多、结构复杂，与心脏密切相关的主要是钠、钾和钙等离子通道，与心律失常的发生、发展有密切关系。心脏离子通道病是由基因异常或后天获得性因素所致的心脏离子通道功能失调所引起的一组疾病。钠、钾、钙等离子通道的组成蛋白，或者是和这些离子通道相互作用的蛋白都与心脏离子通道的功能相关，一旦编码这些蛋白的基因发生了突变，则称为之为离子通道病。目前已知的心脏离子通道病包括长 QT 综合征（long QT syndrome，LQTS）、儿茶酚胺敏感性室性心动过速（catecholaminergic polymorphic ventricular tachycardia，CPVT）、Brugada 综合征（Brugada syndrome，Brs）、进行性心脏传导疾病（progressive cardiac conduction disease，PCCD）、短 QT 综合征（short QT syndrome，SQTS）、心房颤动、病态窦房结综合征和扩张型心肌病（dilated cardiomyopathy，DCM），而婴儿猝死综合征中大概 10% 的病例与离子通道病有关。

1. 钠离子通道　心脏钠离子通道由 α 亚基和 β 亚基共同构成，其中 α 亚基是完成通道功能的主要部分，β 亚基可调节通道的功能。钠离子通道介导强大的内向电流，使细胞除极传播心脏兴奋。钠离子通道基因 SCN_5A 突变，使得钠离子通道失活加速、恢复减慢或功能丧失，将引起 Brugada 综合征；当 SCN_5A 基因突变使通道功能增强时将导致长 QT 综合征 3 型（$LQTS_3$）。钠离子通道功能下降还与家族性心脏传导阻滞和扩张性心肌病有关。

2. 钙离子通道　心脏细胞至少有四条钙离子通道，L 型钙离子通道和 T 型钙离子通道分布在细胞膜，另外两条分布在细胞内肌质网膜上的 Ca^{2+} 释放通道。L 型钙离子通道由 α_1 亚基和 α_2、β、γ 及 δ 亚单位共同构成，α_1 亚基构成通道的孔区，β 亚基对通道有调节功能。心肌兴奋时 L 型钙电流（I_{Ca-L}），触发肌质网释放 Ca^{2+}，是心肌细胞兴奋-收缩耦联中的关键环节，并受肾上腺素能神经的调节。L 型钙电流增大与早期后除极、延迟后除极等触发性心律失常有关，其功能增强还将引起 Timothy 综合征（Timothy syndrome, TS；也称 QT 综合征 8 型，LQT_8），而使通道功能丧失会引起 QT 间期的缩短并伴 Brugada 综合征。T 型钙离子通道主要分布在窦房结和房室结，T 型钙电流的主要生理功能是形成自律细胞的 0 期除极电流。心肌细胞内肌质网上分布的 Ca^{2+} 释放通道，由 RyR 基因编码。RyR 与肌质网上的内在蛋白 Triadin、Junctin 及肌质网中的储钙蛋白 $CASQ_2$ 构成的通道复合物，是肌质网储存和释放 Ca^{2+} 所必需的，共同参与 Ca^{2+} 诱导的 Ca^{2+} 释放过程，对调节细胞质内的 Ca^{2+} 浓度和兴奋-收缩耦联过程起重要作用。RyR_2 基因和 $CASQ_2$ 基因的突变分别引起 CPVT 的显性遗传和隐性遗传。

3. 钾离子通道　种类很多，最大的一类是电压门控性钾离子通道（Kv），主要包括瞬间外向钾电流（I_{to}）通道、快激活延迟整流钾电流（I_{Kr}）通道、慢激活延迟整流钾电流（I_{Ks}）通道和超快速延迟整流钾电流（I_{Kur}）通道。另外一类是配体门控性钾离子通道，主要有内向整流钾离子通道（Kir）家族，包括内向整流钾离子通道（I_{K_1}）、乙酰胆碱敏感性钾离子通道（K_{ACh}）、ATP 敏感性钾离子通道（K_{ATP}）等。

I_{to} 主要形成动作电位的复极 1 相。延迟整流钾离子通道电流（I_K）对调节动作电位时程（action potential duration, APD）起着非常重要的作用，包括 I_{Ks}、I_{Kr} 和 I_{Kur}。通道功能丧失将引起 LQTS。I_{Kr} 基因突变引起 $LQTS_2$。I_{K_1} 通道功能丧失时将引起 $LQTS_7$。K_{ACh} 该通道主要分布在窦房结、房室结和心房肌，是迷走神经调节的主要作用点。K_{ATP} 通道在体内广泛存在，心肌组织 K_{ATP} 通道是关闭的，当发生心肌缺血时，细胞内 ATP/ADP 值下降，引起 K_{ATP} 通道开放，使大量 K^+ 外流，APD 缩短，使心肌收缩力和心肌能量消耗，对心肌有保护作用，这在缺血预适应时尤为重要。

4. 起搏通道电流（I_f）　是超极化激活阳离子电流，由 Na^+ 和 K^+ 所携带，是窦房结起搏的主要电流，该电流由 *HCN* 基因编码包括 *HCN₂* 和 *HCN₄*。*HCN₄* 基因突变与遗传性病态窦房结综合征有关。

除基因突变外，其他一些外界因素如药物、电解质紊乱、心肌缺血等亦可引起离子通道功能改变，导致获得性心律失常。获得性 LQTS 是医源性的，由药物、电解质紊乱（低血钾、低血镁）、心动过缓性心律失常、缺血性心脏病或心肌病引起。一些因素可增加药物致 QT 间期延长的危险性。这些药物有抗心律失常药（Ⅰa 和Ⅲ类）、抗生素（红霉素、酮康唑等）、H₁ 受体阻滞剂（特非那定、阿司咪唑）、抗抑郁药（三环类、四环类、酚噻嗪类、氟哌啶醇）及胆碱能激动剂等。这些药物影响同样的或不同的复极化电流和单核苷酸多肽性（single nucleotide polymorphisms，SNPs）和基因突变。心脏离子通道在开发新的心血管药物方面已经占据重要地位，随着膜片钳技术和分子克隆技术的发展，离子通道结构和功能的关系可望得到进一步揭示，为开发新的诸如抗心律失常药物及心肌保护药物提供新靶点和新途径。

第四节　肾素–血管紧张素–醛固酮系统

肾素 – 血管紧张素 – 醛固酮系统（renin – angiotensin – aldosterone system，RAAS）或肾素 – 血管紧张素系统（RAS）由肾素、血管紧张素及其受体构成，不仅是一个循环内分泌系统，而且还存在于许多局部组织细胞，以自分泌、旁分泌和胞内分泌的方式参与相应组织、器官和细胞的功能调节作用。

一、肾素–血管紧张素–醛固酮系统组成与作用

RAAS 是由肾素、血管紧张素原（angiotensinogen，AGT）、血管紧张素转换酶（angiotensin – converting enzymes，ACE），以及血管紧张素（angiotensin，Ang）、醛固酮、血管紧张素受体等组成。

1. 肾素　是由肾球旁细胞产生和分泌的一种蛋白水解酶，在其他组织中如脑、心、血管等也有发现。AGT 为肾素底物，在肾素作用下，生成血管紧张素Ⅰ（AngⅠ）。除肾素之外，血管紧张素酶及组织蛋白酶亦可通过非肾素转化途径将 AGT 转化为 AngⅠ。ACE 是一种二肽羧基肽酶，存在于人的心脏、血管、肾、肺、脑等大多数组织中。AngⅠ在 ACE 作用下降解为 AngⅡ，同时 ACE 能降解缓激肽。除 ACE 外，亦可通过非 ACE 转化途径，经组织蛋白酶 G、组织纤溶酶原激活剂、弹性蛋白酶、糜蛋白酶等直接作用于 AngⅠ，使其转化成 AngⅡ。

2. Ang Ⅱ 是 RAAS 中最主要的生物活性肽，与相应受体结合实现广泛的生物学效应。Ang Ⅱ 受体有血管紧张素受体（angiotensin receptors）的四种亚型受体，即 AT_1、AT_2、AT_3、AT_4。Ang Ⅱ 主要作用于 AT_1 受体和 AT_2 受体。其中 AT_1 受体主要分布在血管、肾上腺、心、肝、脑、肾等组织和器官，介导 RAAS 的大多数功能，主要作用有：①调节血管张力，以收缩血管为主；②上调交感神经系统的兴奋性；③促进细胞增生和肥大；④促凝血作用；⑤参与细胞凋亡；⑥促进醛固酮生成；⑦增加血管通透性和促新生血管形成。AT_2 受体在成人的脑组织、肾上腺髓质、子宫和卵巢等有表达。生理情况下，AT_2 受体抑制血管张力，参与细胞生长、修复与程序性细胞死亡；病理情况下，AT_2 受体上调可控制 AT_1 和其他生长因子介导的细胞增殖，如内皮增殖、心肌梗死修复、心室肥厚等。Ang Ⅱ 参与了高血压、动脉粥样硬化、慢性心力衰竭、心肌梗死等心血管疾病的组织重建和许多其他疾病的发生发展。通过 AT_1 受体，Ang Ⅱ 可产生氧化应激、炎症、血管收缩、血栓形成、醛固酮分泌及增殖等作用，继而损害内皮功能，导致心、脑、肾、血管临床事件的发生。

3. Ang1-7 近年来，随着对 RAAS 的深入研究，发现了一些新成员，其中最重要的是 Ang1-7 和血管紧张素转换酶相关的羧肽酶，又称血管紧张素转换酶 2（ACE_2）。Ang 1-7 是一种活性七肽，主要由 ACE_2 水解 Ang Ⅱ 得到，也可由中性内肽酶、寡肽酶、脯氨酰羧肽酶、脯氨酰内肽酶水解 Ang Ⅰ 得到。Ang 1-7 通过 Ang 1-7-Mas 受体信号通路，起到拮抗 Ang Ⅱ 作用。此外，Ang 1-7 还可以促进下丘脑垂体后叶释放降压物质。RAAS 对血压的调节可能依赖于 Ang 1-7 与 Ang Ⅱ 之间的平衡。Ang 1-7 并不改变肾血流量或刺激醛固酮释放，而是通过磷脂酶 A_2（phospholipase，PLA_2）途径抑制钠在肾小管上皮细胞转运并促进前列环素（PGI_2）的生成、增加细胞膜通透性，来发挥排钠利尿作用；除此之外，Ang 1-7 还能够抗血管平滑肌细胞增生。其可能机制为：①激活内皮一氧化氮合酶（NOS）和蛋白激酶 B（protein kinases，PK），通过 Mas 受体和磷酸肌醇 3 激酶发挥作用；②使肌质网钙离子腺苷三磷酸酶表达水平降低，伴随有钙离子流的减少；③激活转录信号转导子与激活子 3（$STAT_3$）和 $STAT_5$a/b 磷酸化；④通过 Mas 受体活性抑制 Ang Ⅱ 刺激的细胞外信号调节激酶（extracellular regulated kinase，ERK）1/2 和 Rho 激活磷酸化过程；⑤通过在衰竭的心脏中激活钠泵，使细胞膜超极化，增加传导速度而产生降压作用。

4. ACE_2 与 ACE 的分布一致，在体内广泛地发挥负性调节 RAAS 的作用。ACE_2 基因位于 X 染色体的 Xp22 位点，18 个外显子中有 17 个与 ACE 外显子的大小、形态相似。但与 ACE 相比，其 mRNA 表达不像 ACE 那样分布广泛，而主要分布于冠状动脉、肾血管内皮和肾小管内皮。与 ACE 一样，ACE_2 作为跨膜蛋白，其本身也可转导跨膜信号。如在心力衰竭患者心脏中，ACE_2 可作用于一种重要的纤连蛋白受体整联蛋白 β_1，而该蛋白参与许多信号级联反应，在许多疾病包括心血管疾病中起重要作用。与 ACE 不同的是，ACE_2 只有一个催化结构域，血管紧张素转换酶抑制剂（angiotensin converting enzyme inhibitor，ACEI）并不能抑制 ACE_2 的活性，反而会增加 ACE_2 mRNA 的表达。ACE_2 抗心室重构的作用并非全部由 Ang 1-7 介导。ACE_2 产生的 Ang 1-9 在抗心室重构中也具有不可忽视的作用 。ACE_2 还具有抗血小板聚集效应，还可抑制 AngⅡ导致的氧化应激、炎症和单核细胞的黏附，发挥心肌保护作用。

5. 肾素（前体）受体 广泛分布于心脏、脑和胎盘，在肝和肾也可发现低水平的。肾素（前体）受体是肾素和肾素前体共同的功能性受体。肾素和肾素前体与肾素（前体）受体活性位点结合后分子构型发生改变，其非蛋白水解酶活性增加，激活 AngⅡ依赖和非依赖的下游传导通路。肾素及其前体通过肾素（前体）受体激活 ERK1/2 及 p38MAPKs 信号通路，能够抑制超氧化物歧化酶（superoxide dismutase，SOD）表达，上调炎症因子血管细胞黏附分子 1（VCAM-1）蛋白和 IL-6 表达；同时还可引起 PK 磷酸化，并激活核转录因子 P_{65}，最终导致血管收缩、肥厚和纤维化。

6. Ang 1-12 是 Ang 家族中最新发现的成员，由 12 种氨基酸组成，作用类似于 AngⅡ，主要通过抑制副交感神经，导致交感和迷走神经失平衡。

心脏 RAS 至少存在下述作用：①正性肌力作用，心肌细胞产生的 AngⅡ以自分泌方式，直接作用于心肌 AT_1 受体，产生正性变力作用；或通过旁分泌方式，促进心交感神经末梢释放儿茶酚胺，间接增强心肌收缩力，其正性变力作用可被肾素抑制肽特异性抑制。②调节冠状动脉阻力，心肌产生的 AngⅡ可直接作用于冠状动脉，或通过易化交感神经末梢递质释放引起冠状动脉收缩；还可刺激血管内皮细胞产生 PGI_2 等舒张冠状动脉物质，参与冠状动脉血流量的调节。③致心肌肥大作用，局部产生的 AngⅡ与心肌细胞 AT_1 受体结合，通过肌醇磷脂信使系统，可促进癌基因表达，进而促进心肌细胞 RNA 和蛋白质合成，促使心肌肥大，也促使心肌中成纤维细胞增生。

血管 RAS 在体内大、小动脉（如主动脉、肾动脉、冠状动脉和肠系膜动脉等）和静脉均有分布。其主要作用有：①血管舒缩作用，血管 RAS 对血管张力调节的途径有，AngⅡ直接作用于血管平滑肌细胞 AT_1 受体使血管收缩；易化血管壁肾上腺素神经末梢释放去甲肾上腺素；释放内皮素，减少 NO 生物活性，产生过氧化亚硝酸盐；刺激内皮细胞产生舒血管物质，如 PGE_2、PGI_2 和血管内皮细胞舒张因子；与中性粒细胞碱性磷酸酶等其他心血管活性肽相互作用。②血管重塑和逆转重构 Ang Ⅱ 是一个重要的血管平滑肌细胞生长因子，促进血小板衍生生长因子、胰岛素样生长因子（insulin-like growth factor，IGF）、碱性成纤维细胞生长因子（basic fibroblast growth faetor，bFGF）、转化生长因子 β 表达，导致血管平滑肌细胞和成纤维细胞增生。刺激基质糖蛋白和金属蛋白酶的生成，后者破坏细胞外基质，病理性增生、肥大的平滑肌细胞可合成更多的 Ang Ⅱ，使平滑肌细胞进一步增生，形成恶性循环。除了直接引起血管阻力增大外，还可导致血管结构的改变，即血管重构。此外促进动脉炎性反应，激活血小板的聚集和黏附作用，促进血栓及纤维化形成。

组织内 RAS 局部作用于内皮细胞及平滑肌细胞，在血管病变之初及加重时起关键作用。ACE 存在于各种组织与器官，不仅存在于内皮，也存在于间质和炎症细胞，同样组织 ACE 是心血管疾病、肾脏疾病中起关键作用的因子。在高血压、糖尿病、高脂血症、吸烟等危险因子作用下，易造成内皮损伤及内皮功能不良。血管收缩和舒张失衡，血管平滑肌细胞生长，血管壁发生炎症或氧化状态下，组织 ACE 激活，从而造成心血管、肾脏损害。同时所致的 Ang Ⅱ 生成增多缓激肽降解增加，促进心血管病理性增生，心肌细胞增大，血管腔变窄。

二、冠心病及其相关疾病与肾素-血管紧张素-醛固酮系统

肾素-血管紧张素-醛固酮系统（RAAS）是心血管系统的重要调节系统，在生理情况下对血压调控、水盐代谢起着重要作用，而在病理情况下，RAAS 与冠心病及相关疾病高血压、动脉粥样硬化、心肌肥厚、血管中层硬化、细胞凋亡、心力衰竭等均密切相关。

1. 高血压　RAAS 不仅在人体血压调节中起重要作用，而且在人类高血压形成中起着关键的作用。Ang Ⅱ 可诱导血管产生超氧阴离子而收缩血管。超氧阴离子可与 NO 相互作用，降低 NO 的扩血管作用，并产生过氧化氮，过氧化氮与花生四烯酸脂质过氧化产生的前列腺素共同产生强烈的缩血管效应。此外，Ang Ⅱ 及前列腺素还可刺激内皮素的释放，最终引起血管平滑肌收缩、内皮损伤、平滑肌细胞的增殖及血管壁重构而引起高血压病的发生和发展。

2. 心室重构　是指心肌损伤后由基因组表达改变引起细胞和间质的改变，细胞的改变包括心肌细胞的肥大、凋亡和成纤维细胞的增殖等，间质的改变表现为间质纤维化。

3. 心力衰竭　RAAS 是慢性充血性心力衰竭（congestive heart failure，CHF）发生发展的重要的调节机制之一。高度表达的 Ang Ⅱ 通过各种途径使心肌新的收缩蛋白合成增加，在血管中使平滑肌细胞增生管腔变窄，同时降低血管内皮细胞

分泌一氧化氮的能力，使血管舒张受影响，这些不利因素的长期作用，促进心力衰竭的发生发展。AngⅡ使外周血管收缩，组织器官灌流减少，使心肌细胞及心肌间质细胞代谢发生变化而使心室重构，并影响舒缩功能，同时促进交感神经释放去甲肾上腺素，并增强心血管系统对肾上腺素的敏感性，促进肾上腺皮质球状带合成和分泌醛固酮，从而使肾脏重吸收水钠增加，导致水钠潴留，促进心力衰竭的发展。

4. 心律失常　心房电重构和结构重构是心房颤动发生与维持的病理生理机制。AngⅡ可增加心肌细胞内钙超负荷，而后者正是导致心房颤动对心房肌电重构的重要机制，血管紧张素受体拮抗剂（angiotensin receptor blocker，ARB）对心房电重构的抑制可能与预防心肌钙超负荷作用有关。

5. 促血栓形成　RAAS 特别是 AngⅡ可影响纤溶系统、凝血系统及血小板功能。AngⅡ可刺激血管内皮细胞和（或）平滑肌细胞纤溶酶原激活物抑制因子（plasminogen activator inhibitor，PAI-1）表达和释放，抑制纤溶活性。对于内皮细胞，AngⅡ可使组织型纤溶酶原激活物（tissue plasminogen activator，t-PA）和 PAI-1 之间的平衡被打破，从而引起血管内血栓形成的危险性增加。

6. 动脉粥样硬化　RAAS 参与了动脉粥样硬化的发生与发展过程。AngⅡ与 AT_1 受体结合可激活血管内皮细胞细胞膜上的 NADP/NADPH 氧化酶，产生的超氧阴离子具有信号传递功能，使核因子 κB（nuclear factor-κB，NF-κB）活化，继而启动 VCAM-1 及单核细胞趋化蛋白的信使核糖核酸（messenger RNA，mRNA）与蛋白表达，促进血中单核-巨噬细胞向血管壁聚集并进入内皮下，随后发生表型变化，摄取 ox-LDL，形成泡沫细胞，参与动脉粥样硬化早期病变。

第五节　心脏能量代谢

心肌能量的来源有糖酵解和氧化磷酸化两个途径。糖酵解产生的 ATP 主要用于离子转运，而氧化磷酸化产生的 ATP 主要用于心肌收缩活动。正常情况下，心肌代谢所需的能量主要是通过氧化磷酸化途径获得，主要供能物质是脂肪酸、葡萄糖、乳酸。其中心肌所需能量的 ATP 来自脂肪酸的有氧氧化。心肌缺血时氧的供应减少或中断，氧化磷酸化作用停止，心肌的主要能量来源于糖酵解和糖原分解。磷酸肌酸是心肌组织中能量的主要储存方式，是心肌组织内唯一能够直接利用的能源。当心肌耗能增加时，磷酸肌酸是可被迅速动用，生成 ATP 供应能量。

一、正常心脏的能量代谢

心脏在代谢调控范围内可以利用多种能量物质。人体心脏内氧化反应的底物主要是脂质（长链脂肪酸，如软脂酸盐、三酰甘油、酮体等）及糖类物质（葡萄糖、乳酸、丙酮酸）。心脏也可氧化氨基酸，但所占比例较小。

心脏的能量代谢是复杂的，有三个主要组成部分。第一部分是底物利用，主要包括细胞摄取游离脂肪酸和葡萄糖，通过 β 氧化和糖酵解将其分解，随后中间代谢产物进入三羧酸循环。第二部分是氧化磷酸化，ADP 通过此机制磷酸化，产生高能磷酸化合物 ATP，ATP 是心脏所有耗能反应中使用的直接能量。第三部分是 ATP 的转运和利用，将能量转运至肌原纤维和能量被心脏的发动机肌原纤维消耗。这一过程所必需的能量转运机制被称为肌酸激酶能量穿梭。线粒体肌酸激酶催化将 ATP 中的高能磷酸键转运至肌酸中，形成磷酸肌酸和 ADP。磷酸肌酸是比 ATP 小的分子，很快由线粒体弥散入肌原纤维，肌原纤维肌酸激酶催化磷酸肌酸重新形成 ATP。从磷酸肌酸中去除磷酸后形成的游离肌酸，通过弥散方式回到线粒体。肌酸激酶系统的一个重要功能是作为能量缓冲物。当能量需求超过能量供应时，磷酸肌酸水平下降，使 ATP 保持在正常水平，但游离 ADP 水平升高。游离 ADP 水平升高可抑制很多细胞内酶的功能，引起心脏收缩机制的功能衰竭。因此，当磷酸肌酸水平下降，ADP 水平升高时，即使 ATP 水平保持不变，心肌细胞仍可发生能量代谢紊乱。

短期的能量代谢变化调节取决于能量的需求和供给，通常由激素（胰岛素）和机械因素（运动）激发。短期的能量代谢选择调节基于能源物质间相互的有效的作用，一个高浓度的能源底物能够自动抑制另外一个能源底物的代谢途径。

长期能量代谢底物选择变化可发生在正常生理状态下，如出生后的心脏。长期的病理条件下，同样也可诱导代谢相关的酶在转录或转录后发生变化，如高血压、糖尿病和心肌缺血。其中重要的变化包括调节基因和能量代谢底物选择发生变化。

二、冠心病心肌能量代谢的改变

当氧供下降时，葡萄糖摄取及糖酵解途径流量增强，无氧代谢增强。增多的乳酸如果能被冠状动脉循环血及时带走，并不会产生严重后果。机体可通过两种机制短时维持 ATP 浓度：①ATP 可由肌酸激酶反应进行补充，胞内乳酸含量增加，酸度提高可促进反应向右进行，有利于重新生成 ATP；②糖酵解途径流量增加，此时腺苷酸激酶反应发挥重要作用。腺苷一磷酸（adenosine monophosphate，

AMP）是 6-磷酸果糖激酶-1 变构激活剂，该酶是糖酵解途径重要的调节点，可以明显提高糖酵解速率。AMP、儿茶酚胺激活糖原磷酸化酶，阻碍糖原的合成。糖原的分解产物磷酸单糖亚基转变为 6-磷酸葡萄糖后进入糖酵解途径。每个糖原性葡萄糖分子可产生 3 个 ATP，但糖原合成时消耗 1 个 ATP，净生成 2 个 ATP。

轻度心肌缺血时，心肌的能量没有明显的变化。中度心肌缺血时，心肌细胞的糖酵解加速，同时游离脂肪酸的氧化增强，葡萄糖的氧化磷酸化过程受到抑制。重度心肌缺血时，游离脂肪酸和葡萄糖的氧化均受到抑制，此时葡萄糖酵解提供的少量 ATP 成为维持心肌细胞存活的唯一来源。所以，在中重度缺血时，葡萄糖的氧化磷酸化与无氧糖酵解是不匹配的，此时游离脂肪酸氧化增强会加重心肌的缺氧和细胞内酸中毒，从而可能会加重心肌细胞的损伤，甚至导致心肌细胞死亡。

心力衰竭是在心脏能量代谢障碍等多种致病因素的作用下形成的。急性缺血缺氧使能量代谢发生改变，但起关键作用的是心脏能量代谢重构。根据耗氧量与 ATP 的关系，衰竭心脏优先利用葡萄糖，其机制涉及基因表达的改变。基因表达水平与 β 氧化、线粒体脂肪酸跨膜转运、线粒体解偶联蛋白 2 下降等有关，这些改变主要反映在蛋白水平上，预示衰竭心脏难以进行氧化代谢。心脏氧化代谢调节过程中过氧化物酶体增殖物激活受体（peroxisome proliferator-activated receptors, PPARs）及其辅助激活剂（PGCs）发挥重要作用。PPARs（PPARγ1、PPARγ2、PPARγ3）及 PGCs（PGC-1α、PGC-1β）等在能量代谢的长期调节中具有重要意义。在心力衰竭早期阶段，氧化脂类的能力下降可能造成"脂毒性"，主要是由于脂类氧化中间产物及三酰甘油聚集造成的，对细胞具有毒性作用。总腺嘌呤核苷酸（TAN，ATP+ADP+AMP）及肌酸池（磷酸肌酸、肌酸）在心力衰竭过程中逐渐丢失，同时氧化应激不断增高。总肌酸池发生变化以获取更多的自由能，其增多或减少都可以影响心脏功能。ATP 浓度的减少可以通过 AMP 成比例的增加得以补充，主要在腺苷酸激酶催化完成。AMP 激活的蛋白激酶（AMP-activated protein kinase，AMPK）能够磷酸化羧化酶，抑制其活性，提高脂肪酸（fatty acid，FA）的 β 氧化。AMPK 是一种细胞能量状态的感受器，基于 ATP/AMP 的变化，在心肌细胞的能量平衡中起关键作用。能源或氧供不足，ATP/AMP 下降，激活 AMPK。在运动和低氧状态下，AMPK 显著增加。AMPK 磷酸化 6-磷酸果糖激酶-2，二磷酸果糖浓度增加可激活 6-磷酸果糖激酶-1，促进糖酵解。心力衰竭时心肌中 ATP 酶的活性可降低 20%~40%，使心肌能量的利用发生障碍，心肌收缩力因而减弱。在心力衰竭早期，葡萄糖的利用增加，而游离脂肪酸的利用可以没有变化，或仅有轻度增加。重度心力衰竭时，游离脂肪酸的利用明显减少。同时，由于重度心力衰竭时可有胰岛素抵抗，葡萄糖的利用也会减少。心力衰竭时还可能有线粒体结构异常，氧化磷酸化过程受损，线粒体中电子转运链复合物活性和 ATP 的产生均降低或减少。严重心力衰竭时，心肌中 ATP 水平可降低 30%~40%，磷酸肌酸水平可降低 30%~70%，同时肌酸转运体功能也降低。高能磷酸化合物减少和肌酸激酶系统活性降低，可导致转运至肌原纤维的能量减少，最终导致心肌的收缩储备降低。

第六节　缺血-再灌注损伤

缺血-再灌注损伤是指缺血器官、组织在恢复血液再灌注后，缺血造成的细胞功能代谢障碍及结构破坏反而进一步加重的现象，心、脑、肾、肝、肺等均存在这种现象。

一、心功能变化

缺血-再灌注损伤的心功能变化主要表现在以下两方面。

1. 再灌注性心律失常　心肌再灌注过程中易出现再灌注性心律失常，其发生与再灌注前心肌缺血时间的长短、缺血心肌的数量、缺血的程度、再灌注血流的速度及电解质紊乱等因素有关。可由缺血直接引起，也可由再灌注时心肌 Na^+ 和 Ca^{2+} 超负荷及动作电位时程不均一性所致。

2. 心肌舒缩功能降低　再灌注导致的心肌可逆性或不可逆性损伤均可造成心肌舒缩功能降低，心输出量减少。由自由基爆发性生成和钙超载导致的心肌顿抑是其主要表现形式。心肌再灌注时自由基和钙超载损伤线粒体使心肌合成能量减少，再灌注血流的冲洗，ADP、AMP 等物质含量比缺血期降低，合成高能磷酸化合物底物不足，导致心肌能量不足。心肌超微结构变化可表现为细胞膜破坏，线粒体肿胀、溶解，肌原纤维断裂、节段性溶解和出现收缩带及心肌出血、坏死等。心肌正常情况下以有氧代谢形式生成腺苷三磷酸（ATP）供需要。心肌缺血时则转为无氧代谢为主，ATP 合成减少，以致心舒缩功能障碍。

二、无复流现象

无复流现象不仅见于心肌，而且也见于脑、肾骼肌缺血后再灌注时。即再灌注损伤实际上是缺血的延续和叠加，缺血细胞并未能得到血液灌注，而是继续缺血，因而损伤加重。其机制为：①心肌细胞肿胀，由于缺血引起细胞膜 $Na^+ - K^+$

泵功能障碍，从而使钠、水在细胞内潴留，因而再灌注时缺血区心肌细胞发生肿胀，压迫微血管。②缺血及再灌注时也发生内皮细胞肿胀，内皮细胞向管腔伸出突起造成管腔狭窄，阻碍血液灌流。③心肌细胞的收缩缺血所致的心肌细胞收缩形成严重收缩带，压迫微血管，使缺血区某部分得不到血液重新灌注。心肌细胞的肿胀与收缩带可同时存在。④微血管堵塞。

三、钙超载

细胞内钙主要存在线粒体和和肌质网，缺血-再灌注损伤时，钙浓度明显增加，并和细胞受损的程度成正比，细胞内钙含量异常增多可导致细胞结构损伤和功能异常，严重者造成细胞死亡。钙超载可引起：①线粒体功能障碍，由线粒体摄入过多 Ca^{2+} 引起，能增加 ATP 消耗，干扰线粒体氧化磷酸化，使 ATP 生成减少。②激活多种酶，Ca^{2+} 浓度增高激活磷脂酶类，促进膜磷脂分解，膜磷脂降解产物可加重细胞功能紊乱；激活蛋白酶，促进细胞膜和蛋白溶解；激活 ATP 酶，加速 ATP 消耗；激活核酶，引起染色体损伤。③再灌注心律失常，通过 Na^+-Ca^{2+} 交换形成一过性内向电流引起延迟后除极所致。④促进氧自由基生成。⑤肌原纤维过度收缩，过度收缩可损伤细胞骨架结构，引起心肌纤维断裂。

四、炎性反应

近年研究表明，白细胞激活介导的微血管损伤在缺血-再灌注损伤的发病中起重要作用，中性粒细胞激活及其致炎细胞因子的释放是引起微血管床及血流动力学改变和产生无复流现象的病理生理基础。再灌注时可通过释放趋化因子、炎症介质、细胞黏附分子等促进白细胞的聚集和激活，引起再灌注损伤。①微血管损伤：中性粒细胞即黏附在血管内皮细胞上，血小板沉积和红细胞聚集，黏附分子表达增加，使中性粒细胞与内皮细胞发生固定黏附，导致微血管机械性堵塞；损伤的血管内皮细胞肿胀及中性粒细胞和内皮细胞大量释放的缩血管物质导致血管口径变小，也可促进无复流现象发生；自由基损伤和中性粒细胞黏附可增加微血管通透性，使间质细胞水肿，中性粒细胞游走到细胞间隙释放的细胞因子可造成组织细胞损伤。②细胞损伤：激活的中性粒细胞和内皮细胞释放的大量致炎物质可使周围组织细胞受损，导致局部炎症反应。

五、脂质过氧化损伤

自由基是在外层电子轨道上含有单个不配对电子的原子、原子团和分子的总称。由氧诱发的自由基称氧自由基，可分为非脂质氧自由基和脂质氧自由基，前者如超氧阴离子和羟自由基等，后者如脂氧自由基、脂过氧自由基等。在缺血时，组织含氧减少，作为电子受体的氧不足，再灌注恢复组织氧供应后，提供了大量电子受体，氧自由基在短期内爆发性增多。自由基一旦生成，可不断扩展，形成连锁反应，并与各种细胞成分如膜磷脂、蛋白质、核酸发生反应，造成细胞结构损伤和功能代谢障碍。

早期自由基损伤磷脂膜，膜脂质过氧化增强，破坏细胞膜的正常结构，抑制膜蛋白的功能，膜脂质过氧化又可促进自由基及其他生物活性物质的生成，促进再灌注损伤，线粒体膜脂质过氧化可减少 ATP 生成，造成能量代谢障碍；自由基可直接损伤蛋白质，抑制蛋白质的功能，损伤膜蛋白导致跨膜离子梯度异常，损伤肌纤维蛋白可抑制心肌收缩力，损伤肌质网转运蛋白则钙调节功能异常；自由基还可使碱基羟化或 DNA 断裂，破坏核酸和染色体，引起染色体畸形改变或细胞坏死。此外，氧自由基在造成多种物质氧化的同时还可以通过改变细胞功能引起组织损伤。

第七节　炎性反应

炎症在冠心病的发生、发展和预后中起重要作用，冠状动脉内的炎性反应参与了动脉粥样硬化的全过程，而炎性反应是介导动脉粥样斑块由稳定转为不稳定的重要因素之一，急性炎性反应导致粥样斑块的不稳定性，致使其破裂，进一步导致血栓形成，是引发急性冠状动脉事件的重要原因。目前已知的血清炎性因子，如可溶性细胞间黏附分子1（soluble intercellular adhesion molecule-1，sICAM-1）、IL-6、C 反应蛋白（C-reactive protein，CRP）、肿瘤坏死因子α（tumor necrosis factor-α，TNF-α）、基质金属蛋白酶（matrix metalloproteinases，MMP）、核因子κB（nuclear factor-κB，NF-κB）、组织因子、纤维蛋白原、同型半胱氨酸、脂蛋白 a 等在冠心病的发生、发展过程中有重要作用。

一、炎性因子

1. CRP　是对急性感染或炎症反应所产生的主要一种急性反应期蛋白。其由肝脏合成，在正常人血清中含量极微，而急性炎症反应阶段可迅速增加 1 000 多倍，IL-6、IL-1 和 TNF-α 可调节其合成。CRP 是心血管疾病的独立危险因素，可以直接诱导动脉粥样硬化的发展。CRP 参与促进动脉粥样硬化的机制可能包括：①激活补体系统，加重了机体的炎症状态及促进动脉粥样斑块的进展。②通过结合单核细胞的几种受体，刺激单核细胞的吞噬作用及炎症因子的释放。③刺激单核细胞合成组织因子，以及与 T 淋巴细胞、B 淋巴细胞和自然杀伤细胞（natural killer cell，NK）直接相互作用诱导血栓前状态，并且 CRP 还可抑制纤维蛋白溶解，从而促使血栓形成。④增量调节内皮细胞、血管平滑肌细胞和单核细胞表达黏附分子及趋化细胞因子，促使血小板黏附于内皮细胞，并可导致内皮细胞功能失调。⑤诱导炎症因子的表达和释放，如 IL-6、IL-1、TNF-α 等，具有直接的促炎作用。⑥降低内皮一氧化氮合酶的表达和生物活性，从而导致 NO 的利用降低及其血管舒张作用的减弱。⑦直接参与凋亡过程，在诱导血管平滑肌细胞凋亡的过程中发挥重要作用。⑧组织中沉积的 CRP 可与 LDL 结合，从而增强补体系统的激活，这与动脉粥样硬化的进展是相关的，尤其在动脉粥样硬化的早期阶段。基于 CRP 在动脉粥样硬化过程中的作用，降低血清 CRP 水平及抑制 CRP 的合成和沉积作为减少心血管事件风险的治疗方法已经引起了有关研究人员的重视。目前的研究表明减轻体重、合理膳食、戒烟都有助于降低血清 CRP 水平，而他汀类、贝特类、烟酸类药物也都显示可以降低 CRP 水平，除此之外还有阿司匹林、氯吡格雷等药物。

2. sICAM-1　是细胞黏附分子 1 在机体发生炎性反应时从血管内皮表面脱落，进入血液后而形成。作为一种炎性反应调节因子，sICAM-1 被认为是动脉粥样斑块是否稳定的标志物之一。其在内皮细胞、中性粒细胞、单核细胞表面广泛分布，尤其是在血管内皮细胞处表达量最大。当机体发生炎性反应时，细胞间黏附分子过度表达，使血液中的 sICAM-1 相应增多，其具有的黏附活性，使多种炎性细胞与血管内皮细胞黏附，从而使血管平滑肌细胞增生，形成泡沫细胞，导致动脉粥样硬化斑块的形成。

3. TNF-α　具有广泛的生物学活性，其在动脉粥样硬化、代谢紊乱和炎症中发挥作用。TNF-α 主要由单核细胞和巨噬细胞产生，参与了动脉粥样硬化的形成。TNF-α 可以促使 VLDL 过量生成、降低 HDL 水平及诱导胰岛素抵抗，诱导脂类和糖类代谢异常；也可抑制一氧化氮合酶的生成、诱导血管内皮细胞的凋亡及刺激内皮细胞表达黏附分子，导致内皮细胞功能障碍，促使血栓形成；并且还可以刺激炎症因子生成，直接发挥促炎作用，从而加速了动脉粥样硬化的形成和发展。

4. IL-6　是一个多功能的细胞因子，又被称为前炎性细胞因子，主要由单核、巨噬细胞分泌，主要通过促进血小板聚集、增强 CRP 及纤维蛋白原的表达，以及调整其他炎性细胞因子的表达，参与不稳定斑块的炎症过程，与斑块的不稳定性密切相关。

5. MMP　是一组对细胞外基质有特异性降解作用的锌离子依赖性蛋白水解

酶，细胞外基质是血管壁的主要成分，细胞外基质的合成与降解贯穿于冠状动脉粥样变化的全过程，降解细胞外基质的酶有很多，MMP-9是其中最重要的一种，它通过对细胞外基质的过度降解，导致粥样硬化斑块纤维帽的降解增加，纤维帽变薄，从而促进斑块的破裂，发生各种心血管事件。

6. NF-κB 是一种普遍存在于真核细胞中的多效性转录调节因子，是炎性反应的关键介导剂，可介导多种炎症和免疫反应的基因表达，从而影响机体局部或全身性炎性反应。

7. 组织因子 是外源性凝血途径的启动因子，通过激活凝血系统促进血栓的形成、凝血系统的异常激活，在冠心病的发生、发展过程中发挥重要作用。组织因子不仅参与了凝血过程，而且参与了炎性反应。在组织因子的连接下，炎症和血栓相互协调、相互促进，共同参与冠心病的发生、发展。

8. 脂联素 是一种仅由脂肪细胞分泌的具有生物活性的蛋白质，是脂肪组织特有基因 apM1 表达的产物，血液循环中有相对较高的浓度，其在糖类和脂质代谢的调节过程中发挥重要作用，同胰岛素抵抗、炎症、血压、LDL 及三酰甘油呈负相关，其低水平已显示出与动脉粥样硬化进展的相关性，并独立于传统危险因子。脂联素可以增加胰岛素敏感、促进脂肪酸氧化及葡萄糖转化，也可改善内皮功能、抑制脂质沉积及平滑肌细胞增殖，并可降低黏附分子表达、抑制TNF-α的生成和释放、减少巨噬细胞对胆固醇的摄取和抑制巨噬细胞转化成泡沫细胞。因此，脂联素具有抑制炎症、抗糖尿病和动脉粥样硬化的作用，有望成为一种新的治疗糖尿病和抗动脉粥样硬化的药物，对其保护作用的细胞及分子机制的研究也将有助于这个目标的实现。

9. 单核细胞趋化蛋白-1（monocyte chemoattractant protein-1，MCP-1） 是一种主要对单核细胞具有趋化作用的蛋白。在动脉粥样硬化发展过程中，MCP-1介导单核细胞在病变部位聚集和进入血管壁，并且单核细胞、内皮细胞及平滑肌细胞均可被诱导分泌 MCP-1。在高脂血症情况下，MCP-1 也可诱导黏附分子、炎症因子的合成，加速动脉粥样硬化的发展。

10. 巨噬细胞移动抑制因子（macrophage migration inhibitory factor，MIF）主要由巨噬细胞、T 细胞和平滑肌细胞分泌，在急、慢性炎性疾病中具有多重作用。促动脉硬化的作用主要同其直接增加巨噬细胞和 T 细胞的聚集有关。

11. 脂蛋白相关磷脂酶 A_2（lipoprotein - associated phospholipase A_2，LP-PLA_2） 由巨噬细胞及淋巴细胞合成和分泌，在循环中 LP-PLA_2 与脂蛋白颗粒结合，其中 2/3 与 LDL 结合，1/3 与 HDL 及 VLDL 结合。LP-PLA_2 能水解氧化卵磷脂，生成溶血卵磷脂和游离的氧化脂肪酸，从而能刺激黏附因子和炎症因子的产生，导致单核细胞由管腔向内膜聚集，并参与巨噬细胞的形成，引起动脉粥样硬化的发生与发展，导致血栓形成和心血管事件的发生。

13. 干扰素 γ（interferon-γ，IFN-γ）　可以诱导生成氧自由基，刺激氧化应激反应，并减弱抗氧化物质的作用。

参与动脉粥样硬化形成和进展的炎症因子数量众多，认识这些炎症因子在系统炎症反应和免疫应答中所起的作用，有助于全面考虑炎症因子间的相互作用以及各种致病因素的相互作用，为动脉粥样硬化的治疗提供新思路、新方法和新靶点。

二、冠心病与炎性反应

在动脉粥样硬化性疾病的不同临床表现过程中，炎症与其发生和发展的所有阶段有关。新近的大量基础与临床研究结果提示，动脉粥样硬化性疾病是一种慢性、非特异性、炎性疾病。

1. 急性冠脉综合征（ACS）　炎症不但参与动脉粥样硬化病变的早期形成，并与来自心肌细胞、血管壁、单核细胞、巨噬细胞和脂肪细胞因子的多种激活通路有关，这些细胞也是 IL-6 和 TNF-α 的来源。易损斑块的形成与炎症有明显关系。在动脉粥样硬化斑块的肩部出现的巨噬细胞和 T 淋巴细胞促进 MMPs 和其他组织降解酶的表达，从而导致纤维帽变薄，诱发斑块破裂。在巨噬细胞分泌 MMPs 降解斑块胶原的同时，T 淋巴细胞产生的 IFN-γ 抑制胶原合成。炎症也导致中性粒细胞和单核细胞的局部募集，进一步促进斑块纤维帽中激活的巨噬细胞分泌 MMPs、细胞因子和其他前炎症因子，促使斑块破裂。斑块中血管平滑肌细胞通过产生间质胶原加固纤维帽从而平衡组织降解过程，斑块内胶原合成和降解构成斑块的动态平衡。在炎症部位有多种细胞因子和生长因子，每种因子均能潜在的影响炎症反应。血管炎症可被抗炎机制削弱，这些机制包括维持血管壁完整性、稳定性的机制，前炎症因子增加导致抗炎机制和前炎症因子之间失衡，从而增加斑块破裂的危险。

当冠状动脉存在局部炎症反应，一些重要的细胞因子如组织因子释放，可促进血栓形成。绝大多数 ACS 患者血清炎症标志物水平升高。死亡风险与高敏 CRP、IL-6、血管细胞黏附分子（VCAM）升高有关。富含炎症介质（CD40 及其配体血栓收缩蛋白）、脂蛋白相关磷脂酶 A_2（LP-PLA$_2$）的血小板也是炎症级联的重要触发因素。此外，发现有超过 35 种血小板相关的 mRNA 介质参与动脉损伤和炎症过程。炎症是 ACS 中斑块破裂的关键的病理生理机制。ACS 的生物标志物的产生与其发病过程中的心肌坏死、炎症反应、斑块破裂、血栓形成及神经体液因子的激活等因素有关，而炎症标志物检测是目前应用最多，证据最充分的方法，可为我们带来发病、诊断及预后等大量信息，有助于提高防治水平，未来高通量基因分型技术将为 ACS 的生物标志物研究带来新的前景。

2. 高血压　是一种慢性低级别炎症性疾病，有多种炎性细胞因子及炎性趋化因子参与。高血压本身具有双重作用，一方面促进 T 淋巴细胞的激活，另一方面通过增加炎症趋化因子和黏附分子在心血管等组织中的表达促进激活的炎症细胞进入靶组织，由此来进一步促进免疫激活及炎症反应加剧。炎症细胞因子与趋化因子参与高血压心血管损伤的各个阶段，包括黏附、迁移、清除致炎症物质和心血管修复等，在高血压及心血管损害发生、发展中起非常重要的作用。炎症与高血压互相促进，形成恶性循环。众多资料表明肾素－血管紧张素－醛固酮系统（RAAS）在调节促炎症/抗炎因子生成平衡及维持血管张力方面起着极其重要的作用，是机体内调控血压稳定及心血管功能的重要机制之一。RAAS 激活通过其主要效应子血管紧张素 II（Ang II）及其介导的炎症反应可导致心血管结构发生改变引发高血压，高血压反过来促进心血管炎症反应，损害心肌与血管，造成心血管结构重塑和功能紊乱。Ang II 可能是一种趋化因子和炎性分子，导致单核细胞浸润和血管病理重构。RAAS 通过其 Ang II 及其介导的炎症反应可导致心血管结构发生改变引发高血压。在高血压状态下，Ang II 通过促进醛固酮及炎症因子增加可以激活还原型烟酰胺腺嘌呤二核苷酸磷酸（reduced nicotinamide adenine dinucleotide phosphate，NADPH）氧化酶等一系列酶导致心血管组织活性氧（reactive oxygen species，ROS）增加。一方面，ROS 通过引起交感神经的激活而触发血管收缩、水钠潴留等效应直接引起高血压；另一方面，ROS 可以通过激活促炎症转录因子 NF-κB 可介导炎性反应上调 IL-6、MCP-1 等激活和促使血管内皮通透性增加，降低 NO 血管舒张功能进一步促进高血压免疫炎症反应的发生，导致血压升高。此外，在受损血管周围募集的炎症细胞可以促使 ROS 释放增加，形成一个正反馈，进一步促进炎症氧化应激增强及血压升高。

3. 血脂代谢紊乱　低密度脂蛋白（LDL）是一类富含脂质的蛋白颗粒，直径介于 20~25 nm，具备良好的免疫原性。在动脉粥样硬化起始阶段，动脉内皮细胞受损，血清中 LDL 和单核细胞进入动脉壁，LDL 被氧化，活化的单核细胞壁释放炎症因子，大量氧化修饰的 LDL（ox-LDL）被巨噬细胞吞噬形成泡沫细胞，从而触发了动脉粥样硬化的炎症反应，构成脂质核心和动脉粥样硬化。由于氧化应激和炎症反应加剧，脂质核心增大，平滑肌细胞和纤维组织不断减少，使得动脉粥样硬化斑块易损，最终破裂，形成动脉粥样硬化性血栓，引发心血管事件。

4. 心房颤动　炎症过程直接影响了心房肌细胞膜功能，引起膜电位的不稳定。其机制为：①心房颤动所致的快速激动使心房肌细胞能量代谢发生障碍，导致钙离子超载，引起心房肌细胞凋亡；②CRP 参与凋亡心房肌细胞的清除工作；③间质中的纤维细胞增生，引起心肌纤维化。CRP 既参与了心房肌的电重构及结构重构，也参与了心房颤动的诱发，使心房颤动既容易诱发又易于维持。但目前还无法说明二者孰因孰果，只能提示炎症与心房颤动关系密切。

5. 代谢综合征 脂肪组织是一个活跃的内分泌器官，可产生各种"脂肪因子"并控制能量动态平衡。肥胖的脂肪组织还分泌各种促炎细胞因子，包括IL-6和 TNF-α，而且由于脂解作用的激活，可增加游离脂肪酸的释放。在肥大的内脏脂肪里，脂肪细胞、免疫细胞和血管细胞会发生显著的相互反应。脂肪组织还含有大量的 T 细胞，肥大的脂肪组织激活 $CD8^+T$ 细胞，它又启动和传播炎症瀑布，导致系统胰岛素抵抗和代谢异常。在形态学上，脂肪组织肥胖涉及动态的结构改变，包括脂肪细胞肥大、血管发生、CLS 形成、脂肪生成、间质细胞增殖、脂肪细胞死亡和纤维化，即"脂肪组织重构"。与动脉粥样硬化相似，动脉壁会发生过多的粥样硬化斑块重构。组织重构是慢性炎症的一个标志，并受密切相连的组织破坏的愈合共同进展所促进。这也提示共同机制导致了作为动脉粥样硬化和脂肪组织肥胖基础的组织重构。

6. 心力衰竭 炎症细胞因子常在心力衰竭患者体内过度表达，通过影响心肌收缩力，引起心肌肥大，诱导心肌纤维化和凋亡，促进心脏重构等作用促进心力衰竭的发生发展。在心力衰竭发生过程中细胞因子主要通过三个途径产生：①应激激活途径，缺血、缺氧、感染等可激活丝裂原激活蛋白激酶（mitogen-activated protein kinase，MAPK）、信号转导和转录激活蛋白（signal transduction and transcription activator，STAT）、钙调神经磷酸酶通路，这些信号通路又激活转录因子 NF-κB 及 AP-1，促进细胞因子基因表达，导致细胞因子大量产生。②活性氧激活途径，活性氧能促进细胞因子的释放，心肌缺血-再灌注过程中产生的大量活性氧可通过多种信号途径促进细胞因子释放，如 H_2O_2 可通过 p38MAPK通路直接诱导心肌 TNF-α 的产生。③细胞因子的放大作用，通过正反馈环路，细胞因子具有自我放大效应，如心肌缺血局部 TNF-α 产生增加，后者可促进邻近正常心肌 TNF-α 释放增加，从而使细胞因子效应增强，炎症细胞因子还能将炎症细胞募集到受损心肌部位。炎症细胞因子 TNF-α 通过 NO 依赖和非 NO 依赖途径调节 NO 的代谢间接减弱心肌收缩力，介导左心室重塑，诱导心肌细胞凋亡，在心力衰竭的一定阶段，应用某些细胞因子抗体，可控制或逆转细胞因子对心脏的抑制。

第八节　氧化应激

氧化应激是指机体在遭受各种有害刺激时，体内高活性分子如活性氧自由基（reactive oxygen species，ROS）和活性氮自由基（reactive nitrogen species，RNS）产生过多，氧化程度超出氧化物的清除，氧化系统和抗氧化系统失衡，从而导致组织损伤。

ROS 包括超氧阴离子、羟自由基和过氧化氢等；RNS 包括一氧化氮、二氧化氮和过氧化亚硝酸盐等。机体存在两类抗氧化系统，一类是酶抗氧化系统，包括超氧化物歧化酶（superoxide dismutase，SOD）、过氧化氢酶（catalase，CAT）、谷胱甘肽过氧化物酶（glutathione peroxidase，GSH-Px）等；另一类是非酶抗氧化系统，包括维生素 C、维生素 E、谷胱甘肽、褪黑素、α 硫辛酸、类胡萝卜素、微量元素铜、锌、硒（Se）等。

一、氧化应激机体效应

氧自由基反应和脂质过氧化反应在机体的新陈代谢过程中起着重要的作用，正常情况下两者处于协调与动态平衡状态，维持着体内许多生理生化反应和免疫反应。一旦这种协调与动态平衡产生紊乱与失调，就会引起一系列的新陈代谢失常和免疫功能降低，形成氧自由基连锁反应，损害生物膜及其功能，以致形成细胞透明性病变、纤维化，大面积细胞损伤造成神经、组织、器官等损伤。脂质过氧化过程中发生的 ROS 氧化生物膜的过程，即 ROS 与生物膜的磷脂、酶和膜受体相关的多不饱和脂肪酸的侧链及核酸等大分子物质起脂质过氧化反应形成脂质过氧化产物（lipid peroxide，LPO），如丙二醛（malonaldehyde，MDA）和 4-羟基壬烯酸（4-hydroxynonenal，HNE），从而使细胞膜的流动性和通透性发生改变，最终导致细胞结构和功能的改变。

氧化应激和抗氧化不单纯是一种生化反应，它更有着极其复杂的细胞和分子机制，包括膜氧化、线粒体代谢、内质网应激、核的重构、DNA 损伤修复、基因转录表达、泛素和泛素化、自吞和溶酶体、细胞外基质、信号传递、蛋白折叠等多重的细胞和分子改变。

活性氧对血管细胞的效应：①损伤内皮依赖的血管功能；②诱导内皮细胞凋亡；③诱导内皮细胞中黏附分子表达；④促进血管平滑肌细胞的增殖和迁移。

ROS 可通过改变基因表达、修饰蛋白磷酸化引起级联反应：①激活细胞外信号调节激酶 ERK1/2，刺激血管平滑肌细胞（vascular smooth muscle cell，VSMC）

增殖；②增强 Ang Ⅱ 对表皮生长因子的磷酸化作用，促进 VSMC 增殖；③诱导血小板和巨噬细胞产生血小板衍生生长因子；④参与调控多种金属蛋白酶（MMPs），降解对斑块起保护作用的纤维帽中的纤维组织，导致纤维帽变薄和斑块破裂，从而破坏斑块的稳定性。

二、冠心病与氧化应激

动脉粥样硬化是导致冠心病最主要的原因，当血管壁细胞中 ROS 大量产生时，会导致细胞脂质过氧化以及细胞膜、蛋白质、DNA 的不可逆损害，引起血管壁的氧化性损伤，表现为内皮细胞功能和结构障碍、单核-巨噬细胞迁移、平滑肌细胞和成纤维细胞增生、细胞外基质降解等，最终发展为动脉粥样硬化。黄嘌呤氧化酶系统是缺血再灌注损伤时 ROS 的主要来源，在缺血再灌注心肌损伤中，Ang Ⅱ 可使超氧阴离子等氧自由基生成增加，明显加重心功能损害，因此发挥着重要的作用。炎症可以增加氧化应激，增多的 ROS 可通过直接影响钙调蛋白或间接通过细胞膜脂质过氧化产生细胞内 Ca^{2+} 超负荷，L 型钙离子通道电流下降，从而参与心房颤动的电重构。

天然 LDL 并不能促进动脉粥样硬化形成，只有经过氧化修饰才可被巨噬细胞摄取而形成泡沫细胞。氧化型低密度脂蛋白（ox-LDL）具有多种生物活性：①激活血管内皮细胞特异性受体，上调相关基因表达，使血管内皮细胞通过分泌多种活性物质来调节血管紧张度、血流动力学及细胞对血管壁的黏附，刺激细胞因子产生，上调血管内皮细胞生长因子（VEGF）的表达，促进血小板聚集。②抑制内皮-氧化氮合成酶的活性及内皮源性血管舒张因子 NO 的生成，促进内皮素（endothelin，ET）的合成和释放，诱导血管功能障碍。③诱导单核细胞黏附于内皮细胞和向内皮下趋化。④产生细胞毒性作用，诱导内皮细胞凋亡。⑤诱导巨噬细胞和平滑肌细胞产生 PDGF 和转化生长因子（TGF-α），促进内皮细胞和平滑肌细胞增殖与迁移，加重动脉粥样硬化。⑥直接或间接诱导 MMPs 的表达和活性增加，促进动脉粥样硬化斑块破裂，触发临床事件。

急性心肌梗死后氧化应激促进胶原重构，心肌局部的 ROS 可刺激间质胶原酶活化，分解胶原蛋白，破坏间质胶原网络，刺激体内各种生长因子的表达，促进胶原合成，导致心肌纤维化。急性心肌梗死后心肌的抗氧化能力下降，氧化应激水平增加，心肌细胞凋亡增加。

氧化应激在冠心病动脉硬化、原发性高血压、心肌再灌注损伤、心房颤动等多种心血管疾病的发生和发展中发挥着重要作用，抗氧化应激是冠心病防治的重要途径之一。

第九节 内皮细胞功能障碍

血管内皮是衬于血管腔面的单层扁平上皮，功能复杂多样，在体内作为重要的"调节组织"维持着心血管系统的平衡，内皮功能障碍几乎与已知的所有心血管疾病有关。

一、血管内皮细胞的功能

1. 内分泌功能 内皮细胞能通过膜受体途径感知血流动力学变化和血液传递的信号，并在接受物理和化学刺激后合成和分泌多种血管活性物质，如内皮素（ET）等，这些介质在局部作用于血管，从而发挥生物学效应。

2. 抗血栓作用 内皮细胞分泌的前列环素是强效的血小板聚集抑制剂。一些激活血小板的刺激物如腺苷二磷酸（ADP）、腺苷三磷酸（ATP）同时也刺激内皮细胞释放前列环素，抑制血小板聚集。此外，内皮细胞受去甲肾上腺素、凝血酶、血管加压素等刺激，可能还分泌 t-PA 具有明显的纤溶作用。

3. 调节血管张力 在药物和生理因素的刺激下，内皮合成释放一系列舒张或收缩血管的物质，调节平滑肌的紧张度。此外，内皮细胞还具有调控血小板、白细胞与血管壁的相互作用，控制血管生长，介导炎症和免疫反应，调节脂质氧化，调控血管渗透性等功能。

二、内皮素

内皮素（ET）是由 21 个氨基酸组成的多肽，由血管内皮细胞生成和释放，具有强烈收缩冠状动脉和肾小动脉，刺激心房钠尿肽（心钠素）释放，提高全身血压，抑制肾素释放等作用。内皮素是一种多功能生理调节激素，参与多种病症（如休克、脑血管病）的发生发展，至今已知内皮素家族至少有三个成员，即内皮素 1（ET-1）、内皮素 2（ET-2）和内皮素 3（ET-3），对于心血管起主要作用的是 ET-1。目前已分离出 ET A、ET B、ET C 三种受体，它们属于 G 蛋白耦联的视紫红质受体超家族成员，与 ET-3 相比，ET-1 和 ET-2 与 ET A 受体具有高亲和力。ET B 受体对 ET-1、ET-2、ET-3 的亲和力相近。绝大多数心血管疾病的发生都与局部内皮素系统的激活有关。

内皮素广泛分布在中枢神经系统和外周神经节细胞内，在循环、内分泌等系统，是重要的神经递质和神经肽，对心血管有重要作用。不同器官、组织对 ET-1 敏感性是不同的，肠系膜和肾脏的血管对 ET-1 最敏感。静脉的血管平滑肌比动脉平滑肌敏感。ET 与血管升压素（vasopressin，VP）两者之间既有协同又有拮抗作用。内皮素的促有丝分裂作用可使血管平滑肌细胞形成高血压所致的肥大。阻断内皮素的作用可延缓血管壁肥厚等血管重构。在 ET-1 和血管紧张素系统之间存在着密切而复杂的相互作用。Ang Ⅱ 促进内皮细胞分泌内皮素增加。ACEI 也能够通过缓激肽的增加来减少内皮素的释放。内皮素也能够刺激血管平滑肌细胞的移行和增生，从而促进动脉粥样硬化的进程。氧化修饰的低密度脂蛋白可使巨噬细胞产生 ET-1，从而增加内皮素形成和释放。心肌缺血能够增加心肌细胞中内皮素的释放和血管作用的强度。内皮素有强烈的收缩冠状动脉效应、也有使血管增生的特性，长期应用内皮素拮抗剂治疗对逆转病变冠状动脉结构是有益的。

ET A 受体可引起内皮素的缩血管效应并刺激心房钠尿肽分泌，而 ET B 受体则引起内皮素所致的血管舒张和肾素-血管紧张素系统的激活。内皮素浓度的增加与左心室舒张末容积、左心房压力、和肺动脉压力等的增加程度密切相关。内皮素受体密度的增加，则主要是 ET A 亚型受体——心脏组织中最主要亚型受体的上调。内皮素产量的增加和受体的上调在 CHF 的恶化中分别起直接和促进的作用。内皮素增加血管平滑肌细胞、心肌细胞、成纤维细胞等的 DNA 合成，引起原癌基因的表达和细胞的增生、肥大。

内皮素作为一种强烈的缩血管因子和促有丝分裂药物，与多种心血管疾病密切相关。内皮素拮抗剂不但有助于阐明内皮素在一般生理学过程中和多种病理学条件下的效应，而且也提供了一种新的治疗手段。

三、血管内皮祖细胞

血管内皮祖细胞（endothelial progenitor cells，EPCs）是一类能分化为成熟血管内皮细胞的前体细胞，不仅参与人胚胎血管生成，同时也参与出生后血管新生和内皮损伤后的修复过程。

EPCs 起源于胚外中胚层卵黄囊血岛，由位于血岛外层的原血干细胞分化发育而来。正常情况下，骨髓中 EPCs 处于休眠状态，在很多刺激因素作用下动员到体循环，导致外周循环血中 EPCs 的数量增加，并迁移到特定的位点分化增生，形成内皮细胞并促进血管发生。目前已证实对 EPCs 有动员作用的因素包括血管内皮细胞生长因子、碱性成纤维细胞生长因子、胎盘生长因子（placenta growth factor，PIGF）、促红细胞生成素（erythropoietin，EPO）等；致炎细胞因子如粒细胞-巨噬细胞集落刺激因子（granulocyte-macrophage colony stimulating factor，GM-CSF）、IL-1、基质细胞衍生因子（stroma cell derivation factor-1，SDF-1）；

药物和激素如他汀类药物、ACEI、雌激素等；机体某些生理或病理状态如组织缺血、不稳定性心绞痛、急性心肌梗死时外周血中 EPCs 迅速增加。

血管新生包括两个基本过程，即血管发生和血管生成。血管发生是指内皮前体细胞分化成内皮细胞从头形成原始血管网的过程。血管生成是指从已存在的血管长出新毛细血管的过程。在组织因供血障碍导致缺血缺氧的情况下，不同类型的血管新生都有可能发生，将自体干细胞植入缺血的肢体，可促进局部血管生成。

血栓的机化和再通过程是个动态而复杂的过程，由其微环境决定。近年来发现 EPCs 在这个过程中发挥着很大的作用。EPCs 通过下列可能的机制参与新生血管生成和内皮细胞更新。①归巢于缺血组织的 EPCs，在 VEGF 等细胞因子的作用下，能够直接整合至生成中的新生血管壁内，并增殖分化为成熟血管内皮细胞，参与新生血管的形成。同样，归巢于损伤血管内膜的 EPCs，在局部微环境的作用下，分化为血管内皮细胞，参与损伤血管内膜的再生。②EPCs 与局部血管内皮细胞融合。③以旁分泌的形式影响着局部血管生成因子的释放。

四、冠心病与内皮功能障碍

血管内皮细胞功能障碍的典型病理生理变化是血管痉挛、血管异常收缩、血栓形成及血管增生。大量的研究证据表明，内皮功能障碍作为一种综合征，与动脉粥样硬化、高血压、心力衰竭等疾病密切相关。

内皮细胞损伤因素来源于血液，包括机械因素如血流冲刷和化学因素（烟草、药物、病原微生物、免疫复合物沉积和脂质浸润）等。在这些危险因素的作用下，其合成和分泌的多种血管活性物质和细胞因子间的平衡遭到破坏如 NO、PGI_2 的合成减少或生物活性降低，内皮细胞趋极化活性因子的生成亦减少，内皮素合成增加。这些变化最终表现为血管收缩异常、紧张度增加、血小板聚集、白细胞黏附、血栓形成等。动脉粥样硬化的形成是由于众多危险因子损伤内皮而发生的一系列炎性反应，其中内皮细胞功能障碍是动脉粥样硬化的一个早期表现。血浆中高水平的 LDL，可使内皮细胞发生轻度损伤，使脂质容易进入内皮后又对内皮有活化作用，活化的内皮可促进活性氧的生成，进一步使脂质氧化，继而损伤内皮细胞，使大量的脂质进入内皮下；活化的内皮可产生 VCAM 及ICAM-1，这些黏附分子使血流中的单核细胞与血管内皮细胞发生黏附，并进入内皮下间隙，同时活化的内皮细胞能合成单核细胞化学趋化蛋白 1，可加速单核细胞的迁移过程，使与内皮黏附的单核细胞容易通过内皮间隙，迁移至内皮下。内皮功能障碍时，NO 产生减少，而 NO 的减少增加了单核细胞与内皮细胞的黏附性；内皮功能障碍时还会引起凝血酶原活性降低，产生较多的促栓物质，这时内膜表面的微血栓不易溶解，促进斑块的形成和发展。冠心病患者尤其是不稳定型心绞痛患者血管内皮功能减退，NO 水平降低，与氧化应激增强有关。心力衰竭时血浆 ET-1 水平明显增高，并且与心功能级别、左心室舒张末期容量指数、左心室射血分数（LVEF）有较好的相关性。血管内皮功能障碍不仅是动脉粥样硬化的始动因素，也是心血管疾病危险因子作用的靶器官，因此，保护血管内皮功能成为治疗心血管疾病的新靶点之一。

第十节　胰岛素抵抗

胰岛素抵抗（insulin resistance，IR）是指胰岛素在促进葡萄糖摄取和利用方面受损，即一定量的胰岛素产生的生物学效应低于预计正常水平，此时机体为了尽可能将血糖维持在正常水平，代偿性过多分泌胰岛素，导致高胰岛素血症。IR是机体细胞、组织对胰岛素的敏感性和（或）反应性降低的一种病理状态，由此引起的糖、脂代谢紊乱可导致糖尿病、肥胖症、高血压、动脉粥样硬化、冠心病等多种代谢失调相关性疾病。

一、胰岛素抵抗作用机制

IR 的原因可分为受体前、受体及受体后的缺陷。后两者包括胰岛素受体信号传导系统的异常，涉及胰岛素受体底物（insulin receptor substrate，IRS）、磷脂酰肌醇 3 激酶和蛋白激酶 B 活性异常，胰岛素的相关基因异常，以及 *INSR*（insulin recptor，胰岛素受体）基因、*IRS*1 基因和 *IRS*2 基因等突变。

1. 受体前水平抵抗　胰岛素基因突变导致其一级结构改变、生物活性降低或降解加速，可表现为变异胰岛素血症、高胰岛素原血症、糖耐量异常或糖尿病。循环血中存在抗胰岛素抗体或胰岛素拮抗激素（如胰高血糖素、糖皮质激素、儿茶酚胺及生长激素等）或其他胰岛素拮抗物如游离脂肪酸等均可导致 IR。

2. 受体水平抵抗　*INSR* 基因突变，导致受体的数量减少、活性下降或降解加速，可导致 IR。先天性 *INSR* 基因突变所致的胰岛素受体异常症可引起 IR，受体自身抗体的存在亦可引起典型的 IR。

3. 受体后水平抵抗　受体后缺陷是指胰岛素与受体结合后信号传导至细胞内引起的一系列代谢过程的异常，包括胰岛素受体底物家族异常、葡萄糖转运蛋白的异常、细胞内葡萄糖磷酸化障碍、线粒体氧化磷酸化障碍、糖原合成减少、己糖胺/葡糖胺代谢途径活性增高、游离脂肪酸的作用、脂肪细胞因子的作用等。

二、冠心病与胰岛素抵抗

IR 与内皮细胞的损伤、平滑肌细胞的增殖及脂质代谢的紊乱都有关系。IR 可通过下列机制直接或间接促进动脉粥样硬化的发生。

1. 损伤血管内皮细胞 胰岛素可作用于血管内皮细胞，产生一氧化氮（NO），并刺激前列腺素的释放，抑制内皮素（ET）的释放，产生血管扩张。IR 时内皮分泌的舒血管因子（NO、6-酮-前列腺素）和缩血管因子（ET、TXA$_2$）失衡，ET-1 的释放增加，引起冠状动脉强烈的收缩。

2. 刺激血管平滑肌细胞的增殖 IR 时，胰岛素通过致丝裂原作用，促进平滑肌细胞 DNA 的合成，促使血管平滑肌细胞的增殖；胰岛素还可刺激其他生长因子如胰岛素样生长因子-1（IGF-1）。动脉粥样硬化局部 IGF-1 可刺激单核巨噬细胞和释放细胞因子，诱导动脉平滑肌细胞增生，刺激平滑肌细胞向内膜迁移，并刺激成纤维细胞增生，引起动脉壁内膜和中层增殖，还可促进单核巨噬细胞对低密度脂蛋白（LDL）的吸收和降解。

3. 引起脂质代谢紊乱 IR 通过影响血脂来增加冠心病的危险性，且两者具有高度协同叠加作用。

4. 高血糖 IR 不仅可使肌肉、肝、脂肪细胞对糖摄取、利用下降，引起血糖升高，同时使肝脏酯酶活性增加，HDL 浓度下降，TG 浓度增高，刺激血管平滑肌增殖及血管收缩引起高血压等，反过来高血糖、高血脂又加重 IR，这些冠心病的危险因素互为因果，共同促进 CAD 的发生发展。

5. 血小板活性 IR 时，可通过 mRNA 的诱导作用促进 PAI-1 的合成，导致纤溶酶原激活物（t-PA）和 PAI-1 失衡，PAI-1 及其他凝血前体物质如纤维蛋白原、X 因子等明显增高，血小板活性增强，增加其黏附聚集，使机体纤溶能力降低，成纤维细胞聚集、增殖，释放间质胶原，加速纤维化进程，并可致血管痉挛，促进不稳定心绞痛的发生。

第十一节 经皮腔内冠状动脉成形术术后再狭窄和无复流

经皮腔内冠状动脉成形术（percutaneous transluminal coronary angioplasty, PTCA）已广泛成功地应用于冠心病，然而 PTCA 术后再狭窄仍是目前存在的主要临床问题。

一、PTCA 术后再狭窄

PTCA 术后再狭窄机制除损伤处管壁弹性回缩和血栓形成外，损伤所诱导的血管平滑肌细胞过度增生并向内膜下迁移起关键性作用。

（一）PTCA 术后再狭窄过程

血管造影显示血管直径狭窄超过 50% 可定义为再狭窄，其过程包括不同程度血管弹性回缩、血栓形成、血管重构和内膜增生。

1. 弹性回缩 球囊扩张使动脉壁拉紧，随后管壁回缩，弹性回缩程度取决于动脉粥样斑块结构、可塑变形及动脉壁特征。多数弹性回缩发生在球囊扩张后 30 min 内，有时达 24 h 也可发生，但对再狭窄不起关键作用。

2. 血栓形成 急性血管损伤导致内膜撕裂，暴露内皮下成分，导致血小板激活，血栓形成。

3. 血管重构 血管重构一般在 6 个月后出现，可能与细胞增生、胶原合成、基质形成的修复机制有关。

4. 内膜增生 动脉壁球囊损伤可能促进内皮剥脱、斑块破裂、血栓形成及活化血小板内皮释放丝裂原。单核细胞、巨噬细胞、淋巴细胞、多形核白细胞聚集在动脉损伤部位，来自血小板、炎性细胞、内皮细胞、平滑肌细胞的血小板衍生生长因子、成纤维细胞生长因子等化学因子和生长因子诱导平滑肌细胞增殖，迁移入内膜使大量基质成分沉积。

（二）PTCA 术后再狭窄形成因素

一般认为，在介入治疗后初期主要是血管平滑肌细胞的表达、增殖和迁移，支架置入后 1 周，SMC 从中层迁向内膜，在细胞因子的作用下开始增殖，同时伴随凋亡的发生。数周后，在各种因子的作用下，血管内膜缺损处胶原表达增加，SMC 产生大量蛋白聚糖和胶原，形成富含细胞外基质的新生内膜。在此过程中，内皮素（ET）、血管紧张素 II（Ang II）、血小板衍生生长因子（PDGF）、碱性成纤维细胞生长因子（bFGF）、表皮生长因子（EGF）、胰岛素样生长因子（IGF）、转化生长因子（TGF）等分泌增多；降钙素基因相关肽（calcitonin gene-related peptide，CGRP）、一氧化氮（NO）、心房钠尿肽（ANP）等分泌减少，这些细胞因子的改变在再狭窄形成中均起到了重要作用。

1. 内皮素（ET） PTCA 术后由于血管内皮的损伤，循环中 ET 增多，通过其特异性受体，使细胞内游离钙离子增加，从而促进 *RAS*、*FOS*、*C-JUN* 等癌基因的表达，从而促进细胞的增殖及 VSMC 有丝分裂。同时 ET 也可使 VEGF、bFGF-2、EGF 分泌增多，增强 TGF-β_1 和 PDGF 作用，诱导细胞外基质形成和纤维增生。ET 和血细胞作用刺激中性粒细胞黏附和血小板聚集，也是巨噬细胞的趋化因素，从而加速血管狭窄的过程。

2. 一氧化氮（NO）　介入术后，由于各种理化因素损伤内皮细胞，导致 NO 合成释放减少，不能有效拮抗 ET 产生的 VSMC 增殖的效应。

3. 转化生长因子 $β_1$（TGF-$β_1$）　当血管损伤后，TGF-$β_1$ 分泌增多，而 TGF-$β_1$ 能增加血管平滑肌细胞中 $αvβ_3$ 整联蛋白的表达，$αvβ_3$ 整联蛋白与血管平滑肌细胞从中膜向内膜迁移密切相关，同时 TGF-$β_1$ 还促进动脉外膜细胞的表型改变和迁移以及局部细胞外基质蛋白的产生和沉积，从而促进血管再狭窄。

4. 胰岛素样生长因子 1（IGF-1）　可刺激 VSMC 的 DNA 合成和细胞数增加，并呈剂量依赖性。低剂量的 IGF-1 可刺激 VSMC 氨基酸摄入、糖代谢以及蛋白质合成。IGF-1 还可明显抑制 Ang Ⅱ、FGF 和 PDGF 诱导的 VSMC 生长。在 PTCA 术后损伤组织内分泌的 IGF-1 对单核细胞趋化活性及细胞因子释放起重要作用。

5. 肾素-血管紧张素系统　血管内皮损伤后局部 Ang Ⅱ 水平增高，使内皮细胞和巨噬细胞合成及分泌 PDGF 和 bFGF 等生长因子，动脉中膜 SMC 大量移行和内膜 SMC 大量增殖，并且刺激动脉中膜 SMC 向内膜移行和增殖。Ang Ⅱ 通过依赖于细胞内 Ca^{2+} 动员和蛋白激酶 C 激活诱导 *C-FOX* 等癌基因表达，促进 SMC 中收缩蛋白的合成。

6. 血小板衍生生长因子（PDGF）　血管损伤时损伤部位的血小板、内皮细胞、巨噬细胞和平滑肌细胞都可释放 PDGF。PDGF 具有强大的促平滑肌细胞增殖和向内膜下迁移的作用，是 VSMCs 增生的主要刺激因子，与再狭窄的发生密切相关。

7. 胰岛素抵抗　体内高浓度的胰岛素引起内皮功能受损，内皮细胞合成与释放 ET、血管性假血友病因子（vWF）等生物活性因子增加，导致内皮依赖性血管舒张功能减退，动脉平滑肌增殖，血小板黏附与聚集增加、血栓形成，再狭窄发生。

二、无复流现象

无复流现象是指急性冠脉综合征（ACS）患者梗死相关动脉经充分扩张后仍缺乏有效血流灌注。冠状动脉造影上表现为病变部位远端无血流或血流≤TIMI 1 级，心肌声学造影表现为冠状动脉造影即使达 TIMI 3 级血流，但局部心肌微循环无灌注或低灌注。

无复流是多因素的结果，可能有以下原因。

1. 微循环功能障碍　①神经内分泌功能失调导致毛细血管舒缩失调、微循环痉挛。②中性粒细胞和血小板活性增加、氧自由基增多、心肌代谢紊乱损害微循环，从而微血栓形成。

2. 冠状动脉痉挛　经皮冠状动脉导入治疗（percutaneous coronary intervention，PCI）时，冠状动脉系统 α 肾上腺素能缩血管物质增加，而舒血管物质减少，引起冠状动脉痉挛。

3. 病变部位远端栓塞　远端栓塞可由于新鲜血栓被挤碎后栓塞微循环，亦可由于粥样斑块物质脱落引起。因此种现象绝大部分见于急性冠脉综合征，故新鲜血栓引起者占绝大多数。

第十二节　细胞凋亡及其相关基因

细胞凋亡是在一定生理或病理条件下遵循自身程序的细胞死亡，是有核细胞在外部死亡信号的刺激下，通过信号传递途径启动自身内部的基因表达和调控而引发的连续性程序化的细胞死亡过程。在机体生命活动过程中，细胞增殖与凋亡之间保持平衡，维持组织器官生理功能及细胞数量的相对稳定。越来越多的证据表明，心肌细胞凋亡参与许多生理、病理过程，是多种心血管疾病发生与演变的细胞学基础。

一、细胞凋亡机制

细胞凋亡不同于细胞坏死的生理死亡过程，是一种程序性细胞死亡方式，具有复杂的分子调控机制，受一系列基因及其表达产物的有序调控，而且基因间还存在正负调节和相互作用。已发现有三类细胞凋亡基因：在细胞凋亡过程中表达的基因、促进细胞凋亡的基因（*BAX*、*WP53*、*CED3* 和 *APO-1/FAS* 等）和抑制细胞凋亡的基因（*BCL2*、*MPL* 和 *RAS* 等）。按基因的性质又可分为原癌基因、抑癌基因、病毒基因、生长因子及其抑制因子基因、细胞受体基因和蛋白激酶基因等。在死亡受体通路中，已经发现 5 种死亡受体，即 Fas、TNFRI、DR3、DR4 和 DR5。当细胞外死亡信号蛋白与其受体结合后，即可启动细胞凋亡。通过死亡受体通路和线粒体通路传递促凋亡信号，激活凋亡相关基因的表达。当线粒体将细胞色素 C 从线粒体膜空隙释放至细胞质时，可激活半胱天冬酶（caspase-3）而发生凋亡。凋亡调控基因表达的变化可能激活某些酶。虽然参与细胞凋亡的酶有多种，但各种细胞凋亡的最后通路都是下游半胱天冬酶的活化，使细胞靶蛋白发生致命性水解而死亡。

1. *BCL2* 家族　是从小鼠 B 细胞淋巴瘤中分离得到的原癌基因，通过抑制诱导凋亡的信号，从而防止细胞凋亡，延长细胞寿命。抑制凋亡的基因有 *BCL2* 和 Bcl-xS，而促进凋亡的基因有 *BAX*、*BCL-XL* 和 *BAK*。

2. *P53*　对缺氧诱导心肌细胞凋亡起重要作用，可能是心肌细胞凋亡的机制之一。

3. 肿瘤坏死因子-α（TNF-α）　诱导的氧化应激是心肌细胞凋亡的一条途径，主要通过死亡受体途径及其相关蛋白诱导心肌细胞凋亡。

4. 胰岛素样生长因子 1（IGF-1）　是重要的抗细胞凋亡因子，心室壁张力的显著增加，可激活心肌细胞的 IGF-1/IGF-1 受体自分泌系统，IGF-1 及其受体表达增多，抑制心肌细胞凋亡，促进心肌增殖肥厚，参与心肌重构的调节。

5. *FAS*　属于 TNF/神经生长因子受体（nerve growth factor receptor，NGFR）家族，是一种凋亡的调节因子。许多细胞系中 Fas 抗原抗体反应可以诱导细胞凋亡的发生。

6. 丝裂原活化蛋白激酶（mitogen activated protein kinase，MAPK）家族　是一组分布于细胞质内具有丝氨酸和酪氨酸双重磷酸化功能的蛋白激酶。MAPK 是属于非死亡受体，对细胞膜上不表达死亡受体细胞系的凋亡具有重要作用，也是细胞外信号引起细胞核反应的共同通路。MAPK 是心肌细胞增殖分化、坏死、凋亡、细胞骨架重组及间质纤维化等多条信号通路的汇聚点。MAPK 最具特点的亚家族成员有 MAPK 细胞外信号调节激酶（ERK）、p38MAPK 和 c-Jun 氨基末端蛋白激酶。

7. 血管紧张素 II（Ang II）　有诱导成年鼠心肌细胞发生凋亡的作用。Ang II 的作用与蛋白激酶 C（PKC）的同源蛋白 ε 及 δ（p211）的易位有关，并有细胞内 Ca^{2+} 浓度的升高。Ang II 由 AT_1 受体介导，通过 PKC 导致胞内 Ca^{2+} 依赖性核酸内切酶，导致心肌细胞的凋亡。

8. 心房肽　可使新生鼠心肌细胞发生凋亡，呈剂量依赖性及细胞类型特异性。

9. 自由基　氧自由基可触发心肌细胞凋亡。

10. IL-1β 转换酶（IL-1β converting enzyme，ICE）或半胱天冬酶　是一个保守的细胞内蛋白酶，缺血/再灌注后活性水解酶激活，半胱天冬酶底物聚ADP-核糖聚合酶被选择性分解为凋亡信息片段。

11. 原癌基因　其中的即刻早期基因如 *CFOS*、*C-JUN* 和 *C-MYC* 可使细胞由 G_0 期启动进入细胞周期，诱导心肌细胞凋亡。

12. *CED*3 和 *CED*4　是与线虫细胞凋亡过程密切相关的基因。

13. 儿茶酚胺 如肾上腺素可诱导人冠状动脉内皮细胞发生凋亡，而该过程与肾上腺素使 Fas 和 Fas L 的表达增加有密切关系。去甲肾上腺素诱导的心肌细胞凋亡是通过 β 肾上腺素受体途径，由蛋白激酶 A 介导，须经电压依赖性钙离子通道的钙内流。

14. 其他 腺苷三磷酸（ATP）不足、半胱天冬酶激活和细胞色素 C 移动也是心肌细胞凋亡的原因。

二、冠心病细胞凋亡的基因调控

冠心病心肌细胞凋亡的发生机制可能与刺激后产生某种或某些介质，直接与细胞膜的受体或进入细胞与细胞质内受体结合，经一定途径将信号传入细胞核，从而调控凋亡相关基因如 *BLC2*、*BAX*、*C-MYC*、*P53* 和 *FAS* 等基因，使心肌细胞发生凋亡。*BCL2* 家族（*BCL2* 和 *BAX*）、*FAS* 基因、抑癌基因 *P53* 等表达对调控冠心病细胞凋亡起着十分重要的作用。

缺血/再灌注也可导致心肌细胞凋亡。其机制可能有：①氧自由基及氧化产物、一氧化氮（NO）和细胞内钙增加，从而激活了胞内酶。在缺血/再灌注时可产生大量的活性氧自由基，其与蛋白质 DNA 和脂质体等反应引起蛋白质氧化、DNA 断裂、包膜出泡等细胞凋亡的典型特征，一些抗氧化物质及清除自由基的药物可减轻这一反应。②细胞内磷脂酰丝氨酸和磷脂酰乙醇胺产生增加，激活核内酶，导致染色质被切割。③ATP 合成下降，从而抑制细胞膜上的氨基磷脂转位酶，使磷脂酰丝氨酸和磷脂酰乙醇胺转移到膜外，促使细胞凋亡信号被吞噬细胞识别。④钙超载，Ca^{2+} 增高可能与凋亡启动有关。Na^+-H^+ 交换阻滞剂 HOE642 及钙通道阻滞剂可抑制因钙超载致细胞凋亡，减少再灌注损伤。⑤诱发细胞因子如 TNF、纤维细胞生长因子的分泌增加，促使心肌细胞核染色质特异性断裂。⑥诱发细胞内原癌基因蛋白 P53、BAX、C-FOS 和 C-JUN 的表达，促使热休克蛋白（heat shock proteins 70，HSP70）及 FAS 蛋白表达，致使 DNA 断裂。⑦炎性细胞浸润。缺血时有大量的白细胞被激活，这些白细胞经趋化游走随灌注血流进入缺血心肌，并黏附、聚集于此，可机械阻塞心肌毛细血管，加重心肌缺血损伤，扩大梗死面积。

除基因调节外，目前的研究表明有以下几个机制对冠心病细胞凋亡的发生有重要意义：①心肌缺血及再灌注可引起活性氧及氧化产物增加、NO 合成增多、细胞内钙增加、胞内致密颗粒排空，从而激活了胞内酶而启动细胞凋亡的发生。②心肌缺血可引起细胞内磷脂酰丝氨酸、磷脂酰乙醇胺产生增加，激活核内酶，致使染色质被切成相差 180~200 bp DNA 的片段。③心肌缺血时心肌中的 ATP 合成下降、钙超载，从而抑制了细胞膜上的氨基磷脂转位酶，继而破坏了细胞膜磷脂分布的不对称性，使 PS、PE 移位到膜外侧促发细胞凋亡信号并被吞噬细胞识别。④心肌缺血也可以通过激活腺病毒 EIA 基因，引起细胞核分裂。⑤心肌缺血还可引起心肌细胞内神经酰胺含量增加，通过激活神经酰胺激活的蛋白激酶、原癌基因 *VAV*、磷酸蛋白激酶 C 及其同工酶、NF-κB 等来启动细胞凋亡。⑥心肌缺血通过诱发心肌细胞核内原癌基因 *C-FOS* 和 *C-JUN* 的表达，促使热休克蛋白 70 基因（*HSP*70）表达，使 DNA 断裂，诱发心肌细胞凋亡。⑦心肌缺血诱发机体内细胞因子如 TNF、IL-1、IL-3、IL-4、IL-10、肿瘤生长因子 β_1、纤维细胞生长因子、甲状腺素、Ⅱ型胶原的分泌增加，促使心肌细胞核染色质特异性断裂，使心肌细胞凋亡。

总之，当血管受到机械力、自由基、氧化型低密度脂蛋白等理化因素刺激后，内皮细胞发生凋亡，凋亡物质促进过多的单核-巨噬细胞趋化并激活，分泌各种炎症和细胞因子，进一步吸引和激活炎症细胞，诱导血管平滑肌迁移增殖，血管平滑肌凋亡与增殖的平衡失调，是形成斑块纤维区的重要因素，加剧了动脉硬粥样硬化的发展。细胞凋亡也是心肌死亡的机制之一，而且可能是梗死早期心肌死亡的主要方式。心肌梗死的大小更多取决于细胞凋亡的严重程度，因为梗死中心凋亡由缺血所致，并且凋亡发生的时间一般在缺血早期，故必须设法尽早恢复心肌灌注以避免细胞凋亡，凋亡一旦发生，细胞死亡就不可避免。由于凋亡丧失导致心肌变薄伸展，甚至形成室壁瘤，而非梗死区室壁则因容量负荷过重产生细胞肥大的离心性心肌肥厚，成为心肌梗死发生心室重构的基础，也是演变为心力衰竭的细胞学基础。心力衰竭发生的细胞凋亡学说为在细胞分子水平上阐明心力衰竭发病机制和探讨新的防治措施提供了重要的理论指导。

第三章 冠心病中医证型的
分子生物学研究

第一节 心血瘀阻

冠心病属于中医"胸痹""心悸"等病范畴。其病因虽有血瘀、痰阻、寒凝、气滞之别，但其基本的病机则是血脉瘀阻。

【病因病机】

早在《黄帝内经》（简称《内经》）中就有记载，《素问·痹论》有"心痹者，脉不通""痹……在于脉则血凝而不流""脉者，血之府也……涩则心痛"之论述。肺朝百脉，肝主疏泄，都对血液循环起着重要作用。若情志内伤，肝气郁结，疏泄失常，或肺失宣降，则气机郁滞，血随气滞。《沈氏尊生书》曰："气运于血，血随气以周流，气凝血亦凝矣，气凝在何处，血亦凝在何处。"气为血帅，血液的运行全靠气的推动。"诸血者皆属于心"，心气与血液的运行关系尤为密切。且心主血、肺主气的功能互相协调，若心气虚衰，推动乏力，肺气不足，宣降无权，必然瘀血内阻。血得温则行，遇寒则凝，感受外寒，或阳虚内寒，均可使血液凝滞。如《内经》所谓"寒邪客于经脉之中，则血涩不通"。阴血亏虚，导致脉道失于濡润，血行滞涩不畅，渐成瘀滞。热入营血，或血与热互结，血液受热煎熬而黏滞，运行不畅，或热伤血络，血溢脉外，而成瘀血。王清任说："血受热则煎熬成块。""块"即"不通""阻滞"等病理变化。由于年老体虚，心气不足或心阳不振，血脉失于阳之温煦、气之鼓动，则气血运行滞涩不畅，发为心痛；清阳不展，气机不畅，心脉痹阻；寒凝气滞，胸阳不展，血行不畅，而发本病。

【分子生物学研究】

各种致病因子所造成的全身或局部组织器官的缺血、缺氧、血循环障碍、血液流变性及黏滞性异常，从而导致各组织器官水肿、炎症渗出、血栓形成、组织变性、结缔组织增生等一系列病理变化，都概括在血瘀证的病理实质之中。血瘀证主要存在的病理改变包括血流动力学改变、微循环改变、器官和组织因缺血缺氧等而导致的功能失调和功能障碍、因代谢障碍导致的组织病理反应等。

1. 血流动力学 血瘀证不同程度地表现为血沉和血细胞比容增高，红细胞变形能力降低，纤维蛋白原含量增高，血小板黏附性和聚集性、血栓形成能力增高等。其中气滞血瘀是以血浆成分增多、血液凝聚性增高为主要特点的血瘀证，气虚血瘀是以血细胞成分增高、血浆成分相对减低的血瘀证。血瘀证患者血小板较常人吞噬能力低下，而黏附、聚集和释放功能则较之活跃。

2. 血小板功能、抗凝与纤溶系统 冠心病血瘀证与血小板功能状态之间存在密切关系。具体表现在：①凝血酶原时间和白陶土部分凝血活酶时间缩短；②血纤维蛋白原含量增加；③纤维蛋白肽 A 增高；④血栓弹力图中的 λ 值（反应时间）、κ 值（凝血时间）缩短，ma 值（血栓最大幅度）增加；⑤抗凝血酶活力降低。

纤维蛋白溶解系统亦出现异常：①优球蛋白溶解时间缩短；②血浆纤溶酶原含量降低；③血、尿纤维蛋白（原）降解产物（FDP）阳性。

3. 微循环 血瘀患者有多种微循环障碍，主要表现为血流速度缓慢（多为线粒流、粒线流或停滞），异形微血管增多，毛细血管襻变细变少，血管周围渗出或出血，微血管阻塞等。微循环障碍是导致血瘀的病理基础之一，其程度可通过血流动力学检测来明确。心血瘀阻证患者微循环血流状态发生严重障碍，其甲襞微循环发生改变，气滞血瘀证微循环障碍以外周微血管内流态改变为主，而气虚血瘀证者以形态学改变为主。冠心病血瘀证微循环的改变会出现甲襞、舌、唇及球结膜的微循环障碍，其表现为血流缓慢、微血管闭塞、管襻畸形模糊、红细胞变形能力下降、红细胞聚集增多。血瘀证者的血浆组织型纤溶酶原激活物（t-PA）及其抑制物（PAI）中 t-PA 活性显著降低，而 PAI 无明显改变。抗凝系统包括抗凝血酶系统和蛋白 C 系统，主要物质为抗凝血酶Ⅲ（ATⅢ）、蛋白 C（PC）与蛋白 S（PS）。血瘀证者纤溶与抗凝系统的平衡被破坏，血小板活化后其变形、黏附、聚集各指数增高。血小板聚集性增强造成高速血流中血管内的高切应力，这直接导致血管内皮的损伤，暴露胶原后引发血小板聚集成团，与纤维蛋白交织处血栓；同时，血小板活化释放 5-HT、儿茶酚胺等因子可引起血管收缩、血流减少，造成微循环障碍。

4. 血管形态学 甲襞毛细血管襻扭绞、枝生、迂曲；管襻数减少，管襻长度延长；有血流速度缓慢、血流状态异常，异常状态有粒状流态、血流分节、充盈不足等，流速缓慢和流态异常一般同时出现；管襻臂细；微血管压力测定小动脉压和毛细血管压增高；管襻周围出血，包括新鲜及陈旧出血。

5. 血管内皮功能 冠心病血瘀证以 ET 升高为主；也有研究表明，冠心病血瘀证以 NO 分泌减少为主，但 ET/NO 值升高、ET/ NO 值失衡与其他各型相比差异具有显著性，导致血管收缩、血液瘀滞、血管通透性增加、血细胞聚集、血液呈高凝状态等血瘀的表现。因此，临床上常用 ET／NO 值判断血瘀证的严重程度。同样，冠心病心血瘀阻证患者 Ang Ⅱ 血浓度明显高于健康人群及其他证型冠心病患者。

6. 氧自由基 血瘀可引起体内氧自由基增多及自身清除力的下降，造成其代谢的紊乱。氧自由基可直接作用于一些细胞包括免疫细胞，与其脂质、蛋白质、核酸等发生反应，引起脂质过氧化，使丙二醛（MDA）增多，造成细胞毒性和功能受损。脂质过氧化反应可引起红细胞、血小板凝集及血流动力性及微循环的障碍。冠心病心血瘀阻证的病理变化与过氧化脂质（lipoperoxides，LPO）含量相关，超氧化物歧化酶（SOD）活性降低为正气虚的病理生理学基础，LPO 可能属于血的范畴，而 SOD 活性可能属于气的范畴。在体内脂质过氧化反应中，冠心病血瘀证者血小板处于自由基损伤的前沿，是该型发生发展的一始动因素。TXA_2 与 PGI_2 代谢失调是冠心病血瘀证病理生理改变的生化基础。

7. 单核细胞及白细胞 冠心病血瘀证存在单核细胞促凝活性增高和纤溶活性降低，且凝血纤溶指标的改变，可能是血瘀证形成的病理改变之一。冠心病患者循环血单核细胞、中性粒细胞 CD11b、CD18 表达增加，提示其单核细胞和中性粒细胞被激活，黏附性增加。单核细胞和中性粒细胞的活化程度与心肌缺血严重程度相关，与中医血瘀证有密切的关系。白细胞高活化状态可能是血瘀证一个重要特征。白细胞活化后其磷酸化并与细胞骨架相连，胞外段变构，由低亲和力状态变成高亲和力状态，使白细胞黏附功能增强，聚集性也增强。活化白细胞释放的超氧阴离子自由基及蛋白酶损伤血管内皮，破坏血管壁的完整性。血管内皮细胞受刺激后产生的可溶性激活因子又成为促进白细胞活化的因素，黏附于血管内皮表面的白细胞也相互激活，产生血管活性物质细胞黏附分子，促进血管收缩，诱导血小板聚集，引起血流缓慢及血栓形成，组织缺血缺氧甚至坏死，加重血瘀证的症状。

8. 免疫功能 冠心病血瘀证患者免疫功能呈紊乱状态。冠心病血瘀证患者红细胞 Cb 受体花环率、CD3 单克隆抗体（OKT3）、CD4 单克隆抗体（OKT4）、OKT4／OKT8 及补体 C3 均显著降低，红细胞 Cb 受体花环率和血清 IgG 明显升高，提示冠心病血瘀证患者细胞免疫功能降低而体液免疫应答强、补体 C3 激活。

9. 相关基因 冠心病血瘀证差异基因中 *B*13、23*B* 从不同途径，导致或参与了脂代谢、血液高黏高聚高凝状态的形成，并通过分泌炎性细胞因子，调控细胞凋亡，参与内皮损伤和动脉硬化的形成，与冠心病血瘀证的病理改变密切相关。

心血瘀阻证患者心脏收缩功能正常、早期舒张功能异常；心血瘀阻证的血流动力学改变具备共同的特征，即都体现血液"黏""浓""凝""聚"的特点。"黏"是指全血黏度、血浆电镀增加；"浓"是指红细胞压积、三酰甘油、胆固醇、球蛋白、脂蛋白增加；"凝"则指血液凝固性增加，纤维蛋白原含量增加，纤溶活性降低，血浆复钙时间缩短；"聚"是指红细胞及血小板在血浆中电泳速度减慢，血小板对 ADP 类诱导物质的聚集性增加。此外，红细胞变形和聚集指数也是血瘀程度的重要指标，红细胞的适当变形能够调节血液黏度和保证微循环的有效灌注。若红细胞变形指数减低，说明红细胞变形运动能力下降，这将造成微循环指数增高，血液出现黏滞，造成微循环灌注不足，也会促进血瘀的形成。

第二节　痰浊阻滞

随着我国人民生活水平的日益提高，人们的饮食结构发生了一定变化，动物和高脂肪类食品的摄入日益增多，肥胖的人也越来越多，加上生活起居的好逸少动，使心脏病患者的证候发生了变化，痰浊证的比例日渐增多。

【病因病机】

《灵枢·本脏》云："肺大则多饮，善病胸痹。"指出痰饮阻痹胸中是胸痹的主要病机。《金匮要略》首先将胸痹心痛合而言之，认为胸痹心痛之轻者，仅"胸中气塞、短气"，而重者则可出现"胸背痛"，甚至"心痛彻背，背痛彻心"等。在病机上仲景以"阳微阴弦"进行概括，认为上焦胸阳不足，浊阴上乘，痹阻胸中，本虚标实是发病的关键。外感六淫，邪阻气化，津液积聚，可凝结成痰；内伤七情，郁结不畅，气不布津，可积聚成痰；嗜食膏粱厚味，喜好饮酒，湿热熏蒸，亦可生痰；体虚劳倦，房室过度，元气大伤，水谷不化，可反留成为痰。肺主一身之气，通调水道，正常情况下宣发肃降，将脾胃消化吸收后的水谷精微，通过肺脏本身的输布和三焦的气化作用，使津液遍布全身，濡养机体。肺失肃降，治节无权，津液亦可聚而为痰。脾气散精，主运化，如脾气虚衰，或脾胃升降功能失常，运化功能减弱，水谷精微不能正常运化，则聚而为痰。明代李中梓说"脾土虚弱，清者难升，浊者难降，留中滞膈，凝聚为痰"。《诸病源候论·虚劳痰饮候》记载"痰者，涎液结聚"，而涎液结聚成痰，则由于"劳伤之人，脾胃虚弱，不能克消水浆，故为痰饮也"。《诸病源候论》提出的"脾胃虚弱生痰说"成为后世创"脾为生痰之源"的主要理论依据。肾寄元阳元阴，主调节水液而司开阖。脾阳、肺气源于肾阳，脾阴、肺阴源于肾阴。因此肾阳不足或肾的开阖失调，都可引起脾、肺二脏的功能失调而产生痰证，或加重痰证的症情。肝失于疏泄，其他脏腑均不能正常输布则生痰。若精神抑郁导致气机不畅，气滞津停而凝聚生痰。肝气郁久化火，火盛亦可炼液成痰。肝气郁结，横逆脾土，或木不疏土，脾胃之升降失司，水谷精微不得输布，便可聚湿生痰。朱丹溪说："善治痰者，不治痰而先治气，气顺则一身之津液亦随气而顺矣。"心生痰，或源于心气虚弱，它脏痰浊因虚乘心；或由本身阳气不振，导致血行迟缓而自身生痰。若心阳不振，"瘀血既久，亦能化为痰水"。胸痹心痛，乃上焦阳虚，心（胸）阳痹阻、虚衰，不能推动血液、津液运行，痰阻心脉而心痛。喜食肥甘厚味、辛辣刺激食物，致脾胃受损，水湿不运，痰湿内生，且容易积湿生热，痰热为患。《寿世保元》认识到"凭口腹之欲，极滋味之美，穷欲食之乐，虽肌体充腴，容色悦泽，而酷烈之气，内蚀脏腑"。恣饮无度，阳热得动，脾胃易伤，痰湿内生，日久化腐，而生秽浊。秽浊阻滞，气血不运则胸闷、胸痛。痰浊停聚心脏，心脉痹阻，气血运行不畅或停滞，出现胸闷、心悸、心痛等症。瘀血亦为有形之邪，停积体内，不仅丧失了血液的濡养作用，而且常阻滞气机，引起全身或局部气血运行不畅，出现血瘀气滞，气滞血瘀之恶性循环。

【分子生物学研究】

1. 血流动力学　研究表明痰证患者突出表现为血液浓稠性、黏滞性、聚集性和凝固性增高，痰证的血液循环基础是血流动力学的改变。痰证主要表现为血液"凝""聚"的异常，其三酰甘油、纤维蛋白原含量增高，血沉增快，红细胞聚集指数增高。痰瘀证和瘀血证均表现为"黏""浓""凝""聚"的异常，痰证与瘀血证具有共同的病理生理基础。红细胞聚集性增强和血浆黏滞性增高是冠心病痰证的主要血液理化基础。痰证患者全血黏度的低切率值和红细胞电泳时间高于非痰证患者及流态异常增多，管襻周围渗出增多。甲襞微循环提示痰湿体质者存在微循环障碍，从而佐证了"痰可挟瘀""瘀可致痰"说。痰瘀是痰浊的进一步发展，"痰瘀相关"是以"津血同病"为基础，并通过血流动力学反映出来。因此，全血黏度、红细胞聚集指数可考虑作为痰证诊断的客观指标。

2. 血脂　研究发现，痰浊证患者的血清 TC、TG、LDL-C 含量明显高于非痰浊证患者和正常人，说明血脂水平与痰浊密切相关，血清 TC、TG、LDL-C 含量升高可以作为痰浊证微观辨证及判别治疗痰浊证药物疗效和病程进展的微观指标。上海第二医学院的研究表明：血清 TG 和 LDL-C 含量升高，是冠心病痰湿和痰热两亚型特有的重要生化物质基础。等级相关分析揭示痰湿与痰热两组亚型的痰浊程度与 TG 呈正相关，说明血脂各项指标中以 TG 与痰浊关系较为密切，证实血 TG 含量增高是形成冠心病痰浊的主要生化物质基础。

3. 氧自由基　中医痰证的病理改变可以影响机体脂质代谢，引起细胞的衰老及损伤。化痰药可以抑制脂质过氧化反应，调节自由基代谢。如三子祛痰液可提高人细胞 SOD 比活性，同时使血浆 LPO 水平明显降低，脂类代谢异常可引起氧自由基生成增加，痰浊、脂类代谢、氧自由基三者关系密切。

4. 细胞免疫　痰证患者细胞免疫功能低下，体液免疫功能亢进，痰证可能与自身免疫反应和变态反应有关，痰证患者处于细胞免疫功能低下，体液性免疫反应活跃的状态。

第三节　寒凝血脉

冠心病患者猝然心痛，痛时汗出肢冷，面色苍白，舌淡苔白，脉迟缓，为寒凝心脉。这类患者往往多发于寒冷地区，或于夜间发作。

【病因病机】

中医学认为寒主收引，既可以阻遏阳气，又可使血行瘀滞。寒邪内侵素体阳虚，胸阳不振，阴寒之邪乘虚而入，寒凝气滞，胸阳不展，血行不畅，而发本病。阴寒凝滞而致胸痹的论述很多，《素问·至真要大论》："寒淫所胜，血变脉中……民病厥心痛。"《素问·举痛论》："寒气人经而稽迟，泣而不行，客于脉外则血少，客于脉中则气不通，故卒然而痛。"《济生方》："心痛者，风冷瘀气乘心也。"《脉经》："厥心痛者，乃寒气客于心包络也。"这些都说明心痛、胸痹的发病是由于外界寒邪侵入机体犯于血脉，寒性凝滞，血液运行受阻，不通则痛。《金匮要略·胸痹心痛短气病脉证治》云"今阳虚知在上焦，所以胸痹心痛，以其阴弦故也"，指出上焦阳微之虚，能造成脉络阴弦之实，而阴弦之实，亦能影响阳微之虚。《金匮要略·呕吐哕下利病脉证治》曰："寸口脉微而数，微则无气，无气则营虚，营虚则血不足，血不足则胸中冷。"这里的"微则无气"是指膈气虚亦即心阳虚。说明冠心病是胸中阳微，心血不足，血流失常，猝然而痛。若素体阳虚，宗气不足，阴寒之邪乘虚侵袭，寒凝气滞，痹阻胸阳，而发为胸痹之证。诚如《医门法律·中寒门》所言"胸痹心痛，然总因阳虚，故阴得乘之"，《诸病源候论·心腹痛病诸候》曰"心腹痛者，由腑脏虚弱，风寒客于其间故也"，均阐述了本病由阳虚感寒而发作，故天气变化、骤遇寒凉而诱发胸痹心痛。因平素阳气虚衰，胸阳不振，阴寒之邪乘虚侵袭，致寒凝气滞，血行不畅，发为心痛。

【分子生物学研究】

有关研究资料表明，冠心病心绞痛的发病除与痰浊、瘀血、气滞、正虚等病理因素相关外，寒凝也是一个很重要的因素。寒邪致病，主要通过影响气血运行，导致气血凝滞而发病。寒冷因素诱发冠心病心绞痛的病理实质是由于冠状动脉痉挛，周围血管收缩使外周阻力增加，心脏负担加重，导致心肌缺氧加重。同一冠心病心绞痛患者寒冷季节的血液黏度特别是低切变率下的全血黏度及血浆比黏度、血小板聚集率较夏季显著增高，表现为红细胞和血小板聚集性的显著增强。寒凝因素诱发心绞痛的发病机制也与血流动力学的异常变化有一定的内在联系。研究资料表明，血流动力学的异常，可直接影响心脏的功能活动，尤其在寒冷因素作用下，冠心病患者的血液黏度、血小板聚集性增高，使心肌的血流灌注减少，心肌缺血损伤更为严重，甚至发生急性心肌梗死。寒凝因素引起心绞痛发作，实质上是寒凝气滞，进而导致血瘀的过程。

第四节　气阴两虚

冠心病为本虚标实之证，虚者多见气虚、阳虚、阴虚、血虚，尤以气（阳）虚、阴虚多见；实者不外气滞、寒凝、痰浊、血瘀，以血瘀、痰浊多见。虚实夹杂，交互为患。发作期以标实表现为主，血瘀、痰浊为突出，缓解期主要有心、脾、肾气血阴阳之亏虚，其中又以心气（阳）虚、心阴虚最为常见。病情进一步发展，瘀血闭阻心脉，心胸猝然大痛，而发为真心痛；心阳阻遏，心气不足，鼓动无力，而表现为心动悸，脉结代，甚至脉微欲绝；心肾阳衰，水邪泛滥，凌心射肺而为咳喘、水肿等。

【病因病机】

心主血脉，即指心气推动血液在脉管中运行，以濡养全身的功能。正如《素问·痿论》所说"心主身之血脉""诸血者，皆属于心"，全身血脉的正常运行全靠心气的推动。心气，即心的精气，为血液运行的动力，故《平人气象论》曰"心脏血脉之气也"。古人认为，血属阴而主静，气属阳而主动，血不能自行，必须靠气的推动。《血证论》曰："运血者即是气。"王冰注《素问·五脏生成篇》亦曰："气行血乃流。"《仁斋直指方》也指出："人以气为主……血脉之所以流者，亦气也。"心气推动血液，使血液充盈于脉管，并在脉管中运行不止，环周不休，从而把水谷精微运往全身，起着营养组织器官的作用，同时不断将组织活动过程产生的代谢产物运走。心气充沛，心脏才能进行正常的舒缩活动，血液才能在脉内运行。若心气虚弱不足，则运血无力，可致血液流行缓慢，血液运行不畅乃致血停成瘀，如《医林改错》中曰："元气即虚，必不能达于血管，血管无气，必停留而瘀。"在气虚、血瘀的基础上产生阴虚、气滞、痰浊等变证。冠心病患者多为老年人，肾气（阳）渐衰不能鼓动五脏之阳，引起心气不足，血脉失养，"不通则痛"。任何引起心脉不通或血液运行不畅的因素均可导致"胸痹心痛"的发生。

心气不足多由久病体虚，或年高脏气衰弱，或汗下太过耗气，或禀赋不足等因素所引起。因心气是推动血液循行的动力，心气不足，其基本病理变化是心脏本身主血脉功能减退。由于血液为神志的物质基础，心气虚衰，鼓动力弱，血脉不充，则心神失养，所以既有心神不足之病，又有全身气虚之变。临床上以心悸气短，动辄益甚，神疲乏力等为重要特征。

由于劳心过度，久病失养，耗伤心阴；或情志内伤，心阴暗耗；或心肝火旺，灼伤心阴等。阴液亏损，不能制阳，阴虚阳盛，虚热内生。可现阴虚内热甚则阴虚火旺之候，以五心烦热、潮热、盗汗、口渴咽干、面红升火、舌红、脉细数等为特征。心阴虚则阴不制阳，心阳偏亢，阴虚阳盛，则虚火内扰，影响心神，可见心中烦热、神志不宁，或虚烦不得眠。阴虚内热，热迫血行，脉流薄疾，影响心主血脉之功能，故脉来细而数。

【分子生物学研究】

气虚型冠心病左心收缩与舒张功能均低下，表现在每搏输出量（stroke volume，SV）、心排血量（cardiac output，CO）、心脏指数（cardiac index，CI）、射血分数（ejection fraction，EF）、左室短径缩短率、平均周边纤维缩短率明显下降，而外周血管阻力显著增高。左室舒张功能表现为舒张早期血流峰值速度（E）、E波流速积分（Ei）、舒张早期减速度降低、舒张晚期血流峰值速度（A）、A波流速积分（Ai）、A／E及等容舒张期增高，心率变异性减低即心脏适应能力降低。气虚型冠心病血小板 cAMP 含量低于正常，cAMP／cGMP 明显低于正常人。另外，在 TXA_2/PGI_2，气虚型冠心病以 PGI_2 的代谢产物 6-酮-前列腺素 $F_{1\alpha}$ 降低为明显等。

心气虚患者多具有潜在的心功能不全状态，包括左心室壁僵硬、主动扩张功能差，左心室顺应性降低，舒张与收缩功能受损，从而引起心脏的一系列血流动力学的改变。心气虚证候的变化与左心功能不全密切相关，心气虚轻证首先表现为舒张功能减退，而重证心气虚患者除有心舒张功能减退表现外，还有泵血功能减退（EF 降低），心气虚的程度越重，左心室舒张功能越差。心气虚是患者的自我感觉及外在表现，而心肌肥厚、心肌收缩力下降可能是心气虚的内在改变。

心气虚可出现心脏内分泌功能的失调。研究发现，心气虚证患者的肾素-血管紧张素-醛固酮系统（RAAS）系统心气虚证组 RAAS 含量均增高，血清类洋地黄因子、心房钠尿肽（ANP）、内皮素（ET）等含量均发生明显的变化。内源性洋地黄物质是人和哺乳动物体内的一种微量循环激素，其性质和作用与地高辛相似，有强心、利尿和缩血管功效。心气虚者内源性类洋地黄物质含量比正常人明显降低。心气虚证的交感肾上腺系统的兴奋性虽有增高，但交感神经的敏感性下降，且迷走神经功能受损。心气虚患者以交感神经功能偏亢为主，有细胞免疫功能低下。

心气虚患者左心室功能具有特征性改变，因而可为心气虚的临床辨证提供客观的依据。心气虚时左心泵血功能均降低。射血前期、左心室射血时间可以反映中医虚证分型与左心功能的关系。心功能检查对心气虚证的辨证具有一定的定位、定性、定量意义。

心阴虚证有一定心功能受损，但程度较轻，属于亚临床型。心阴虚证患者心搏出量仍在正常范围，血浆中具有缩血管作用的内皮素、血管紧张素升高。心阴虚证患者心脏血流动力学存在变化，其 SV、CO、CI、EF 下降及外周血管阻力上升。分子水平进一步证实了冠心病心阴虚证患者体内存在血小板活化。心阴虚证较正常人 RAAS 含量明显增高。RAAS 含量增高、儿茶酚胺分泌，促进凝血酶活性致血流动力学改变，TNF-α、IL-1 及 IL-6 等炎性细胞因子与心力衰竭的发生、发展密不可分。有人认为心力衰竭患者 TNF-α、IL-1、IL-6 分布水平与中医证型存在一定的相关性，气阳虚明显高于气阴虚，TNF-α、IL-1 及 IL-6 可能在气阴虚向气阳虚证候演变过程中具有重要作用，其血清水平可作为气阴虚、气阳虚微观证辨证的参考指标。

心阴虚证或心气虚证时，这种抑制作用减弱，且随着病情发展，心阴虚的同时伴有心气虚，形成气阴两虚证，以致心脏内 RAAS 对心脏的作用更加突出，导致冠状动脉收缩加强、心肌肥厚等一系列器质性改变。心阴虚证心脏多数无收缩功能改变，但心律失常发生率高，而心气虚证多有心脏形态学的器质性改变和收缩功能受损。RAAS 含量增高，导致交感、肾上腺系统功能增强，使儿茶酚胺的合成与分泌增多，继而刺激肾内相应的感受器和（或）β 受体兴奋，致肾素分泌增加。心阴虚证、心气虚证患者由于醛固酮含量增高，可使肾脏存钠排钾作用增强，导致水钠潴留，增加前负荷，血压升高。阴虚证主要表现为交感肾上腺系统的兴奋性增高，而心气虚证的交感肾上腺系统的兴奋性虽见增高，但交感神经的敏感性下降，且迷走神经功能受损心脏病心阴虚、心气虚患者全血黏度均明显增高，同时血沉及血沉方程 K 值也增高。

第五节　热毒瘀滞

"瘀"和"毒"在冠心病发病发展过程中的关系，可概括为"瘀可致毒、毒可致瘀"，其中"因瘀致毒"导致瘀毒互结是冠心病病情发展和恶化的关键所在。

【病因病机】

中医对冠心病热毒的病因病机的认识早在《内经》就有记载。《素问·刺热篇》曰："心热病者，先不乐，数日乃热，热争则卒心痛。"《素问·厥论篇》谓："手心主少阴厥逆，心痛引喉，身热，死不可治。"这些都论述了身热也是心痛的一种证候。《周慎斋遗书·心痛》云："心痛有属心火者。"《傅青主男科重编考释·疼痛门》曰："心痛之症有二，一则寒邪侵心而痛，一则火气焚心而痛。"《血证论·脏腑病机论》曰："火结则为结胸，为痞，为火痛；火不宣发则为胸痹。"《医林改错·积块》又曰："血受热则煎熬成块。"这些都明确指出热邪可以煎熬致瘀。可见，冠心病的病机不仅存在阳虚寒凝血瘀，还应包括火热煎熬致瘀。

无论是五志、五气为患，还是饮食、劳倦、痰浊、瘀血，均可内结郁久，蕴热化火。火邪易耗津伤液，灼津为痰；又易入血脉，壅遏气血致瘀。如此痰随火升，痰瘀互结，导致心脉不通，心痛骤然而作。尤其素体阳盛之人，最易气从火化，罹患本病。由于心理压力大，常致肝郁气滞，气郁则能化火；吸烟、饮酒、多食肥甘厚味皆生热毒痰浊之邪，热积日久，必耗阴血。生活水平提高，饮食肥甘厚味，嗜食烟酒辛辣；乐享安逸，疏于运动；社会节奏加快，竞争激烈，心理负担加重，欲念丛生，相火妄动等都易致毒瘀浊互结。毒邪易与火热痰瘀胶结，壅滞气血，损伤心络，络虚毒伏，而发为心痛。

【分子生物学研究】

中医学认为血脉艰涩，瘀滞日久，则为"败血""污血"，邪为之甚，蕴久生热酿毒，"毒邪最易腐筋伤脉"，这与动脉粥样硬化易损斑块溃烂、糜烂，炎症细胞浸润、出血等系列病理改变有可通约之处。考虑到中医学因毒致病理论与现代医学炎症反应学说存在一定的可通约性或相关性，有必要从因毒致病理论对易损斑块及其所致 ACS 的中医病因病机进行新的探讨。病证结合、宏观微观结合，动脉粥样硬化过程的一系列慢性炎症变化如淋巴细胞、巨噬细胞等炎症细胞浸润，炎症反应标志物、炎症介质水平增高等当和传统中医学的因毒致病学说相关。有研究证实清热解毒法不仅对于细菌、病毒和内毒素之外源性毒致病有效，而且对于氧自由基、炎症介质和组织因子之内源性毒，均可能起效。基于中医学有关毒的性质及毒与动脉粥样硬化易损斑块形成和破裂过程中炎症反应机制的一定的相关性，毒之损害可能属动脉粥样硬化易损斑块的重要中医病机之一。

急性心肌梗死最主要的深层原因，是易损斑块及在此基础上斑块破裂和（或）合并血栓形成。易损斑块破裂继发血栓形成时，机体全身和斑块局部不但炎症反应较重（反映了热毒的病理变化），而且还处于高凝血、高血小板激活易于形成血栓的易损血液状态（反映了血瘀的病理变化）。新近的研究发现，斑块表面的温度与周围血管壁的温度存在差异，尤以易损斑块表面温度为高，此温度与炎性细胞（主要是巨噬细胞）的增多、产生的热量和纤维帽厚度的减少有关，从另一角度佐证了斑块"炎症内火"与"热毒"的存在。中医学认为血脉艰涩，瘀滞日久，则为"败血""污血"，邪为之甚，蕴久生热酿毒，"毒邪最易腐筋伤脉"，这与动脉粥样硬化易损斑块溃烂、糜烂，炎症细胞浸润、出血等系列病理改变有可通约之处。基于中医学有关毒的性质及毒与动脉粥样硬化易损斑块形成和破裂过程中炎症反应机制的一定的相关性，毒之损害可能属动脉粥样硬化易损斑块的重要中医病机之一。在传统中医活血化瘀的基础上，早期辨识"瘀毒内蕴"的高危患者，给予活血解毒治疗，可望起到"抗炎、稳定易损斑块"的作用，进一步提高中医药防治急性心血管血栓性疾病的临床疗效。

第四章 冠心病中医治法

第一节 活血化瘀法

活血化瘀法是临床治疗冠心病的常用方法之一，是以辛温宣散行血之方药，达通经脉、畅血行、散瘀破血之功效。其导源于《内经》，历代医家皆有运用，至清代发展成熟。目前，本治法已经成为治疗冠心病心肌缺血的常用治法并得到了广泛的应用。

【理论基础】

《素问·脉要精微论》云："夫脉者，血之府也……涩则心痛。"其主病首推瘀血阻滞、心脉不通，或为气滞血少、不能养心，皆能导致心痛之症。《素问·阴阳应象大论》为血分邪气壅盛、血行不畅而瘀滞者制定了"血实者决之"的治则。因此，若瘀血心痛，宜疏通脉道，或以针刺破血，或以药物活血通瘀。这是活血化瘀法治疗瘀血心痛的理论渊源。《肘后备急方·卷一》治疗卒心痛首次应用桃仁、当归等活血化瘀药，《普济方》亦明确记载以当归汤治心痛，药用当归、桃仁、芍药等。宋代则常以芳香温通药与破血逐瘀药伍用治心痛，如《太平圣惠方》用丹参、川芎、当归、莪术；《和剂局方》用三棱、莪术、没药、血竭等。明清时期，活血化瘀法受到医家的普遍重视，《医方类聚》《医学入门》等治疗心痛均以化瘀为主要治法，《时方歌括》用丹参饮治气滞血瘀之心、胸、胃脘痛等。清代是活血化瘀法的成熟时期，完成了从经验积累到理论形成的飞跃，《医林改错》列举50余种血瘀证，立方22首，并特别指出突发胸痛投术金散、瓜蒌薤白汤不效时可服血府逐瘀汤。《血证论·瘀血》也强调心有瘀血，急宜去瘀为要，可见活血化瘀法是明清时代治疗冠心病有关病证的主流治法。中医学认为"久病多瘀""百病皆瘀"。凡气虚、气滞、寒凝、热结、痰凝、湿阻等，都可导致不同程度的"血瘀"。常见成因有以下7种。①寒凝致瘀：血流遇冷会引起凝聚，血流缓慢导致瘀滞或原有凝血加重。②热邪致瘀：血受热邪熬煎凝聚成瘀。③气滞血瘀：气行血则行，气滞则血瘀，气为血之帅，血为气之母。④气虚血瘀：血流依赖于气的推动，当心气不足时推动无力导致血瘀。⑤外伤血瘀：各类外伤致恶血在内不去则血气凝结成瘀。⑥病后血瘀：伤寒、温病、高热等致元气大伤，经脉输送无力而致瘀。⑦肝郁致瘀：肝郁化火，情志不和，郁怒伤肝致火灼脉络迫血之逆而发生瘀血。据统计，冠心病治疗方剂 185 首中，活血化瘀类共计 65 首，其中清代以前 26 首，占清代前方剂总数 119 首的 21.8%。而现代方剂 39 首，占现代方剂 66 首的 59.9%。由此可见，活血化瘀法已经在治疗冠心病方面得到了广泛的应用。

【治疗作用】

血瘀证以血流动力学改变为主，血液呈高黏、高聚、高凝状态，血小板聚集性增高，黏附功能增加，释放反应增强，红细胞带电荷减少，易于聚集，压积增加，表面形态异常，变形能力降低，脂质代谢紊乱，微循环障碍。研究表明，活血化瘀药具有抑制血小板聚集、降低血黏度、抗血栓形成、抗凝血等作用，还有增加纤维蛋白溶解、降低血脂作用，同时还具有扩张血管、改善微循环、增加冠状动脉血流量、降低心肌耗氧量、增加心输出量等作用。这些作用对血瘀证具有很好的针对性，应用活血化瘀药治疗血瘀证，既符合中医理论，又与现代医学吻合。

1. 抑制血小板功能、防止血栓形成　研究发现，冠脉综合征的发生与冠状动脉局部不稳定粥样斑块破裂伴血栓形成密切相关，因此抗凝和抑制血小板聚集是治疗急性冠脉综合征的主要手段。活血化瘀药可调节凝血纤溶平衡、抗血小板聚集和血栓形成，促进纤溶，溶解血栓，从而治疗冠状动脉综合征。对于红细胞而言，其主要流变性包括两类，即变形性与聚集性。改善红细胞变形性中药包括单味药赤芍、丹参、红花及三七等。降低红细胞聚集性的中药包括单味药当归、川芎、益母草、大黄等。

2. 抑制冠状动脉局部炎症反应　新近研究发现，动脉粥样硬化过程其实是一种过度的炎症性和纤维增殖性反应，是动脉壁对慢性炎症修复和对损伤的增生性反应，在冠状动脉损伤的早期起保护作用，但当损伤持续存在时应答性反应则可能演变为过度的炎症，并促进斑块的形成。斑块的进展与炎症反应的程度密切相关。同样，炎症反应也是急性冠脉综合征发生的一个重要原因，主要体现在炎症细胞的局部浸润，导致不稳定斑块破裂，进而诱发局部血栓形成。许多活血化瘀药具有减轻炎症反应的功效。

3. 抗脂质氧化损伤作用　川芎嗪能提高抗氧化酶活性，抑制脂质过氧化反应，同时能调节体内脂肪酸代谢。川芎嗪可使冠心病患者 SOD 含量明显提高，

MDA 的含量明显降低，同时多不饱和脂肪酸二十碳五烯酸（eicosapentaenoic acid，EPA）的含量明显提高，油酸的含量明显降低。机制可能是抑制线粒体钙超载，降低线粒体 NOS 活力从而减轻 NO 所致的损伤，清除自由基，减少脂质过氧化物的生成。

4. 改善冠状动脉循环　活血化瘀中药多有推行血液运行，促进循环的作用。大量研究表明改善微循环、扩张血管、增加血流量、改善心功能是改善血流动力学异常的有效途径。许多活血化瘀药对不同部位的血管，如心、脑、肢体、肠系膜、肾等血管均有扩张作用，对不同的血管（如动脉、静脉、毛细血管）也有作用。各种活血化瘀药扩张血管的主要部位有所不同，桃仁的水提醇沉制剂有明显扩张血管的作用。人参提取物和红花提取物配伍应用可增加左心室内压最大上升速率，降低左心室舒张末压、冠状动脉阻力和总外周阻力。目前治疗冠心病多从扩张冠状动脉、降低心肌耗氧量这两方面入手，而多数活血化瘀药均有增加冠状动脉流量及心肌营养血流量的作用，因此此类药物对治疗冠心病、心绞痛具有良好的疗效。

5. 心肌缺血－再灌注损伤保护　通过对近年来活血化瘀中药在保护心肌缺血－再灌注损伤方面的基础和临床研究的文献总结，发现其保护作用机制具有多靶点、多层面的特点，主要从清除自由基、拮抗钙超载、抑制心肌细胞凋亡、保护血管内皮功能、改善微循环和血流动力学及心肌缺血预保护等方面发挥活血化瘀作用。

6. 调节内皮细胞功能　冠心病患者的冠状动脉平滑肌分布丰富的内皮素受体，内皮素 1（ET-1）是目前所知作用最强、持续时间最久的冠状动脉收缩物质。活血化瘀中药在血管内皮作用中主要表现为保护细胞不受损伤，相关研究显示川芎、丹参、赤芍及三七等其有效成分对 MDA 含量均可起到有效降低作用，对 SOD 的含量也可起到有效提高作用，并对血管内皮细胞自由基的产生及细胞的脂质过氧化作用起到有效抑制，也可降低氧自由基生成，增强氧自由基清除，并对心肌缺氧损伤起到保护作用。水蛭素和丹参则可对由凝血酶所致的血管内皮通透性增加起到有效抑制作用，对微循环通透性增高也可起到抑制作用，对由凝血酶所致的血管内皮损伤可起到改善作用。同时，丹参能提高血中 NO 浓度，起舒张冠状动脉作用，两者保持动态平衡，维持心肌血流灌注，抑制血管平滑肌细胞增殖，调节内皮素基因的表达，起着舒张冠状动脉的作用。川芎对平滑肌细胞分裂、心肌成纤维细胞增殖具有抑制作用。川芎嗪对平滑肌细胞 I、II 型胶原基因转录均有明显抑制作用，调节再狭窄部分平滑肌细胞增生的相关基因表达，抑制内膜增生。

7. 脂质代谢 研究表明，多种活血化瘀药及方剂如赤芍、三七、川芎、桃仁、酒大黄、虎杖提取物、三七总皂苷、川芎总酚、赤芍总苷、血府逐瘀汤、丹参饮、桃红四物汤等均能不同程度的降低模型动物血清胆固醇、三酰甘油和低密度脂蛋白胆固醇作用。冠心病的发生与脂质代谢紊乱密切相关，血浆中增高的脂质（主要是 LDL）通过各种途径，如胞饮、透过内皮细胞间隙、结合内皮细胞的 LDL 受体、通过因内皮细胞缺失而直接暴露在血流的内膜下组织等，进入血管中膜，进而被氧化成氧化 LDL，既可氧化内皮细胞，破坏内膜完整性，又可促进单核细胞局部聚集，使之进入血管内膜形成泡沫细胞，继而合成大量生长因子和分泌生物活性物质如白三烯 B_4、IL-1 等，促进新的结缔组织形成。这些变化进行性发展，最终在动脉局部形成粥样斑块，继之引起血管管腔狭窄。研究发现，以活血化瘀为主的中医方药能有效地调节脂质代谢。血府逐瘀汤能显著提高心肌缺血大鼠的血清 SOD，当归注射液能显著降低实验性高脂血症家兔血清三酰甘油水平，减少主动脉斑块面积，并降低血清丙二醛含量，其抗动脉粥样硬化形成作用与降低总胆固醇、抗脂质过氧化有关。

8. 促进血管新生 内皮细胞是血管新生过程的靶细胞，心肌梗死后坏死区周围血管内皮细胞功能的完整性对血管新生过程有非常重要的影响。丹参多酚酸盐能够促进单核细胞诱导的内皮细胞迁移，其促进单核细胞合成和分泌 VEGF、bFGF 的功能可能是其促内皮细胞迁移的作用机制，所以丹参多酚酸盐促进内皮细胞迁移可能是促血管生成的机制之一。

9. 调节免疫功能 活血化瘀药对体液免疫和细胞免疫均有一定调节作用，既能"祛邪"，又能调节体内"正气"，对免疫功能呈双重影响，既有免疫抑制作用，也有免疫增强作用。一些活血化瘀药可抑制抗体形成细胞及抗体的产生，减弱特异性免疫，具有类似免疫抑制剂的作用。

经过大量研究证明，活血化瘀药物对冠心病的治疗主要表现在两个方面。在血液方面通过抑制血小板的功能、阻止动脉血栓出现，并促进血液流动，以防止静脉血栓的产生，并通过提高纤溶活性，以达到溶解血栓的目的。在心血管方面促进血液循环、增加组织血液的供给量，减少心肌的耗氧量，降低血脂，达到防止动脉粥样性硬化的目的。活血化瘀药对冠心病的干预机制已从整体组织器官水平，深入到细胞、基因表达与调控水平，并已有不少研究从分子生物学角度揭示了活血化瘀药对冠心病的作用机制。进一步从分子生物学、基因角度深入揭示活血化瘀药对冠心病的作用机制，从而使中医中药在治疗心脑血管病方面前景更广阔。

第二节 化痰蠲饮法

用祛痰开结、健脾燥湿方药,治疗痰浊阻滞所致之胸痹心痛病的方法,称为化痰蠲饮法。

【理论基础】

冠心病属中医"胸痹""心痛"等范畴,饮食失当,损伤脾胃,运化失健,脾胃阳虚,聚湿成痰,寒痰壅塞脉络,络脉痹阻,心失所养,致胸闷如窒而痛。《金匮要略》曰:"阳微阴弦即胸痹而痛,所以然者,责其极虚也,上焦阳虚,阴寒内盛,上乘阳位,痹阻心脉。"《素问·至真要大论》有"岁太阴在泉,草乃早荣,湿淫所胜……民病积饮心痛"的记载,说明湿气淫盛,水饮停滞可致心痛。张仲景开创了通阳宣痹治疗先河,瓜蒌薤白白酒汤及瓜蒌薤白半夏汤即为该法的鼻祖方剂。《千金方》立前胡汤治疗胸中逆气,心痛彻背,少气不得食,以前胡、半夏、生姜等化痰逐饮,配桂枝温通,人参扶正,相得益彰。《太平圣惠方》在"胸痹疼痛、痰逆心膈不利方"中继承仲景瓜蒌薤白半夏汤方意,又增入生姜、枳实温化痰饮,使化痰逐饮之力加强。明清以后,由于瘀血体质的增多、瘀血学说的兴起,医家联系"津血同源"之论,多认为痰瘀交阻是胸痹、心痛的重要原因。《古今医鉴·心痛》:"心脾痛者……素有顽痰死血。"《柳选四家医案·继志堂医案》:"胸痛彻背名胸痹,痹者胸阳不旷,痰浊有余也,此病不唯痰浊,且有瘀血,交阻膈间,方用全瓜蒌、薤白、旋覆花、桃仁、红花、瓦楞子、元明粉合二陈汤。"这种痰瘀同治的方法沿用甚广。《张氏医通·胸痹》将"痰积胸痹"分为虚实两端,提出"一病二治"。实痰外溢者以薤白桂枝解散之,虚痰内结者以人参理中清理之。《千金要方》"前胡汤主胸中逆气,心痛彻背,少气不食方"中前胡、半夏、竹叶、甘草化痰,人参补气,又"撩膈散:苦丁、赤小豆、人参、甘草主心上结痰实,寒冷心闷"。宋代在前人的基础上有所发展,如《太平圣惠方》"治心痛,痰饮多唾,不能食,人参散方"中人参、白术配赤茯苓、枇杷叶、陈皮、桔梗、厚朴等补气化痰。"治心痛,痰饮多唾,心腹胀满,不能下食人参园方"中人参、白术补气,旋覆花、半夏、厚朴、茯苓、前胡、陈皮、槟榔化痰蠲饮,"治胸痹喘息不通,利膈散方"中人参配前胡、陈皮、白术、茯苓等补气化痰。《医学入门》"心痛如刺者,温胆汤加白术";《证治准绳》"半夏汤治胸痹短气"取半夏、前胡、茯苓、甘草合人参补气化痰。因此,冠心病化痰治法早在代医家医疗实践中已得到较为广泛的运用。

【治疗作用】

1. 调脂　化痰药可以调节能量代谢，减轻脂质过氧化损伤，降低过氧化反应从而保护血管内膜。临床常用的宽胸理气祛痰药如薤白、瓜蒌等具有降低血脂、提高血浆 6-酮-前列腺素 $F_{1\alpha}$、抑制血小板聚集及扩张冠状动脉等作用。实验研究证实，加减温胆汤可对抗垂体后叶素所致的家兔急性心肌缺血，并且有降低血液黏度、改善脂质代谢紊乱等方面的作用，达到祛瘀通络的目的。

2. 抗动脉粥样硬化　研究证明，化痰药如瓜蒌、薤白、昆布、陈皮等可抑制血小板聚集、改善血流动力学、降低全血黏度及血浆比黏度、提高 6-酮-前列腺素 $F_{1\alpha}$ 水平、调节体内前列腺素水平、保护血管内皮功能、抗动脉粥样硬化。瓜蒌薤白半夏汤能显著升高急性心肌缺血大鼠血清中 NO 和内皮素 1（ET-1）含量，有效减少心肌组织中肌酸激酶（creatine kinase, CK）和肌酸激酶同工酶（CK-MB）外漏，对损伤心肌细胞有保护作用。瓜蒌薤白白酒汤对心脏有较好的保护作用，有扩张冠状动脉血管、抗缺氧、明显抑制心脏、减弱心肌收缩力和减慢心率作用，可以保护缺血心肌、抑制血小板聚集和降低血液黏度，同时对心肌缺血再灌注损伤也有保护作用。瓜蒌皮提取物具有扩张豚鼠离体心脏冠状动脉、增加冠状动脉血流量，改善心肌供血，同时还能使心肌收缩力减弱，心率减慢，从而减低心肌耗氧；能明显降低血清胆固醇、三酰甘油和低密度脂蛋白，从而具有明显的降脂作用；此外还具有抗血小板聚集和保护血管内皮的作用。

第三节　芳香温通法

用芳香走窜、温经定痛之方药，以通关开窍、温通经脉、畅达气血、缓解疼痛，治疗寒滞经脉之胸痹心痛病的方法，称为芳香温通法。

【理论基础】

胸痹心痛患者多素体阳虚，阴冷气候时感寒诱发"卒心痛"。因夜半之时，阳气不足，阴气较盛，素体阳虚，阴寒之邪极易盘踞胸中，"寒主收引"，使心脉绌急，心痛卒然发作，且疼痛较甚。正如《素问·举痛论》所云："寒气客于脉外则脉寒，脉寒则缩蜷，缩蜷则脉绌急，绌急则外引小络，故卒然而痛。"根据"寒则凝，温则行"的理论，法宜芳香温通为主。《内经》首倡寒邪致病之说，温通散寒法自古至今都是心脏病的治疗大法。《素问·举痛论》言心痛"得炅则痛止"，"炅"即热也，指出对于寒邪所致的心痛，可以用温热的方法进行治疗。

汉代张仲景对依据胸痹心痛"阳微阴弦"的病机，多用温通药物辛热助阳、通阳散寒，如《金匮要略·胸痹心痛短气病脉证治第九》载"胸痹之病、喘息咳唾，胸背痛，短气，寸口脉沉而迟，关上小紧数，瓜蒌薤白白酒汤主之""心痛彻背、背痛彻心，乌头赤石脂丸主之"，方中薤白、桂枝均为通阳散寒之品，而乌头、蜀椒、附子、干姜则为大辛大热之药，为后世治疗本病的组方用药产生了巨大的影响。《肘后备急方》治卒心痛多以桂心、干姜、吴茱萸、麝香等温通散寒之品为主。《备急千金要方·胸痹》用细辛散、蜀椒散治胸痛达背，熨背散治胸背疼痛而闷等。《外台秘要》中亦收载了多条治心痛的温通散寒效方，如茱萸丸、麝香散等。《太平圣惠方》中治卒心痛方，多选高良姜、附子、桂心、乌头等辛温与麝香、木香等芳香药物，《圣济总录》以乌头丸、吴茱萸汤等治疗卒心痛，以桂心丸、沉香丸、丁香汤治疗久心痛。《太平惠民和剂局方》用苏合香丸治心痛，内含大量芳香之品，如木香、香附、白檀香、安息香、丁香、麝香、苏合香等。《临证指南医案·心痛》："脾厥心痛者用良姜、姜黄、茅术、丁香、草果、厚朴治之，以其脾寒气厥，病在脉络，为之辛香开通也。"胸痹、心痛虽证型不同，体质有异，然卒发心痛者，每由寒邪诱发，以芳香温通治标止痛多能取效。目前以芳香温通之法治疗胸痹心痛的经验已经被临床广泛应用，特别是在冠心病心绞痛急救中成药的配方中，芳香温通类的药物往往是配方的必备之品，多以芳香温通药物，配成丸、散，具有适用、易存、应急、便利的特点。

【治疗作用】

芳香温通类方药可能从以下几个方面发挥作用。①芳香温通方药多含有挥发油，能够选择性兴奋口腔和呼吸道黏膜的神经末梢的冷觉感受器，使冠状动脉的调节发生反射性变化，而发挥解除血管痉挛、扩张血管、增加冠状动脉血流量的作用。②多数芳香温通药物含有类似异丙肾上腺素等生物活性成分，可以通过解除冠状动脉痉挛以增加心肌血流量。部分芳香温通类方药能够通过扩张外周血管，抑制心肌细胞自主节律，减少心脏负荷及心肌耗氧量，从而改善心肌供血。③芳香温通类方药还具有降低血液黏稠度及抑制血小板聚集的作用。④部分芳香温通方药还具有保护血管内皮、促进缺血心肌血管新生的作用。

芳香温通方药具有温通经脉、畅达气血、缓解疼痛的功效，应用于胸痹心痛类疾病的治疗历史悠久，近年来芳香温通治法及其相应中药制剂在冠心病心绞痛等疾病的防治过程中愈来愈受到重视并得到新的拓展。

第四节　益气养阴法

益气养阴法是指对气阴两虚致血行不畅，气血瘀滞导致胸痹心痛的治疗方法。

【理论基础】

对于气阴两虚，早在《素问·五常政大论》中就提出了"虚者补之"、"损则益之"的治疗原则。《灵枢·刺节真邪》篇曰："宗气不下，则脉中之血凝而留止。"张仲景在《伤寒论》中提出"脉结代、心动悸，炙甘草汤主之"，该方益阳气养阴血，成为后世医家治疗心悸的常用方剂。李东垣创制的益气养阴名方——生脉散，为后世用于治疗胸痹心痛之气阴两虚的代表方，清代《证治汇补》中指出气阴亏虚是心系病证的重要病机，治疗上主张益气滋阴降火。冠心病多发生于中老年人，因年老体衰、脏腑功能减退，常见素体阴虚，久则阴损气伤，或气虚津液生成不足，或脾肾亏虚造成气阴两虚的证候。

【治疗作用】

1. 对心血管系统的作用　主要是增强心肌收缩力，扩张血管和降压作用。亦有抗心肌缺血及抗心律失常作用。人参、黄芪、芍药及生脉散等均有强心作用；人参、党参、黄芪、当归、芍药、麦冬等能扩张冠状血管或外周血管，使血流量增加。人参制剂对刺激下丘脑合并心肌缺血引起的频发性室性早搏为主的室性心律失常有明显抑制作用，并能改善心肌缺血、减轻心肌缺血损伤。黄芪对各种实验动物均能使血压下降，同时后肢血管阻力亦下降，并能显著降低冠状血管、脑血管、肠血管阻力。党参对多种动物亦有降压作用，能提高实验动物泵血量而不影响心率，并能增加脑、下肢和内脏血流量及扩张肠系膜微血管并增加血流量。此外，人参、刺五加、当归、芍药、枸杞子等均有降压作用。六味地黄汤全方和三补三泻方均能抑制腺嘌呤核苷二磷酸诱导的血小板聚集，对花生四烯酸诱导的血小板聚集也有抑制作用，说明六味地黄汤具有良好的抑制血小板聚集的作用。黄芪生脉饮能显著缩小急性心肌缺血的心肌梗死范围，改善心脏血流动力学紊乱。黄芪能降低 MDA 含量，增强 SOD 活性。黄芪多糖有良好清除氧自由基的作用，能提高缺血再灌注心肌的 SOD 活性，减低过氧化脂质（LPO）及氧自由基（OFR）波谱信号，有显著扩冠状动脉作用。人参皂苷能升高 SOD 及 GSH-Px 活性，可使 TXA_2 水平下降，PGI_2 水平及 PGI_2/TXA_2 值增高，血小板聚集率降低。西洋参总皂苷能增加冠脉血流量，减少心肌耗氧量，缩小心肌梗死范围，降低血清中天冬氨酸转氨酶（aspartate transaminase，AST）、CK 和 LDH 活性及血清中 MDA 的含量，提高 SOD 活性。中药抗心肌缺血损伤的作用机制具有整体性和复杂性，补益类中药对缺血心肌保护的非循环机制主要包括抑制心肌细胞凋亡、改善心肌超微结构、心肌酶和免疫功能调节等方面，这些保护机制不是简单的线性关系，而可能是相互作用和影响，共同发挥心肌保护作用。

2. 对免疫功能的影响

（1）影响非特异性免疫功能：党参、白术、熟地、白芍、枸杞子、天冬、女贞子等能升高外周白细胞，对抗癌药环磷酰胺所致白细胞减少有一定保护作用。此外，人参、黄芪、阿胶等均有一定程度升高白细胞的作用。灵芝亦能明显增加正常人及白细胞减少患者的白细胞。

（2）增加网状内皮系统的吞噬功能：人参、刺五加、党参、黄芪、白术、当归、枸杞子等许多药物有增强网状内皮系统的吞噬功能的作用，尤其是补气药，有较明显的效应。黄芪多糖对巨噬细胞功能有促进作用。黄芪可增加病毒性诱生干扰素的能力，促进白细胞的干扰素诱生能力，抑制细胞 RNA 代谢。

中药补气方四君子汤、补血方四物汤、补阳方参附汤和补阴方六味地黄丸对细胞免疫和抗体形成功能均有促进作用。以上四方均可明显提高玫瑰花瓣形成试验、浴血空斑试验值。参附汤的醇提物对淋巴细胞转化有促进作用。参麦液对细胞免疫有调整作用。当归补血汤对抗体形成有促进作用，人参、黄芪、五味子可提高健康人淋巴细胞转化率。

（3）增强体液免疫的功能：人参能改善机体免疫状况，提高 γ 球蛋白、IgM 含量。党参、白术、茯苓（即四君子汤减去甘草）能使血清 IgG 含量显著上升。枸杞子、女贞子等亦有增强体液免疫作用。

3. 对内分泌系统的影响　人参可通过下丘脑和（或）垂体分泌促肾上腺皮质激素（adrenocorticotropic hormone，ACTH）从而增加肾上腺皮质的 cAMP，通过 cAMP 刺激皮质类固醇激素在肾上腺内的合成与分泌。刺五加对大鼠肾上腺皮质系统也有兴奋作用，对性腺功能有促进作用。党参能明显升高小鼠血浆皮质酮水平。实验证明，人参、党参皂苷及提取物的作用部位不是在肾上腺皮质，而是在垂体或垂体以上水平。甘草、甘草酸和甘草次酸有去氧皮质酮样作用和糖皮质激素样作用。

4. 对物质代谢的影响　人参对糖代谢和脂质代谢均有调节作用。人参的蛋白合成促进因子能促进蛋白质、DNA、RNA 的生物合成，增高白蛋白及 γ 球蛋白含量。刺五加能调节血糖，促进核酸及蛋白质合成和胆固醇在肝脏中的生物合成。黄芪能增强细胞的生理代谢作用，促进血清和肝脏蛋白质的更新。当归对实验性动脉粥样硬化的病理过程有某些保护作用，并有抗维生素 E 缺乏作用。何首乌有降低胆固醇及抗动脉硬化的作用。某些滋阴药对激素引起的肝、脾核酸代谢障碍有调整作用。滋阴药（麦冬、生地、玄参、龟板）能使细胞内 DNA 和 RNA 合成率降至正常。

5. 强壮作用　人参能提高机体的脑力和体力劳动能力，有减轻疲劳的作用，提高思维活动和体力劳动效率。大枣、白术等都能增加实验动物体重和增强肌力。六味地黄丸能增加正常动物体重和体力。人参、刺五加、党参、黄芪、当归、阿胶等有促进造血功能的作用。

第五节　清热解毒法

历年来所发表的中药干预心肌缺血、再灌注损伤的研究文献中，大部分以丹参、人参、三七、黄芪等活血化瘀及补气类中药作为研究对象，而对于清热类中药的研究涉及甚少。近年的研究发现，部分清热类中药具有降脂、抗炎、抗氧化、抗心肌缺血、抗动脉粥样硬化的药理效应。

【理论基础】

中医将毒邪分为外毒和内毒，冠心病多因内毒而发，内毒系脏腑功能和气血运行失常使机体内的生理和病理产物不能及时排出，蓄积体内而成。痰瘀毒瘀滞于脉络，毒邪内伏，可致营卫失和气血亏损、脏腑衰败。外来之毒或体内原有内毒作用于机体，造成脏腑功能失调，津液不能正常分布代谢而滞留体内凝聚而成痰饮，津液受热毒煎熬成痰。毒邪煎熬熏蒸血液，血凝成瘀。毒邪伤络，血溢成瘀，毒邪伤津耗阴，阴伤血滞为瘀，毒壅气机，血脉凝滞，热毒损脏，血行失司，毒邪是导致冠心病迁延不愈，变证丛生的关键因素。痰饮、瘀血因邪气蕴结不解，同时作为津液代谢的病理产物，化为毒害，形成痰毒、瘀毒且津血同源，痰瘀相关，郁而化热，痰毒、瘀毒、热毒三者相互促生，交结为患，日久不化，酿成浊脂，浸于脉管，进一步增加内毒的化生，痰浊、瘀血等代谢产物的堆积促进了斑块的生长。

【治疗作用】

冠心病的病理生理基础是动脉粥样硬化，是在高脂血症、高血压等危险因素作用下，引起的以动脉内皮细胞功能障碍和平滑肌细胞迁移与增殖为主要病理改变的炎性疾病。清热解毒类中药通过降血脂、拮抗内皮素、抑制平滑肌细胞增殖和抑制血小板聚集达到"消炎"的目的。观察清热解毒类中药金银花、蒲公英、虎杖和连翘对血管平滑肌细胞生长、贴壁和增殖的作用，结果发现，金银花、蒲公英、虎杖和连翘对血管平滑肌细胞生长和贴壁均有抑制作用。

在传统中医活血化瘀的基础上，早期辨识"瘀毒内蕴"的高危患者，给予活血解毒治疗，可望起到"抗炎、稳定易损斑块"的作用，进一步提高中医药防治急性心血管血栓性疾病的临床疗效。实际上，解毒方药在临床上已早有应用，如清代名医陈士铎治疗心痛时，用大剂量贯众以清火解毒收效。解毒方六神丸具有良好强心止痛作用，可用于冠心病心绞痛。现代学者还有采用四妙勇安汤、黄连解毒汤治疗冠心病心绞痛获效的。张京春等在复制 ApoE 基因缺陷小鼠动脉粥样硬化模型基础上，从病理形态学、细胞成分、胶原、炎症介质等方面，观察和活血（丹参、赤芍、川芎、三七）及破血中药（桃仁、酒大黄）稳定斑块的效果及作用机制。结果表明，不同活血药可作用于动脉粥样硬化的不同环节，其稳定斑块作用亦有所差别，以破血药酒大黄稳定斑块综合作用最佳，几乎达到西药辛伐他汀类似的效果，干预炎症反应为其重要作用机制之一。兼具活血解毒作用的大黄醇提物、虎杖提取物和具有抗炎作用的丹参酮均具有较好的作用，优于单纯活血、解毒中药（三七总皂苷和黄连提取物），提示活血解毒中药"抗炎、稳定斑块"可能是一种类效应。在他汀类降脂药基础上加用活血解毒中药可进一步降低冠心病患者升高的超敏 C 反应蛋白（hsCRP）水平，而加用单纯活血药效果不明显，也反证了"瘀""毒"在冠心病发生发展中有内在的关联性。

解毒活血法是中医学病证结合干预易损斑块的新方法，中医清热解毒药与活血药相配伍在清除毒素、降低炎性介质及调节免疫炎性反应等方面有明显的协同作用，效果优于单独使用清热解毒药和活血药，许多解毒中药具有抗炎、杀菌、抑制病毒及免疫调节等作用，可能作用于动脉粥样硬化炎性反应的多个病理环节，与活血化瘀方药的作用途径有所不同，因而有理由认为，解毒和活血药相配伍，可增加稳定斑块的作用。研究表明，解毒活血配伍方能显著降低血脂水平，显著降低血液 hsCRP、单核细胞趋化蛋白及白细胞分化抗原 40 配体等炎性因子的水平，显著降低主动脉 NF-κB 和 MMP-9 表达，并能抗血管平滑肌细胞增殖，抗 AS 斑块形成，保护主动脉的形态结构特别是超微结构，促使易损斑块稳定。解毒活血配伍方可以作为稳定动脉粥样硬化斑块、防治 ACS 的有效中医药治法和干预措施。

清热解毒药具有抗炎、抗菌、抗病毒的作用，以清热解毒治法为主或在其他治疗处方中适当配伍清热解毒中药来防治冠心病等心脏病心肌缺血过程中的炎症反应，将是一个很有前景的治疗方法，值得进一步深入研究。

第六节　其他治法

一、祛风活血

部分胸痹心痛患者的病机难以用传统的正虚、痰浊、瘀血、气滞、寒凝来解释，使用常规的扶正、化痰、活血、祛寒等方法难以取得理想疗效。根据这部分患者临床发病急骤、病情变化多端、病程时作时止等特点，其病机应与络风内动有关。

《素问·缪刺论》曰"邪客于足少阴之络，令人卒心痛"，指出邪客络脉，心络受损可致心痛。后世张仲景、巢元方、叶天士等均对其进行了拓展运用，《诸病源候论》指出"心为诸脏主而藏神，其正经不可伤，伤之而痛为真心痛，朝发夕死，夕发朝死；若伤心之支别脉络而痛者，则乍间乍盛，休作有时也"。这些论述均说明心之络脉气血功能失调、心失所养，可导致胸痹心痛的发生。部分胸痹心痛患者临床发病迅速，病情变化多端，具有"风性善行数变"的特点，将这种"络脉为病"称之为"络风"。"络风内动"是根据胸痹心痛等疾病的发病特点而提出的一个病机概念，凡心脉病证出现动风征象称之络风内动。冠心病经典中医治则以活血化瘀为主，辅以理气、补气、养阴、温阳、化痰、散寒等治法，"风邪"是冠心病心绞痛的重要致病和诱发因素，祛风药由于具有辛、散、温、通、窜、透等多种特性，发挥开郁畅气、发散祛邪、辛温通阳、燥湿化痰、通络开窍、化瘀止痛等多种作用，达到治病的效果。

二、益气活血

血管内皮功能障碍与冠状动脉粥样硬化有密切关系，而且血管内皮功能障碍是预测心血管事件的独立指标。近年来活血化瘀、益气养阴类中药通过改善血管内皮功能，在心脏病防治领域取得了很多研究成果。益气活血法的应用是以气血相关的理论为指导，《素问·阴阳应象大论》提出"血实宜决之，气虚宜掣引之"，后有"气为血帅，气行则血行，气止则血止""血无气不行""气血和则百病不生，气血失和而百病由生"等论述。《医林改错》"元气既虚，必不能达于血管，血管无气必停留为瘀"，更加直接而又深刻地揭示了正气虚衰、因虚致瘀的病机。心气虚是冠心病发病的始动因素并贯穿于冠心病发生、发展。由心气虚等因素所致的痰浊、瘀血可致心脉瘀阻，气虚血瘀是冠心病心绞痛基本病机之一。

凡痛症病机可分"不荣则痛""不通则痛"。心气虚则心脏及全身功能活动减弱，血属阴，血不足可使心失所养进而"不荣则痛"。气虚运血无力而致血瘀，可阻滞气机出现"不通则痛"。大量文献资料表明，气虚、血瘀是冠心病心绞痛主要的两个证候要素，这为益气活血法治疗冠心病心绞痛提供可靠的理论依据。益气活血法是冠心病心绞痛的基本治法，贯穿于冠心病心绞痛的整个治疗过程。益气活血中药可以抗血小板聚集、改善血流动力学指标、保护血管内皮细胞功能、抑制心肌细胞凋亡来达到抗动脉粥样硬化形成的作用。益气活血药物可减少心绞痛发作次数、减少硝酸甘油用量、改善心肌缺血状况、预防和延缓冠心病心绞痛的发生。临床上尽管气虚血瘀证型较为多见，但是大多兼有阴虚、阳虚、痰浊、寒凝等，临床使用时仍须在益气活血法基础上进行加减，辨证论治。

三、痰瘀同治

痰瘀同治的学术渊源当归于"津血同源"。津和血都来源于水谷精微，故有"津血同源"之说，二者关系密切，生理上互相补充，病理上可相互影响。津、血运行不畅，往往或成痰水，或成瘀血，或痰瘀共存，为痰瘀同治提供了理论基础。痰来自津，瘀本于血，生理上属"津血同源"，病理上为"痰瘀同病"。《灵枢·百病始生》"凝血蕴里而不散，津液涩渗，著而不去而积成矣"，说明了津液滞涩与血瘀相互影响的病变过程。隋代巢元方《诸病源候论》云"诸痰者，此由血脉壅塞，饮水积聚而不消散，故成痰也"，阐述了由瘀致痰的病理变化。《丹溪心法》"痰挟瘀血，遂成窠囊"，实为痰瘀互结病机的一种表述。《证因脉治》"心痹之因……痰凝血滞"，将痰瘀共同作为心痹的重要病机。《血证论》"血积既久，也能化为痰水"，则进一步说明了痰瘀病理产物之间的关系和相互影响的机制。《金匮要略》治疗痰瘀同病有不少方剂，如桂枝茯苓丸、当归芍药散、蒲灰散、鳖甲煎丸等，为后世痰瘀同治组方用药提供了基础。《圣济总录·诸痹门》治胸痹，四温散中用枳实除痰结散痞积；治心痛，当归散中以当归、赤芍活血，桔梗、槟榔化痰积。《太平圣惠方》"治卒心痛、气闷欲绝、面色青、四肢逆冷，吴茱萸丸中以干漆、当归活血，槟榔、白术、桔梗化痰积"，《普济本事方·积聚凝滞五噎膈气》"治胸痹满闷，用三棱、莪术合枳壳、陈皮、槟榔"，均体现出对痰瘀同治的重视。

从冠心病心绞痛中医证型分布来看，痰瘀痹阻是冠心病心绞痛的主要证型之一，血脂的异常是痰凝心脉的物质基础，而血流动力学指标的异常是痰瘀痹阻的物质基础，胰岛素抵抗、胰岛素敏感性下降存在于冠心病心绞痛的各证型，且由非痰非瘀到痰凝心脉再到痰瘀痹阻有逐渐加重的趋势。研究表明，高脂蛋白血症与血液黏稠度呈正相关；血清总胆固醇、三酰甘油、低密度脂蛋白升高是痰证的生化物质基础和微观辨证指标之一。痰浊证患者血液呈高黏、高凝、血瘀状态。在发病早期和发作期的病机变化，多为痰浊与瘀血交阻、痹阻心脉所致。缓解期的患者，虽以本虚的征象为主，但痰瘀互结，胶固难化，而使病程延长迁延难愈。可见无论在发作期还是缓解期，痰瘀互结证都贯穿始终，只是病情轻重不同而已，痰瘀同治已成为冠心病的重要治法。

四、疏肝理气

肝失疏泄，气机不畅，则津血的输布代谢失常，可化生痰浊、瘀血。精神抑郁，情志不畅，肝失疏泄，即可形成"气留不行，血壅不濡"的胸闷胸痛，并兼有气滞不畅等症状。由于该病病位在心，但心之气血运行与肝之疏泄、藏血互相联系，相互影响。故疏肝理气佐活血通络之剂治疗冠心病心绞痛可获一定效果。

五、补肾祛瘀

人过中年，肾元亏虚，精气渐衰。若肾阳虚，则水不生土，衍生痰浊。肾阴虚，更可火化热生，炼液为痰，痰浊壅塞脉道，血滞成瘀。痰瘀互结，着于血脉，交结凝聚，即形成粥样斑块。治宜补肾祛瘀化痰。偏肾阳不足者，宜温补肾阳为主。偏肾阴亏虚者，宜滋补肾阴、宁心安神。《内经》中对"厥心痛""真心痛""心痛"的症状描述与今之冠心病心绞痛的症状相似。《素问·六微旨大论》曰："相火之下，水气承之"，"君火之下，阴精承之。"心肾关系密切，心肾之间通过经络互联、精血互化、水火相济、君相互助等方式紧密相连。心肾在生理病理上紧密联系。冠心病属本虚标实之证，以心肾虚衰为本，以寒凝、气滞、痰浊、血瘀为标。当代医家运用补肾法治疗冠心病，并对从肾论治进行了深入研究，发现补肾法在调节脂代谢、促血管生成、保护血管内皮功能、抗血小板聚集、抑制冠状动脉局部炎症反应、抑制血管平滑肌增生等方面发挥作用。

总之，针对冠心病不同患者群，从中西医学理论的相似点和不同点出发，深入研究其病理生理改变，并结合中医病因病机和证候特点加以分析，推陈出新，产生的新的中医治法，有助于进一步提高心脏病治疗的临床疗效。

第五章　冠心病治疗常用中药

第一节　抗血小板中药

血小板激活和释放反应增强是冠心病发生的重要机制。许多中药药物及其有效成分作用在不同的环节，具有抑制血小板、防止血栓形成的功能。

【药物及有效成分】

以往的研究表明，川芎、当归、赤芍、丹参、三七、桃仁、红花等多数活血化瘀药具有较强的抗血小板聚集和释放作用。此外，还发现黄芪、人参等补气药也具有较好的抗血小板作用，为益气活血组方用药防治血栓性疾病奠定了基础。抗血小板中药的有效成分和单体按其化学成分大体上可以分为黄酮类、生物碱类、萜类、有机酸类、木脂素类及其他中药提取物。

【作用机制】

1. 抑制血小板聚集　研究结果表明，绝大部分活血化瘀中药的有效成分及复方，如川芎、川芎嗪、赤芍、赤芍嗪、红花、红花黄色素、丹参及水溶性成分、丹参酮、当归、阿魏酸钠、鸡血藤、姜黄素、赤芍801（棓丙酯）、白藜芦醇、莪术二酮、血竭总黄酮、丹酚酸B、水蛭素、补阳还五汤、大黄蟅虫丸、血府逐瘀汤等能明显降低血栓性疾病患者或动物模型的血小板聚集率；不同程度地抑制体外由花生四烯酸、ADP、血小板活化因子（PAF）、胶原或凝血酶等诱导的血小板聚集反应，降低血小板聚集率。抑制血小板聚集的药物还有血竭、苏木、地龙、蒲黄、山灯盏花素、三七总皂苷等。

2. 抑制血小板的释放反应　血小板释放反应是指在各种诱导剂的作用下，储存在血小板内的颗粒或溶酶体内的许多物质通过血小板特有的开放管道系统被释放到血小板外的过程。这些物质包括 P 选择素（cluster of differentiation 62 platelet，CD62P）、GPⅡb/Ⅲa 复合物、蛋白激酶 C（protein kinase C，PKC）、β

血小板球蛋白（β-TG）、血小板因子-4（PF-4）和 Ca^{2+} 等，这些已经成为筛选活血化瘀中药及其抗血小板治疗机制研究的常用评价指标。如川芎嗪、桃红四物汤等可明显降低血小板活化后 CD62P 的水平，明显抑制体内血小板活化。血府逐瘀汤能明显抑制 ADP 诱导的 GP Ⅱ b/Ⅲ a 复合物的分子表达，从而抑制 ADP 对血小板的激活。白黎芦醇是活血化瘀中药虎杖的主要有效成分之一，研究显示，其可能通过抑制血小板细胞质 PKC 向胞膜的"转位"而使血小板膜结合纤维蛋白原、血小板胞膜蛋白激酶 C（M-PKC）的活性受到抑制，发挥抗血小板作用。丹参等可抑制 5-羟色胺（5-HT）的释放，川芎等抑制 β-TG、PF-4 释放。当归、阿魏酸、红花黄色素能有效抑制血小板 5-HT 的释放及血小板内 Ca^{2+} 含量的增加，通过抑制 PAF 致 Ca^{2+} 内流作用以抑制血小板活化。

3. 影响血小板代谢过程　抑制血小板 TXA_2 合成及释放的有赤芍精、赤芍 801（棓丙酯）、阿魏酸钠、丹参素、川芎及川芎嗪、水蛭等。促 PGI_2 样物质及 6-酮-前列腺素 $F_{1\alpha}$ 生成有川芎、赤芍、阿魏酸钠等，川芎嗪尚可抑制心肌缺血再灌注时 TXA_2 的释放，促进 TGI_2 的合成。降低血小板黏附作用有蒲黄、丹参等。活血化瘀方药抗血小板治疗的机制可能与干预 TXA_2/PGI_2 及其代谢产物相关。赤芍总苷能降低 ADP 诱导的血小板最大聚集强度，降低大鼠血浆中血栓素 B_2（thromboxane B_2，TXB_2）的浓度，即可促进 PGI_2 的合成或释放，抑制 TXA_2 的生成，可以改善 TXA_2/PGI_2 的平衡，抑制血小板聚集，达到抗血栓的作用。三七、补阳还五汤全方及其生物碱可抑制血小板聚集后血小板内 cAMP 和 cGMP 的下降。

4. 影响血小板内的信号转导　丹酚酸 A 是活血化瘀中药丹参的一种主要的水溶性成分，可以抑制血小板从外到内的信号通路，其作用靶点是 PI3K 的亚型。川芎、赤芍有效部位配伍可影响血小板相关差异蛋白的表达，为活血化瘀中药的一个有效的作用靶点。

第二节　抗凝血中药

抗凝血药是一类干扰凝血因子，阻止血液凝固的药物，主要用于血栓栓塞性疾病的防治。正常人由于有完整的血液凝固系统和抗凝及纤溶系统，所以血液在血管内既不凝固也不出血，始终自由流动完成其功能，但当机体处于高凝状态或抗凝及纤溶减弱时，则发生血栓栓塞性疾病。

【药物及有效成分】

从中药功效归类看，抗凝药物仍以活血化瘀为主，其他涉及辛散解表、温里等药，常用的有水蛭、蛇毒、丹参、僵蚕、川芎、地龙、红花、银杏、三七、土鳖、赤芍、葛根、姜黄、牛膝及有效成分芍药苷、三七总皂、阿魏酸、丹参酮、川芎嗪等。

【作用机制】

1. 降低血黏度 ①降低血液黏度：单味药和有效成分有川芎、赤芍、丹参、红花、当归、桃仁、三棱、血竭、郁金、益母草、刘寄奴、地龙、穿山甲、土鳖虫、莪术、延胡索总碱等；复方有补阳还五汤、血府逐瘀汤等。②降低血浆黏度：单味药有丹参、红花、当归、桃仁、虎杖、三棱、血竭、郁金、山楂、水蛭、益母草、刘寄奴、地龙、穿山甲、土鳖虫、莪术、川芎、赤芍等。③改善红细胞变形性：单味药川芎、赤芍、丹参、红花、当归、桃仁、虎杖、三棱、五灵脂、三七、泽兰、紫苏、没药、大黄、血竭、郁金、山楂、水蛭、益母草、刘寄奴、地龙、穿山甲、土鳖虫、莪术等。④降低红细胞聚集性：单味药有川芎、当归、赤芍、丹参、红花、桃仁、虎杖、三棱、五灵脂、三七、泽兰、紫苏、没药、大黄、血竭、郁金、山楂、水蛭、益母草、刘寄奴、地龙、穿山甲、土鳖虫、莪术等。⑤增加红细胞电泳率：单味药有红花、丹参、川芎、三棱、莪术、当归、益母草等。⑥降低血小板黏附性：单味药有川芎、当归、赤芍、丹参、红花、桃仁、虎杖、三棱、五灵脂、三七、泽兰、紫苏、没药、大黄、血竭、虻虫、郁金、山楂、水蛭、益母草、刘寄奴、地龙、穿山甲、土鳖虫、莪术等；有效成分有芍药苷、三七总皂苷、阿魏酸及原儿茶醛等。⑦降低血液凝固性：单味药和有效成分有丹参及丹参酮、川芎嗪等。

2. 影响纤维蛋白原系统 纤维蛋白原是主要分布在血浆中的一种血浆蛋白质，参与血液凝固、纤溶、抗纤溶过程；纤维蛋白是凝血反应的最终产物，也是血栓的主要成分。①增加血浆纤溶活性：单味药有丹参、红花、当归、赤芍等。②降低血浆纤维蛋白原含量：单味药有川芎、当归、赤芍、丹参、红花、桃仁、虎杖、三棱、五灵脂、三七、泽兰、紫苏、没药、大黄、血竭、郁金、山楂、水蛭、益母草、刘寄奴、地龙、穿山甲、土鳖虫、莪术等。③抑制体外血栓形成：单味药有地龙、土鳖虫、莪术、泽兰、苏木、血竭等；中药活性成分有蚓激酶、丹参素、水蛭素等。④增强纤溶活性：单味药和有效成分有丹参酮ⅡA磺酸钠、赤芍、红花、姜黄，川芎嗪有较弱的尿激酶样作用。鸡血藤可有抗纤溶作用。⑤抗血栓及微血栓：单味药和有效成分有川芎嗪、益母草、红花黄色素等，川芎嗪还可强烈抑制单核细胞聚集而抗血栓。⑥改善血液流变性：单味药和有效成分有丹参、赤芍精、血竭、水蛭、益母草、郁金等，丹参、当归、川芎、红花、血竭、五灵脂有改善红细胞变形性作用，有利于微循环灌注。

活血药可通过改善机体血液循环、消除微循环障碍、改善局部缺氧状态、增加局部血流量、改善血液流变性和凝固性、抑制血小板活性、促纤溶、抗凝、抗血栓等机制发挥治疗冠心病的作用。水蛭体内抗凝活性成分为水蛭素，水蛭素是一种多肽，由多种氨基酸组成，含肝素、抗血栓素，是凝血酶最强的特异性抑制剂。水蛭素与凝血酶的结合速度较纤维蛋白原快，其抑制了凝血酶的蛋白水解作用，使纤维蛋白原不能转变为纤维蛋白，从而阻止纤维蛋白的凝固及凝血酶催化的进一步反应，最终达到抗凝、抗栓、纤溶的目的。全蝎提取液可通过促进纤溶、抑制血小板聚集而抑制血栓形成。地龙提取液在体外有很好的抗凝作用，能使血浆凝血酶原时间、血浆凝血酶时间、活化部分凝血活酶时间显著延长，其抗凝机制为直接抑制凝血酶、纤维蛋白原反应作用，延长血小板血栓和纤维蛋白血栓形成时间。蛇毒含有多种生物活性蛋白和多肽的混合物，含有多种抗栓成分。蛇毒纤溶酶原激活剂是一种蛇毒成分，主要通过激活纤溶酶原，使之成为有活性的纤溶酶，从而发挥间接溶解纤维蛋白的作用。

中药方剂（单味药、复方）的作用具有多效性，成分复杂，如生物碱、黄酮、多糖类、蒽醌、挥发油等，对血流动力学的作用也具有多种功能，中药所含不同类型的物质具有不同的功能，同一类型物质具有相同的功效，既有共同作用，也有单一作用。随着内皮细胞形态与基因调控血流动力学、离子通道流动力学等研究，中药的作用可进一步深化和发展。

第三节　调血脂中药

中药治疗高脂血症已经有数千年的历史，中药具有药源丰富、不良反应轻、多途径多靶点的优势。国内外在中药调节血脂方面都进行了大量研究并取得了一定成果，已发现有多种活性成分具有良好的降脂作用。

【药物及有效成分】

1. **降脂单味中药**　主要有人参、葛根、决明子、绞股蓝、何首乌、杜仲、姜黄、虎杖、半夏、柴胡、熊胆、枸杞子、蜂王精、灵芝、刺五加叶、紫菜、黄连、女贞子、冬虫夏草、大蒜、怀牛膝、花粉、桑寄生、麻仁、当归、马齿苋、鱼油、川茸片、蒲黄、大豆、丹参、火柿叶、鬼箭羽、三七、没药、赤松叶、血竭、红花、茶叶、山楂、荷叶、银杏叶、泽泻、海带、月见草、菊花、沙棘、燕白、大黄、陈皮、漏芦、黄芩等60余种。

中药降脂作用以降低血清胆固醇者居多，从效果上来看，可分为两种：①降胆固醇为主的中药，如蒲黄、泽泻、柴胡、人参、五加皮、灵芝、当归、川芎、山楂、沙棘、姜黄、虎杖、决明子、荷叶、大豆、陈皮、半夏、怀牛膝、漏芦等。②降三酰甘油为主的中药，如大黄、绞股蓝、何首乌、三七、女贞子、银杏叶、枸杞子、冬虫夏草、葛根、桑寄生、水蛭、茶叶、大蒜、马齿苋、月见草和红曲等。

2. 降脂有效成分

（1）黄酮类：大多以化合物形式广泛存在于中草药中，具有较强的抗氧化损伤作用，其降血脂的作用机制主要通过抗氧化、抗自由基作用实现，山楂、银杏、葛根等是其中的代表植物。常用的降脂中药山楂能够降低羟甲基戊二酸单酰辅酶 A（3-hydroxy-3-methylglutaryl coen zyme A，HMG-CoA）还原酶的活性，从而抑制内源性胆固醇的合成。而大黄、首乌、虎杖、决明子等所含的蒽醌类化合物能促进肠道蠕动，增加排便，抑制胆固醇在肠道的再吸收，促进脂类的排除。

（2）皂苷类：大多具有明显的抗氧化作用，皂苷类物质的降血脂机制主要是其与胆固醇结合，阻断肝肠循环，减少机体对胆固醇吸收，达到降脂作用。人参皂苷 Rb1 和 Rg3 可明显提高血清中 SOD 及 GSH-Px 的活性，减少过氧化脂质（LPO）及丙二醛（MDA）的含量，减少自由基对细胞的损伤，亦可减少脂质在脑、心肌中的沉积。决明子所含蒽醌糖苷具有导泻作用，能减少肠道对胆固醇的吸收及增加排泄，通过反馈调节 LDL 及胆固醇水平。

（3）鞣质类：70%以上的中药含有鞣质类化合物，如地榆、大黄、诃子、肉桂、仙鹤草等含量较丰富。鞣质分子中的众多酚羟基使其具有很强的还原性，能抑制肝脏线粒体、微粒体的脂质过氧化作用，抑制由肾上腺素引起的脂肪细胞的脂质分解作用等。

（4）多糖类：植物中含有的多糖具有降血脂作用，该作用可能与其能明显增强卵磷脂-胆固醇酰基转移酶（lecithin-cholesterol acyltransferase，LCAT）、血浆脂蛋白脂酶酶活性，提高 HDL-C 水平有关。灵芝中的多糖类成分能影响脂质的转化及其分布、转运和清除。

（5）不饱和脂肪酸：海鱼油中有丰富的不饱和脂肪酸，它可能通过抑制肝内脂质及脂蛋白的合成，促进胆固醇从粪便中排出而具降血脂作用。

（6）蒽醌类：广泛存在于天然药物中，以这类成分降脂作用为主的药物有大黄、何首乌、虎杖等。何首乌所含蒽醌类成分能显著降低大鼠血清总 TC 和 TG 的含量，明显升高血清高密度脂蛋白（HDL）与血清总 TC 的比值。

（7）生物碱类：生物碱是天然药物中存在最多的一类化学成分，具有强烈生理活性。有少数中药中所含生物碱具有降脂作用，如川芎嗪可明显降低其血清 TC 及 TG 水平，并能升高 SOD 水平，降低 MDA 水平，有一定的降脂和抗氧化作用。

（8）挥发油及脂肪油类：如沙棘中所含沙棘油能够降低血清 TC、TG、LDL-C 水平，以降低 TC 作用更为突出，同时具有升高 HDL-C 的趋势。火麻仁油可明显降低实验性高脂血症动物血清 TC、TG、LDL-C，升高 HDL-C。

（9）多酚类：其化合物是很好的抗氧化剂。如绿茶中所含茶多酚的降脂机制除抑制脂类的消化吸收和增加类脂质的排泄外，还能通过抑制胆固醇生物合成的限速酶，上调 LDL 受体，减少载脂蛋白（apoB）的分泌，以实现降血脂作用。

（10）其他：除了上述降脂活性成分外，尚有少数固醇类、萜类等化合物在近年来的研究中显示了一定的降脂作用。如姜黄中所含的姜黄素、泽泻中所含的三萜类化合物等，可降低血清 TC、TG，升高血清 HDL。

【作用机制】

1. 抑制外源性脂质吸收　何首乌、大黄、虎杖、决明子含蒽醌类化合物，可促进肠道蠕动，减少胆固醇吸收。何首乌所含卵磷脂可阻止胆固醇、类脂质沉积。蒲黄所含植物固醇，在肠道能竞争性抑制外源性胆固醇吸收，使胆固醇经肠道排出增加。金银花可降低肠内胆固醇吸收，茵陈可使内脏脂肪沉着减少。槐花可有效降低动脉血液中胆固醇含量，增加胆固醇-蛋白复合物的稳定性。三七可阻止胆固醇吸收，酸枣仁可抑制胆固醇在血管壁堆积。

2. 抑制内源性脂质合成　泽泻含三萜类化合物，可减少合成胆固醇原料乙酰辅酶 A 的生成。山楂水煎剂可增加肝细胞微粒体及小肠黏膜中胆固醇生物合成限速酶活力。西洋参茎叶中皂苷可降低血中脂质，抑制过氧化脂质生成。何首乌可降低肝细胞中三磷酸腺苷酶活性，降低琥珀酸脱氢酶、葡萄糖-6-磷酸酶活性，影响胆固醇合成。阿魏酸可抑制大鼠肝脏甲戊酸-5-焦磷脱羟酸，从而抑制肝脏合成胆固醇。

3. 促进体内脂质的转运和排泄　人参皂苷可促进胆固醇的转化、分解、排泄。柴胡皂苷促进血中胆固醇周转，云芝多糖则可使小鼠腹腔乙酰化 LDL 受体数目增加，提高对乙酰化 LDL 结合和降解的能力。马齿苋、茶叶、海蛤壳、昆布、苏子、酸枣仁、绞股蓝、沙苑子、夜交藤、女贞子、沙棘、大黄、虎杖、蒲黄等均可升高 HDL-C 或载脂蛋白，促进脂质转运排泄。

4. 影响体内脂质代谢　月见草通过增加血清 LCAT 活性，促进 HDL-C 亚类转化，加速胆固醇消除，改善血脂代谢紊乱。茶叶可降低脂肪酶活性，促进肾上腺素诱致的脂解酶活性，阻止食物中促进胆固醇转化为胆酸的不饱和脂肪酸的氧化，从而促进脂质分解和消除。何首乌、山楂、菊花等通过可逆性的磷酸化和脱磷酸化，实现对肝细胞微粒体-甲基戊乙酰辅酶A还原酶活力的抑制，起到调节脂质代谢的作用。冬虫夏草、人参、灵芝也可影响脂质代谢。

人参对血脂有双向调节作用，人参有效成分人参皂苷Rb、Rc、Rd、Re、Rg，能刺激脂质代谢，一方面能显著促进大鼠胆固醇及血中脂蛋白的生物合成，另一方面也能加速其分解，所以对血浆和肝脏胆固醇含量的影响较小。其作用以Rb最强，Rg和Re次之，Rc和Rd最弱。其作用机制可能是通过影响肾上腺皮质激素分泌而起作用。决明子为豆科一年生植物决明或小决明的成熟种子，主要含有植物类固醇及蒽醌类物质，具有抑制血清胆固醇升高和动脉粥样硬化斑块形成的作用。何首乌为蓼科多年生草本植物何首乌的块根，含有大黄酸、大黄素、大黄酚、芦荟大黄素等蒽醌类物质，能促进肠道蠕动，减少胆固醇吸收，加快胆固醇排泄，从而起到降低血脂、抗动脉粥样硬化的作用。泽泻科多年生沼泽植物泽泻的块茎，含有三萜类化合物，能影响脂肪分解，使合成胆固醇的原料减少，从而具有降血脂的作用。蒲黄含有谷甾醇、豆甾醇、菜油甾醇等植物甾醇，具有明显的降血脂作用，能抑制脂质在主动脉壁的沉积，抑制胆固醇的吸收、合成，促进胆固醇排泄，具有明显的降低血清胆固醇及防止动脉粥样斑块发生和发展的作用。蒲黄可降低肠道吸收外源性胆固醇的速率。姜黄为姜科植物姜黄的干燥根茎，含姜黄醇、挥发油、姜黄素等成分。姜黄醇提物、挥发油及姜黄素都有降TC、脂蛋白和TG的作用，其中姜黄醇提物及姜黄素的作用最强。山楂为蔷薇科落叶灌木或小乔木植物野山楂、山里红或山楂的果实，含金丝桃苷为主的黄酮类有机酸，可降低血清TC，其作用与升高HDL百分比值和清除自由基关键酶SOD活性有关。大黄含大黄素、大黄酸、大黄酚、大黄素甲醚等，具有降低血压和胆固醇等作用。红花含有红花苷、红花油、红花黄色素、亚油酸等，其有扩张冠状动脉、降低TC和TG的作用。银杏叶含甘草酸、白果双黄酮、异白果双黄酮等成分，有降低TC、扩张冠状动脉的作用。薤白为百合科植物小根蒜的干燥鳞茎，含挥发油、单体皂苷腺苷、胸苷等成分，对TC、TG有降低作用。南葶苈子醇提取物和南葶苈子油能显著降低TC、TG、LDL-C，显著升高HDL-C水平。这种作用可能与南葶苈子油中富含的亚麻酸、亚油酸、油酸等不饱和脂肪酸有关，其中挥发油所含二烯丙基二硫化物也有调血脂作用。

第四节　抗心肌缺血中药

许多中药中含有的黄酮、生物碱、皂苷、糖苷、酚类化合物具有较好的抗心肌缺血的药理活性。

【有效成分】

1. 黄酮类　葡萄籽原花青素可降低 I/R 诱导的细胞死亡，增加 NO 的释放。水飞蓟宾可降低受损心肌 LDH 的释放和丙二醛（MDA）的产生，增加超氧化物歧化酶（SOD）活性，降低细胞内 Ca^{2+} 浓度，增加线粒体膜电位。此外，水飞蓟宾减少了促凋亡的线粒体细胞色素 C 的释放；增加 Bcl-2 的表达。槲寄生黄酮苷可缩小大鼠梗死心肌范围，降低心肌梗死大鼠 LDH 和 MDA 水平，提高 SOD 水平，并成剂量依赖性。天山花楸叶总黄酮可明显增加冠脉流量，SOD 活性升高，MDA 含量减少，并抑制脂质过氧化反应。淫羊藿苷可减轻细胞膜损伤程度、稳定细胞膜，同时减轻机体细胞受自由基攻击的严重程度，提高机体清除氧自由基的能力，进而增强了机体抗脂质过氧化的能力。苦碟子总黄酮通过增强机体对自由基的清除能力，抑制脂质过氧化反应，减少细胞 LPO 的蓄积，减轻内皮细胞 PGI_2 合成的抑制，纠正 PGI_2/TXA_2 的失衡，解除冠状动脉痉挛，减少血小板聚集，减轻心肌梗死。

2. 生物碱类　二氢石蒜碱是石蒜碱经接触氢化而获得的一种异喹啉类生物碱，可减少心肌组织脂质过氧化，提高心肌细胞抗氧化损伤的能力，减轻心肌能量代谢障碍。苦参碱可降低 LDH、SGOT 和 CK 的释放，改善左心室功能障碍，提高了 SOD、CAT 和 GSH-Px 的活性，降低 MDA 的含量。川芎嗪可能通过诱导血红素加氧酶产生抗氧化活性以及抑制中性粒细胞的活化而发挥作用。

3. 皂苷类　三七总皂苷通过促进 p-AKT 的活性从而抑制缺血环境诱导的心肌细胞凋亡。西洋参果总皂苷通过降低冠状动脉阻力、增加冠状动脉流量、减少心肌耗氧量而保护缺血心肌。川断皂苷 Ⅵ 通过清除脂质过氧化物和活性氧，提高抗氧化防御酶和防止线粒体损伤对急性心肌缺血大鼠的心脏发挥保护作用的。

4. 糖苷类　红景天苷可显著降低犬冠状动脉结扎后心肌缺血的程度，明显缩小心肌缺血的范围，作用强度与剂量有一定的相关性，可显著减少血浆中 MDA 的释放，增强 SOD 的活性。黑木耳多糖可明显降低血清中 LDH 的含量，减少 MDA 的生成，增强 SOD 活性。天麻素可增强清除自由基能力，减轻生物膜脂质过氧化反应，维持心肌细胞膜和线粒体的正常功能，改善能量代谢。白藜芦醇苷可通过增加 BCL2 蛋白表达，减少 Bax 蛋白表达而减少 I/R 诱导的大鼠心肌细胞凋亡。

5. 酚类　白藜芦醇通过抑制超氧化物的水平和钾离子通道的激活以保护心肌，并改善缺血后左心室收缩功能的恢复，抑制心肌损伤，增加心肌激酶 AKT 的活化。

6. 其他　通过生化和病理结果都证实了藏红花对缺血性心脏有保护作用。芡实及其苷类具有抗氧化活性，葛根素和丹参素通过其抗氧化和抗脂质过氧化的特性对大鼠急性缺血性心肌损伤起到保护作用。

【作用机制】

1. 改善血小板活性和微循环　丹参、红花配伍能对抗心肌再灌注损伤后引起的血小板聚集，从而起到抗栓的作用。中医药活血化瘀、通经活络作用可能是其抗栓及防治冠心病的机制之一。

2. 抗氧自由基作用　活性氧自由基是引起细胞受损、导致心肌细胞凋亡的主要原因之一。口服黄连素后能减轻心肌的病理损伤，同时能够降低 MDA 浓度，且与浓度呈一定依赖关系，低剂量黄连素可能通过激活 SOD 活性的途径起到保护作用，而高剂量则是通过直接抑制过氧化物产生而减轻缺血心肌细胞的过氧化损伤。葛根素衍生物、三七总皂苷能保护内源性氧自由基清除剂 SOD 的活力，减少氧自由基作用于膜脂质生成的过氧化物产物的 MDA，从而减轻了氧自由基对心肌的损伤。

3. 抑制钙超载　许多具有抗心肌缺血作用的中药单体和中药复方能够抑制钙超载，对心肌细胞有保护作用。丹参酮能提高缺血心肌高能磷酸盐水平，减少因缺血引起的组织内的钙超载，减少 ATP 代谢物的释放，有助于缺血心肌收缩能力的恢复。槲寄生黄酮苷可能是 PAF 受体的竞争性抑制剂。灯盏花素和柿叶黄酮对大鼠心肌缺血再灌注损伤也具有保护作用。黄芪可能是通过开放线粒体膜 ATP 敏感性钾离子通道钾离子内流使线粒体内膜电位发生去极化，阻止钙离子进入线粒体基质，防止线粒体钙超载的发生，发挥缺血再灌注损伤心肌的保护作用。

4. 促进血管新生　银杏叶提取物能促进心肌缺血大鼠冠状动脉侧支血管的生成，对缺血心肌具有保护作用。中等剂量葛根素溶液对大鼠心肌缺血细胞有保护作用。

5. 抑制炎症损伤　中药可通过抑制炎症细胞的趋化及浸润、调节细胞因子的合成及分泌、下调炎症介质及黏附分子的表达等多种途径干预心肌缺血炎症反应，发挥保护心肌作用。蒺藜总皂苷可以通过减少炎性因子 TNF-A、IL-1B 及 ICAM-1 表达，抑制炎症反应，从而起到对缺氧复氧损伤心肌细胞的保护作用。川芎嗪通过抑制 TNF-A、IL-6 释放，从而减轻炎症反应。

6. 对心肌酶的影响　瓜蒌薤白汤能明显降低异丙肾上腺素诱导大鼠血清 LDH、CK-MB 活性，说明瓜蒌薤白汤具有对抗心肌缺血、提高心肌细胞膜稳定性的作用。山楂叶总黄酮能够减少冠状动脉结扎所致心肌梗死后血清 LDH、CK 的释放，从而对抗缺血引起的心肌损伤。中药抗心肌缺血与其保护心肌细胞膜稳定性，从而减轻心肌损伤有关。

7. 抑制心肌细胞凋亡　心肌细胞凋亡是缺血性心脏病的重要病理变化，细胞凋亡不仅存在于心肌缺血损伤过程，更与缺血后梗死灶的发展及梗死后心功能不全的发生密切相关。川芎嗪可能通过减轻缺血心肌细胞内的钙超载，从而降低缺血心肌 FOS 蛋白表达和减少缺血心肌细胞凋亡。黄芩茎叶总黄酮可干预大鼠结扎左冠状动脉前降支引起的心肌缺血再灌注损伤中的心肌细胞凋亡，并改变凋亡相关蛋白 BCL2 和 BAX 表达。人参总皂苷对心肌细胞凋亡有保护作用。丹参、川芎、红花合煎剂具有抗心肌缺血再灌注损伤所致的心肌细胞凋亡作用。

中药保护心肌缺血损伤的作用机制具有整体性和复杂性，其中的非循环机制是不容忽视的重要方面。这种非循环机制主要包括抑制心肌细胞凋亡、心肌缺血预处理、改善心肌超微结构和免疫功能调节等方面，它们不是简单的线性关系，而可能是交织成一个网络系统，相互作用和影响，共同发挥心肌保护作用。从非循环层面研究中药抗心肌缺血损伤的机制是目前中西医结合心血管病学研究的重点之一。随着临床和基础研究的发展，更深层次的中药对缺血心肌保护的机制（特别是复方的作用机制）将会不断被阐明，中医理论和现代分子生物学将会找到更多的交融点。

第五节　心肌再灌注损伤保护中药

心肌缺血再灌注损伤是多途径、多环节的一个极其复杂过程。中药可作用于心肌缺血再灌注损伤的多个环节发挥心肌保护作用，其主要作用机制与清除氧自由基、减轻钙超载、改善能量代谢、干预炎症反应、调节血管内皮因子、抑制细胞凋亡有关。

【药物及有效成分】

中药单体三七皂苷、绞股蓝总苷、人参皂苷、丹参素、川芎嗪和茶多酚，以及单味中药银杏叶、丹参的水提物具有抗心肌缺血再灌注损伤作用。复方炙甘草汤、生脉散、四逆汤及丹参溶液、灯盏花溶液、当归溶液、川芎嗪溶液具有抗心肌缺血再灌注损伤作用。

对心肌缺血再灌注损伤有保护作用的中药及有效成分：①扩张冠状动脉及增加心肌营养性血流量，如葛根、三七、山楂、蒲黄等。②减少心肌耗氧量，如山楂、葛根、三七、丹皮、鸡血藤等。③改善微循环，如丹参、红花、玄胡、莪术、五灵脂、刘寄奴、川芎嗪等。④增加红细胞内二磷酸甘油酸含量，如当归、丹参等。⑤钙内流阻滞作用，如丹参酮ⅡA磺酸钠、川芎嗪、川芎、当归、桃仁、红花丹参、赤芍、三棱、三七皂等。⑥降低血浆内皮素，如当归溶液等。⑦降脂，如姜黄及姜黄素、当归和大黄等。

　　近年来的研究发现，补益类中药可通过非循环机制来增强心肌细胞内源性抗损伤能力，生成具有心肌保护作用的物质，改善缺血缺氧的心肌细胞代谢状态。黄芪总黄酮、总皂苷及总多糖在黄嘌呤氧化酶体系中通过直接消除氧自由基，以减少心肌细胞膜的损伤，降低心肌细胞内钙超载。目前已从人参中分离出近30种皂苷单体，其有效成分为人参皂苷（Rb）。研究发现，人参可能是通过增强凋亡抑制基因（BCL2）表达和降低凋亡促进基因（BAX、BAD和FAS）的表达而抑制心肌缺血再灌注损伤所诱导的心肌细胞凋亡的发生。人参的有效成分是人参皂苷，人参皂苷可明显提高心肌缺氧的耐受能力，对损伤心肌超微结构有保护作用，也有保护血管内皮细胞舒张功能，增加冠脉血流量作用。麦冬可稳定心肌肌细胞膜。五味子可具有钙拮抗作用，且减少脂质过氧化。刺五加有丁香苷、金丝桃苷等多种血管活性成分和黄酮化合物，能扩张血管，降低血液黏度，降低心率，增加冠脉血流量，减少心肌耗氧量，改善心肌微循环，从而改善心肌的缺血缺氧状况。

【作用机制】

　　1. 清除心肌细胞氧自由基　　如当归、川芎、丹参有抗氧化作用，川芎嗪、水蛭、土鳖虫有降低血中过氧化脂质的作用，丹参素、三七皂苷能有效地清除心肌缺血再灌注所产生的氧自由基，其效果与SOD相似。天山花楸叶总黄酮可减轻心肌组织过氧化，并能清除自由基和超氧阴离子，其心脏保护作用与其抗氧化活性有关。川芎嗪预处理的保护作用与抗氧化，减少自由基的生成有关。三七总皂苷的保护心肌超微结构和超氧化物歧化酶（SOD）活性，减少丙二醛（MDA）生成，降低心肌梗死范围作用，其机制与拮抗钙离子、促进热休克蛋白70（HSP70）表达有关，其中人参皂苷Rb1是拮抗细胞外钙离子内流的主要成分。大蒜素可模拟心肌缺血预处理的延迟保护作用，其机制涉及PKC及丝裂素激活蛋白激酶信号途径。黄芪预处理明显减少大鼠心肌梗死面积和MDA的产生，保护细胞中SOD活性和超微结构，诱导心肌HSP70的表达，降低MDA含量，提高SOD活性，对大鼠心肌再灌注损伤有良好的保护作用。四逆汤能明显减轻小鼠腹腔注射垂体后叶素引起的再灌注损伤，提高心肌组织和线粒体内SOD活性，降低 MDA 含量，还能增强线粒体 MnSOD mRNA 的转录，从基因水平上为中药抗氧化损伤的作用机制提供了新方法。

2. 减轻心肌细胞钙超载　川芎嗪不仅能抑制细胞外钙经钙离子通道进入细胞，而且能抑制血管平滑肌细胞内储存钙的释放，认为是一种钙离子通道阻滞。进一步研究发现川芎嗪对心肌缺血时心肌细胞核膜 Ca^{2+} 依赖性 ATP 酶活性降低有改善作用。益母草具有降低细胞膜通透性，减少 Ca^{2+} 流入心肌细胞内，并可保护心肌细胞 Ca^{2+}-ATP 酶、Na^+，K^+-ATP 酶和 Mg^{2+}-ATP 酶活性，促进 Ca^{2+} 泵出细胞并减 Na^+-Ca^{2+} 交换，而减轻心肌细胞内 Ca^{2+} 超载引起的细胞损伤。

3. 改善心肌细胞能量代谢　丹参素对线粒体呼吸链功能有明显保护作用。川芎嗪能保护线粒体，改善能量代谢，减轻和避免细胞超微结构的损害。薯蓣皂苷对大鼠缺血再灌注心肌能量代谢障碍有明显改善作用，可提高大鼠心肌 ATP 含量及腺苷酸池水平，保护心肌细胞。参附溶液可提升缺血再灌注心肌组织内高能磷酸化合物 ATP、ADP 及 AMP 的含量，改善缺血区的能量供应，对再灌注损伤产生明显保护作用。心肌缺血导致心肌细胞膜损伤，而膜损伤是心肌细胞由可逆性损伤转化为不可逆损伤的早期表现和重要标志。中药能减轻心肌膜损伤，对心肌缺血损伤的保护和治疗具有重要意义。中药单体和单味药丹参、人参、黄芪，参附、川芎嗪等具有稳定细胞膜、防治线粒体和肌原纤维损伤．减轻心肌细胞超微结构损伤的作用。

4. 干预炎症反应　葛根素可减轻白细胞和内皮细胞的黏附作用，保护心肌细胞。银杏叶提取物主要有效药用成分是银杏黄酮类和银杏内酯类，这些成分具有扩张血管、拮抗血小板活化因子、抗菌等作用。由于银杏叶提取物能显著抑制白细胞表面 CD_{11}/CD_{18} 表达，故能明显抑制白细胞活化，起到减少心肌损伤的作用。人参皂苷能够抑制多形白细胞和中性粒细胞的激活，起到抗心肌缺血再灌注损伤的作用。粉防己碱能减少血小板激活因子（PAF）释放，减轻多形核白细胞浸润，有效防止心肌缺血再灌注损伤时的炎性反应。解毒通络法能减少心肌细胞 C 反应蛋白的释放，抑制炎症反应，升高 NO，减少心肌酶漏出，对抗心肌梗死引起的炎症反应。研究表明，葛根、五味子、桂枝、益母草、鹿茸、冬虫夏草、人参、何首乌、穿心草、芦丁、牛黄、三七、穿心莲均可提高 SOD 活性，减少 MDA 的产生，降低 LPO 含量。

5. 改善血管内皮细胞功能　黄芪总黄酮可在一定程度上阻断 NO 的减少，且对维持体内酸碱平衡有一定作用。牛磺酸能显著降低大鼠血浆 ET 浓度，明显减轻实验大鼠缺血再灌注损伤。还可使血浆 ET-1 水平降低。穿心莲能显著降低血浆 ET 浓度，并明显提高 NO 水平，维持 NO/ET 平衡，保护内皮细胞。

6. 调控细胞凋亡基因，抑制细胞凋亡　丹参可明显减少再灌注损伤诱导的 *C-FOS* 基因过度表达，保护心肌细胞。丹参溶液具有清除氧自由基、保护线粒体的作用，还可通过上调 *BCL2* 基因表达，下调 *BAX* 基因表达，抑制心肌缺血再灌注损伤诱导的心肌细胞凋亡。细辛可下调 P53 和 CYT-C 蛋白表达，抑制心肌细胞凋亡。人参皂苷 Re 可减少 FAS 蛋白的表达。蜂胶总黄酮可通过抑制 FAS 蛋白的表达，上调 BCL2 蛋白表达，减少细胞凋亡，保护心肌组织。川芎嗪抑制心肌细胞凋亡与其自由基清除、钙拮抗、α 受体阻断作用有关。葛根素能延缓离体心肌细胞凋亡，对离体心脏具有明显的保护作用。

7. 心肌缺血预处理　川芎嗪预处理的保护作用与抗氧化，减少自由基的生成有关。三七总皂苷的保护心肌超微结构和超氧化物歧化酶（SOD）活性，减少丙二醛（MDA）生成，降低心肌梗死范围作用，其机制与拮抗钙离子、促进热休克蛋白 70（HSP70）表达有关，其中人参皂苷 Rb1 是拮抗细胞外钙离子内流的主要成分。大蒜素可模拟心肌缺血预处理的延迟保护作用，其机制涉及 PKC 及丝裂原激活蛋白激酶（MAPKs）信号途径。黄芪预处理明显减少大鼠心肌梗死面积和 MDA 的产生，保护细胞中 SOD 活性和超微结构，诱导心肌 HSP70 的表达，降低 MDA 含量，提高 SOD 活性，对大鼠心肌再灌注损伤有良好的保护作用。葛根素溶液有保护内皮、抑制血小板聚集、稳定溶酶体膜、减少缺血再灌注损伤等作用，能保护 2~3 d 内发生缺血再灌注的心肌，具有模拟心脏晚期阶段缺血预处理的作用。

8. 基因异常表达的影响　心肌缺血再灌注引起心肌基因表达异常是导致细胞凋亡和损伤的分子学原因，五加总皂苷可明显减少心肌缺血再灌注时 *C-FOS* 基因的表达。丹参可下调心肌缺血再灌注时 *C-FOS* 基因的表达，起到保护心肌的作用。龙牙楤木皂苷显著提高 GSH-Px 和超氧化物歧化酶（SOD）活性。黄蜀葵花总黄酮明显降低血浆中 MDA 的含量，同时增强 SOD 及 GSH-Px 的活力。

此外，中药通过抑制机体体液免疫反应，增强细胞吞噬功能，如当归、桃仁，对自身免疫参与病理过程的冠心病可能有利。中药单体和单味药丹参、人参、黄芪、党参、附子、川芎嗪等，具有稳定细胞膜、防治线粒体和肌原纤维损伤、减轻心肌细胞超微结构损伤的作用。

中药可通过非循环机制增强心肌细胞内源性抗损伤能力，生成具有心肌保护作用的物质，改善缺血缺氧的心肌细胞代谢状态。这种中药诱导的内源性调控保护是更为积极、主动、有效的心肌保护策略，体现了中西医结合治疗心血管疾病能从整体出发多层面、多靶点发挥作用的优势。

第六节　拮抗肾素-血管紧张素-醛固酮系统中药

肾素-血管紧张素-醛固酮系统（RAAS）是重要的神经内分泌系统，过度激活与各类心血管疾病、肾脏疾病的发生和发展密切相关，阻断其中的某一环节和靶位，均可有效地阻止此类疾病的进展。

【药物及有效成分】

常用的具有 RASS 拮抗作用的中药及有效成分主要有：①补益药，如黄芪、淫羊藿、当归、白芍药和西洋参等。②活血祛瘀药，如川芎、丹参、红花、姜黄、降香、红景天、益母草和水蛭等。③清热药，如莲子心、玄参、金银花、垂盆草、苦参和地骨皮等。④化痰止咳平喘药，如贝母、前胡、前胡甲素、葶苈子、杏仁等。⑤其他，如钩藤、大黄素、茯苓素、苍术、莱菔子、葛根素、吴茱萸次碱、大蒜素等。

【作用机制】

1. **补益药**　黄芪化学成分包括黄芪多糖、黄芪皂苷、葡萄糖醛酸、多种氨基酸和叶酸等。黄芪皂苷甲能使心肌组织 AT_2 的基因和蛋白表达上调，抑制大鼠肾素-血管紧张素系统的过度激活。淫羊藿总黄酮是从中药淫羊藿提取的总黄酮类成分，主要含有淫羊藿苷和淫羊藿次苷等。通过降低血浆 ALD，改善心功能及心室重构。当归溶液对血管紧张素 Ⅱ 诱导心肌细胞肥大有抑制作用。白芍总苷（TGP）可抑制 RAAS，拮抗炎症介质和自由基的生成，增强血管扩张作用。西洋参叶 20S-原人参二醇组皂苷系自西洋参叶总皂苷中分离纯化的 20S-原人参二醇组皂苷，能明显降低血浆肾素活性，从而阻断了 RAS 第一个级联反应，其机制可能与其抑制交感神经张力过高，降低儿茶酚胺（CA）大量分泌有关。

2. **活血祛瘀药**　川芎嗪可以有效地抑制血管紧张素 Ⅱ 诱导的血管平滑肌细胞的增殖。丹参的 ACEI 为丹酚酸类成分，主要为丹酚酸 B 以及丹参素等。红花主要有效成分为查耳酮类色素和黄酮醇类化合物，红花黄色素是属于查耳酮类的有效部位群，是红花中多种水溶性有效成分的混合物，有扩张血管、抗血栓、抗动脉粥样硬化、降血脂、抗炎、免疫抑制等药理作用。可能通过降低 Ang Ⅱ 含量，维持 ACE、ACE Ⅱ 的平衡作用。姜黄素是从植物姜黄、郁金、莪术等植物根茎中提取的一种生物多酚化合物，具有抗炎、抗氧化、降血脂和抗动脉粥样硬化等多种药理作用，可显著抑制心肌细胞蛋白合成速率，抑制 Ang Ⅱ 所致的心肌细胞肥大。"药对"降香、红景天能够改善心肌梗死后大鼠心肌重塑，其作用机制可能与降低梗死区心肌组织 AngⅡ含量和 AGT mRNA 表达有关。益母草水苏碱可抑制 AngⅡ诱导的新生大鼠心肌细胞肥大，抑制 ROS 含量增加可能是其作用机制之一。

3. 清热药　荷叶碱是从莲子心的绿色胚芽中提取的原阿朴啡生物碱，可抑制 AngⅡ刺激活性氧（ROS）的产生，从而减少 AngⅡ诱导细胞凋亡，发挥其保护内皮细胞的功能。玄参可明显降低 ALD 含量，这可能也是其抑制 AngⅡ含量增加从而防治心室重构的作用机制之一。金银花提取物对 ACE 具有较强的抑制效果。垂盆草有清热解毒、利尿消肿、排脓生肌之效，垂盆草乙酸乙酯作为血管紧张素转化酶抑制剂，主要通过抑制血管紧张素转化酶，促使 AngⅠ不能转化为 AngⅡ。苦参碱可通过拮抗血管紧张素Ⅱ的作用而逆转 AngⅡ所致的心肌纤维化。地骨皮含有众多抑制 ACE 的成分。

4. 化痰止咳平喘药　贝母提取物去氢贝母碱、贝母碱和贝母素对 ACE 活性的抑制呈剂量相关。前胡甲素是从白花前胡中提取的香豆素成分，能抑制 AngⅡ诱导的心肌细胞蛋白过表达。葶苈子化学成分为强心苷类、异硫氰酸类、脂肪油类等，水提物具有抑制 RAAS 神经内分泌因子和心肌纤维化作用，这可能是葶苈子水提物保护心肌，抑制心肌肥大、心室重构的作用机制之一。杏仁成分含杏仁苷及脂肪油、蛋白质、各种游离氨基酸，其蛋白酶的水解产物对 ACE 均有较好的抑制作用。

5. 平肝息风药　钩藤的有效成分主要为钩藤碱、异钩藤碱等。钩藤碱是钩藤的主要活性成分，有舒张血管，抗高血压，抗实验性脑缺血及钙拮抗等作用，能够明显抑制 AngⅡ诱导的大鼠平滑肌细胞增殖，并且呈浓度依赖性。羚羊角可降低血浆 ET-1、AngⅡ水平，改善血管内皮细胞功能，增加 NO 含量，从而使血管收缩因子与血管舒张因子之间的协调趋于平衡。

6. 其他中药　大黄素是从大黄中提取的有效成分，属蒽醌类衍生物，能抑制 AngⅡ诱导的平滑肌细胞增殖。茯苓素为茯苓的主要活性成分，和醛固酮及其拮抗剂有着类似的结构，可竞争肾细胞膜上醛固酮受体，从而发挥抗醛固酮活性。苍术提取物对 ACE 的抑制作用明显，活性部位的极性较强。莱菔子有效成分水溶性生物碱可降低大鼠血浆 AngⅡ含量，但对血浆肾素活性（PRA）无影响。葛根素可通过下调 PKC-α 和 NF-κB 的表达来抑制 AngⅡ引起的平滑肌细胞的增殖。吴茱萸次碱是从吴茱萸中提取出来的一种单体，能够有效降低血压、改善血管重构，其机制可能与表达增强的血管肽酶 C 介导的血管紧张素Ⅱ的灭活和激肽释放酶的激活有关。大蒜素系百合科植物大蒜的鳞茎的提取物，可抑制血管紧张素Ⅱ诱导兔血管平滑肌细胞的增殖，并存在一定的量效依赖关系及时间反应性。

第七节　保护血管内皮功能中药

血管内皮功能紊乱被认为是动脉粥样硬化进程中的始动环节并贯穿其全过程，改善血管内皮功能已成为冠心病研究和治疗的重要方向，中医药治疗以其多途径、多层次、多靶点的作用特点在该领域具有独特优势。

【药物及有效成分】

活血化瘀单味药如丹参、当归、川芎、葛根、水蛭等及复方如血府逐瘀汤等对血管内皮细胞均有一定的保护作用。葛根素通过调节血脂，拮抗血管平滑肌细胞增生和内皮细胞损伤，下调炎症介质和黏附因子的表达，抑制单核细胞与血管内皮细胞黏附，抑制血管壁炎症反应，促进 NO 释放，对血管内皮细胞功能的恢复有着重要作用。红景天苷可改善内皮损伤细胞膜通透性，增强抵抗氧化应激损伤的能力，维持膜结构与功能的完整性，从而保护内皮细胞。槲皮素能明显降低细胞间黏附分子、ET 含量，可能通过抑制内质网应激相关通路来减轻炎症应激及凋亡最终改善内皮细胞损伤。杜仲叶醇提取物通过调节血脂、抗氧化损伤、促进 NO 释放和下调冠状动脉和心脏黏附因子蛋白的表达，可明显减轻冠状动脉粥样硬化病变和心肌损伤的程度。麦冬、生地具有促血管内皮细胞增殖、减少氧自由基产生、增加超氧化物歧化酶（SOD）、保护血管内皮细胞、减少内毒素诱导的凋亡作用。益气药黄芪之提取物黄芪多糖能促进细胞间黏附分子的表达，促进淋巴细胞与内皮细胞黏附，从而促进淋巴细胞再循环，这可能是黄芪多糖发挥免疫增强作用的机制之一。黄芪溶液应用于冠心病患者，血浆乳过氧化物酶及血管内皮细胞较治疗前显著降低，红细胞 SOD 显著升高，提示黄芪溶液有抗细胞膜脂质过氧化、保护血管内皮细胞的作用。红参可促进内皮细胞生理活性，当归、银杏叶提取物、丹参、紫草、黄芪多糖、槲皮素等对血管内皮细胞均有良好的保护作用。半边莲可促进内皮型一氧化氮合酶（eNOS）的合成，缓解高脂血症对血管内皮的持续损伤。

【作用机制】

1. 调节内皮细胞的内分泌功能　中药可能通过调节血管内皮细胞内分泌功能，使各种血管内皮分泌的活性物质保持平衡，从而恢复其正常功能。银杏叶提取物能减少微血管内皮细胞 E 选择素的表达，抑制单核细胞、中性粒细胞与微血管内皮细胞的黏附。川芎嗪可抑制内皮细胞表达组织因子和释放 vWF，使内皮素含量降低。

2. 抗氧化　氧自由基不仅通过使生物膜中不饱和脂肪酸过氧化引起细胞损伤，而且还能通过脂质过氧化物的分解产物引起细胞损伤。复方丹参滴丸可通过抑制自由基损伤过程，调节血管内皮细胞生长因子等机制，减缓血管损伤、重构及斑块形成，对血管内皮细胞具有明显保护作用。

3. 调节内皮细胞的离子通道　内皮细胞多种功能的发挥与其胞内钙浓度直接相关。氯通道和钾离子通道也是构成内皮细胞膜电位的主要成分。用膜片嵌技术观察粉防己碱对培养的升主动脉内皮细胞的内向整流钾电位的影响，发现粉防己碱以剂量依赖和可逆的方式抑制内向整流钾电位。

4. 调节基因表达　缺氧可使内皮细胞 eNOS 与 ET-1 mRNA 的表达平衡失调，温阳益肾健脾方能抑制缺氧内皮细胞 ET-1 mRNA 转录，促进 eNOS mRNA 转录，维持 eNOS mRNA 与 ET-1 mRNA 之间的平衡，从而对缺氧内皮细胞有一定的保护作用。

5. 调节凝血与纤溶　川芎嗪对凝血酶诱导的内皮细胞释放 vWF 组织因子有明显的抑制作用。丹参和丹参素促进培养的牛内皮细胞分泌纤溶酶原激活物，降低纤溶酶原抑制剂活性，提高 PGI_2 含量，丹参素还能增加内皮细胞膜表面血栓调理蛋白的活性。

6. 调脂、抗炎　许多中药在调节脂质代谢方面有确切的疗效，通过调节脂质代谢从而保护血管内皮细胞。中药红曲精炼而成的血脂康通过调整脂质代谢，抑制内皮素分泌，降低血栓素与 6-酮-前列腺素 $F_{1\alpha}$ 的比值，抑制脂质过氧化的大量产生，使血管壁 PGI_2 生成增加而改善血管内皮功能。黄芪溶液可抑制 IL-6 等炎症因子的分泌，保护细胞免于损伤，其作用可能是通过抑制 NF-κB 来实现的。

第八节　降压中药

中药治疗高血压的优势在于发挥"多靶点"整体调治效应，能更好地改善机体的全身状态，缓解症状，提高生活质量；有益于协同降压，包括提高降压药物的血压达标率，改善血压波动性等。

【常用药物】

降压常用中药有杜仲、钩藤、夏枯草、独活、知母（中小剂量）、栀子、决明子、黄芩、玄参、牡丹皮、地骨皮、桑白皮的根皮、山楂、大小蓟、槐花、红花及藏红花、益母草、泽泻、车前子、茵陈（水浸后）、防己、代褚石、党参、黄芪、肉苁蓉、山茱萸（有显著降压作用）、桑寄生等。

【作用机制】

汉防己具有利水消肿、祛风止痛功效。现代药理研究表明，其主要降压成分是汉防己甲素，具有钙拮抗作用。钩藤具有平肝熄风、清热镇痉功效，其降压成分主要是钩藤碱及钩藤总碱，其降压机制是直接或间接抑制血管运动中枢及对交感神经或神经节有阻断作用。钩藤碱也是一种钙通道阻滞剂。葛根具有解表透疹、生津止泻功效，其主要有效成分为葛根素及其苷元，降压作用主要是通过 β 受体的阻滞而完成的。无论是煎剂、葛根总黄酮口服剂或葛根素静脉注射剂，均可使高血压患者血压下降。罗布麻具有利尿消肿、降压功效，其降压有效成分为槲皮素和异槲皮苷，其降压机制与抑制血管运动中枢及血管扩张有关。黄连具有清热燥湿、泻火解毒功效，其主要成分为黄连素（小檗碱），其降压机制是多方面的，研究表明，小檗碱能竞争性地阻断血管平滑肌上 α_1 受体，使外周血管阻力降低；还能与胆碱酯酶结合而抑制其活性，使乙酰胆碱堆积，兴奋突触前膜 M 受体，抑制去甲肾上腺素释放而扩张血管使血压降低。同时它还用于心律失常和糖尿病的治疗。莲子芯具有清心泻火的作用，主要成分是莲心碱，其降压作用短而弱，改变为甲基莲心碱，则降压作用强而持久，其降压机制主要是阻断肾上腺素 α_1 受体和较弱的钙通道阻滞作用；另外，还有抗心律失常作用。淫羊藿具有温肾壮阳、祛风除湿功效，其降压有效成分是淫羊藿苷，无论是煎剂、浸出液及淫羊藿苷均能使血压下降，尤以舒张压下降显著；还能降低 β 脂蛋白及血流胆固醇含量而调节脂代谢。杜仲具有补肝肾、强筋骨功效，其降压主要成分是苯丙烷衍生物，主要是通过直接舒张血管和抑制血管运动中枢而使血压下降。野菊花具有清热解毒的功能，其降压成分能抑制上感神经中枢和血管运动小板，并有抗肾上腺素作用，能使外周阻力下降而不降低心排血量。

第九节　抗心律失常中药

随着电生理技术的发展，特别是细胞膜片钳技术的发明，使人们对抗心律失常中药作用机制的研究和认识已经从器官水平深入到了细胞、分子水平。

【有效成分】

1. 生物碱类　粉防己碱、蝙蝠葛碱及小檗胺在抗心律失常作用机制中均是 L

型 Ca^{2+} 阻滞剂，可以抑制 Ca^{2+} 通道，对有效不应期和动作电位具有延长的作用，并且小檗胺没有减弱心肌收缩的不良反应。甲基莲心碱具有 Na^+ 和 L 型 Ca^{2+} 通道阻滞作用，抑制外向 K^+ 电流，达到抗心律失常并对心肌细胞损伤有保护作用。延胡索碱通过阻断心肌细胞膜 L 型 Ca^{2+} 通道开放，降低心肌细胞内游离钙离子的浓度，发挥保护心肌细胞的作用。青藤碱和去甲乌药碱是通过影响 Na^+ 通道，进而起到抗心律失常的作用。钩藤碱是 Na^+ 和 Ca^{2+} 通道阻滞剂，钩藤碱可以抑制瞬间心肌细胞外向 K^+ 电流，抑制作用较明显。苦参碱能阻断心室肌细胞 K^+ 电流。氧化苦参碱可以通过影响 Ca^{2+} 通道发挥作用。槐定碱具有抗多种心律失常的作用，通过抑制心肌细胞 Na^+ 内流及 K^+ 外流而发挥作用，无抗胆碱受体作用。从关附子中提取出来的关附甲素对多种心律失常具有很好的抵抗作用，是一种 Na^+ 通道阻滞剂，在抗心绞痛和改善心肌缺血等方面具有较高的应用价值。小檗碱是 K^+ 通道阻滞剂，通过阻滞钾电流而起作用。

2. 黄酮类　苦参总黄酮阻断 β_2 受体，阻止心肌细胞钠、钾离子通道，直接减慢心肌细胞的自发搏动频率。葛根素可抑制外向 K^+ 电流，扩张冠状动脉，增强心肌收缩力。从广枣中提取出来的总黄酮可以抑制钾离子外流，可以延长心室肌细胞的动作电位时程、降低动作电位的振幅。

3. 皂苷类　三七总皂苷对心肌细胞 Ca^{2+} 通道的抑制作用呈剂量依赖关系，并且具有多方面的作用，如使血压降低、使心率减慢、交感神经的传出受到抑制等。人参皂苷可通过中枢神经系统对心肌传导功能的制约和调节抗心律失常，Ca^{2+} 通道有阻滞作用，可抑制 L 型、T 型 Ca^{2+} 通道的活动，使其开放概率减少与开放时间缩短。人参三醇皂苷可对抗心肌缺血再灌注所致的心律失常，降低心室颤动发生率，作用与Ⅲ类抗心律失常药胺碘酮的作用相似。

4. 挥发油类　从肉豆蔻中提取的挥发油对肾上腺素引起的心律失常具有很好的拮抗作用。甘松挥发油则是通过抑制快 Na^+ 通道和外向钾电流及动作电位的上升速度来起到抗心律失常的作用，并且通过同时影响多个通道而延长动作电位。

5. 倍半萜内酯类　青蒿素可以抑制内向钾电流，使其发生时间明显延长，心室颤动明显减少，体现出明显的抗心律失常作用。

6. 其他类　酚类、萜类、中药提取物等均可以起到抗心律失常的作用。酸枣仁可作用于自主神经系统而调节心律。阿魏酸钠可以通过抑制 K^+ 通道来延长不应期。甘草次酸可作用 Ca^{2+} 通道，使心肌细胞内钙浓度增加。

【作用机制】

1. 对 Na^+ 通道的影响　Na^+ 通道是Ⅰ类抗心律失常药的主要作用靶点。氧化苦参碱、丹参素及关附甲素能明显抑制钠电流的幅值，减少 Na^+ 内流，并呈剂量依赖性。青藤碱对 Na^+ 通道具频率依赖性阻滞效应。苦参、常咯林、缬草、当归、白菖蒲、山豆根、甘松、田七、延胡索、地龙、卫茅等能对抗乌头碱引起的快速心律失常。

2. 对 K^+ 通道的影响　K^+ 通道是新型抗心律失常药的研究重点。苦参碱延长动作电位时程（action potential duration，APD）和有效不应期（effective refractory period，ERP）的作用可能是通过阻滞 K^+ 通道而实现的，提示苦参碱可能为一种钾通道阻滞剂。阿魏酸钠有阻滞 K^+ 通道而抑制 K^+ 外流的作用。小檗碱可抑制内向整流钾离子通道和延迟整流钾离子通道，并能抑制 ATP 敏感钾离子通道。丹参酮ⅡA 对钾离子通道有阻滞作用。粉防己碱对心肌细胞动作电位 0 相上升幅度及速率无明显影响，但可使 APD、ERP 明显延长，提示粉防己碱可能通过延长外向性钾电流的门控参数 X_1 激活时间，使 3 相复极减慢所致 APD 及 ERP 延长。

3. 对 Ca^{2+} 通道的影响　Ca^{2+} 通道是目前许多抗心律失常中药都对其有作用的一种离子通道。丹参对常氧及缺氧复氧条件下的心室肌细胞 L 型钙离子通道电流均有阻滞作用，并能够阻滞经 L 型钙离子通道的 Ca^{2+} 内流，降低胞质内的 Ca^{2+} 浓度，使心肌收缩力相应减弱而呈负性肌力作用，以致心脏做功降低，心肌耗氧相应减少。氧化苦参碱对心肌细胞膜上的电压依赖性钙离子通道（voltage dependent Ca^{2+} channel，VDC）有明显抑制作用，提示氧化苦参碱可能是通过影响钙离子通道电流而发挥抗心律失常作用的。葛根素以电压依赖性方式抑制心肌细胞膜上的钙离子通道电流，使钙离子电流内流减少，起到抗心律失常的作用。白花前胡甲素具有阻滞钙离子内流的作用，其抗心律失常作用可能与阻滞钙离子通道有关。甘草次酸可增加 L 型钙离子通道，使心肌细胞内钙浓度增加。

4. 对心肌细胞膜受体及酶类的影响　主要激动 β 受体、儿茶酚胺和 Na^+，K^+-ATP 酶活性，其中激活 β 受体可提高窦房结的自律性，使心率加快，对缓慢性心律失常有治疗意义，如附子、细辛、丁香等可使 β 受体兴奋而加快房室传导速度，而促进儿茶酚胺释放和抑制心肌细胞 Na^+，K^+-ATP 酶活性都与强心作用有关，如强心苷类。福寿草、万年青、罗布麻、夹竹桃、铃兰、蟾酥等，大多具有洋地黄样作用。附子（乌头）中的去甲乌药碱能兴奋 β 受体，能缩短希氏束电图 A-H 间期，改善房室传导功能，加快心率。粉防己碱可通过激动 M 受体，使与 M 受体相连的钾离子通道开放，使细胞膜超极化，抑制自发电活动的发生，从而抑制恶性心律失常的发生。黄芪苷可以使心肌细胞内环磷酸腺苷（cAMP）增高，激活依赖性 cAMP 的蛋白酶，使 Ca^{2+} 通道蛋白磷酸化和内流增加，同时心肌细胞内 cAMP 增加，促使肌质网内 Ca^{2+} 释放，从而使心肌兴奋收缩耦联增加，黄芪还可以抑制心肌细胞膜 Na^+，K^+-ATP 酶活性。甘草中的甘草次酸有类似肾上腺皮质激素作用，可加强异丙肾上腺素和去甲肾上腺素兴奋 β 受体的作用，从而提高窦房结的自律性，使心率增快。

5. 对自主神经功能的影响　研究发现中药很多成分，尤其是皂苷类对自主神经功能具有调节作用。兴奋 β 受体类，如麻黄、附子、细辛、吴茱萸、蜀椒、丁香等。阻滞 β 受体类，如佛手、淫羊藿、葛根等。炙甘草、当归溶液、酸枣仁提取物等单味中药对多种动物实验性心律失常皆有明显对抗作用。人参皂苷可通过中枢神经系统，特别是大脑皮质对心肌传导功能的制约和调节而抗心律失常。炙甘草汤的抗心律失常作用可能涉及其改善自主神经功能紊乱，抑制交感神经偏亢的状态有关。酸枣仁作用于自主神经系统而调节心律。

6. 对心肌基本特性的影响　主要延长动作电位过程，如黄杨碱、延胡索碱、小檗碱、粉防己碱。粉防己碱能显著延长 QTc 间期及正常区和缺血区心室肌 ERP，提高心肌舒张期兴奋阈值，缩小缺血心肌和左室心肌 ERP 离散度，抑制心室程控电刺激诱发的持续性室性心动过速和心室颤动。苦参可延长心房、心室不应期，降低心房、心室肌及起搏传导系统兴奋性，延长房室结有效不应期。

第十节　改善心功能中药

随着病理、生理、临床研究的不断深入，改善心功能的临床及实验研究也取得了很大进展。

【药物及有效成分】

具有改善心功能作用的中药及有效的成分有人参、黄芪、何首乌、三七、丹参、女贞子、地黄、桂枝、补骨脂、附子、生姜、麻黄、益母草、萝芙子、桂皮油、姜醇、仙鹤草素等。

【作用机制】

1. 强心作用　按作用机制大致可分为四类。

Ⅰ类：如附子、枳实、毛冬青，其提取物可增加心肌细胞内环磷酸腺苷（cAMP）的水平或抑制 cAMP 的降解，以增加心肌收缩力。附子强心成分为消旋去甲乌药碱。枳实煎剂可使心脏收缩力增强、振幅增大；但浓度过大则呈抑制作用，强心机制与兴奋 β 受体有关。毛冬青叶中提炼并半合成的毛冬青甲素（ielxonin A，IA）可促进心肌细胞的 Ca^{2+} 外流，具有正性肌力作用，可增强心房肌的收缩力，并呈明显的量效关系；能增强心脏收缩力，增加心输出量，升高左心室内压。

Ⅱ类：如黄花夹竹桃、黄杨，所含的苷类或生物碱可抑制心肌细胞膜 Na^+，K^+-ATP 酶活性，增加细胞内 Na^+ 浓度，通过 Na^+-Ca^{2+} 交换，使得胞内 Ca^{2+} 浓度提高。

Ⅲ类：如生姜、牛黄，所含的强心成分可调节心肌细胞内的 Ca^{2+} 浓度。通过增加肌质网内钙泵活性，保持细胞内 Ca^{2+} 内环境的稳定性，增加心肌收缩力。

Ⅳ类：如人参、黄芪、黄连，其强心成分可通过上述途径中的两种作用途径来增加心肌收缩力。附子有强心作用，其强心成分主要为去甲乌药碱，与肾上腺素作用相似，具有肾上腺 β 受体兴奋效应。能加强心肌收缩力，增加心搏量，使血管阻力降低。人参水浸剂亦有类似强心苷的作用，能使离体蛙心脏收缩幅度增大，心率减慢。生脉液的正性肌作用与毛花苷丙类似。葶苈子提取物可使心肌收缩力增加，静脉压下降，心电图出现洋地黄作用样改变，其效力与毒毛花苷相似。强心中药分为强心苷与非强心苷类。强心苷类如黄花夹竹桃中可分离出 7 种强心苷，北五加皮分离出杠柳苷，其化学结构与毒毛花苷元相似，具有正性肌力、负性频率及负性传导作用，其强心作用与通过抑制心肌细胞膜 ATP 酶有关。其他含强心苷的中草药还有强寿草、黄麻子、万年青、葶苈子、罗布麻、马利箭、铃兰等。非强心苷类如人参对心血管系统具有调节作用，其主要成分为人参皂苷，可以提高心脏收缩力。以人参为主的生脉散，能改善心肌代谢，增加心肌 DNA 与蛋白质合成，增加缺血心肌糖原储备，延长缺血心脏的停搏时间。

2. 减轻容量负荷　主要表现在扩张血管和利尿两个方面，实验研究发现，参附溶液有显著的改善动脉血流量作用且对垂体后叶索引起的急性心肌缺血有对抗作用。肉桂水煎剂对外周血管有直接的扩张作用，麻醉犬注射肉桂水煎剂 1~2 min，冠脉和脑血流量显著增加，血管阻力下降。以真武汤为主的方药，其作用机制除有强心作用外，能同时扩张动静脉，进而减轻心脏前后负荷，降低主动脉阻抗，减轻肺瘀血。猪苓汤、五苓散都具有很好的利尿作用，五苓散能使尿量增加 112%。目前研究较多的清热药有黄芩、决明子、苦参、龙胆草，黄芩素具有抗菌、抗病毒、抑制炎症反应、保肝、利胆、利尿、抗癌等多种药理作用。决明子蒽醌类的利尿作用可能是决明子中蒽醌苷起降压作用的原因之一。苦参碱具有利尿、增强心肌收缩力、减慢心率、抗缺氧、扩血管、抗心律失常等作用，提示苦参碱在治疗心力衰竭方面有广阔的研究和应用前景。龙胆草提取物有保肝、健脾、利胆、利尿、降压、抗炎、抗菌作用。利水渗湿药具有通利水道、渗泄水湿的作用，根据其药物作用特点及临床应用不同分为利水消肿药、利尿通淋药和利湿退黄药。目前研究较多的有茯苓、木通、猪苓、泽泻、车前草、萹蓄、玉米须、虎杖。祛风湿药有防己等具有祛风湿、止痛、利水消肿作用。杜仲水煎剂有镇静催眠利尿作用。在其他功效的中药中，目前研究较多的利尿剂有解表药桑叶，泻下药甘遂，化痰止咳平喘药桑白皮，温里药吴茱萸、小茴香等。

3. 对神经内分泌调节作用　中药拮抗氧自由基、降低 Ang Ⅱ 水平、提高降钙素基因相关肽（calcitonin generelated peptide，CGRP）水平、调节 ET/CGRP 值、抑制心肌细胞凋亡等。黄精甲醇提取物有显著增加心肌收缩力作用，并具有较强的抑制磷酸二酯酶及 Na^+，K^+-ATP 酶。参麦溶液不仅能改善心力衰竭患者心脏功能，同时可以影响心力衰竭患者的神经内分泌活性，使其血浆 ET 和 Ang Ⅱ 水平降低。加味真武汤溶液可显著降低血浆 ET 水平。

4. 对血流动力学及其改善作用　中药有改变心力衰竭患者血流动力学及其作用。如人参、黄芪、附子等可以增加心肌细胞内 cAMP 水平，或调节心肌细胞内 Ca^{2+} 浓度，抑制磷酸酯酶的活性，达到强心效果。活血药无直接正性肌力作用，但长期应用可使患者症状改善，心功能级别提高。这可能与活血药扩张冠状动脉、增加心肌灌流、改善心肌氧供、降低心肌耗氧量、保护心肌细胞、清除氧自由基、抑制血小板激活及影响神经内分泌因子有关。毛冬青甲素可增强心肌收缩力，减慢心率，同时抗血小板聚集，减轻血栓形成，并可改善心功能。葛根素具有扩张冠状动脉，增加冠状动脉血流量，降低心率，降低心肌耗氧量，改善心肌收缩功能。

5. 心室重构　是指病变修复和心室整体代偿及继发的病理生理反应过程。经过动物或临床实验，证明大量中药复方制剂、中药注射剂及各种治疗方法，通过改善上述指标，可起到预防或逆转心室重构的作用。临床研究发现，益气温阳活血利水法可降低心力衰竭患者血浆 Ang Ⅱ、心房肽、内皮素和 NO 及血小板 α 颗粒蛋白水平，说明此法可以通过抑制血小板活性，防止血栓形成，改善心力衰竭患者的心室重构。温阳活血化痰法可减少充血性心力衰竭大鼠血浆 Ang Ⅱ、心房钠尿肽（ANP）的含量，拮抗神经内分泌系统的激活，从而防止心室重构的发生。木防己汤提取物颗粒可降低心室利钠尿肽（BNP）血浆浓度。补阳还五汤具有 AMI 后心脏重塑及改善心功能的作用。加味真武汤有明显抑制心肌细胞凋亡的作用。有研究发现，参麦溶液能有效提高机体免疫力，降低血浆 ET 和血清 TNF-α 水平，改善患者左心室舒张功能，延缓心室重塑，改善微循环和抗心肌缺血。葛根溶液能降低血浆 ET-1，改善心肌供血，防止心室重构的发生。黄芪溶液对 AMI 早期患者的左室重塑和心功能具有防止和逆转功效。灯盏细辛溶液能够减轻自发性高血压大鼠心肌细胞肥大变性，减少心肌胶原面积含量和胶原容积分。黄芪溶液能改善红细胞变形能力，抑制血小板黏附，降低纤维蛋白含量及全血比黏度，增强 SOD 活性，调节机体免疫功能，提高自然杀伤细胞的活性和肿瘤坏死因子水平，降低可溶性 IL-2 受体，清除氧自由基，减少脂质过氧化，降低心肌耗氧量，稳定细胞膜及其超微结构，改善心肌电活动，提高左室射血分数（LVEF），缩小左室容积，改善左室重构。

第十一节　改善胰岛素抵抗中药

大量的临床试验和动物实验证明，许多单味中药及其提取物具有良好的改善胰岛素抵抗的作用，其有效成分主要有黄酮、生物碱、皂苷多糖等，改善胰岛素抵抗的作用机制主要为刺激胰岛 B 细胞分泌胰岛素，增加胰岛素受体数目，增强胰岛素的敏感性，抑制胰岛素拮抗物质的分泌及促进葡萄糖降解，最终达到改善胰岛素抵抗（IR）的作用。

【常用中药】

实验研究发现有降糖作用的中药达 70 余种，临床上常用的降糖中药有 20 余种，如人参、地黄、桑叶、桑白皮、知母、天花粉、大黄、苍术、白术、桔梗、黄芪、山药、麦冬、玉竹、枸杞、女贞子、山萸肉、地骨皮、玉米须、苍耳子、刺五加、白芍、僵蚕、甘草、银耳、木耳、仙灵脾、玄参等。

【作用机制】

1. 刺激胰岛素分泌　胡芦巴乙醇提取物直接刺激胰岛 B 细胞，促进胰岛素的分泌，鬼箭羽有改善受损伤的胰岛 B 细胞的功能或降低机体对胰岛素的拮抗性，改善 IR。大蒜素对四氧嘧啶致糖尿病有一定的保护作用，可能与增加胰岛素的分泌、改善受损的胰岛 B 细胞功能有关。银杏叶提取物主要成分为黄酮类和银杏内酯，对糖尿病胰岛 B 细胞具有保护和修复作用，可促进胰岛素分泌，从而改善糖代谢。人参对离体小鼠胰岛有促进胰岛素合成和分泌的作用，与甲苯磺丁脲的作用相似。

2. 增加胰岛素受体数目　如加味桃核承气汤可以通过增加靶细胞胰岛素受体数目，增强外周组织对胰岛素的敏感性。牡丹皮多糖通过提高大鼠胰岛素受体数目，改善 IR。玉竹的甲醇提取物有明显促进靶细胞胰岛素受体结合的作用，主要通过提高胰岛素敏感性来降低血糖。另外，黄连可提高胰岛素受体的结合力，改善胰岛素抵抗，降糖机制主要与增强胰岛 B 细胞膜上受体对葡萄糖的敏感性和（或）改善 IR 有关。

3. 改善胰岛素信号传导 小檗碱可以抑制 NFκB 的核转位改善 IR。葛根提取物对糖尿病大鼠的 IR 有明显改善作用，其作用机制亦可能是通过上调 IRS-1 的表达来实现。桑白皮具有促进外周组织特别是肝脏的葡萄糖代谢，提高肝细胞对胰岛素的敏感性，改善 IR 的作用。人参水提物不仅具有较强刺激胰岛细胞分泌胰岛素的作用，而且抑制肾上腺素引起的小鼠血糖升高，促进胰岛素与受体结合，增强胰岛素敏感性。

4. 增加靶组织葡萄糖转运 葛根素、山茱萸乙醇提取液可使大鼠骨骼肌葡萄糖转运蛋白 4（glucose transporter4, GLT-4）表达明显上调，GLT-4 蛋白的表达变化与其 mRNA 表达变化一致，提示其有改善胰岛素抵抗的作用。黄芩茎叶总黄酮降糖、降脂作用确切，并能改善 IR，其作用机制可能与其显著的抗氧化作用有关。生地不仅有降低血糖、改善胰岛素抵抗的作用，还可降低血脂，减少血小板凝聚，改善血流动力学及微循环，生地低聚糖能够通过对胰岛素和拮抗激素（糖皮质激素）的相互作用，改善胰岛素抵抗，调节糖代谢的紊乱。白芍总苷能拮抗大鼠的高胰岛素血症，降低血脂，增强抗氧化能力，从而提高胰岛素敏感性，达到改善 IR 的作用。

5. 降低肿瘤坏死因子的表达 黄连素有明显改善实验大鼠的胰岛素抵抗作用，其机制可能与抑制 TNF-α 的分泌、降低血清游离脂肪酸的水平有关，其效果与二甲双胍相似。

6. 对基因表达的影响 山茱萸乙醇提取液可使骨骼肌 GLT-4 mRNA 表达上调，蛋白表达增加，改善胰岛素抵抗。小檗碱可降低脂肪源性细胞因子及抵抗素基因表达，通过抑制分化相关基因来激活受体和结合蛋白 mRNA 的表达。

第十二节　促冠状动脉血管新生中药

血管新生是在生长因子作用下产生的，血管生成生长因子及一系列细胞生长因子通过刺激内皮细胞生长和迁移，诱导和（或）促进血管生成，加快相关组织的生长和修复。其过程包括血管生成、动脉生成和血管发生。

【药物及有效成分】

研究发现，红景天、丹参、巴戟天、葛根等均有促进冠状动脉血管新生的作用。此外，当归、川芎、三七、赤芍、白芍、莪术、柴胡、党参、降香、红花、黄芪、丹参酮ⅡA、葛根素、蜕皮甾酮等中药及有效成分也被报道具有一定的促血管新生作用。促冠状动脉血管新生的方剂主要分为益气活血、温阳活血、祛风通络、芳香通窍和活血祛瘀五类。

【作用机制】

中药促血管新生机制涉及骨髓干细胞、促进血管生长的因子及其受体（血管内皮细胞生长因子、碱性成纤维细胞生长因子、胰岛素样生长因子等），抑制血管生长的因子（血管抑素、内皮抑素）及信号传导通路等。

1. 中药对骨髓干细胞的影响　人参皂苷 Rg1 可有效促进微血管形成，其促进侧支血管生成可能机制是骨髓中包括内皮干（祖）细胞在内的多种干细胞成分被动员、归巢到心肌梗死灶及边缘区，缺血环境使内皮干（祖）细胞分化为内皮细胞，引起血管新生。

2. 中药对血管生成过程中相关因子及受体的影响　红景天可使碱性成纤维细胞生长因子（bFGF）的表达明显上调，具有一定的促血管新生作用。人参皂苷 Rg1 能够促进缺血心肌组织表达缺氧诱导因子 1α，促进新血管的形成。红景天和绛香降低血管抑素和内皮抑素表达，在一定程度上改变了缺血心肌中血管新生的平衡，使血管生长的各因子的平衡向促进血管新生的方向发展。

3. 调节血管紧张素 I（Ang I）　血府逐瘀汤可上调心肌局部 bFGF、Ang I 蛋白表达，促血管新生。

4. 调节 Akt/NOS/NO 通路　葛根素激活 Akt（又称 PKB 或 Rac，蛋白激酶 B）的磷酸化，从而激活 eNOS，促进 NO 分子的生成，NO 和其他分子一起促进内皮细胞的增殖、迁移和血管形成。

5. 调节 PI3K、Akt、MAPK 等信号转导通路　PI3K/Akt 通路在血管生成中占有重要地位，MAPK 家族被认为是血管生成信号通路的重要成员。当归补血汤可以通过激活 PI3K，从而引起下游蛋白 Akt 的进一步表达，将信号传至核内，引起 VEGF mRNA 的表达，产生促血管生成效应。

中药促进血管新生机制非常复杂，并非单独影响某一因素起作用，为多环节、多靶点、多种因素共同作用的结果。

第十三节　抗炎免疫中药

抗炎免疫药物是指对炎症反应具有抑制作用，对免疫反应具有抑制或增强和调节作用的一类药物，主要用于炎症免疫性疾病的治疗。多种参与免疫反应的细胞和分子构成了错综复杂的相互协同、相互影响的免疫机制，促进冠心病动脉粥样硬化的发生、发展。

【中药和单体】

1. 生物碱 中药生物碱类的抗炎活性成分比较多。苦参碱、氧化苦参碱、马钱子碱、槐果碱对巴豆油、角叉菜胶和冰醋酸等致炎剂诱发的动物急性渗出性炎症均有明显的拮抗作用。增加炎症白细胞 cAMP 浓度可能是粉防己碱的重要抗炎作用机制之一。

2. 黄酮类 黄酮类化合物多具有抗炎、抗病毒、利胆、强心和镇痛等作用。白花蛇舌草总黄酮对二甲苯诱导的小鼠耳肿胀和醋酸所致小鼠毛细血管通透性增高有一定的抑制作用。骨碎补总黄酮对二甲苯诱发的小鼠耳水肿及腹腔毛细血管通透性的增高具有抑制作用，能抑制组织胺、5-HT 引起的炎症水肿。侧柏总黄酮能抑制 NO 及 PGE_2 的生物合成。

3. 多糖 具有抗炎、抗肿瘤等广泛的生物学活性。实验研究表明，茯苓多糖具有抑制急慢性炎症反应作用，可能与其活化 T 细胞、增强巨噬细胞的吞噬能力有关。香菇多糖抗炎作用可能与其活化 T 细胞、增强巨噬细胞的吞噬能力有关。

4. 皂苷 三七叶皂苷能抑制炎症介质肿瘤坏死因子（TNF）及一氧化氮（NO）水平的升高。黄芪总苷降低血管通透性和抑制白细胞游出、降低磷脂酶 A_2（PLA_2）活性、减少 IL-8、PGE_2、NO 等炎症介质的产生与抑制氧自由基生成有关。野黄芩总苷既可抑制早期炎症由于毛细血管扩张造成的肿胀，渗出增加，又可抑制炎症中期白细胞游走，抑制前列腺素 E_2 的合成，具有明显的抗炎作用。

5. 香豆素 秦皮中的主要成分为香豆素类（秦皮甲素、秦皮乙素、秦皮苷、秦皮素等），这几种成分均具有明显的抗炎作用。

6. 木脂素 厚朴酚的抗炎作用可能与其抑制花生四烯酸的两条代谢途径有关，厚朴酚可以抑制花生四烯酸的脂氧化酶作用和环氧化酶代谢通路。

7. 挥发油 连翘挥发油具有确实的抗炎作用，抗炎机制与抑制炎症介质 PGE_2 和组胺、5-HT 的释放有关。荆芥、防风挥发油对二甲苯所致小鼠耳郭肿胀、小鼠腹腔毛细血管通透性等急性炎症有抑制作用。

8. 萜类 穿心莲内酯能降低趋化肽所致的 $CD11^+$ 和 $CD18^+$ 的高表达，从而下调中性粒细胞表面的 MAC-1 高表达。

综上所述，中药抗炎作用是通过多途径、多环节发挥抗炎作用的。

【作用机制】

目前已经从机体水平、细胞水平、分子生物学水平、基因水平上阐述了各类中药活性成分的抗炎作用机制。

1. 细胞因子及其受体　当机体在感染时，巨噬细胞受到大量脂多糖（lipopolysaccharide, LPS）刺激，产生大量的 IL-1、IL-6 和 TNF-α，它们相互诱生、相互协同，并进一步激活多形核白细胞和内皮细胞等效应细胞，并释放氧自由基、蛋白酶等，加速花生四烯酸代谢，释放血栓素 A_2（TXA_2）、前列腺素（PGs）、白三烯（leukotrienes, LTs）等炎症介质，形成瀑布效应，导致过度炎症反应。大黄素对这一过程有明显的抑制作用。雷公藤红素由于抑制了 IL-1 和 IL-2 产生，进而影响免疫细胞分化、成熟，使细胞免疫和体液免疫反应均受抑制。肿瘤坏死因子（TNF）是介导多向性炎症反应和免疫调节反应的重要细胞因子之一。苦参碱、氧化苦参碱、槐果碱和槐定碱均可抑制小鼠腹腔巨噬细胞由脂多糖诱导产生的 TNF-α，并有明显的剂量效应关系。商陆皂苷甲对人外周血单核细胞产生 TNF 有明显的抑制作用，且能抑制脂多糖诱导的兔滑膜细胞产生 TNF 和 IL-1。白芍总苷（total glucosides of paeony, TGP）的抗炎作用与其高浓度时下调巨噬细胞产生 TNF 有关，并表明这种负调节作用与 PGE_2 水平升高呈明显相关，高浓度 PGE_2 是通过阻断吞噬细胞 TNF-α mRNA 的转录而抑制了 TNF 的产生。

2. 类脂质炎症介质　前列腺素 E_2（PGE_2）既是炎症介质，又是免疫调节物，参与了一系列重要的生理与病理过程。甘草次酸钠可能通过抑制细胞膜磷脂酶 A_2（PLA_2）活性而减少炎症组织中 PGE_2 含量。雷公藤的抗炎作用，特别是减轻关节炎的局部炎症反应，可能与其对巨噬细胞和滑膜细胞释放 PGE_2 的双重抑制作用有关。白三烯 B_4 是花生四烯酸的 5-脂氧酶代谢产物，具有多种生物活性，是一个极强的白细胞趋化剂和聚集剂，是重要的炎症介质，并具有免疫调节功能。血小板活化因子（platelet activating factor, PAF）是一种内源性的磷脂介质，作为一种重要的炎症介质，可介导中性粒细胞的聚集黏附和释放。商陆皂苷甲可通过抑制体内 PAF 的生成而起抗炎作用的。银杏内酯 B 对 PAF 刺激的中性粒细胞 5-脂氧酶活性有较强抑制作用，同时对 PAF 刺激的中性粒细胞内 Ca^{2+} 升高也有一定抑制作用。抗炎作用可能是通过在受体水平拮抗 PAF 的作用，抑制中性粒细胞内 Ca^{2+} 升高，抑制花生四烯酸代谢酶如 PLA_2 和 5-脂氧酶的活性，减少炎症介质白三烯 B_4、5-羟基二十碳四烯酸等的生成而实现的。

3. 活性氧　可促进白细胞趋化游走，导致溶酶体破裂，血管通透性升高。

因此，抗炎药物机制中减少活性氧的生成十分重要。锦灯笼的主要成分酸浆苦素 β 对活化的 PMN 化学发光呈剂量相关的抑制作用，抗炎机制可能是通过抑制 PMN 活性氧的产生和释放而发挥作用。

4. 细胞内第二信使　大黄素可降低 Ca^{2+}，使之接近或达到正常水平，进而可能抑制与细胞因子有关的基因的表达，减少炎性因子 TNF、IL-1、IL-6 的产生，抑制过度炎症反应。粉防己碱可能通过降低 Ca^{2+} 而干扰 PLA_2 作用的发挥，进而抑制炎症反应。

5. 核因子　活化的 T 细胞核因子（nuclear factor of activated T cell，NFAT）是一类核因子家族，通过直接或间接与 IL-2、IL-3、IL-4、IL-5 等类白细胞因子启动子上 NFAT 的 DNA 结合序列结合，从而实现对这些细胞因子转录水平上的调控。雷公藤内酯醇通过抑制 NFAT 的 DNA 结合活性，下调炎性细胞因子的表达，减少炎性细胞因子分泌而发挥抗炎作用。党参多糖可显著降低 LPS 刺激所致 NF-κB 结合活性的升高，降低 TNF、IL-1、IL-6 等细胞因子的表达，而发挥其抗炎抗应激等活性。

第十四节　预防 PTCA 术后再狭窄中药

经皮冠状动脉腔内血管成形术（percutaneous transluminal coronary angioplasty，PTCA）术后再狭窄的形成是一个十分复杂的病理过程，涉及多个环节和众多因素。目前认为其可能与内皮细胞损伤、血小板黏附和聚集、局部炎症反应、血管平滑肌细胞（vascular smooth muscle cell，VSMC）增殖、生长因子和细胞因子的作用及癌基因和抗癌基因的异常表达等因素有关。其中，VSMC 的增殖、迁移是引起再狭窄的主要病理学基础。

【中药及有效成分】

黄芪、苏木、当归、丹参、金银花、穿心莲、水蛭素、水蛭、川芎嗪、阿魏酸钠、丹参多酚酸盐、苦参、大黄素、雷公藤红素、粉防己碱等中药及有效成分有防治 PTCA 术后再狭窄作用。

【作用机制】

中药成分复杂，治疗疾病是通过多途径、多靶点的整合作用而起效的。

1. 抑制血小板凝集与抗血栓形成　水蛭素可明显抑制兔髂动脉球囊损伤后的内膜增生，其机制可能与其抑制凝血酶的作用有关。丹参、川芎嗪和银杏叶提取物也被证实具有抑制血小板凝集、抗凝和抗血栓的作用，因此可以达到防治术后再狭窄的作用。

2. 抑制 VSMC 的转型、迁移和增殖　黄芪和当归能够通过抑制去分化型 VSMC 标志基因 SMemb 过度表达，上调分化型 VSMC 标志基因 SMα-actin 的表达，而发挥其抑制内膜增生的作用。红花、郁金提取液对 VSMC 表达转型也均具有抑制作用。丹参也可以明显抑制骨桥蛋白基因的表达及由此引起的 VSMC 迁移作用。研究表明，多种中药有抑制 VSMC 增殖及内膜增生的作用，并且显示了良好的治疗效果。川芎嗪通过调节再狭窄部位 VSMC 增生相关基因的表达而发挥其抑制内膜增生的作用。丹参溶液在体内呈剂量依赖性抑制 VSMC-TdR 的掺入，减少 DNA 合成，抑制 VSMC 的增殖并在整体水平抑制去内皮后的内膜增生。雷公藤可以通过抑制 C-MYC 和血小板衍生因子基因表达而抑制 VSMC 的过度增殖。槲皮素能抑制 VSMC 增殖。此外，大黄素可以通过抑制 VSMC 从 G_0 期向 S 期的转化而抑制动脉血管 VSMC 的增殖。大蒜素、三七总皂苷、穿心莲及有效成分 API0134 等都显示了抑制 VSMC 增殖的作用。水蛭和水蛭素也具有在整体水平抑制内膜增生的作用。黄芪、当归溶液及天麻溶液被证明在整体水平可抑制内膜增生。

3. 抑制成纤维细胞增殖和分泌胞外基质　丹参、川芎嗪还具有抑制成纤维细胞增殖和分泌胞外基质的作用。川芎嗪能够明显抑制原代培养的 VSMC 前胶原 αⅠ 基因的转录。川芎嗪对成纤维细胞Ⅰ、Ⅲ型前胶原 mRNA 表达具有明显的抑制作用。葛根素对内皮剥落引起的血清 PIP 水平升高及内膜增生均有明显的抑制作用，其作用是与抑制细胞外基质Ⅰ型胶原合成有关。当归、金银花、丹参等具有增强机体 VEGF 的生理功能和促进 VEGF 合成的作用。

第十五节　抑制心肌细胞凋亡中药

心肌细胞凋亡广泛存在于心血管疾病中。通过抑制心肌细胞凋亡来阻止心肌细胞的丢失，甚至一定程度上保存心肌细胞的功能，为冠心病治疗提供了一个新的思路。

【药物及有效成分】

黄芪、丹参、川芎嗪、人参皂苷、葛根素、牛磺酸、粉防己碱等中药及有效成分有抑制心肌细胞凋亡作用。

部分活血化瘀、益气养阴、补血通络中药能够抑制心肌细胞凋亡，其作用机制与细胞凋亡发生机制之间存在联系。

【作用机制】

1. 干预心肌细胞凋亡的诱导因素 诱导凋亡因素主要有缺血、缺氧、氧自由基等。大量实验研究证实，丹参、川芎嗪、黄芪、人参皂苷、牛磺酸等药物都有抗氧化性，能清除氧自由基，同时也能增强内源性抗氧化能力，提高 SOD 含量，它们通过有效的抗氧化性，干预了心肌细胞凋亡的诱导因素。

2. 心肌细胞凋亡通路 主要以线粒体途径最为重要。研究证实，一些具有抑制心肌细胞凋亡作用的天然药物，都有良好的线粒体保护作用。川芎嗪、人参皂苷、牛磺酸等药物都能影响钙离子通道的活动，缩短其开放时间，延长关闭时间，抑制钙的跨膜内流，防止线粒体的钙超载，稳定了线粒体的跨膜电位，干预了凋亡的通路，抑制凋亡的发生。

3. 心肌细胞凋亡的调控机制 心肌细胞凋亡受到正、反两方面机制的调控。*BCL2* 基因表达增强能够抑制心肌细胞凋亡，而 *P53*、*BAX*、*FAS* 等基因表达增强，则促进了心肌细胞凋亡。丹参能抑制心肌细胞内 *P53* 基因和（或）*FAS* 基因的 mRNA 表达，从而抑制心肌细胞凋亡。葛根素能下调损伤过程中 FAS 蛋白表达，并上调 BCL2 蛋白表达，从而抑制心肌细胞凋亡。

中药抑制心肌细胞凋亡是多方面共同作用的结果，通过共同协调作用，最终实现对心肌细胞的保护。

第六章　冠心病治疗常用西药

第一节　抗血小板药物

抗血小板药物是抗血小板聚集药物的简称。其可使血液的黏稠度下降，能抑制血小板黏附、聚集功能及减少凝血酶的形成和释放，进而减少血栓形成。

【药物种类及药理作用】

1. 血栓素 A_2（TXA_2）抑制剂　阿司匹林（乙酰水杨酸）是目前抗血小板治疗的基本药物。阿司匹林通过对环氧酶（COX）-1 的作用直接抑制 TXA_2 合成，抑制血小板黏附聚集活性；还可介导血小板抑制 NO、cGMP 及参与各种凝血级联反应和纤溶过程。

2. 腺苷二磷酸（ADP）P2Y12 受体拮抗剂　P2Y12 受体拮抗剂有噻吩吡啶类和非噻吩吡啶类药物。

（1）噻吩吡啶类药物：噻氯匹定和氯吡格雷均是前体药物，需肝细胞色素P450 酶代谢形成活性代谢物，与 P2Y12 受体不可逆结合。噻氯匹定虽有较强的抗血小板作用，但起效慢且有皮疹、白细胞减低等不良反应。氯吡格雷具有抗血栓作用强和起效快速的特性，由于受肝脏代谢酶基因多态性影响，部分患者氯吡格雷标准剂量无法获得满意疗效。普拉格雷也是噻吩吡啶类前体药物，需在肝脏代谢转变为活性产物发挥抗血小板效应，普拉格雷抗血小板效应强于也快于氯吡格雷，但其出血风险高于氯吡格雷。

（2）非噻吩吡啶类药物：替格瑞洛是环戊基五氮杂茚，对 P2Y12 受体的抑制作用是可逆的，抗血小板疗效强于氯吡格雷，但出血风险略有升高。坎格瑞洛与替格瑞洛较氯吡格雷均有更持续、更高效的抑制血小板聚集作用。

3. 血小板糖蛋白（GP）Ⅱb/Ⅲa 受体拮抗剂　可提供最强的抗血小板作用。阿昔单抗是与血小板 GPⅡb/Ⅲa 受体非特异性结合的嵌合单克隆抗体，最先用于临床。新型血小板 GPⅡb/Ⅲa 受体拮抗剂包括环七肽的依替巴肽，以及非肽类拮抗剂药物替罗非班和拉米非班。

4. 其他抗血小板药物 西洛他唑主要是抑制磷酸二酯酶活性，使血小板内环磷酸腺苷（cAMP）浓度上升，抑制血小板聚集，并可使血管平滑肌细胞内的cAMP 浓度上升，使血管扩张，增加末梢动脉血流量。

【临床应用】

1. 慢性稳定性心绞痛 ①如无用药禁忌证，此类患者都应服用阿司匹林，最佳剂量范围 75～150 mg/d。②不能耐受阿司匹林的患者，氯吡格雷可作为替代治疗。

2. 急性冠状动脉综合征（ACS） ①所有患者立即口服阿司匹林 300 mg，75～100 mg/d 长期维持。禁忌应用阿司匹林的患者，可用氯吡格雷替代。②在使用阿司匹林的基础上，尽早给予氯吡格雷负荷量 300 mg（保守治疗患者）或 600 mg（PCI 患者），然后 75 mg/d 至少服用 12 个月。③须用血小板 GP Ⅱ b/Ⅲ a 受体拮抗剂的情况：冠状动脉造影示有大量血栓，慢血流或无复流和新的血栓并发症；拟行 PCI 的高危而出血风险较低的患者。

急性 ST 段抬高型心肌梗死（STEMI）：①立即嚼服阿司匹林 300 mg，长期维持剂量 75～100 mg/d。禁忌应用阿司匹林的患者，可用氯吡格雷替代。②在使用阿司匹林的基础上：接受溶栓治疗的患者，尽快口服氯吡格雷负荷量 150 mg（年龄≤75 岁）或 75 mg（年龄>75 岁），维持量 75 mg/d；接受直接 PCI 的患者，口服氯吡格雷负荷量 300～600 mg，维持量 75 mg/d，至少服用 12 个月；发病 12 h 后接受 PCI 的患者，参照直接 PCI 用药；接受溶栓的 PCI 患者，溶栓后 24 h 内口服 300 mg 负荷量，24 h 后口服 300～600 mg 负荷量，维持量 75 mg/d，至少服用 12 个月；未接受再灌注治疗的患者，口服氯吡格雷 75 mg/d，至少服用 12 个月。③须用血小板 GP Ⅱ b/Ⅲ a 受体拮抗剂的情况有：冠状动脉造影示有大量血栓，慢血流或无复流和血栓形成的并发症；高危险或转运 PCI 患者。

在使用阿司匹林的基础上，除氯吡格雷外，可根据出血风险选择联合应用下述一种 P2Y12 受体抑制剂。①不稳定型心绞痛/非 ST 段抬高型心肌梗死（UA/NSTEMI）：对所有缺血事件中、高危（如肌钙蛋白水平升高）而无出血高风险的患者，替格瑞洛 180 mg 负荷剂量后，90 mg/次、2 次/d 维持；年龄≤75 岁且无卒中或短暂性脑缺血发作（TIA）病史等高出血风险的患者，用普拉格雷 60 mg 负荷剂量后，10 mg/d 维持。②STEMI：对拟行直接 PCI 而无出血高风险的患者，替格瑞洛 180 mg 负荷剂量后，90 mg/次、2 次/d 维持；年龄≤75 岁、无卒中等高出血风险且拟行直接 PCI 的患者，用普拉格雷 60 mg 负荷剂量后，10 mg/d 维持。无论植入裸金属支架（bare metal stent，BMS）或是药物洗脱支架（drug elutingstent，DES），普拉格雷、替格瑞洛与阿司匹林联合抗血小板治疗时间最好持续 12 个月。

3. 冠状动脉血运重建术后抗血小板治疗

（1）PCI 后抗血小板治疗：①如无禁忌证，PCI 后阿司匹林 75～150 mg/d 长期维持。②接受 BMS 置入的非 ACS 患者，术后合用氯吡格雷 75 mg/d 双联抗血小板治疗至少 1 个月，最好持续 12 个月；接受 DES 置入的患者，术后双联抗血小板治疗 12 个月，ACS 患者应用氯吡格雷持续 12 个月。③无出血高危险的 ACS 接受 PCI 患者氯吡格雷600 mg 负荷量后，150 mg/d，维持 6 d，之后 75 mg/d 维持。支架血栓发生者在应用双联抗血小板治疗基础上加西洛他唑可能有效。

（2）CABG 前后抗血小板治疗：

1）CABG 前抗血小板治疗：①术前阿司匹林 100～300 mg/d，正在服用阿司匹林的患者，术前不需停药；②术前 2～4 h 停用血小板 GP Ⅱ b/Ⅲ a 受体拮抗剂。急诊 CABG，术前至少停替格瑞洛 24 h；计划行 CABG 的患者，术前至少停替格瑞洛 5 d，或停普拉格雷 7 d。

2）CABG 后抗血小板治疗：①术前未服用阿司匹林，术后 6 h 内开始口服，75～150 mg/d；②对阿司匹林有禁忌证者，用氯吡格雷 75 mg/d。

4. 冠心病特殊人群的抗血小板治疗

（1）年龄≥75 岁的 ACS 患者：①阿司匹林和氯吡格雷长期治疗剂量无须改变，阿司匹林剂量不超过 100 mg/d。②急性期使用氯吡格雷 75 mg/d，酌情降低或不使用负荷剂量。③使用血小板 GP Ⅱ b/Ⅲ a 抑制剂须严格评估出血风险。④使用双联抗血小板治疗合并消化道出血危险因素时，联合质子泵抑制剂（proton pump inhibitor，PPI）。

（2）非心脏外科手术围术期抗血小板药物治疗：①择期手术尽可能推迟至置入 BMS 6 周或 DES 12 个月后。②围术期须中断抗血小板药物者，术前 7～10 d 停药，缺血风险高的人群用低分子肝素替代。人工心脏瓣膜置换术后应用抗凝药物仍发生卒中而无出血高风险的患者，在应用华法林基础上可加用阿司匹林 100 mg/d，保持国际标准化比值（international normalized ratio，INR）2.0～3.0。

第二节　抗凝药物

凝血过程是一个瀑布式的酶促反应链，其放大效应能使各种复杂的凝血因子在短时间内发生反应，形成纤维蛋白。抗凝药物的功能是通过抑制凝血因子来减少血栓生成或防止已形成血栓进一步发展。

【药物种类及药理作用】

1. 第一代抗凝药物

（1）普通肝素：通过静脉注射后与抗凝血酶结合，形成肝素–抗凝血酶复合物，复合物与多种凝血因子结合，抑制它们的活性（Ⅱa，Ⅹa，Ⅸa，ⅩⅠa，Ⅻa等）。

（2）维生素 K 拮抗剂：抗凝机制是抑制依赖维生素 K 的凝血因子（Ⅱ、Ⅶ、Ⅸ、Ⅹ因子）合成。口服给药大大方便了临床的使用，特别是院外患者的使用。像其他维生素 K 拮抗剂一样，华法林干扰维生素 K 依赖性凝血蛋白的合成，包括凝血酶原（因子Ⅱ）及因子Ⅶ、Ⅸ、Ⅹ。华法林抑制维生素 K 环氧化物还原酶，从而阻断 γ 羧基化过程，导致合成的维生素 K 依赖性凝血蛋白 γ 羧基化不完全。华法林之所以能起到抗凝作用正是因为这些部分 γ 羧基化的蛋白减少或缺乏生物活性。华法林在人体内起效时间至少要 72 h。另外，华法林与多种食物、药物的相互作用较大并且抗凝效果因人而异，因此需要频繁监测凝血指标以指导剂量调节。

2. 第二代抗凝药物 低分子肝素的抗凝机制与普通肝素相似，通过与抗凝血酶、Ⅹa 因子结合形成复合物发挥抗凝作用。根据其独特的分子质量分布，低分子肝素抗 Ⅹa 因子与抗 Ⅱa 因子的比值范围从 2∶1 到 4∶1。因低分子肝素有半衰期较长、不需频繁监测凝血指标、生物利用度高、使用方便、相对较少引起血小板减少征等优点，比普通肝素更具有优势，并已在大多数适应证中取代了普通肝素。在临床上低分子肝素常用的种类有速碧林（那屈肝素）、法安明（达肝素）、克赛（依诺肝素）等。另外，磺达肝癸钠是完全人工合成的戊糖，通过将普通肝素和低分子肝素中均包含的天然戊糖结构进行改良，分子链更加短，对抗凝血酶的亲和力显著增加，致 Ⅹa 因子快速抑制。与低分子肝素相比，磺达肝癸钠血浆半衰期更长（17 h），生物利用度高。依达肝素的化学结构以及抗凝机制与磺达肝癸钠很相似。但是，依达肝素的半衰期是磺达肝癸钠的 5~6 倍，1 周只需给药 1 次。

3. 第三代抗凝药物

（1）直接凝血酶抑制剂：代表药物为阿加曲班，其血浆半衰期为 40~60 min。由于不依赖抗凝血酶，对临床上应用肝素无效或抵抗者，以及肝素诱导下血小板减少症发生的患者有良好的疗效。新型的直接凝血酶Ⅱ因子抑制剂有希美加群、达比加群、水蛭素及其衍生物等。

（2）Ｘa因子直接抑制剂：代表药物为利伐沙班、阿哌沙班、艾多沙班。利伐沙班为第一个口服Ｘa因子直接抑剂，对Ｘa因子具有高度选择性，对血小板聚集没有直接作用。其口服生物的用度为80%用药后2.5~4 h可达最大血药浓度，清除半衰制为7~11 h且重复服药没有蓄积。

【临床应用】

1. 普通肝素　临床应用中最重要的问题是剂量和监测。初始剂量可按体重调节，60~70 u/kg（最大剂量5 000 u），随后12~15 u/kg持续静脉滴注（最大剂量1 000 u/kg）。临床试验均采用活化部分凝血活酶时间（activated partial thromboplastin，APTT）的经典范围50~70 ms。应该按照所用特异性凝血酶原活化剂的不同而具体制定。普通肝素是PCI术中最常用的抗凝剂，由于需要达到的抗凝水平超过活化部分凝血活酶时间（APTT）测量范围，在导管室测定活化凝血时间（activated clotting time，ACT）来确定PCI术中肝素的剂量。未联用GP Ⅱb/Ⅲa抑制剂时，建议肝素剂量为60~100 u/kg，靶ACT 250~350 s（Hemotec法）或300~350 s（Hemachron法）；联合使用GP Ⅱb/Ⅲa抑制剂时，靶ACT为200 s。

2. 低分子肝素　目前绝大多数普通肝素的适应证可用低分子肝素取代。低分子肝素制剂对凝血酶的抑制程度较普通肝素为小，引起APTT延长程度较轻。大部分临床试验均不要求根据抗Ｘa因子监测来调整药物剂量。低分子肝素已取代普通肝素作为非ST段抬高型冠脉综合征急性期治疗的一线用药。对于非ST段抬高型冠脉综合征患者，无论是否选择PCI治疗，均可选用低分子肝素（依诺肝素）进行抗凝治疗，且保守治疗的患者选用依诺肝素优于普通肝素。低分子肝素通过肾脏代谢，严重肾功能不全患者（肌酐清除率<30 mL/min）如需使用低分子肝素，其用量应减少50 %。出血风险高的保守治疗患者可首选磺达肝癸钠。如果患者由于某些原因，推迟进行血运重建（PCI和CABG），可考虑延长低分子肝素的用药时间（>7 d），作为血运重建的"桥梁"。对于PCI前接受低分子肝素的患者，建议额外抗凝治疗应根据最后一次使用低分子肝素的时间。如果PCI术前最后一次使用依诺肝素的时间≤8 h，建议不再追加抗凝治疗。如果PCI术前最后一次使用依诺肝素的时间在8~12 h，建议在PCI开始时静脉注射肝素0.3 mg/kg，也可以补充普通肝素。如果PCI术前最后一次使用依诺肝素的时间>12 h，建议在PCI过程中按常规抗凝治疗。最后一次静脉给药后4 h或皮下给药后6~8 h，可以拔除鞘管。

3. 维生素K拮抗剂　对于高危心肌梗死（MI）患者包括大面积前壁MI、严重心力衰竭、超声心动图发现心脏血栓和血栓栓塞病史，推荐 MI 后 3 个月联合应用中等剂量华法林（INR 2.0~3.0）和小剂量阿司匹林（≤100 mg/d）。华法林应用被分成了初始剂量和维持剂量两个时相。治疗开始后，需要经常监测 INR 直到出现稳定的剂量效应曲线，此后，INR 监测的频数可以减少。开始口服华法林治疗后，根据给予的药物剂量，抗凝效应往往出现在 2~7 d。如果要获得快速作用，应该在口服华法林的同时给予肝素至少 4 d。一般没有必要给予华法林的负荷剂量，理论上，开始治疗即给予 5 mg/d 维持量可在 4~5 d 后使 INR≥2.0。一旦 INR 值在治疗范围内 2 d 即可停用肝素。如果不是急于抗凝（如慢性心房颤动）治疗可在院外给予华法林 4~5 mg/d，通常 6 d 内即可产生满意的抗凝效果。对于华法林敏感的患者，包括老年人和具有出血危险的患者，开始剂量应该<4~5 mg/d。在 INR 值达到治疗范围 2 d 内，应该每日监测 INR 值，然后每周监测 2~3 次持续 1~2 周。如果结果稳定可再减少监测次数。INR 值持续稳定，监测次数可减少到 4 周一次。如果需要调节剂量时，仍需重新密切监测 INR 值。长期接受华法林治疗的患者由于饮食变化、合并用药、治疗依从性差或酗酒，华法林剂量效应可呈现意外波动。有三种方法能降低已经升高的 INR 值，第一种方法是停用华法林，第二种方法是给予维生素 K_1，第三种最快、最有效的方法是输注新鲜血浆或者浓缩的凝血酶原制剂。华法林治疗被中断数日后 INR 值下降（停用华法林 4~5 d 后，原为 2.0~3.0 的 INR 值可下降到正常范围）。对比之下，给维生素 K_1 能使 INR 值在 24 h 内显著下降。当 INR 值超出治疗范围但是<5，患者没有出现临床重要部位出血或进行手术而需要快速逆转 INR 值时，华法林可以减量或者停用。在 INR 值接近期望范围时再以较小的剂量重新给予。如果 INR 值为 5~9，患者没有出血，也没有导致出血的危险因素，可以停用华法林 1~2 d，当 INR 值降至治疗范围时再以较小的剂量重新给予。对于出血危险性较高的患者给予口服维生素 K_1（1~2.5 mg）并停用华法林。急诊手术或者拔牙需要快速逆转 INR 值并期望 INR 值在 24 h 内下降时，可以给予口服维生素 K_1 2~5 mg，如果 INR 值在 24 h 后仍然较高，可额外再给 1~2 mg 维生素 K_1。如果 INR>9，但是不伴有临床重要部位出血，应该给予口服维生素 K_1 3~5 mg 并期望 INR 值在 24~48 h 下降，密切监测 INR 值，如果有必要可重复给予口服维生素 K_1。如果因为严重的出血或华法林过量（INR>20）而需要快速逆转抗凝，应该静脉缓慢注射 10 mg 维生素 K_1，并依据情况紧急程度补充新鲜血浆或凝血酶原复合浓缩剂。必要时可每 12 h 给予一次额外剂量的维生素 K_1。如果发生威胁生命的出血或者华法林严重过量，凝血酶原复合浓缩剂替代治疗是必要的，静脉缓慢注射 10 mg 维生素 K_1 做补充治疗，根据 INR 值可重复使用。给予大剂量的维生素 K_1 后如果要重新应用华法林，应该给予肝素直到维生素 K_1 的作用被反转而且患者恢复华法林敏感性。

4. 直接凝血酶抑制剂　水蛭素是一种强效的二价直接凝血酶抑制剂，其半衰期为 60 min，主要通过肾脏清除。阿加曲班是精氨酸衍生的小分子肽，只与凝血酶活性部位结合，在肝脏代谢并产生多种活性中间代谢产物。尽管阿加曲班的半衰期不受肾功能的影响，其清除受肝功能的影响较明显。对于拟行 PCI 的 NSTE-ACS 患者可选用比伐卢定（有效抗凝成分为水蛭素衍生物片段）联合 GPI，作为肝素/依诺肝素与 GPI 联合治疗的替代方案，尤其是出血风险高者。比伐卢定可以作为肝素的替代，用于急性 ST 段抬高型心肌梗死患者链激酶溶栓的辅助治疗。比伐卢定与肝素相比，可以降低再梗死的危险。但是，比伐卢定治疗需要监测，并且需要调整剂量以减小出血危险。

目前研发了一系列以凝血过程中特定凝血因子或抗凝机制为靶标的新抗凝剂，如组织因子途径抑制物、活化蛋白 C 等。

第三节　调脂药物

调脂药物主要是用来降低血液中不良的脂蛋白（低密度脂蛋白），提高有利的脂蛋白（高密度脂蛋白），有助于阻止脂质对血管壁的浸润，保持动脉壁原有斑块的稳定性，防止形成血栓的一类药物。

【药物种类及药理作用】

临床上供选用的调脂药物可分为他汀类、贝特类、烟酸类、树脂类及胆固醇吸收抑制剂五类。

1. 他汀类　也称羟甲基戊二酰辅酶 A（HMG-CoA）还原酶抑制剂，具有竞争性抑制细胞内胆固醇合成早期过程中限速酶的活性，继而上调细胞表面低密度脂蛋白（LDL）受体，加速血浆 LDL 的分解代谢，此外还可抑制极低密度脂蛋白（VLDL）的合成。他汀类药物能显著降低胆固醇（TC）、低密度脂蛋白胆固醇（LDL-C）和载脂蛋白 B（apoB），也降低三酰甘油（TG）和轻度升高高密度脂蛋白胆固醇（HDL-C）。此外，他汀类还可能具有抗炎、保护血管内皮功能等作用。国内已上市的他汀类药物有洛伐他汀（lovastatin）、辛伐他汀（simvastatin）、普伐他汀（pravastatin）、氟伐他汀（fluvastatin）、阿托伐他汀（atorvastatin）、瑞舒伐他汀（rosuvastatin）和匹伐他汀（pitavastatin）等。他汀类药物使 LDL-C 降低18%~55%，HDL-C 升高 5%~15%，TG 降低 7%~30%。

2. 贝特类　亦称苯氧芳酸类药物，此类药物通过激活过氧化物酶增生体活化受体α（PPARα），刺激脂蛋白脂酶（LPL）、apoAⅠ和apoAⅡ基因的表达，以及抑制apoCⅢ基因的表达，增强LPL的脂解活性，促进胆固醇的逆向转运。贝特类药物有非诺贝特、苯扎贝特和吉非贝齐等。

3. 烟酸类　烟酸属B族维生素，当用量超过作为维生素作用的剂量时，可有明显的降脂作用。烟酸的降脂作用机制可能与抑制脂肪组织中的脂解和减少肝脏中VLDL合成和分泌有关。

4. 胆酸螯合剂　主要为碱性阴离子交换树脂，在肠道内能与胆酸呈不可逆结合，因而阻碍胆酸的肠肝循环，阻断胆汁酸中胆固醇的重吸收。通过反馈机制刺激肝细胞膜表面的LDL受体，加速血液中LDL清除，结果使血清LDL-C水平降低。常用的胆酸螯合剂有考来烯胺、考来替泊。

5. 胆固醇吸收抑制剂　依折麦布（ezetimibe）口服后被迅速吸收，且广泛地结合成依折麦布-葡萄糖苷酸，作用于小肠细胞的刷状缘，有效地抑制胆固醇和植物固醇的吸收。

其他调脂药有普罗布考，通过掺入到脂蛋白颗粒中影响脂蛋白代谢，而产生调脂作用。n-3脂肪酸主要为二十碳戊烯酸（EPA，C20：5n-3）和二十二碳己烯酸（DHA，C22：6n-3），二者为海鱼油的主要成分，制剂为其乙酯，高纯度的制剂用于临床。主要用于高三酰甘油血症；可以与贝特类合用治疗严重高三酰甘油血症，也可与他汀类药物合用治疗混合型高脂血症。

【临床应用】

根据患者的心血管疾病、心血管危险因素、血脂水平决定是否需要用降脂治疗，如需用药，先判定治疗的目标值。根据患者血中LDL-C或TC的水平与目标值间的差距，考虑是否单用一种他汀类药物的标准剂量可以达到治疗要求，如可能，按不同他汀类药物的特点（作用强度、安全性和药物相互作用）及患者的具体条件选择合适的他汀类药物。如血LDL-C或TC水平甚高，估计单用一种他汀类药物的标准剂量不足以达到治疗要求时，可以选择他汀类药物与其他降脂药合并治疗。如用他汀类药物后发生明显的不良反应，例如肌痛、肌酸激酶（CK）或氨基转移酶（ALT、AST）超越安全限度，则停用他汀类药物，改用其他降脂药。他汀类药物可引起肌病，包括肌痛、肌炎和横纹肌溶解。肌痛表现为肌肉疼痛或无力，不伴CK升高。肌炎有肌肉症状，并伴CK升高。横纹肌溶解是指有肌肉症状，伴CK显著升高超过正常上限的10倍和肌酐升高，常有褐色尿和肌红蛋白尿，这是他汀类药物最危险的不良反应，严重者可以引起死亡。单用标准剂量的他汀类药物治疗，很少发生肌炎，但当大剂量使用或与其他药物合用时，包括环孢霉素、贝特类、大环内酯类抗生素、某些抗真菌药和烟酸类，肌炎的发生率增加。他汀类药物忌用于孕妇。在起用他汀类药物时，要检测肝氨基转移酶（ALT、AST）和CK，治疗期间定期监测复查。轻度的氨基转移酶升高（小于参考值上限的3倍）并不看作是治疗的禁忌证。无症状的轻度CK升高常见。

由于贝特类单用或与他汀类合用时也可发生肌病，应用贝特类药时也须监测肝酶与肌酶，以策安全。

为了提高血脂达标率，同时降低不良反应的发生率，不同类别调脂药的联合应用是一条合理的途径。①他汀类与依折麦布：10 mg/d依折麦布与10 mg/d阿托伐他汀或辛伐他汀联合应用，降低LDL-C的作用与80 mg/d阿托伐他汀或辛伐他汀相当。②他汀类与贝特类药物：开始合用时宜都用小剂量，采取早晨服用贝特类药物，晚上服用他汀类药物，避免血药浓度显著升高。密切监测ALT、AST和CK，如无不良反应，可逐步增加剂量。对于老年、女性及肝肾疾病和甲状腺功能减退的患者，慎用他汀类和贝特类联合治疗，并尽量避免与大环内酯类抗生素、抗真菌药物、环孢素、HIV蛋白酶抑制剂、地尔硫䓬、胺碘酮等药物合用。③他汀类与烟酸类药物：在常规他汀类药物治疗的基础上，加用小剂量烟酸是一种合理的联合治疗方法，其结果表明联合治疗可显著升高HDT-C，而不发生严重的不良反应。④他汀类与胆酸螯合剂：由于胆酸螯合剂具体服用的一些不便，此种联合方案仅用于其他治疗无效或不能耐受者。⑤他汀类与n-3脂肪酸：是临床治疗混合型高脂血症有效而安全的选择。由于服用较大剂量的n-3多不饱和脂肪酸有增加出血的危险，并且对糖尿病和肥胖患者因增加热量的摄入而不利于长期应用。

药物治疗开始后4~8周复查血脂及AST、ALT和CK，如血脂达到目标值，逐步改为每6~12个月复查1次，如开始治疗3~6个月复查血脂仍未达到目标值，则调整剂量或药物种类，或联合药物治疗，再经4~8周后复查。如AST或ALT超过参考值上限3倍，血CK升高超过参考值上限5倍应暂停给药。停药后仍需每周复查肝功能，直至恢复正常。

第四节　硝酸酯类药物

硝酸酯类药物是心血管疾病治疗中最古老、应用最广泛的药物，主要用于冠心病、心力衰竭及高血压急症的急危重症期。口服制剂主要用于冠心病和心力衰竭的长期及稳定期治疗。

【药物种类及药理作用】

常用的硝酸酯类药物包括：短效的硝酸甘油、长效的硝酸异山梨酯（亦称二硝酸异山梨酯）及5-单硝酸异山梨酯等。硝酸甘油主要用于终止缺血发作，而后两者主要用于预防缺血发生。

硝酸酯进入血管平滑肌细胞后，通过释放一氧化氮（NO）刺激鸟苷酸环化酶，使环磷酸鸟苷（cGMP）浓度增加，降低细胞内的Ca^{2+}浓度，导致血管平滑肌舒张。硝酸酯的血管舒张效应呈剂量依赖性，随着剂量递增，依次扩张静脉血管、大中动脉和阻力小动脉。其作用机制：①降低心肌氧耗量，扩张静脉血管，减少回心血量，使心脏前负荷和室壁张力下降；扩张外周阻力小动脉，使动脉血压和心脏后负荷下降，两者均可降低心肌氧耗量。②扩张冠状动脉和侧支循环血管，使冠状动脉血流重新分布，增加缺血区域尤其是心内膜下的血液供应。③降低肺血管压力和肺毛细血管楔压，增加左心衰竭患者的每搏输出量和心输出量，改善心功能。④抗血小板聚集、抗栓、抗增殖，改善冠状动脉内皮功能和主动脉顺应性，降低主动脉收缩压。

【临床应用】

1. 硝酸甘油　是硝酸酯的代表药物，易从口腔黏膜、胃肠道和皮肤吸收，有舌下含片、静脉注射剂、口腔喷剂和透皮贴片等多种剂型。舌下含服吸收迅速完全，生物利用度可达80%，2~3 min起效，5 min达最大效应，作用持续20~30 min，半衰期仅为数分钟。若口服给药，肝脏的首过清除效应明显，生物利用度不足10%。如舌下黏膜明显干燥，须用水或盐水湿润。含服时应尽可能取坐位。对心绞痛发作频繁者，可在用力大便或劳动前5~10 min预防性含服。硝酸甘油溶液须用5%葡萄糖溶液或生理盐水稀释混匀后静脉滴注，不能与其他药物混合。由于普通的聚氯乙烯输液器可大量吸附硝酸甘油溶液，使药物浓度损失达40%~50%，因而应选用玻璃瓶或其他非吸附型的特殊输液器，否则须明显增大药物剂量。大量或连续使用可导致耐药，因而需小剂量、间断给药。停药时应逐渐减量，以免因骤然停药而导致心绞痛反跳等不良后果。

2. 硝酸异山梨酯　常用剂型包括口服平片、缓释片、舌下含片及静脉注射剂等。平片15~40 min起效，作用持续2~6 h；缓释片约60 min起效，作用可持续12 h。舌下含服生物利用度约60%，3~5 min起效，15 min达最大效应，作用持续1~2 h。

3. 5-单硝酸异山梨酯　是较新一代的硝酸酯药物，临床的合理剂型有口服平片和缓释剂型。平片 30~60 min 起效，作用持续 3~6 h；缓释片 60~90 min 起效，作用可持续约 12 h。半衰期为 4~5 h。

对无禁忌证的急性缺血患者应立即舌下含服硝酸甘油 0.3~0.6 mg，每 5 min 重复 1 次，总量不超过 1.5 mg。在最初 24~48 h，若患者存在进行性缺血、高血压和肺水肿可静脉滴注硝酸甘油，非吸附性输液器起始剂量 5~10 μg/min（普通聚氯乙烯输液器 25 μg/min），每 3~5 min 以 5~10 μg/min 递增剂量，一般不超过 200 μg/min。剂量调整主要依据缺血症状和体征的改善及是否达到血压效应。若缺血症状或体征无减轻，逐渐递增剂量到如下血压效应：既往血压正常者收缩压不应降至 110 mmHg 以下，高血压患者平均动脉压的下降幅度不应超过 25%。连续静脉滴注 24 h 可产生耐药，临床若需长时间用药，应小剂量间断给药，缺血一旦缓解，即应逐渐减量，并向非耐药剂型的口服药过渡。预防和控制缺血发作是各类冠心病治疗的重要目标，硝酸酯是其中的重要组成部分。在实施冠状动脉造影或 PCI 手术过程中，冠状动脉内注射硝酸甘油可迅速缓解手术中的冠状动脉痉挛，减轻由此导致的心肌缺血。冠状动脉内注射硝酸甘油的常用剂量为 200 μg/次。若冠状动脉痉挛持续存在，可以 5~200 μg/min 的剂量静脉滴注硝酸甘油。静脉滴注硝酸甘油是治疗急性心力衰竭广泛使用的血管扩张药物之一，尤其适宜于合并高血压、冠状动脉缺血和重度二尖瓣关闭不全者。常以 10~20 μg/min 作为起始剂量，最高可增至 200 μg/min。亦可静脉滴注硝酸异山梨酯，起始剂量 1 mg/h，最高剂量 10 mg/h。在 β 受体阻滞剂、ACEI 或 ARB 及利尿剂等标准治疗的基础上，对仍有明显充血性症状的慢性收缩性心力衰竭患者可加用硝酸酯，以减轻静息或活动时的呼吸困难症状，改善运动耐量。

硝酸酯耐药现象呈剂量和时间依赖，以及短时间内易于恢复等特点。克服耐药性常采用如下偏心给药方法：①小剂量、间断静脉滴注硝酸甘油及硝酸异山梨酯，每日提供 8~12 h 的无药期。②每日使用 12 h 硝酸甘油透皮贴剂后及时撤除。③口服硝酸酯，保证 8~12 h 的无硝酸酯浓度期或低硝酸酯浓度期。

第五节　β 受体阻滞剂

β 受体阻滞剂是能选择性地与 β 肾上腺素受体结合，从而拮抗神经递质和儿茶酚胺对 β 受体的激动作用的一类药物。其在心血管疾病中的应用范围很广，主要用于冠状动脉粥样硬化性心脏病、高血压、心力衰竭、心律失常和猝死的预防等。

【药物种类及药理作用】

神经节后纤维所支配的效应器细胞膜上，其受体分为三种类型，即 β_1 受体、β_2 受体和 β_3 受体。β_1 受体主要分布于心肌，可激动引起心率和心肌收缩力增加；β_2 受体存在于支气管和血管平滑肌，可激动引起支气管扩张、血管舒张、内脏平滑肌松弛等；β_3 受体主要存在于脂肪细胞上，可激动引起脂肪分解。这些效应均可被 β 受体阻滞剂所阻断和拮抗。

β 受体阻滞剂根据其作用特性不同而分为三类：第一类为非选择性，作用于 β_1 和 β_2 受体，常用药物为普萘洛尔（心得安），目前已较少应用；第二类为选择性，主要作用于 β_1 受体，常用药物为美托洛尔（倍他乐克）、阿替洛尔（氨酰心安）、比索洛尔（康可）等；第三类为非选择性，可同时作用于 β 和 α_1 受体，具有外周扩血管作用，常用药物为卡维地洛、拉贝洛尔。

β 受体阻滞剂主要作用机制是通过抑制肾上腺素能受体，减慢心率，减弱心肌收缩力，降低血压，减少心肌耗氧量，防止儿茶酚胺对心脏的损害，改善左室和血管的重构及功能。

β 受体阻滞剂又分成脂溶性和水溶性两种。脂溶性由大到小依次为普萘洛尔、吲哚洛尔（心得静）、美抗洛尔（美多心安）、醋丁洛尔（醋丁酰心安）等；水溶性由大到小依次为阿替洛尔（氨酰心安）、索他洛尔（甲磺胺心定）。其中脂溶性 β 受体阻滞剂容易通过血脑屏障在中枢神经系统中达到较高浓度，但目前它仅对特发性震颤有独特的治疗意义，用后可产生失眠、多梦、抑郁等不良反应。有内源性拟交感活性的药物，比较常用的有醋丁洛尔、拉贝洛尔（柳胺苄心定）、噻吗洛尔（噻吗心安）、吲哚洛尔；无内源性拟交感活性的有普萘洛尔、阿替洛尔、美托洛尔、索他洛尔。通常 β 受体阻滞剂无 β 受体刺激作用，如普萘洛尔、阿替洛尔、美托洛尔、噻吗洛尔等；但部分 β 受体阻滞剂如醋丁洛尔、吲哚洛尔、氧烯洛尔（心得平）、阿普洛尔（心得舒）等，除阻滞 β 受体外又可刺激 β 受体，这种刺激作用在交感活性较低时才表现出来。如安静时交感神经活性降低，此时用醋丁洛尔则可增加平静时的心率，但在运动时不增加心率，有时在体位性低血压时使血压部分回升，而在血压正常或升高时无此作用。

【临床应用】

1. ST 段抬高型心肌梗死（STEMI）　急性期只要患者没有禁忌证，应立即给予口服 β 受体阻滞剂，并长期服用，尤其是存在心动过速或高血压的患者，考虑给予静脉 β 受体阻滞剂，随后长期口服。给药方法：美托洛尔，5 mg 静脉注射 5 min 以上，根据患者的血压、心率和症状，可重复 3 次，间隔 5 min，以后口服。反复发作心室颤动、有血流动力学障碍室性心动过速的患者，电复律无效时，应用 β 受体阻滞剂，以减少心肌缺血和肾上腺活性。伴持续性心房颤动或心房扑动无血流动力学异常的患者，选择 β 受体阻滞剂控制心室率，除非有禁忌。伴有阵发性室上性心动过速，须控制快速心室率者，应静脉注射 β 受体阻滞剂。

2. 非 ST 段抬高型急性冠脉综合征（NSTEACS） 急性期患者尽早开始服用 β 受体阻滞剂。高危患者尤其持续性胸痛，首先静脉滴注，然后口服 β 受体阻滞剂抗缺血治疗，长期应用。合并左室收缩功能异常或慢性充血性心力衰竭的患者应长期应用。口服剂量应使目标心率维持在 50~60 次/min。

3. 慢性稳定性冠心病和二级预防 所有慢性稳定性冠心病患者可用 β 受体阻滞剂控制心绞痛、预防心肌梗死和改善预后，并调整到目标剂量。不能耐受 β 受体阻滞剂者，给予硝酸酯和钙离子通道阻滞剂。冠心病包括稳定性心绞痛、心肌梗死后患者在选择控制血压药物时 β 受体阻滞剂为首选药物之一（血压控制目标：血压<140/90 mmHg，慢性肾脏疾病或糖尿病<130/80 mmHg）。所有冠心病患者，无论伴或不伴心力衰竭症状，没有禁忌时可长期服用 β 受体阻滞剂。中、重度心室功能异常的患者，须逐渐增加剂量至目标剂量；低危患者，心室功能正常或接近正常，成功进行再灌注，没有明显心律失常，无禁忌时也应该应用。

4. 心力衰竭 β 受体阻滞剂用于所有稳定的心力衰竭患者，包括轻、中、重度心力衰竭患者（NYHA Ⅱ~Ⅳ）及缺血性或非缺血性心肌病伴左室射血分数（LVEF）下降者，除非有禁忌证。初始治疗要谨慎，从小剂量开始，缓慢增加剂量至目标剂量，只要不需要静脉药物治疗的心力衰竭均可开始给药。对伴有缺血性胸痛且止痛药物反应不佳、心肌缺血复发、高血压、心动过速或心律失常患者，可使用静脉 β 受体阻滞剂。湿性啰音超出肺底部的 AHF 患者，慎用 β 受体阻滞剂。但如果患者伴有进行性心肌缺血和心动过速，可以考虑静脉注射美托洛尔。STEMI 患者伴 AHF，在 AHF 稳定后应尽早使用 β 受体阻滞剂。CHF 患者急性发作病情稳定后（通常 4 d 后）应开始应用 β 受体阻滞剂治疗。

5. 高血压 β 受体阻滞剂在高血压治疗中的强适应证为高血压合并心绞痛、心肌梗死后、冠脉高危险、心力衰竭、伴有窦性心动过速或心房颤动等快速性室上性心律失常的患者。β 受体阻滞剂对于妊娠女性是安全的，可选普萘洛尔和拉贝洛尔。

6. 心律失常 β 受体阻滞剂具有多种直接电生理作用，包括降低正常和异常起搏点的兴奋性、减慢传导及延长房室结不应期等，可用于预防或治疗室性和室上性心律失常。①室上性心动过速，如阵发性室上性心动过速，应该首选射频消融治疗，尤其是发作时血流动力学不稳定的患者；如患者不愿行射频治疗，选择长期口服药物预防发作，以及发作不频繁且发作时症状不明显的患者，可应用 β 受体阻滞剂。②β 受体阻滞剂可降低心房扑动的心室率。③任何室上性心动过速并存 WPW 综合征伴旁路前传的患者禁用 β 受体阻滞剂。④持续性和永久性心房颤动患者根据安静和运动状态下的心室率，不合并急性失代偿性心力衰竭的患者首选 β 受体阻滞剂。急性发作性心房颤动不伴预激综合征，推荐静脉注射 β 受体阻滞剂控制心室率，但低血压和心力衰竭患者要谨慎。⑤β 受体阻滞剂对控制交感神经激活相关的室性心律失常有效，包括急性心肌梗死、围手术期、心力衰竭和应激导致的心律失常。⑥β 受体阻滞剂能有效预防多种情况下引发心源性猝死的心律失常，包括急性和慢性心肌缺血、心力衰竭和心肌病。⑦不伴器质性心脏病的室性心律失常首选 β 受体阻滞剂。β 受体阻滞剂可能是儿茶酚胺敏感性多形性室性心动过速（CPVT）唯一有效的药物。极高危的患者需要植入 ICD，例如有猝死家族史或症状发作早的患者。β 受体阻滞剂是治疗肥厚性心肌病包括梗阻性和非梗阻性的传统治疗药物之一。室上性心动过速，如需要预防性抗心律失常治疗，可首选 β 受体阻滞剂，但是在妊娠前 3 个月尽量避免，可能会出现少见的不良反应，如心动过缓、低血糖、早产、代谢异常。普奈洛尔可能引起宫内发育迟缓，阿替洛尔发生率也较高。最好选择对 β_1 受体选择性高的药物，对外周血管和子宫的舒张影响较少。

第六节　钙通道阻滞剂

　　钙通道阻滞剂（也称钙拮抗剂）是临床广泛应用的一类心血管药物。近 10 年来，随着临床研究证据的不断积累，钙通道阻滞剂在冠心病治疗中的地位不断提高，被国内外指南推荐使用。

【药物种类及药理作用】

　　1. 分类　钙通道阻滞剂有多种，分为选择性和非选择性两大类，选择性钙通道阻滞剂又分为维拉帕米类、硝苯地平类和地尔硫䓬类三种；而非选择性钙通道阻滞剂不用于抗高血压治疗。钙通道阻滞剂选择性地作用于 L 型钙离子通道，结合部位在 α_1 亚单位，并根据其具体结合点，又将其分为以下四类。

　　（1）二氢吡啶类：如硝苯地平、氨氯地平、尼莫地平、尼卡地平、尼群地平、尼索地平、非洛地平、贝尼地平及拉西地平等，降低血压的作用较为明显，可减轻前后负荷，但有提高心率的作用。主要用来降低血压。

（2）苯噻氮䓬类：如地尔硫䓬，具有降低心率、负性肌力作用，可明显扩张冠状动脉，可用来治疗冠状动脉痉挛。

（3）苯烷胺类：如维拉帕米（异搏定），具有降低心率、负性肌力和抑制传导作用，以及抗心律失常的作用。

（4）三苯哌嗪类：如氟桂利嗪、桂利嗪、利多氟嗪等。

根据药物作用的持续时间，钙通道阻滞剂又可分为短效和长效两类。长效钙通道阻滞剂包括半衰期较长的药物，如氨氯地平；脂溶性膜控型药物，如拉西地平和乐卡地平；缓释或控释型制剂，如非洛地平缓释片、硝苯地平控释片等。

2. 药理作用

（1）对心肌的作用：

1）负性肌力作用：钙通道阻滞剂使心肌细胞内 Ca^{2+} 量减少，因而呈现负性肌力作用。它可在不影响兴奋除极的情况下，明显降低心肌收缩性。

2）负性频率和负性传导作用：非二氢吡啶类钙通道阻滞剂能减慢房室结的传导速度，延长其有效不应期，可使折返激动消失，用于治疗阵发性室上性心动过速。钙通道阻滞剂对窦房结则能降低自律性，从而减慢心率。

3）心肌缺血时的保护作用：钙通道阻滞药可减少细胞内钙量，避免细胞坏死，起到保护作用。

（2）对血管的作用：钙通道阻滞药阻滞 Ca^{2+} 的内流，能明显舒张血管，主要舒张动脉，对静脉影响较小。动脉中又以冠状血管较为敏感，能舒张大的输送血管和小的阻力血管，增加冠脉流量及侧支循环量，治疗心绞痛有效。脑血管也较敏感，尼莫地平和氟桂利嗪舒张脑血管作用较强，能增加脑血流量。钙通道阻滞药也舒张外周血管，解其痉挛，可用于治疗外周血管痉挛性疾病如雷诺病。

（3）对其他平滑肌的作用：在其他平滑肌中，钙通道阻滞药对支气管平滑肌的松弛作用较为明显，较大剂量也能松弛胃肠道、输尿管及子宫平滑肌。钙通道阻滞药治疗或防止哮喘有效，此时，除松弛支气管平滑肌外，还能减少组胺的释放和白三烯 D_4 的合成，又有减少黏液分泌的作用。

（4）改善组织血流的作用：钙通道阻滞药通过对血小板和红细胞的影响而改善组织血流，抑制血小板聚集，增加红细胞变形能力，降低血液黏滞度。

（5）其他作用：具有抗动脉粥样硬化作用，较大剂量的钙通道阻滞药能抑制多种内分泌功能。

【临床应用】

慢性稳定性心绞痛合并高血压的患者（特别是老年患者）可应用长效二氢吡

啶类钙通道阻滞剂作为初始治疗药物之一；血压正常的慢性稳定性心绞痛患者首选 β 受体阻滞剂，必要时可换用或加用二氢吡啶类钙通道阻滞剂。当冠心病患者不能耐受 β 受体阻滞剂或 β 受体阻滞剂作为初始治疗药物疗效欠佳时，可使用钙通道阻滞剂作为减轻症状的治疗药物；当 β 受体阻滞剂作为初始治疗药物效果不满意时，可联合使用长效二氢吡啶类钙通道阻滞剂。除血管痉挛性心绞痛以外，急性冠脉综合征患者一般避免使用钙通道阻滞剂。与其他抗高血压药物比较，二氢吡啶类钙通道阻滞剂在降压作用方面有如下独特的优点：①降压疗效和降压幅度相对较强，而疗效的个体差异较小，只有相对禁忌证，没有绝对禁忌证，这就有助于提高高血压的治疗率和控制率。②对老年患者有较好降压疗效，收缩压下降较明显。③几乎可以与每类抗高血压药联合使用而增强降压疗效。钙通道阻滞剂除了应用于原发性高血压的治疗外，还可用于动脉粥样硬化的防治，如维拉帕米、硫氮䓬酮、硝苯地平及其他二氢吡啶衍生物都有保护血管抗动脉粥样硬化形成和组织损伤作用。非洛地平在降血压同时有稳定及消退斑块作用，并可减缓动脉硬化。维拉帕米、地尔硫䓬等钙通道阻滞剂治疗阵发性心动过速、心房颤动和心房扑动有较好效果。由于钙通道阻滞剂可使冠状动脉扩张并解除痉挛，增加冠脉血流，故对变异型心绞痛钙通道阻滞剂是首选；对于劳累型心绞痛，钙通道阻滞剂疗效与 β 受体阻滞剂效果相等，两药合用效果更佳。钙通道阻滞剂可减少细胞质内 Ca^{2+} 的浓度，改善心肌的舒张和舒张期充盈，并能减小负荷，减轻心肌肥厚，这些作用针对心脏舒张功能异常的病理生理机制，尽管有一定的负性肌力作用，维拉帕米和地尔硫䓬通过减慢心率而改善心肌的舒张功能。

第七节　血管紧张素转换酶抑制剂

血管紧张素转换酶抑制剂（ACEI）是通过竞争性地抑制血管紧张素转换酶（ACE）而发挥作用的一类药物。

【药物种类及药理作用】

1. 药物种类　ACEI 可根据其与 ACE 分子表面锌原子相结合的活性基团而分成巯基、羧基和膦酸基三类（表6-1）。

表 6-1　常用 ACEI 的药理学特性

药物	半衰期/h	经肾排泄/%	剂量及标准给药方法	肾功能衰竭时的剂量及标准给药方法[a]
巯基类				
卡托普利	2	95	12.5~100 mg/次，3 次/d	6.25~12.5 mg/次，3 次/d
佐芬普利	4.5	60	7.5~30 mg/次，2 次/d	7.5~30 mg/次，2 次/d
羧基类				
贝那普利	11	88	5~40 mg/次，1 次/d[b]	2.5~20 mg/次，1 次/d[b]
西拉普利	10	80	1.25~5 mg/次，1 次/d	0.5~2.5 mg/次，1 次/d
依那普利	11	88	5~40 mg/次，1 次/d[b]	2.5~20 mg/次，1 次/d[b]
咪达普利	8		2.5~10 mg/次，1 次/d	1.25~5 mg/次，1 次/d
赖诺普利	12	70	5~40 mg/次，1 次/d	2.5~20 mg/次，1 次/d
培垛普利	3~10	75	4~8 mg/次，1 次/d	1~2 mg/次，1 次/d
喹那普利	2~4	75	10~40 mg/次，1 次/d[b]	2.5~5 mg/次，1 次/d[b]
雷米普利	13~17	60	2.5~10 mg/次，1 次/d[b]	1.25~5 mg/次，1 次/d[b]
螺普利	1.6	50	3~6 mg/次，1 次/d	3~6 mg/次，1 次/d
群多普利	16~24	33	1~4 mg/次，1 次/d[b]	0.5~1 mg/次，1 次/d[b]
膦酸基类				
福辛普利	12	50	10~40 mg/次，1 次/d	10~40 mg，1 次/d

注：a. 肌酐清除率（Ccr）为 10~30 mL/min；b. 也可将每日剂量等分成 2 次服用

ACEI 能竞争性地阻断 Ang I 转化为 Ang II，从而降低循环和局部的 Ang II 水平。ACEI 可增高缓激肽的水平，增加一氧化氮和有血管活性的前列腺素（前列环素和前列腺素 E）的释放。ACEI 还能阻断 Ang1-7 的降解，使其水平增加，从而通过加强刺激 Ang1-7 受体，进一步起到扩张血管及抗增生作用。

2. 药理作用　①血流动力学作用：ACEI 降低总体外周血管阻力，促进尿钠排泄。ACEI 可诱导静脉和动脉的血管舒张。静脉舒张可增加外周静脉容量，降低右心房压力、肺动脉压力、毛细血管楔压及左心室充盈容量和压力，从而迅速减轻肺充血；动脉舒张则减少外周血管阻力，并增加心排血量。②神经激素作用：长期应用 ACEI 时，由于通过非血管紧张素介导的替代途径（例如糜酶）被激活，Ang II 和醛固酮水平有恢复至治疗前的趋势（醛固酮"逃逸"现象）。另一方面，ACEI 能增加缓激肽、Ang1-7、PGI 和 NO 的水平，这可部分解释其扩张血管、抗血栓及抗增生作用的持续存在。③抗增生作用：ACEI 可减轻血管和心脏的肥厚及细胞外基质的增生，还可减轻心肌梗死后的心室重构。④对肾脏的作用：ACEI 能降低肾血管阻力，增加肾脏血流，促进钠和水的排泄。其扩张肾小球出球小动脉的作用超过扩张入球小动脉的作用。⑤对纤维蛋白溶解平衡的影响：ACEI 能降低 PAI-1 的浓度及 PAI-1 与组织纤溶酶原激活剂的摩尔比值，增加一氧化氮和前列环素的生成，拮抗 Ang Ⅱ 诱导的血小板凝集。⑥其他作用：ACEI 能延缓动脉粥样硬化的进展，使血管平滑肌细胞的迁移与增生下降，炎症细胞的积聚与活性下降，氧化应激减轻，内皮功能改善。

【临床应用】

多数 ACEI 及其代谢产物主要经肾排泄，故肾功能异常时（Ccr≤30 mL/min）需要调小剂量；福辛普利、佐芬普利和螺普利平衡地经肝和肾排泄，肾功能异常时一般无须调整剂量。肾功能异常患者以选择经肝肾双通道排泄的 ACEI 为好。肌酐>265 μmol/L（3 mg/dL）的患者宜慎用 ACEI。血管性水肿、ACEI 过敏、妊娠和双侧肾动脉狭窄为 ACEI 绝对禁忌证。左室流出道梗阻的患者（如主动脉瓣狭窄及梗阻型肥厚性心肌病）不宜使用 ACEI。抗酸药物可降低 ACEI 生物利用度，非甾体类抗炎药物可减少 ACEI 的血管扩张效应。保钾利尿剂、钾盐或含高钾的低盐替代品可加重 ACEI 起的高钾血症，故应避免此类组合。但 ACEI 与螺内酯合用对严重心力衰竭治疗有益，须临床紧密监测。ACEI 可增加血浆地高辛浓度；与促红细胞生成素并用时，可能影响促红细胞生成疗效。

ACEI 是第一类证实能降低心力衰竭患者死亡率的药物，是治疗心力衰竭的基石，是唯一在每个阶段都推荐应用的药物。①所有慢性收缩性心力衰竭患者，包括无症状的左室收缩功能异常患者，都必须使用 ACEI，而且需要无限期地终生使用，除非有禁忌证或不能耐受。②对目前尚无心脏结构和（或）功能异常、但有心力衰竭高发危险的患者，如动脉粥样硬化性血管疾病、糖尿病或伴有其他心血管病危险因素的高血压患者，可考虑用 ACEI 来预防心力衰竭。ACEI 改善心肌重构的效益优于血管紧张素 Ⅱ 受体阻滞剂（ARB），可能与缓激肽水平增高有关。当患者不能耐受 ACEI 时，可用 ARB 代替。ACEI 可减轻心室肥厚、改善心室顺应性，同时有利于调节、逆转心力衰竭过程中神经内分泌活性的过度激活，因此，可用于心室收缩功能无明显异常而有心力衰竭症状的患者。

血管扩张剂包括 ACEI 主要适用于慢性主动脉瓣关闭不全患者，目的是减轻后负荷、增加心排血量而减少瓣膜反流，可应用于：①因其他因素而不能手术的有症状的重度主动脉瓣关闭不全患者；②重度心力衰竭患者，在换瓣手术前短期治疗以改善血流动力学异常；③无症状重度主动脉瓣关闭不全患者，已有左室扩大，而收缩功能正常，可长期应用，以延长其代偿期；④已经手术置换瓣膜，但仍有持续左室收缩功能异常。

ACEI 用于 AMI 患者的 I 类适应证：①AMI 最初 24 h 内的高危患者（心力衰竭、左室功能异常、无再灌注、大面积心肌梗死）。②AMI 超过 24 h 的心力衰竭或无症状左室功能异常患者。③AMI 超过 24 h 的糖尿病或其他高危患者。④所有心肌梗死后患者带药出院并长期使用。

ACEI 用于 NSTEMI 患者的 I 类适应证：① 伴有左室收缩功能异常或慢性心力衰竭、使用硝酸甘油和 β 受体阻滞剂后仍有高血压的 NSTEMI 患者。②伴有糖尿病的 NSTEMI 患者。③伴心力衰竭、左室收缩功能异常、高血压或糖尿病的 NSTEMI 患者出院时带药及出院后长期使用。

ACEI 能显著降低左室收缩功能异常、慢性心力衰竭和心肌梗死后患者的病残率和死亡率，也是高血压和糖尿病患者的一线治疗用药。合并有这些疾病或危险因素的高危慢性冠心病患者，应该长期采用 ACEI 进行二级预防。

ACEI 用于慢性冠心病和其他动脉粥样硬化性血管疾病患者的 I 类适应证为伴有左室收缩功能异常或有使用 ACEI 的其他适应证，如高血压、心肌梗死病史、糖尿病或慢性肾病的患者。

ACEI 是适用于心力衰竭、心肌梗死后、高危冠心病、糖尿病、慢性肾病和预防脑卒中再发全部六种强适应证的唯一降压药物。ACEI 预防冠心病事件的效益优于钙通道阻滞剂，而钙通道阻滞剂预防脑卒中优于 ACEI。但是，降低血压仍然是减少冠心病事件和脑卒中的关键。

第八节　血管紧张素 II 受体拮抗剂

血管紧张素 II 受体阻滞剂（ARB）是肾素-血管紧张素-醛固酮系统最终效应途径的拮抗剂，是继血管紧张素转换酶抑制剂（ACEI）之后的另一类抗高血压药物，并且已经成为心血管系统疾病常用的药物之一。

【药物种类及药理作用】

常用的 ARB 有氯沙坦、缬沙坦、厄贝沙坦、替米沙坦、坎地沙坦、依普罗沙坦、奥美沙坦酯和阿齐沙坦酯。其分类包括：①二苯四咪唑类，以氯沙坦为代表；②非二苯四咪唑类，以依贝沙坦为代表；③非杂环类，以缬沙坦为代表。

ARB 可选择性阻断 AT_1 受体，进而阻断异常激活的 RAS 系统，通过抑制血管收缩、降低外周阻力、抑制醛固酮分泌、消除水钠潴留来达到有效降压的作用。ARB 可减少心血管事件和卒中发生率、逆转左心室肥厚、预防心房颤动的发生和复发、抗血小板和溶解纤维蛋白的作用。肾素–血管肾张素系统（RAS）的持续激活可导致心脏重构，尤其是其中间产物 Ang Ⅱ 具有很强的致心律失常作用。Ang Ⅱ 可增加心房压力，导致心房牵张、不应期缩短和心房内传导时间延长，还可通过促进心肌纤维增生及降低胶原酶活性，使心肌顺应性降低。Ang Ⅱ 对心脏的上述影响为折返性心律失常的发生提供了条件。ARB 作为 RAS 的阻滞剂，不仅可有效预防新发心房颤动，而且有利于心房颤动转复后窦性节律的维持。

ARB 除具有心血管保护作用外，还有独立于降压作用之外的良好的肾脏保护作用。ARB 保护肾脏的可能机制是：ARB 可改善肾脏血流动力学，其效应包括降低血压、减轻肾血管阻力、选择性扩张出球小动脉、降低肾小球内压力、增加肾血流量和肾小球滤过率；还可以抑制肾小球硬化，减少蛋白尿，改善内环境和循环功能；也可以降低血脂和血尿酸，改善心功能，从而保证肾脏充分灌注和良好的血流动力学环境，保护肾脏。ARB 可能通过阻断 Ang Ⅱ 的作用改善胰岛素的敏感性，降低新发糖尿病的发生率。

【临床应用】

缬沙坦、厄贝沙坦、替米沙坦及依普罗沙坦具有直接活性作用，无须转换即可起作用，而氯沙坦及坎地沙坦本身不具有活性作用，须转换才具有活性作用。氯沙坦、坎地沙坦和厄贝沙坦由肝、肾两种途径代谢，60% 以上随粪便排出，余下部分随尿液排泄。替米沙坦几乎全部经过肝脏清除，其在肝脏内与葡萄糖醛酸结合，并快速地由胆汁排泄。缬沙坦和依普罗沙坦不依赖于肝脏的代谢，绝大部分经消化道清除，前者 80% 以原形随粪便排出。由于缬沙坦、依普罗沙坦和替米沙坦不经细胞色素 P450 同工酶代谢，因而与经该酶系代谢的药物之间相互作用的可能性很小。ARB 类药物不良反应包括晕眩、头痛、高钾血症。罕见的不良反应有首剂直立性低血压、皮疹、腹泻、消化不良、肝功能异常、肌痉挛、肌痛、背痛、失眠、血红蛋白降低、肾功能损伤、咽炎和鼻塞等。

ARB 的适用人群包括糖尿病肾病、蛋白尿或微量白蛋白尿、冠状动脉粥样硬化性心脏病（冠心病）、心力衰竭、左室肥厚、心房颤动预防、ACEI 引起的咳嗽及代谢综合征。高血压合并糖尿病、慢性肾脏病、冠心病、卒中病史及心力衰竭，ARB 均被考虑为首选治疗药物。在心力衰竭、冠心病预防和治疗方面，目前推荐 ARB 用于不能耐受 ACEI 的高危心血管病患者，即为不能耐受 ACEI 咳嗽时的"替补"药物。ARB 因其可以完全阻断 Ang Ⅱ 与 AT$_1$ 受体结合的效应，避免了"Ang Ⅱ 逃逸现象"。但 ACEI 在抑制血管紧张素转换酶（ACE）的同时，增加

ACE_2 的活性，ACE_2 可以使 Ang Ⅰ代谢成 Ang 1-9，继而生成 Ang 1-7，后者是 RAS 重要的生物活性物质，能使血管舒张，对抗 AngⅡ，具有扩张血管及利尿、抗增生、抗血栓及抗纤维化作用。

在 ARB 中，氯沙坦和替米沙坦更易与其他药物发生相互作用。不同剂量的替米沙坦与地高辛同时服用会引起地高辛血清峰浓度和谷浓度分别上升 49% 和 20%，因此，在替米沙坦治疗的初始及调整剂量期间，均应动态监测地高辛血药浓度，以免出现洋地黄过量。氯沙坦与氟康唑、利福平或红霉素合用，可能减弱其降压作用。

第九节　抗心律失常药物

抗心律失常药是通过抑制舒张期自动除极化、减低异位自律性或改变传导速度及不应期影响冲动的传导而使心脏恢复正常节律的一类药物。

【药物种类及药理作用】

Ⅰ类药物：阻滞快钠离子通道，降低 0 相上升速率，减慢心肌传导，有效地终止钠离子通道依赖的折返。此类药物根据药物与通道作用动力学和阻滞强度的不同又可分为Ⅰa、Ⅰb 和Ⅰc 类。

Ⅱ类药物：阻滞 β 肾上腺素能受体，降低交感神经效应，减轻由 β 受体介导的心律失常。

Ⅲ类药物：基本为钾通道阻滞剂，延长心肌细胞动作电位时程，延长复极时间，延长有效不应期，有效地终止各种微折返，因此能有效地防颤、抗颤。

Ⅳ类药物：为钙通道阻滞剂，主要阻滞心肌细胞 L 型钙电流（I_{Ca-L}）。I_{Ca-L} 介导的兴奋收缩耦联，减慢窦房结和房室结的传导，对早后除极和晚后除极电位及 I_{Ca-L} 参与的心律失常有治疗作用。

一种抗心律失常药物的作用可能不是单一的，如索他洛尔既有 β 受体阻滞（Ⅱ类）作用，又有延长 QT 间期（Ⅲ类）作用；胺碘酮同时表现Ⅰ、Ⅱ、Ⅲ、Ⅳ类的作用，还能阻滞 α、β 受体；普鲁卡因胺属Ⅰa 类，但它的活性代谢产物 N-乙酰普鲁卡因胺具Ⅲ类作用；奎尼丁同时兼具Ⅰ、Ⅲ类的作用（表 6-2）。

表6-2 抗心律失常药物分类

类别	作用通道和受体	APD 或 QT 间期	常用代表药物
Ⅰa	阻滞 I_{Na}（++）	延长 +	奎尼丁、丙吡胺、普鲁卡因胺
Ⅰb	阻滞 I_{Na}（+）	缩短 +	利多卡因、苯妥英、美西律、妥卡尼
Ⅰc	阻滞 I_{Na}（+++）	不变	氟卡尼、普罗帕酮、莫雷西嗪
Ⅱ	阻滞 β_1	不变	阿替洛尔、美托洛尔、艾司洛尔
	阻滞 β_1、β_2	不变	纳多洛尔、普萘洛尔、索他洛尔
Ⅲ	阻滞 I_{Kr}	延长 +++	多非利特、索他洛尔（司美利特、阿莫兰特）
	阻滞 I_{Kr}、I_{to}	延长 +++	替地沙米、（氨巴利特）
	阻滞 I_{Kr}，激活 I_{Na-S}	延长 +++	依布利特
	阻滞 I_{Kr}、I_{Ks}	延长 +++	胺碘酮、阿齐利特
	阻滞 I_K，交感末梢	延长 ++排空去甲肾上腺素	溴苄胺
Ⅳ	阻滞 I_{Ca-L}	不变	维拉帕米、地尔硫䓬
其他	开放 I_K	缩短 ++	腺苷
	阻滞 M_2	缩短 ++	阿托品
	阻滞 Na/K 泵	缩短 ++	地高辛

注：I_{Na}—快钠内流；I_{Na-S}—慢钠内流；I_K—延迟整流性外向钾流；I_{Kr}、I_{Ks}分别代表快速、缓慢延迟整流性钾流；I_{to}—瞬间外向钾流；I_{Ca-L}—L 型钙电流；β、M_2 分别代表肾上腺素能 β 受体和毒蕈碱受体。表中（ ）为正在研制的新药。有人将莫雷西嗪列入Ⅰb 类。表内 + 表示作用强度

【临床应用】

1. Ⅰ类药物 与开放和失活状态的通道亲和力大，因此呈使用依赖，对病态心肌、重症心功能障碍和缺血心肌特别敏感，应用要谨慎，尤其Ⅰc 类药物，易诱发致命性心律失常。奎尼丁、普鲁卡因胺已很少应用。

（1）利多卡因：对短动作电位的心房肌无效，因此仅用于室性心律失常。给药方法：负荷量 1.0 mg/kg，3~5 min 内静脉注射，继以 1~2 mg/min 静脉滴注维持。如无效，5~10 min 后可重复负荷量，但 1 h 内最大用量不超过 200~300 mg（4.5 mg/kg）。连续应用 24~48 h 后半衰期延长，应减少维持量。在低心排血量状态，70 岁以上高龄和肝功能障碍者，可接受正常的负荷量，但维持量为正常

的1/2。毒性反应表现语言不清、意识改变、肌肉搐动、眩晕和心动过缓。

（2）美西律：起始剂量100~150 mg，每8 h一次。如需要，2~3 d后可增减50 mg/次。宜与食物同服，以减少消化道反应。其有效血药浓度与毒性血药浓度接近，因此剂量不宜过大。

（3）莫雷西嗪：对房性和室性心律失常都有效，剂量150 mg/次，每8 h一次。如需要，2~3 d后可增量50 mg/次，但不宜超过250 mg/次、每8 h一次。

（4）普罗帕酮：适用于室上性和室性心律失常的治疗。口服初始剂量150 mg、每8 h一次，如需要，3~4 d后加量到200 mg/次、每8 h一次。最大200 mg/次、每6 h一次。如原有QRS波增宽者，剂量不得>150 mg/次、每8 h一次。静脉注射可用1~2 mg/kg、10 mg/min，单次最大剂量不超过140 mg。不良反应为室内传导障碍加重，QRS波增宽，出现负性肌力作用，诱发或使原有心力衰竭加重，造成低心排血量状态，进而使室上性心动过速恶化。因此，心肌缺血、心功能不全和室内传导障碍者相对禁忌或慎用。

2. Ⅱ类药物　能抑制心肌自律性，也能减慢房室结的传导。长期口服对病态心肌细胞的复极时间可能有所缩短，能降低缺血心肌的复极离散度，并能提高致颤阈值，由此降低冠心病的猝死率。

（1）艾司洛尔：主要用于心房颤动或心房扑动紧急控制心室率，常用于麻醉时。用法：负荷量0.5 mg/kg、1 min内静脉注射，继之以0.05 mg/（kg·min）静脉滴注4 min，在5 min末获得有效反应时，重复上述负荷量后继之以0.1 mg/（kg·min）静脉滴注4 min。每重复一次，维持量增加0.05 mg。一般不超过0.2 mg/（kg·min），连续静脉滴注不超过48 h。

（2）其他β受体阻滞剂：也可用于控制心房颤动和心房扑动的心室率，减少房性和室性期前收缩，减少室性心动过速的复发。口服起始剂量如美托洛尔25 mg/次、2次/d，普萘洛尔10 mg/次、3次/d，或阿替洛尔12.5~25 mg/次、3次/d，根据治疗反应和心率增减剂量。

（3）Ⅲ类药物　以阻滞I_K为主，偶可增加I_{Na-S}，也可使动作电位时间延长。选择性I_{Kr}阻滞剂，即纯Ⅲ类药物，如右旋索他洛尔（d-sotalol）、多非利特（dofetilide）及其他新开发的药物如司美利特（sematilide）、阿莫兰特（almokalant）等。I_{Kr}是心动过缓时的主要复极电流，故此类药物在心率减慢时作用最大，表现为逆向使用依赖（reverse use dependence），易诱发尖端扭转型室性心动过速（扭转型室性心动过速）。选择性I_{Ks}阻滞剂，多为混合性或非选择性I_K阻滞剂，既阻滞I_{Kr}，又阻滞I_{Ks}或其他钾离子通道，如胺碘酮、阿齐利特（azimilide）等。胺碘酮是多通道阻滞剂，除阻滞I_{Kr}、I_{Ks}、I_{Kur}（超速延迟整流性钾流)、背景钾流（I_{K1}）外，也阻滞 I_{Na}、I_{Ca-L}，因此目前它是一较好的抗心律失常药物，不足之处是心外不良反应较多。

（1）胺碘酮：适用于室上性和室性心律失常的治疗，可用于器质性心脏病、心功能不全者，促心律失常反应少。在用胺碘酮维持阵发性心房扑动和心房颤动患者的窦性心律、治疗室性心律失常，以及与 ICD 联合应用的临床实践中，形成了多种不同的给药方法。对于室性心律失常患者，合理的起始负荷量是 800~1 600 mg/d，分次服用，连用 2~3 周，然后减量到 400~600 mg/d，这样可使患者达到近似稳态。许多患者可用这一剂量作为第一年的维持量，有些患者可以进一步减量至 200~300 mg/d。在出现不良反应，特别是有便秘和中枢神经系统症状时应当提前减量。女性和所有体重小的患者皆宜采用小负荷量和维持量。室性心律失常患者维持量减至 200 mg/d 时很容易复发，时间越长，这一特点越明显。这时再加用一种抗心律失常药，特别是 β 受体阻滞剂可能是有帮助的。胺碘酮用于治疗心房颤动时，负荷量和维持量都明显低于有致命危险的室性心律失常的治疗，而且可以安全地在门诊开始用药。对可疑窦房结或房室结功能不良的患者应当慎重。治疗心房颤动有多种用药方法，负荷量可为 600~800 mg/d，分 2 次服用，用 2~4 周，然后减至 400 mg/d，根据临床疗效和不良反应情况，在 3~6 个月内进一步减量到 100~300 mg/d。心房颤动的常用维持剂量是 200 mg/d，再次发生心房颤动时，胺碘酮需要短期加量，有些患者维持量要高一些。有时胺碘酮 200 mg/d、每周服用 5 d 就可以达到很好的疗效，特别是体重指数较小的女性患者。服用负荷量和维持量的胺碘酮时，要注意和地高辛、华法林的相互作用，相应减少这两种药的用量。

胺碘酮的静脉注射负荷量是 150 mg 注射 10 min，然后 1 mg/min 静脉滴注 6 h，再减量至 0.5 mg/min。如心律失常仍然反复发作，可追加 150 mg 负荷量、10~30 min 内注入。由于每日剂量高于 2 000 mg 容易发生低血压，所以 24 h 内追加负荷量的次数不能多于 8 次。静脉给药时，胺碘酮应溶于 5% 葡萄糖溶液中，用容量泵注射。给药浓度较大时（>2 mg/mL），应中心静脉给药，否则会引起外周血管炎（<3%）。在多中心临床试验中，胺碘酮的用药中位时间为 4 d，但变异很大。不能口服药物的患者可以静脉用 3~6 周。口服胺碘酮的生物利用度是 30%~70%，老年和心肺疾病患者的口服利用度似乎较低，服药后 4~5 h 血浆药物浓度开始升高，建议静脉用药改口服时应当注意到上述特点。一般来说，患者静脉用药的时间越长，口服大负荷量的必要性越小。已经静脉用药 2~3 周的患者可以直接安全地口服维持量（300~400 mg/d），静脉用药为 1 周或更短的患者还需要常规口服 800~1 200 mg/d 负荷量。由于口服胺碘酮起效较慢，应与静脉

用药重叠几日。此药含碘量高，长期应用的主要不良反应为甲状腺功能改变，应定期检查甲状腺功能。在常用的维持剂量下很少发生肺纤维化，但仍应注意询问病史，定期拍摄胸片，以早期发现此并发症。服药期间 QT 间期均有不同程度的延长，一般不是停药的指征。对老年人或窦房结功能低下者，胺碘酮进一步抑制窦房结，窦性心率<50 次/min 者，宜减量或暂停用药。索他洛尔用于室上性和室性心律失常治疗。常用剂量 80~160 mg/次、2 次/d。不良反应与剂量有关，随剂量增加，扭转型室性心动过速发生率上升。电解质紊乱如低钾、低镁可加重索他洛尔的毒性作用。用药期间应监测心电图变化，当 QTc≥0.55 s 时应考虑减量或暂时停药。

（2）依布利特：用于转复近期发生的心房颤动。成人体重≥60 kg 者用 1 mg 溶于 5% 葡萄糖溶液 50 mL 静脉注射。如需要，10 min 后可重复。成人体重<60 kg者，以 0.01 mg/kg 按上法应用。心房颤动终止则立即停用。

（3）多非利特：用于心房颤动复律及维持窦性心律，口服 250~500 μg/次、2 次/d，肾清除率降低者减为 250 μg/次、1 次/d。

（4）溴苄胺：用于其他药物无效的严重室性心律失常。常用 5~10 mg/kg，静脉注射 10 min 以上。

4. Ⅳ类药物　常用的有维拉帕米和地尔硫䓬，它们延长房室结有效不应期，有效地终止房室结折返性心动过速，减慢心房颤动的心室率，也能终止触发活动引起的室性心动过速。由于负性肌力作用较强，因此在心功能不全时不宜选用。维拉帕米用于控制心房颤动和心房扑动的心室率，减慢窦性心动过速。口服 80~120 mg/次，每 8 h 一次，可增加到 160 mg/次，最大剂量 480 mg/d，老年人酌情减量。静脉注射用于终止阵发性室上性心动过速和某些特殊类型的室性心动过速，剂量 5~10 mg/次，静脉注射 5~10 min，如无反应，15 min 后可重复 5 mg（5 min）。地尔硫䓬用于控制心房颤动和心房扑动的心室率，减慢窦性心动过速。静脉注射负荷量 15~25 mg（0.25 mg/kg），随后 5~15 mg/h 静脉滴注。如首剂负荷量心室率控制不满意，15 min 内再给予负荷量。静脉注射地尔硫䓬应监测血压。

5. 其他抗心律失常药物

（1）腺苷：用于终止室上性心动过速，3~6 mg、静脉注射 2 s，2 min 内室性心动过速不终止，可再以 6~12 mg、静脉注射 2 s。

（2）腺苷三磷酸：适应证与腺苷相同，10 mg 静脉注射 2 s，2 min 内无反应，再在 2 s 内静脉注射 15 g。此药半衰期极短，1~2 min 效果消失。常有颜面潮红、头痛、恶心、呕吐、咳嗽、胸闷、胸痛等，但均在数分钟内消失。严重的有窦性停搏、房室传导阻滞等。三磷酸腺苷一次静脉注射剂量>15 mg，发生率增高。此药的优势是起效快，无负性肌力作用，可用于器质性心脏病的患者。

（3）洋地黄类：用于终止阵发性室上性心动过速或控制快速心房颤动的心室率。毛花苷丙再 0.4~0.8 mg 稀释后静脉注射，可再追加 0.2~0.4 mg，24 h 内不应>1.2 mg；或地高辛 0.125~0.25 mg/次、1 次/d 口服，用于控制心房颤动的心室率。洋地黄类适用于心功能不全患者，必要时与 β 受体阻滞剂或钙离子通道阻滞同用，但要注意调整地高辛剂量，避免过量中毒。

第十节　溶栓药物

溶栓药物是一类将纤溶酶原激活为纤溶酶，纤溶酶裂解纤维蛋白，溶解已形成的血栓，从而达到治疗血栓栓塞性疾病的药物。溶栓药物治疗是血管再灌注治疗的重要途径。

【药物种类及药理作用】

临床上应用的溶栓药物都属于纤溶酶原活化剂，分为以下三代制剂。

1. 第一代溶栓药物　以链激酶和尿激酶为代表，其作用机制是直接或间接激活纤溶酶原，使之转变为具有溶栓活性的纤溶酶溶解纤维蛋白，达到溶栓目的。此类药物溶栓力强，但缺乏溶栓特异性，在溶解纤维蛋白时又将血中的纤维蛋白原降解，而导致出血等严重不良反应。

2. 第二代溶栓药物　临床最常用的重组人组织型纤溶酶原激活剂（recombinant tissue type plasminogen activator，rt-PA），系通过基因工程技术制备，具有快速、简便、易操作、安全性高、无抗原性的特点（半衰期 4~5 min）。选择性地与血栓的纤维蛋白结合，因此不增加全身纤溶亢进，具有一定程度的溶栓特异性，出血不良反应较小。

3. 第三代溶栓药物　是应用现代分子生物学对第一代和第二代溶栓药物进行改造，在特异性、半衰期、溶栓效率等方面进行改进和提高，如瑞替普酶（reteplase）、兰替普酶（lanoteplase）、孟替普酶（monteplase）等。

天然来源的溶栓药物：①葡激酶（recombinant staphylokinase，SAK），是金黄色葡萄球菌的某些菌株产生的纤溶酶原激活物。与其他溶栓药物相比较，具有分子质量小、特异性高、疗效安全等显著优点。②纳豆激酶，能显著地溶解体内外血栓，明显缩短优球蛋白的溶解时间，并能激活静脉内皮细胞产生 t-PA，从而也间接地表现其纤溶活性。③蚓激酶，是特种蚯蚓中提取的一种蛋白水解酶，含有纤溶酶和纤溶酶原激活剂。④天然水蛭素，是从药用水蛭中提取的，具有特异地直接抑制凝血酶的功能，并不受活化的血小板影响。⑤吸血蝙蝠唾液纤溶酶原激活剂，正在临床试验中。

【临床应用】

1. 非特异性纤溶酶原激活剂　包括链激酶和尿激酶。链激酶进入机体后与纤溶酶原按 1 ∶ 1 的比率结合成链激酶-纤溶酶原复合物而发挥纤溶活性，链激酶-纤溶酶原复合物对纤维蛋白的降解无选择性，常导致全身性纤溶活性增高。链激酶为异种蛋白，可引起过敏反应和毒性反应，避免再次应用链激酶。尿激酶是从人尿或肾细胞组织培养液中提取的一种双链丝氨酸蛋白酶，可以直接将循环血液中的纤溶酶原转变为活性的纤溶酶，非纤维蛋白特异性，无抗原性和过敏反应，与链激酶一样对纤维蛋白无选择性，价格便宜。

2. 特异性纤溶酶原激活剂　最常用的为 rt-PA，主要降解血栓中的纤维蛋白，对全身纤溶活性影响较小，安全性高。其半衰期短，需要同时使用肝素，但无抗原性。rt-PA 常用剂量和用法：①90 min 加速给药法，首先静脉注射 15 mg，随后 30 min 持续静脉滴注 50 mg，剩余的 35 mg 于 60 min 持续滴注，最大剂量100 mg。②3 h 给药法，首先静脉注射 10 mg，随后 1 h 持续静脉滴注 50 mg，剩余剂量按每 30 min 静脉滴注 10 mg，至 3 h 末滴完，最大剂量 100 mg。其他特异性纤溶酶原激活剂还有采用基因工程改良的天然溶栓药物及 t-PA 的衍生物。其溶栓治疗的选择性更强，血浆半衰期延长，适合弹丸式静脉注射，药物剂量和不良反应均较少，使用方便。已用于临床的 t-PA 的突变体有瑞替普酶（r-PA）、兰替普酶（n-PA）和替奈普酶（TNK-tPA）等。不同溶栓药物特征的比较见表6-3。

表6-3　不同溶栓药物主要特点的比较

溶栓药物	常规剂量及用法	纤维蛋白特异性	抗原性及过敏反应	纤维蛋白原消耗	90 min 再通率（%）	TIMI 3 级血流（%）
尿激酶	150 万 u 60 min	否	无	明显	53	未知
链激酶	150 万 u 30~60 min	否	有	明显	50	32
阿替普酶	100 mg 90 min	是	无	轻度	75	54
瑞替普酶	10 Mu×2 每次 >2 min	是	无	中度	83	60
替奈普酶	30~50 mg（根据体重）*	是	无	极小	75	63

注：*体重<60 kg，剂量为 30 mg；每增加 10 kg，剂量增加 5 mg；直至体重>90 kg，最大剂量为 50 mg

溶栓治疗的危险主要是出血，严重患者应当输注冻干血浆、鱼精蛋白、血小板或冷沉淀物，一旦明确脑出血，给予 10 u 冷凝蛋白质，新鲜冰冻血浆可以提供 V 因子和 VIII 因子，并能增加血容量。使用普通肝素的患者，用药 4 h 内可给予鱼精蛋白（1 mg 鱼精蛋白对抗 100 u 普通肝素）；如果出血时间异常，可输入 6~8 u 的血小板。

第十一节 急救药物

心脏急症抢救除了电击除颤、人工心脏起搏等手段外，药物治疗是最基本而又重要的方法，由于情况紧迫，多要求在数分钟内达到有效血药浓度，故给药途径应选择能使药物迅速吸收并到达靶器官，并根据各种药物的药代动力学特点及患者的基础心血管疾病状况合理用药。

一、血管活性药物

1. 硝酸甘油 ①用于冠心病、充血性心力衰竭、高血压急症。②成人常用剂量 10 ~100 μg/min，开始剂量按 10 μg/min，每 10min 增加 5 μg/min 以达到满意效果。③下列情况应慎用或禁用：脑出血或头颅外伤患者禁用，因本药可使颅内压增高；严重贫血患者应用本药时，可能加重心脏负担；青光眼患者禁用，因本药可增高眼内压；梗阻性心肌病时，可加重心绞痛。④大量或长期使用本药后需要停药时，应逐渐递减用量，以防撤药时心绞痛反跳。静脉滴注硝酸甘油溶液使用前必须稀释，用 5% 葡萄糖溶液或氯化钠溶液，并彻底混合，不得直接用作静脉注射，不能和其他药物混合。⑤应用本药过程中应进行血压和心功能的监测，从而调整用量。中度或过量饮酒时，本药可导致血压过低。与三环类抗抑郁药同用时，可加剧抗抑郁药的低血压和抗胆碱效应。

2. 硝普钠 ①用于急性心力衰竭、高血压急症，如高血压危象、高血压脑病、恶性高血压、嗜铬细胞瘤手术前后阵发性高血压等的紧急降血压，也用于外科麻醉期间进行控制性降血压。②成人常用量：静脉滴注，25 ~ 250 μg/kg。开始 10 μg/kg，根据治疗反应以 5 μg/kg 递增，逐渐调整剂量。③静脉滴注前，将本药 50 mg 先用 5% 葡萄糖溶液 2~3 mL 溶解，再以 5% 葡萄糖溶液 250~1 000 mL 稀释至所需浓度，输液器要用铅箔或不透光材料包裹避光。注射时，溶液应新鲜配制，用剩部分应弃去。新配溶液为淡棕色，如变为暗棕色、橙色或蓝色应弃去。溶液的保存与应用不应超过 24 h。药液有局部刺激性，谨防外渗，推荐自中心静脉滴注。④左心衰竭时应用本药可恢复心脏的泵血功能，但伴有低血压时，须同时加用心肌正性肌力药如多巴胺或多巴酚丁胺。⑤应用本药过程中，应经常测血压，最好在监护室内进行；肾功能不全而本药应用超过 72 h 者，每日须测定血浆中氰化物或硫氰酸盐，保持硫氰酸盐不超过 100 μg/mL，氰化物不超过 3 μmol/mL。

3. 酚妥拉明　①用于左心衰竭和嗜铬细胞瘤所致的高血压发作，包括手术切除时出现的阵发性高血压。②成人常用量：酚妥拉明试验，静脉注射 5 mg，也可先注入 2.5 mg，若反应阴性，再给予 5 mg，如此则假阳性的结果可以减少，也减少血压剧降的危险性；用于嗜铬细胞瘤手术，术前 1~2 h 静脉注射 5 mg，术时静脉注射 5 mg 或滴注 0.5~1 mg/min，以防肿瘤手术时肾上腺素大量释出；用于心力衰竭时减轻心脏负荷，静脉滴注 0.17~0.4 mg/min。③严重动脉硬化及肾功能不全者禁用，由于本药有拟胆碱作用，使胃肠平滑肌兴奋，有组胺样作用，能使胃酸分泌增加，故不宜用于有胃炎或胃溃疡的患者。

4. 多巴胺　①激动交感神经系统肾上腺素受体和位于肾、肠系膜、冠状动脉、脑动脉的多巴胺受体，效应与剂量相关，小剂量多巴胺 1~2 μg/（kg·min）刺激多巴胺受体，使脑、肾和肠系膜血管扩张，而静脉张力增加（由于 α 肾上腺素能刺激作用）。尿量可有增加，但心率、血压常无变化。于 2~10 μg/（kg·min）剂量范围，多巴胺刺激 β_1 受体和 α 受体。刺激 β_1 受体使心输出量增加，并部分对抗 α 受体兴奋所致的血管收缩作用，结果使心输出量增加而外周血管阻力仅有轻度增加。当剂量超过 2.5 μg/（kg·min）时，多巴胺引起静脉张力和中心静脉压显著增高；剂量超过 10 μg/（kg·min）时，多巴胺主要表现 α 肾上腺素能作用，使肾、肠系膜和外周动静脉血管收缩，体循环和肺循环阻力显著增高，前负荷进一步增高；剂量大于 20 μg/（kg·min）时，其血流动力学作用与去甲肾上腺素相仿。②成人常用量：静脉滴注，开始时 1~5 μg/（kg·min），10 min 内以 1~4 μg/（kg·min）速度递增，以达到最佳疗效。慢性顽固性心力衰竭，静脉滴注开始时 0.5~2 μg/（kg·min），逐渐递增，多数患者给予 1~3 μg/（kg·min）即可生效。③多巴胺通常仅用于伴有症状的心动过缓导致的低血压或自主循环恢复后的低血压。当维持血压所需的多巴胺剂量大于20 μg/（kg·min）时，应加用去甲肾上腺素。④嗜铬细胞瘤患者不宜使用。闭塞性血管病（或有既往史者），包括动脉栓塞、动脉粥样硬化、血栓闭塞性脉管炎、冻伤（如冻疮）、糖尿病性动脉内膜炎、雷诺病等慎用；对肢端循环不良的患者，须严密监测，注意坏死及坏疽的可能性。频繁室性心律失常时应用本药也须谨慎。

5. 多巴酚丁胺　①适用于肺瘀血和低心输出量的患者，以及低血压伴有肺瘀血和左心室功能不全又不能耐受血管扩张药物的患者。多巴酚丁胺加适当的容量补充适用于有血流动力学障碍的右心室梗死。多巴酚丁胺亦可用于感染性休克时改善左心室功能，包括心脏直视手术后所致的低排血量综合征，作为短期支持治疗。②常用剂量为 2~20 μg/（kg·min），根据血流动力学监测确定最低有效剂量。对冠心病患者，心率增加不应超过给药前的 10%。多巴酚丁胺可致心动过速、心律失常和血压波动；可诱发心肌缺血，尤其在心动过速时。其他不良反应为头痛、恶心、震颤和低血钾。③梗阻型肥厚性心肌病、严重的机械性梗阻（如重度主动脉瓣狭窄、特发性肥厚性主动脉瓣下狭窄）者禁用。④治疗时间和给药速度按患者的治疗效应而调整，可依据心率、血压、尿量及是否出现异位搏动等情况。如有可能应测定中心静脉压、肺毛细血管楔压等。⑤与 β 受体阻滞药同用，可拮抗本药对 $β_1$ 受体的作用，导致 α 受体作用占优势，外周血管的总阻力加大。与硝普钠同用，可导致心排血量微增，肺毛细血管楔压略降。本药不宜与碳酸氢钠等碱性药物混合使用。

6. 肾上腺素　①适用于以下各种心脏骤停：电复律无效的心室颤动和无脉搏的室性心动过速；心脏电活动完全骤停；心电机械分离。此外，亦可用于有明显症状的窦性心动过缓。用于严重过敏反应，如过敏性休克、解除支气管痉挛、荨麻疹、神经血管性水肿、皮肤瘙痒等。局部给药，可收缩血管以减轻结合膜充血，以及控制皮肤黏膜的表面出血。②在心脏骤停和伴有显著低血压、有症状的心动过缓，可以持续静脉滴注。在心脏骤停时，肾上腺素剂量应与标准的静脉给药剂量相仿（1 mg 静脉滴注 3~5 min）。可以在 250 mL 生理盐水或 5% 葡萄糖溶液中加入 30 mg 盐酸肾上腺素，调整剂量，直至达到所希望的血流动力学效果。③对非心脏骤停者（如感染性休克和有症状的窦性心动过缓），肾上腺素也可作为升压药和正性频率药使用（但此时肾上腺素并非首选药），可将肾上腺素 1 mg 加入 500 mL 生理盐水或 5% 葡萄糖溶液中持续静脉滴注。成人起始剂量为 1 μg/min，逐步调整至所需的血流动力学状态（2~10 μg/min）。用于抗过敏时，首先皮下或肌内注射 0.2~0.5 mg，必要时可每隔 10~15 min 重复给药一次，用量可逐渐增加至 1 mg/次；过敏性休克时，初量为 0.5 mg，皮下或肌内注射，随后 0.025~0.05 mg 静脉注射，如需要可每隔 5~15 min 重复给药一次。④即使是小剂量给药，肾上腺素的正性肌力作用及频率作用也能诱发和加重心肌缺血。对无心脏骤停的患者，当肾上腺素剂量超过 20 μg/min 或 0.3 μg/（kg·min）时常可产生高血压。肾上腺素可诱发或加重室性心律失常。

7. 去甲肾上腺素　①用于急性心肌梗死、体外循环、嗜铬细胞瘤切除等引起的低血压；对血容量不足所致的休克或低血压，本药作为急救时补充血容量的辅助治疗，以使血压回升暂时维持脑与冠状动脉灌注。②成人常用量：开始以 8~12 μg/min 速度静脉滴注，调整滴速以达到血压升至理想水平；维持量为 2~4 μg/min。在必要时可超越上述的剂量，但须注意保持或补足血容量。③下列情况应慎用：缺氧，此时用本药易致心律失常，如室性心动过速或心室颤动；闭塞性血管病，如动脉硬化、糖尿病、闭塞性脉管炎等，可进一步加重血管闭塞，一般静脉注射不宜选用小腿以下静脉；血栓形成，无论内脏或周围组织，均可促使血供减少，缺血加重，扩展梗死范围。

8. 异丙肾上腺素　①本药为 β 受体激动剂，对 $β_1$ 和 $β_2$ 受体均有强大的激动作用，对 α 受体几无作用。作用于心脏 $β_1$ 受体，使心收缩力增强，心率加快，传导加速，心输出量和心肌耗氧量增加。作用于血管平滑肌 $β_2$ 受体，使骨骼肌血管明显舒张，肾、肠系膜血管及冠脉亦不同程度舒张，血管总外周阻力降低。其心血管作用导致收缩压升高，舒张压降低，脉压变大。作用于于支气管平滑肌 $β_2$ 受体，使支气管平滑肌松弛。②常用量：$1 \sim 10$ μg/min。过量时因增加心肌收缩力和耗氧量，引起心律失常、心肌缺血坏死；可透过血脑屏障，引起中枢兴奋症状。③少数哮喘患者过量吸入本药或在常规剂量下引起哮喘症状加重，称为"矛盾性支气管治疗反应"，可能因其在体内的中间代谢产物 3-甲氧基异丙肾上腺素具有 β 受体阻滞作用，导致支气管平滑肌痉挛所致。

二、强心利尿平喘药物

1. 毛花苷丙　①用于急性心力衰竭、慢性心力衰竭性加重、快速室率的心房颤动、心房扑动和阵发性室上性心动过速。②缓慢静脉注射（葡萄糖溶液稀释），首次 $0.4 \sim 0.6$ mg，$2 \sim 4$ h 后再给 $0.2 \sim 0.4$ mg，饱和量 $1 \sim 1.2$ mg/d。③梗阻型肥厚性心肌病、预激综合征伴心房颤动或扑动禁用。

2. 呋塞米　①治疗急性左心衰竭时，起始 40 mg 静脉注射，必要时每小时追加 80 mg，直至出现满意疗效。治疗急性肾功能衰竭时，可用 $200 \sim 400$ mg 加于氯化钠溶液 100 mL 内静脉滴注，滴注速度每分钟不超过 4 mg。有效者可按原剂量重复应用或酌情调整剂量，每日总剂量不超过 1 g。治疗高血压危象时，起始 $40 \sim 80$ mg 静脉注射，伴急性左心衰竭或急性肾功能衰竭时，可酌情增加用量。治疗高钙血症时，可静脉注射，80 mg/次。②药物剂量应个体化，从最小有效剂量开始，然后根据利尿反应调整剂量，以减少水、电解质紊乱等不良反应的发生。常规剂量：静脉注射应超过 2 min，大剂量静脉注射时每分钟不超过 4 mg。静脉用药剂量为口服的 1/2 时即可达到同样疗效。本药为加碱制成的钠盐溶液，碱性较高，故静脉注射时宜用氯化钠溶液稀释，而不宜用葡萄糖溶液稀释。③本药可通过胎盘屏障，孕妇尤其是妊娠前 3 个月应尽量避免应用。对妊娠高血压综合征无预防作用。老年人应用本药时可发生低血压、电解质紊乱，血栓形成和肾功能损害的机会增多。④使用时注意观察电解质、血压、肾功能、肝功能、血糖、血尿酸、酸碱平衡情况。

3. 吗啡 ①用于急性心肌梗死和左心衰竭患者出现心源性肺水肿。②成人常用量：皮下注射 5~15 mg/次，15~40 mg/d；极量：20 mg/次，60 mg/d。③禁用于呼吸抑制、脑外伤颅内高压、支气管哮喘、肺源性心脏病代偿失调、甲状腺功能减退、皮质功能不全、前列腺肥大、排尿困难等患者。④连用 3~5 d 即产生耐药性，1 周以上可成瘾。⑤药液不得与氨茶碱、巴比妥类钠盐等碱性溶液、溴或碘化物、碳酸氢钠、氧化剂（如高锰酸钾）、植物收敛剂、氢氯噻嗪、肝素钠、苯妥英钠、呋喃妥因、新生霉素、甲氧西林、氯丙嗪、异丙嗪、哌替啶、磺胺嘧啶、磺胺甲基异噁唑及铁、铝、镁、银、锌化合物等接触，以免发生混浊沉淀。⑥与华法林同时应用，可致凝血酶原时间延长。

4. 氨茶碱 ①除了具有支气管舒张作用外，还能抗炎、免疫调节、拮抗腺苷受体、增强呼吸等。②成人常用量：静脉注射，0.125~0.25 g/次，用 50% 葡萄糖溶液稀释至 20~40 mL，注射时间不得少于 10 min；静脉滴注，0.25~0.5 g/次，0.5~1 g/d，以 5%~10% 葡萄糖溶液稀释后缓慢滴注。注射给药，极量 0.5 g/次，1 g/d。由于本药有效血药浓度和中毒血药浓度较接近，用药过量很容易发生不良反应。③常见的不良反应是头痛、恶心、呕吐、腹部不适和中枢神经兴奋。这些不良反应在舒张气管的治疗剂量 10~20 mg/L 时即可发生。④血药浓度除了个体差异大以外易受生理、病理、联合用药等的影响，如服用罗红霉素后，氨茶碱的血药浓度会升高。

三、抗心律失常药物

1. 美托洛尔 ①静脉注射用于心律失常，首次 2.5 mg，最大量 5 mg，以 1~2 mg/min 速度注入，根据需要及耐受程度 5 min 重复一次，总量不超过 15 mg。剂量个体差异大，注意个体化。②对明显心动过缓、Ⅱ~Ⅲ度房室传导阻滞、心源性休克和严重心力衰竭者禁用。对胰岛素依赖型糖尿病、慢性阻塞性肺气肿、支气管哮喘和周围血管病者应减少剂量，严密观察。孕妇服用本药可增加其清除率，影响胎儿和新生儿。因此，妊娠和哺乳期间妇女应慎用。③过去无心力衰竭史者长期用本品，可能出现心力衰竭征象，宜加用强心药和（或）利尿药，心力衰竭症状持续则停药。长期用本品者撤药时用量须逐渐递减，至少要经过 3 d，一般需 2 周。④西咪替丁为一种强效肝微粒体酶抑制剂，可降低美托洛尔在肝内的代谢，导致其血药浓度明显升高。因而，合并用药时需减少美托洛尔的剂量以免引起药物不良反应。

2. 地尔硫䓬 ①用于高血压急症、房室结折返性室上性心动过速、心房颤动伴快速室率等，均具较好疗效，但其作用强度低于维拉帕米。也用于肥厚性心肌病、肺动脉高压、雷诺病、偏头痛等治疗。②静脉注射成人用量，初次为10 mg，用氯化钠溶液或葡萄糖溶液稀释成1%浓度，在2 min内缓慢注射，或按体重0.15~0.25 mg/kg计算剂量，15 min后可重复；也可按5~15 μg/（kg·min）静脉滴注。治疗室上性心动过速，需心电图监测。③射血分数在30%以下者，即使无明显充血性心力衰竭，也应谨慎使用。④延长房室交界不应期，和β受体阻滞剂或洋地黄合用可导致对心脏传导的协同作用。⑤下列情况禁用：病窦综合征、Ⅱ或Ⅲ度房室传导阻滞（以上两种情况植入心室起搏器则例外）及低血压<90 mmHg。

3. 利多卡因 ①用于急性室性心律失常，包括室性早搏、室性心动过速及心室颤动。也可用于无脉搏、对电复律和肾上腺素治疗无效的室性心动过速、心室颤动。在室性心动过速，心室颤动终止后，对具有明显的恶性心律失常危险因素（低钾，心肌缺血，显著的左室功能不全）的患者继续应用本药可防此心室颤动复发。②静脉注射，首次负荷量按体重1 mg/kg（一般用50~100 mg）注射2~3 min，必要时每5 min后再重复注射1~2次，1 h内最大量不超过300 mg。负荷量后可继续以1~4 mg/min速度静脉滴注维持；或以0.015~0.03 mg/（kg·min）速度静脉滴注。③老年人用药应根据需要及耐受程度调整剂量，一般高龄患者（>70岁）剂量应减半。④由于药物迅速分布到组织中，达到治疗血药浓度迟缓，为了能较快地得到有效浓度，宜先用负荷剂量，如首次负荷后5 min不能达到理想效果，可再用首次量的1/2~1/3；静脉注射时最好用5%葡萄糖溶液稀释；静脉滴注一般以5%葡萄糖溶液配成1 mg/mL浓度滴注，长期静脉滴注，遇有心脏或肝脏功能障碍者，应减慢滴注速度，以免超量；用药期间应注意随访检查血压、心电图、血清电解质、血药浓度监测（尤其大量或较长期滴注时）。⑤本药代谢依赖肝脏血流，在肝脏血流减少的情况（急性心肌梗死、心力衰竭、休克）下，由于总体清除率降低，其负荷量虽然无须减小，但维持量需减少50%。70岁以上老年人药物分布容积减少，维持量亦应减少50%。

4. 普罗帕酮 ①适用于中止阵发性室上性心动过速、室性心动过速发作和预激综合征伴室上性心动过速发作，并使心房颤动或心房扑动的心室率减慢。本药主要用于预激综合征伴室上性心律失常及经房室结的折返性室上性心动过速。②静脉注射，70 mg 1次，3~5 min内注完。如无效，可于10~20 min后重复给予，总量不超过350 mg。之后以0.5~1 mg/min速度静脉滴注维持。③用药期间心电图出现QRS间期增宽25%以上或QT间期延长，应予减量或停药，直至心电图恢复正常为止。④严重心力衰竭，心源性休克，显著心动过缓，窦房、房室结和室内传导阻滞，病窦综合征，明显的电解质紊乱，严重的阻塞性肺部疾病，哮喘及明显低血压患者禁用。⑤本药血药浓度与剂量不成比例地增高，故在增量时应小心，以防血药浓度过高产生不良反应。⑥用药期间应注意随访检查心电图、血压、心功能及血药浓度测定。⑦本药与地高辛合用，可增加血清地高辛浓度。与麻醉药或抑制心肌收缩力的药物合用，可增强本药的作用；与降压药合用，可增强降压效应；与华法林合用，可增强其抗凝作用。

5. 胺碘酮 为广谱抗心律失常药。①适用于室性心动过速、阵发性室上性心动过速，尤其对伴有预激综合征者效果更佳。②静脉负荷量是 150 mg、注射 10 min，然后 1 mg/min、滴注 6 h，再减量至 0.5 mg/min。如心律失常仍然反复发作，可追加 150 mg 负荷量、10~30 min 内注入。由于每日剂量高于 2 000 mg 容易发生低血压，所以 24 h 内追加负荷量的次数不能多于 8 次。③静脉给药时，应溶于 5% 葡萄糖溶液中，用容量泵注射。给药浓度较大时（>2 mg/mL），应中心静脉给药，否则会引起外周血管炎（<3%）。④用药期间应注意随访检查血压、心电图、肝功能、甲状腺功能、肺功能、肺部 X 线片。⑤本药能增加血清地高辛浓度，亦可能增高其他洋地黄制剂的浓度达中毒水平，当开始用本药时洋地黄类药应停药或减少 50%，如合用应仔细监测其血清浓度。本药有加强洋地黄类药对窦房结及房室结的抑制作用。口服抗凝药物时由于抗凝治疗危险性增高，当与本药合用或停用本药后，均应密切监测凝血酶原水平和调整口服抗凝药用量。

6. 维拉帕米 ①用于中止阵发性室上性心动过速发作、心房颤动伴快速室率，也用于中止触发活动引起的极短联律或特发性尖端扭转型室性心动过速。本药对中止阵发性室上性心动过速奏效迅速，效果显著，为治疗室上性心动过速的首选药物。②静脉注射，开始用 5 mg（或 0.075~0.15 mg/kg）注射 2~3 min，如无效则 10~30 min 后再注射一次；在老年患者，为了减轻不良反应，上述剂量应缓慢注射 3~4 min。静脉滴注，应加入氯化钠溶液或 5% 葡萄糖溶液中，5~10 mg/h，一日总量不超过 50~100 mg。③下列情况应禁用：心源性休克；充血性心力衰竭，除非继发于室上性心动过速而对本药有效者；Ⅱ~Ⅲ度房室传导阻滞；重度低血压，收缩压<90 mmHg；病态窦房结综合征，除非已有人工心脏起搏。⑥预激或 L-G-L 综合征伴心房颤动或心房扑动，除非有人工心脏起搏。在静脉注射过程中，应密切注意心率、心律及血压变化。

7. 阿托品 ①可阻断迷走神经，增加窦房结的自律性和加快房室传导。用于缓慢性心律失常的治疗。②对心动过缓致心脏骤停者，静脉注射 1.0 mg。如无效，可每 3~5 min 重复注射。对非心脏骤停者静脉注射 0.5~1.0 mg，每 5 min 一次，直至出现所需反应（心率>60 次/min，症状体征消失）。对大多数患者，静脉注射 3 mg 已可达到对迷走神经作用的充分阻断。需要重复给予阿托品时，总量不应超过 3 mg（最大剂量 0.03~0.04 mg/kg），以免导致心动过速和增加心肌耗氧量。③本药对某些希氏束-浦肯野纤维水平的房室传导阻滞者（新出现宽QRS波群的Ⅱ度Ⅱ型房室阻滞和Ⅲ度房室阻滞）有害。在这些情况下，可以使用本药，但必须密切观察，注意心动过缓有无加重。④成人用量<0.5 mg反可由于中枢和外周的拟副交感作用而加重窦性心动过缓。

8. 腺苷　①本药是内源性嘌呤核苷，能使房室结传导减慢，阻断房室结折返途径，阵发性室上性心动过速（PSVT）（伴或不伴预激综合征）患者恢复正常窦性心律。本药能迅速为红细胞所摄取，因此作用时间很短，游离血浆半衰期<10 s。对非房室结或窦房结折返性心律失常（如心房扑动、心房颤动、房速、室性心动过速），本药不能使其终止，但可产生暂时性房室或室房阻滞，有助于做出鉴别诊断。②由于本药的半衰期很短，PSVT可以复发。可重复注射以治疗反复发作的PSVT，但维拉帕米和地尔硫草的作用时间较长，如无禁忌证（如预激综合征），则更为可取。③本药的推荐剂量为6 mg于1~3 s内静脉注射，随之注入20 mL生理盐水。快速给药后常有短暂的心脏停顿（可达15 s）。如注射后1~2 min内无反应，可再给予12 mg。服用茶碱者对本药不太敏感，可能需要较大剂量。④本药的不良反应（潮红、气急、胸痛）较常见，但多为一过性（1~2 min内消失）。室上性心动过速终止后常见短暂的窦性心动过缓和室性早搏。因此对有窦性心动过缓或房室阻滞者慎用。由于本药的作用时间短，因此对血流动力学几无影响，较少引起低血压。本药与某些药物具有相互作用，治疗浓度的茶碱能阻断本药赖以发挥电生理和血流动力学作用的受体；双嘧达莫（潘生丁）阻断本药的摄取，从而使其作用增强。对正在服用这些药物的患者，应选用其他药物治疗心律失常。

四、溶栓药物

1. 尿激酶　①用于急性心肌梗死、脑血管栓塞、肢体周围动静脉血栓、中央视网膜动静脉血栓及其他新鲜血栓闭塞性疾病。本药对陈旧性血栓无明显疗效。②急性心肌梗死用药：150万u溶于氯化钠溶液或5%葡萄糖溶液100 mL中静脉滴注，全量于30 min内（肺栓塞2 h）均匀输入，剂量可依患者体重及体质情况作调整。③本药溶解后应立即使用，不宜存放。溶解时应将药瓶轻轻转动，切勿用力振摇（因可产生不溶物），制得的药液要求通过0.45 μm终端过滤器或小型赛璐珞过滤器，以除去不溶性颗粒，进一步按用法内的要求进行稀释备用。④严格掌握适应证和禁忌证。

2. 组织纤维蛋白溶酶原激活剂（rt-PA）　①经静脉注射后迅速自血中消除，用药5 min后，总药量的50%自血中消除；用药10 min后，体内剩余药量仅占总给药量的 20%；用药 20 min 后，则剩余 10%。本药主要在肝脏代谢。②用于急性心肌梗死、肺栓塞、急性缺血性脑卒中、深静脉血栓及其他血管疾病。③本药一般不能与其他药物配伍静脉滴注，也不能与其他药物共用一条静脉血管来滴注。④静脉注射，将 50 mg 用生理盐水溶解为 1 mg/mL 的浓度注射；静脉滴注，用 100 mg 溶于生理盐水 500 mL 中，在 3 h 内按以下方式滴完，即前 2 min 先注入 10 mg，以后 60 min 内滴入 50 mg，最后 120 min 内滴完余下的 40 mg；负荷给药法：总剂量为 100 mg，先弹丸（bolus）注射 15 mg，然后 30 min 内再静脉滴注 50 mg，接着 1 h 内静脉滴注剩余 35 mg；按体重给药法：先静脉弹丸注射 15 mg，接着 30 min 静脉滴注 0.75 mg/kg，然后 1 h 内静脉滴注 0.5 mg/kg。⑤发生出血反应者，应立即停药。局部出血，可在出血局部压迫止血；严重全身性出血，可应用 6-氨基己酸或氨甲苯酸等抗纤溶药物治疗。必要时输新鲜血浆、冷沉淀物、纤维蛋白原和新鲜血。

第七章 冠心病中西药合理应用

第一节 西药相互作用

药物相互作用是指一种药物改变了同时服用的另一种药物的药理效应。心脏病患者经常服用多种冠心病治疗药物，如强心剂、利尿剂、抗心律失常药、降脂药等。这些药物之间可发生相互作用，相互作用可能对患者有利，如增强疗效和（或）减少不良反应；也可能对患者不利，如增强毒副反应。对患者采用多种心血管药物治疗时，必须了解这些药物之间的相互作用，尽可能减少或避免不利的相互作用发生。

一、药物相互作用的机制及部位

1. 药物相互作用的机制

（1）药代动力学：一种药物通过影响另一种药物的代谢而发生相互作用。肝脏是药物代谢的主要部位。许多药物通过抑制或诱导肝脏氧化酶 P450（CYP，其中最重要者为 3A4 系统）而发生相互作用。凡能增强肝酶活性的药物称为肝酶诱导剂，如苯妥英钠、苯巴比妥类、利福平等。凡能抑制肝酶活性的药物称为肝酶抑制剂，如西咪替丁（甲氰咪胍）、红霉素、钙通道阻滞剂（维拉帕米、硫氮草酮）、酮康唑（抗霉菌药）、胺碘酮等。当肝酶诱导剂与冠心病治疗药物合用时，由于增强冠心病治疗药物在肝脏代谢，从而降低其血药浓度和治疗效应。当肝酶抑制剂与冠心病治疗药物合用时，由于抑制冠心病治疗药物在肝脏代谢，从而增高血药浓度及不良反应。

（2）药效动力学：是指一种药物增强或减弱另一种药物的药物效应。通过药物间对作用靶位的影响，作用于同一生理系统或生化代谢途径，或改变药物运输机制，或改变电解质平衡等多种方式产生相互作用，最终产生相加、协同或拮抗作用，如将具有相似药理作用的药物合用，可出现相加或协同作用，也能增加药物不良反应发生的风险。

2. 药物相互作用的部位及途径 许多冠心病治疗药物在肝脏代谢，例如阿托伐他汀、洛伐他汀、辛伐他汀、硝苯地平、非洛地平、尼索地平（钙通道阻滞剂）、奎尼丁、丙吡胺、美西律、利多卡因、普罗帕酮、胺碘酮、普萘洛尔、美托洛尔、噻吗洛尔、卡维地洛（脂溶性 β 受体阻滞剂）、氯沙坦和华法林等。当上述药物与肝酶诱导剂或肝酶抑制剂合用时，可改变这些药物在肝脏的代谢，影响其血药浓度。影响肝脏血流量的一些药物也可影响冠心病治疗药物在肝脏的代谢，从而影响其血药浓度。例如，普萘洛尔可减少肝脏血流量，当其与利多卡因合用时，可降低其肝脏代谢，增高其血浓度。硝苯地平可增加肝血流量，当其与脂溶性 β 受体阻滞剂合用时，可增加其肝脏代谢，降低其血浓度。一些药物通过影响另一些药物的清除率而发生相互作用。例如，奎尼丁、维拉帕米通过抑制 P-糖蛋白（P-glycoprotein，P-gp）的作用，影响肾脏清除地高辛，因而升高地高辛血药浓度水平。许多冠心病治疗药物具有相似的血流动力学作用，如负性肌力作用、负性频率和负性传导作用。当其合用时可诱发充血性心力衰竭、病窦综合征和房室传导阻滞等。一些冠心病治疗药物具有相似的电生理作用，当其合用时可诱发某些心律失常。例如，Ⅰ、Ⅲ类抗心律失常药物合用时，通过抑制复极期 K^+ 外流，延长 APD（动作电位时间）和 QT 间期，促发早期后除极，诱发尖端扭转型室性心动过速（TdP）。磺吡酮与华法林合用时，由于其竞相与血浆蛋白结合，使与血浆蛋白结合的华法林释放进入血液循环，增高血华法林浓度。

二、常用冠心病治疗药物的相互作用

1. 硝酸盐类药物的相互作用 硝酸盐类药物的主要药效学相互作用是与西地那非（sildenafil）联合使用，它们是很强的血管舒张药物，因此会出现低血压，故绝对禁忌联合用药。硝酸盐类药物与其他药物的相互作用也有很强的药效学，如硝酸盐类药物、β 受体阻滞剂和钙通道阻滞剂联合效果易使血压过低。硝酸酯类与伟哥（viagra）合用，由于两者均为强力血管扩张剂，可能引起危及生命的低血压。大剂量硝酸甘油静脉滴注时可改变抗凝血酶Ⅲ的活性，从而降低肝素的抗凝作用，因而须增加肝素剂量；停用硝酸甘油后，应及时减少肝素用量，否则可能引起出血。硝酸酯类与肼屈嗪合用可产生有利的相互作用，因后者可能减轻硝酸酯类的耐药性。

2. β 受体阻滞药物的相互作用 由于 β 受体阻滞剂对窦房结和房室结有抑制作用，与维拉帕米、硫氮䓬酮、胺碘酮等合用，可增加对窦房结和房室结的抑制，诱发窦性停搏、房室传导阻滞。与氟卡尼、丙吡胺、维拉帕米合用，可加重对心肌收缩力的抑制，诱发充血性心力衰竭。β 受体阻滞剂可减少肝脏血流量，当其与利多卡因合用可降低利多卡因肝脏代谢，增高利多卡因血药浓度水平，引起利多卡因中毒。普萘洛尔等脂溶性 β 受体阻滞剂与西咪替丁、维拉帕米等肝酶抑制剂合用时，可增高 β 受体阻滞剂的血药浓度。β 受体阻滞剂与非固醇类抗炎药（NSAIDs）合用时，由于后者可能抑制具有扩血管作用的前列腺素生成，从而抵消 β 受体阻滞剂的降压作用。

3. 钙通道阻滞药物的相互作用　许多钙通道阻滞药物相互作用是药代动力学方面的。药物通过细胞色素氧化酶系统代谢，像硝苯地平、维拉帕米和西咪替丁可以抑制它们的代谢，而雷尼替丁则不能。维拉帕米和地尔硫䓬通过肝脏的细胞色素氧化酶系统代谢能抑制肝脏对一些其他药物的氧化，从而增加这些药物的血药浓度。例如，在使用地尔硫䓬治疗时，能增加环孢素（环孢菌素）的血药浓度；使用维拉帕米治疗时，能增加哌唑嗪、茶碱的血药浓度。地尔硫䓬也能干扰肝脏对硝苯地平的代谢，因此当两种药物合用时有发生潜在二氢吡啶类药物不良反应的危险。钙通道阻滞剂还有一些药效学方面的药物相互作用，例如，增加对窦房结和房室结或血管阻力系统的影响，有造成血压过低的危险。短效的钙通道阻滞剂有急性血管舒张作用，可以导致急性低血压和反复激活神经激素及心动过速。所有的钙通道阻滞剂在 CYP3A4 系统被氧化，因此用红霉素和酮康唑抑制这个酶系统将增加钙通道阻滞剂的血药浓度，从而增加了低血压或心脏阻滞等不良反应的危险。维拉帕米与 β 受体阻滞剂合用，可增加对窦房结和房室结的抑制作用，可抑制脂溶性 β 受体阻滞剂肝脏代谢、增高其血药浓度；可增高地高辛血药浓度 50%，当其与地高辛合用时，地高辛剂量应减半；与氟卡尼、丙吡胺合用，可增加对心脏收缩力的抑制，诱发充血性心力衰竭。硝苯地平在肝脏代谢，肝酶抑制剂如西咪替丁可增高其血药浓度 80%。硝苯地平与 β 受体阻滞剂合用，因后者可抵消前者引起的心率增速作用，患者多可耐受。硝苯地平与普萘洛尔合用，因两者对肝血流量有相反的影响，故两种药物血药浓度可发生相反的变化，硝苯地平可增加肝脏血流量与普萘洛尔的代谢，故可降低其血药浓度；而普萘洛尔可减少肝脏血流量及硝苯地平代谢，故可增高其血药浓度。非洛地平经由 CYP-450 3A4 系统代谢，故肝酶抑制剂可明显增高其血药浓度。高糖高蛋白饮食可影响其生物利用度，最大血药浓度可增加 60%。氨氯地平极少一部分在 CYP3A4 系统中代谢。因此，在使用 CYP3A4 系统抑制剂如葡萄果汁、西咪替丁、红霉素或酮康唑时，氨氯地平可以作为在联合使用钙通道阻滞剂时的一种较好选择。

4. 血管紧张素转换酶抑制剂和血管紧张素受体拮抗剂的相互作用　保钾利尿剂或补钾药物与血管紧张素转换酶抑制剂合用可以引起高钾血症。吲哚美辛和非甾体类抗炎药可以减弱血管紧张素转换酶抑制剂在心力衰竭患者中的疗效。大剂量卡托普利与可以改变或损害免疫状态的药物（如肼屈嗪和普鲁卡因胺）联合可以导致中性粒细胞减少症。卡托普利可以减少地高辛 20%～30% 的清除。氯沙坦和依贝沙坦（不包括坎地沙坦），在肝脏 2C9 系统代谢。氯沙坦也在 3A4 系统代谢。2C9 系统可被氟伐他汀抑制。血管紧张素转换酶抑制剂与血管紧张素受体拮抗剂（ARB）治疗时会发生高钾血症，尤其当患者有高钾血症的倾向时。使用血管紧张素受体拮抗剂发生高钾血症的危险比使用血管紧张素转换酶抑制剂低，肾衰竭和（或）心力衰竭的患者仍最容易发生高钾血症。当使用血管紧张素转换酶抑制剂和血管紧张素受体拮抗剂控制高血压时，高钾血症的危险大幅度下降。血管紧张素受体拮抗剂很少发生相互作用，不包括替咪沙坦，因它与地高辛合用可以升高血浆中地高辛的浓度。

5. 抗血小板、血栓药物的相互作用　阿司匹林可能降低螺内酯（安体舒通）的排钠作用。类固醇激素与阿司匹林合用，可增加胃肠道出血的机会，阿司匹林可引起口服降糖药或使用胰岛素者的低血糖反应。大剂量阿司匹林与肝素合用，可增加出血倾向。较高的氯吡格雷浓度可抑制肝脏 CYP2C9 系统，从而影响卡维地洛、氟伐他汀、辛伐他汀、伊贝沙坦、氯沙坦、华法林和很多 NSAID 的代谢。肝酶诱导剂可增强华法林肝脏代谢，降低其血药浓度，考来烯胺（消胆胺）等可减少华法林肠道吸收，乙醇、维生素 K 可减弱华法林的抗凝作用。肝酶抑制剂如西咪替丁可抑制华法林肝脏代谢。奎尼丁、普罗帕酮、胺碘酮等均可增强华法林的抗凝作用。某些抗生素如甲硝唑、二、三代头孢菌素等均可加强华法林的抗凝作用。肝素、抗血小板药物（包括大剂量的阿司匹林）均可增强华法林的抗凝作用。含有维生素 K 的食物、某些植物油（如人造黄油、沙拉油）可减弱华法林的抗凝作用。因此，服用华法林的患者食谱应该固定。服用华法林者若加服某种药物，一定要测定凝血酶原时间及国际标准比值（INR），注意有无变化，以调整华法林剂量。组织型纤溶酶原激活剂（t-PA）与硝酸甘油（静脉滴注）合用时，t-PA 的溶栓作用可能被减弱。这可能是硝酸甘油增加肝脏血流量和 t-PA 肝脏代谢所致。

6. 降脂药的相互作用　他汀类与贝特类合用，可能诱发肌病和肌溶解。选用普伐他汀比其他汀类安全，因其不经肝脏 CYP 系统代谢。他汀类与红霉素、环孢素、酮康唑、烟酸合用，也可能诱发肌病，应加强血肌酸激酶监测。贝特类可增强华法林的抗凝作用。

7. 正性肌力药物的相互作用　地高辛与胺碘酮、普罗帕酮、维拉帕米、吲哚美辛、奎尼丁合用，可增高地高辛血药浓度 50%～100%，应注意调整地高辛剂量，其机制是抑制了地高辛转运体。尼群地平、维拉帕米合用地高辛可使地高辛血药浓度加倍。螺内酯、卡托普利可降低地高辛清除率20%~30%，合用时应监测地高辛血药浓度。多巴胺与环孢素、环丙烷或卤化吸入性麻醉剂合用，可能诱发恶性室性心律失常。多巴胺与单胺氧化酶抑制剂合用时，后者可抑制前者代谢，故多巴胺应减少剂量。多巴酚丁胺可降低血钾，当其与利尿剂合用，特别是静脉注射呋塞米时，应加强监测血钾水平。氨力农和米力农虽不增加地高辛血药浓度，但可能增加发生心律失常的危险；当其与利尿剂合用，应注意监测血钾水平。

8. 利尿剂的药物相互作用　类固醇、雌激素、吲哚美辛和其他非甾体类抗炎药（NSAID）能减弱噻嗪类利尿剂的降压效果，加重充血性心力衰竭。使用利尿剂出现的低钾血症和（或）低镁血症可导致室性心律失常，包括尖端扭转型室性心动过速（TdP）。丙磺舒可干扰肾脏对噻嗪和襻利尿剂的排泄，降低利尿效果。阿司匹林和一些非甾体类抗炎药可以拮抗呋塞米和其他利尿剂的作用，尤其对处于进展期的充血性心力衰竭和肝硬化的患者。血管紧张素转换酶抑制剂（ACEI）有保钾作用，如果与其他保钾药物联合可以引起高钾血症，尤其当肾衰竭时。潴钾利尿剂与环孢素合用，可引起血钾明显增高。

9. 血管扩张剂的相互作用　硝普钠和肼屈嗪可以降低地高辛血药浓度。肼屈嗪通过增加肝脏血液的分流升高那些在肝脏代谢的β受体阻滞剂（如普萘洛尔和美托洛尔）的血药浓度。肼屈嗪与硝酸盐类有益的相互作用是帮助减轻硝酸盐的耐受。哌唑嗪和钙通道阻滞剂维拉帕米和硝苯地平之间相互作用导致过度低血压。硝酸盐和哌唑嗪可以引起晕厥，这些药物联合时应该谨慎。西洛他唑在肝脏CYP3A4系统代谢，因此与这个系统的抑制剂，如维拉帕米、红霉素和酮康唑有潜在的相互作用，它们可以升高西洛他唑的浓度。除了西洛他唑外，所有用于外周血管疾病的血管舒张剂都可以降低血压。除了钙通道阻滞剂外，非甾体类抗炎药可干扰所有降压药物的效果。

10. 抗心律失常药物的相互作用　最常见的是地高辛与抗心律失常的药物（奎尼丁和维拉帕米能提高地高辛的血药浓度，它是通过抑制地高辛跨膜转运体P-糖蛋白）、利尿剂与抗心律失常的药物（如奎尼丁、丙吡胺、胺碘酮、索他洛尔等）而延长动作电位时间，使用这些药物有QT间期延长和限制肝脏酶水平的危险。联合应用抗心律失常药物能抑制窦房结的功能，如β受体阻滞剂和胺碘酮或钙通道阻滞剂偶然出现威胁生命的心动过缓。肝药酶诱导剂能改变抗心律失常药物在肝脏的代谢。西咪替丁降低这些药物在肝脏的代谢，而苯妥英钠、巴比妥和利福平则起相反作用。腺苷能终止室上性折返型心动过速的发作，丙吡胺能抑制它的衰减，因此应用丙吡胺的患者，腺苷的用量需要减少。腺苷作为一种房室结抑制剂，它与地高辛、维拉帕米、胺碘酮和 β 受体阻滞剂合用能增加对房室结的抑制。丙吡胺与肝酶抑制剂合用，可增高其血药浓度和不良反应；与红霉素合用，可发生致命的药物相互作用。利多卡因与肝酶抑制剂合用，可增高其血药浓度；与 β 受体阻滞剂合用，可能加重对窦房结的抑制。胺碘酮单用对窦房结抑制作用不明显，当其与 β 受体阻滞剂、维拉帕米合用可对窦房结产生抑制作用。胺碘酮与 Ia 类抗心律失常药物、索他洛尔、失钾性利尿剂或三环类抗抑郁药合用，则可能诱发 TdP。胺碘酮可通过对 P-糖蛋白的抑制作用，降低地高辛的清除率，增高地高辛血药浓度。胺碘酮可影响华法林代谢，增高其血浓度。由于胺碘酮半衰期长，即使停药后出血的不良反应亦可持续较长时间。一些肝酶抑制如红霉素、酮康唑或环孢素可增加胺碘酮的毒性。双嘧达莫可抑制腺苷分解，增加其毒性，长期服用双嘧达莫者使用腺苷及 ATP 均应减少剂量。甲基黄嘌呤化合物如茶碱、咖啡因等可竞争性拮抗腺苷与其受体相结合，因而降低其治疗作用。长期服用茶碱者使用腺苷时应增加用量。

第二节 中西药物联用

　　冠心病中西药物联用能取得单独使用中药或西药所不能取得的疗效，两者取长补短，增效减毒，标本兼治，可有效提高疗效，扩大治疗适应证范围，减少用药量，缩短疗程，减少不良反应，降低复发率，改善远期预后。因此，获得理想治疗效果的有效途径必然是中西药物联用。随着中西医药结合的深入发展，中西药物联用成为我国临床用药的优势与特色。

一、中西药物联用的优势

　　1. 协同增效　西药大多成分单一，针对性强、力专效宏、药效迅速；中药大多成分复杂，能宏观调节，疗效稳定持久。二者结合能显示出各自的优越性，而且能标本兼顾、增强疗效。如麻黄、甘草及其制剂麻杏石甘汤对金黄色葡萄球菌、绿脓杆菌有抑制作用，尤以麻黄的作用较强。金银花能加强青霉素对耐药性金黄色葡萄球菌的杀菌作用。因此，这些中药与青霉素合用，可产生协同作用，提高疗效，并能减少抗生素使用剂量；甘草中的甘草甜素有糖皮质激素样作用，并可抑制氢化可的松在体内的代谢灭活，使其在血液中浓度增高，因此在抗炎、抗变态反应方面有协同作用。

　　2. 降低毒副反应　有些化学药品虽具有明显的治疗作用，但同时也表现出较大的毒副反应。中西药物联用往往能克服这一缺点，使药物充分发挥其治疗作用。灵芝、云芝、鸡血藤、刺五加、人参、生黄芪、女贞子等与环磷酰胺、5-氟尿嘧啶等抗癌药联用均能缓解或消除白细胞减少等不良反应。人参甘草汤给予长期使用激素的患者，可使其不良反应减少，并减轻激素的反馈抑制作用，同时可防治撤停激素后的反跳现象。麻黄类平喘药与巴比妥类西药联用，可减轻前者中枢神经兴奋的不良反应。

3. 减少西药服用剂量　地西泮有嗜睡的不良反应，若与苓桂术甘汤合用其可减少至常规用量的 1/3，同时嗜睡等不良反应也因并用中药而消除。

综上所述，中西药联用有利也有弊，二者联用必须遵循各自的理论，充分了解药物各自的药理作用及相互作用，不能简单地相加，应正视中西药物合用的潜在风险，规避和预防中西药物之间的配伍禁忌，合理用药，以保证患者安全。

二、中西药物联用的相互作用机制

大部分中药无论以何种形式使用，在体内均以化合物形式发挥其药理作用，在代谢过程中，均可能与西药发生作用，从而改变药物的药理学特性，产生中西药物相互作用。当然，绝大多数情况下，这种相互作用是协同增加药效的，但是小部分不良反应仍不容忽视。

在影响药物代谢与分布过程中，肝药酶 CYP450 酶系与近来研究颇热的转运体占据了主导地位。如银杏对硝苯地平的主要代谢酶 CYP3A4 产生了抑制效应，导致后者在体内的代谢减慢，血药浓度增加，从而对硝苯地平发挥了增效的作用。银杏增加 CYP2B1/2、CYP3A1/2 以及 CYP1A1 的蛋白、基因表达，当它和经这些酶代谢的化学药物合用时，可能导致化学药物在体内代谢加快，药物疗效降低。瑞舒伐他汀的血药浓度在应用黄芩苷后显著降低，研究表明黄芩苷对人体 OATP1B1 转运体活性有显著的诱导作用，并且该效应与 OATP 的基因多态性相关。在上述可能产生不良反应的中西药物联用中，前几类均能通过对药物理化性质的分析加以规避。而对于肝药酶或转运体的中西药物相互作用研究尚处于起步阶段，常常容易被忽略而发生潜在的不良反应。

中药和西药联用时不可避免地存在药物代谢性相互作用，且多与细胞色素 P450 酶系相关。中药可以通过对 CYP450 酶的活性产生抑制/诱导效应，使相应的 CYP450 代谢酶的底物（化学药物）或其活性产物在体内血药浓度的升高，导致化学药物的疗效增加。但是，中药升高西药血药浓度的同时，也可能导致治疗窗狭窄和药物体内蓄积，从而引发或加重化学药物不良反应。此外，中药也可能通过对 CYP450 的影响使药物活性物质代谢速率增快或减少母体向活性产物转化，导致药物效价降低。以心血管科常用中成药及中药制剂为例（表 7-1），对

CYP450 酶系均有不同程度的作用，在与西药联用时可能发生潜在的相互作用，使用时须提高警惕。

表 7-1 心血管科常用中成药及中药制剂对 CYP450 酶系的影响

CYP450 酶系	中成药/中药制剂	代谢西药
CYP1A2	诱导：复方丹参片，血塞通溶液 抑制：珍菊降压片，松龄血脉康胶囊，丹参片，复方川芎胶囊，通塞脉片，丹参酮胶囊，通心络胶囊，三七总皂苷溶液，葛根素溶液	咖啡因、茶碱、奥氮平、普萘洛尔、美西律、维拉帕米、利多卡因等
CYP2C9	诱导：无 抑制：珍菊降压片，松龄血脉康胶囊，丹参片，复方川芎胶囊，通塞脉片，丹参酮胶囊，通心络胶囊，三七总皂苷溶液	甲苯磺丁脲、华法林、苯妥因、格列苯脲、托拉噻咪、氯沙坦、厄贝沙坦、多数非甾体类抗炎药物（布洛芬、双氯芬酸）等
CYP2C19	诱导：银杏片 抑制：珍菊降压片，松龄血脉康胶囊，丹参片，复方川芎胶囊，通塞脉片，丹参酮胶囊，通心络胶囊	氯吡格雷、丙戊酸、奥美拉唑，兰索拉唑，西酞普兰，地西泮，华法林等
CYP2D6	诱导：无 抑制：珍菊降压片，松龄血脉康胶囊，丹参片，复方川芎胶囊，通塞脉片，丹参酮胶囊，通心络胶囊，葛根素溶液，红花溶液	芬太尼、哌替啶、美沙酮，吗啡，可待因，右美沙芬，胺碘酮，氟卡尼，阿普洛尔，比索洛尔，卡维地洛，帕罗西汀，曲唑酮，文拉法辛等
CYP2E1	诱导：参麦注射流域，血栓通，血塞通 抑制：通心络胶囊，脉络宁溶液，舒血宁溶液	氯唑沙宗，醋氯酚，茶碱，氨苯砜，乙醇
CYP3A4	诱导：无 抑制：珍菊降压片，松龄血脉康胶囊，丹参片，复方川芎胶囊，丹参酮胶囊，通心络胶囊，参麦溶液，人参皂苷溶液，三七总皂苷溶液，脉络宁溶液，灯盏细辛溶液	布地奈德，非洛地平，硝苯地平，西地那非，辛伐他汀，咪达唑仑，西沙比利，环孢素，芬太尼等

药物的临床效应不仅受 CYP450 酶系代谢的影响，还受转运体的影响。近年来的研究提示膜转运体在药物代谢、药物分布过程中占据非常重要的作用。介导细胞对药物摄入的转运体有：有机阴离子转运蛋白（organic anion transporter,

OAT）；有机阴离子转运多肽（organic anion transporting polypeptides，OATP）；有机阳离子转运蛋白（organic cation transporter，OCT）；新型有机阳离子转运蛋白（organic cation carnitine transporters，OCTN）等。介导细胞对药物外排的转运体包括：多药耐药蛋白（multi-drug resistance protein，MDR），其中 MDR$_1$ 又称为 P-糖蛋白（P-gp）；多药耐药相关蛋白（multi-drug resistance associated protein，MRP）；乳腺癌耐药蛋白（breast cancer resistance protein，BCRP）；胆酸盐外排转运蛋白（bilesalt export pump，BSEP）等。其中，OATP1B1 作为 OATP 的亚型，参与了绝大多数他汀类药物的转运。研究发现，瑞苏伐他汀的血药浓度在应用黄芩苷后显著降低，表明黄芩苷对人体 OATP1B1 转运体活性有显著的诱导作用，并且该效应与 OATP 的基因多态性相关。P-gp 主要以极性方式分布在具有分泌、排泄作用的内皮细胞表面，如肝脏胆小管、肾脏近端肾小管、小肠、结肠黏膜柱状细胞等，对药物的分布、代谢和排泄产生重要的影响。抑制 P-gp 可使胆汁排泄的小檗碱量减少；使用 P-gp 的诱导剂可降低地高辛、华法林等的血药浓度。因此，P-gp 作为安全屏障维持着人体正常生理环境，调控 P-gp 有助于改善药物的安全性、有效性及生物利用度。芍药甘草汤能非竞争性地抑制 P-gp，从而造成维拉帕米血药浓度降低。

药物代谢酶研究对于解析"十八反""十九畏"中药的配伍禁忌也具有一定的意义。如对苦参与藜芦的研究发现，藜芦单用可诱导大鼠肝微粒体 CYP2C11 的表达，与苦参合用后却使 CYP2C11 的表达下降；苦参单用可诱导 CYP2B1 基因的表达，而苦参、藜芦配伍后却显示了微弱的抑制作用。

总之，中西药物相互作用的临床药理学研究有待进一步深化，只有做到真正意义的中西医结合，而不是形式上的简单结合，中西医结合临床治疗学才可能真正出现长足的发展。

三、中西药物的拮抗作用

1. 吸收的拮抗作用　中西药联用会因胃肠道酸碱度变化、胃肠蠕动改变、螯合物、络合物、沉淀物形成以及吸附作用而影响中西药在胃肠道的吸收，降低药效。

（1）胃肠道酸碱度变化：抗酸中药乌贼骨与弱酸性西药阿司匹林、巴比妥、双香豆素等联用，因会提高胃肠道 pH 值而导致弱酸性西药解离度升高，解离型成分增多，吸收减少。碱性中药硼砂与弱碱性西药四环素、土霉素、多西环素（强力霉素）等联用，抗生素溶解度降低导致吸收减少，疗效下降。

（2）胃肠蠕动改变：大黄、巴豆、番泻叶、承气汤、麻子仁丸等泻药与难溶性药物地高辛联用，因使胃肠蠕动增强，胃排空加快，而使后者的溶解吸收减少。但颠茄类中药抑胃肠蠕动，延缓胃排空，与在碱性条件下作用最强的红霉素联用时，会使后者在胃中停留时间延长，破坏增加，疗效降低。

（3）络合物、螯合物、沉淀物形成：含钙、镁、铝、铁、铋等金属离子的中药（石膏、瓦楞子、海螵蛸、珍珠母、明矾）与四环素类抗生素（四环素、土霉素、多西环素）联用会使后者药效降低，因后者分子中含有酰胺基与多个酚羟基，可与金属离子生成不易吸收的络合物而致吸收减少，血药浓度下降；若与喹诺酮类抗生素（诺氟沙星、环丙沙星、氧氟沙星）联用，可与后者结构中的羧基螯合，而使其抗菌作用减弱。含鞣质的中药（五倍子、诃子、金樱子、石榴皮、地榆、虎杖、大黄、四季青、扁蓄、侧柏）与四环素类抗生素、氨苄西林、氯霉素、林可霉素、红霉素、制霉菌素、利福平等联用会生成鞣酸盐沉淀物而不易吸收，降低各自生物利用度；若与钙剂（葡萄糖酸钙、氯化钙、乳酸钙）、铁剂（硫酸亚铁、枸橼酸铁胺、人造补血药）、钴剂（维生素 B_{12}）等联用也会在胃肠道结合生成难以吸收的鞣酸盐沉淀物；若与生物碱类药物（奎宁、利血平、阿托品）联用，由于鞣质是生物碱沉淀剂，会生成鞣酸盐沉淀而不易吸收；若与苷类药物（如洋地黄类强心苷）联用也会产生难溶性鞣酸盐沉淀而影响吸收；含皂苷的中药（人参、三七、远志、桔梗）、碱性中药（硼砂、瓦楞子、海螵蛸）与含金属盐类的药物（硫酸亚铁、碱式碳酸铋）联用，会产生沉淀而影响疗效；含生物碱的黄连、附子、川乌与西药酶制剂（胃蛋白酶、胰酶）联用，会产生不溶性沉淀而抑制酶的活性。含槲皮素的中药（柴胡、槐花、旋覆花、侧柏叶、山楂）与碳酸钙、硫酸亚铁、氢氧化铝、硫酸镁等西药联用可形成螯合物而降低各自疗效。另外，甘草及其制剂甘草酸易与多元环碱性较强的生物碱（奎宁、利血平）生成沉淀而使其吸收减少，疗效降低。

（4）吸附作用：中药炭（血余炭、蒲黄炭、炮姜炭）、十灰散、煅瓦楞子、牡蛎具有大量的活性炭，与胃蛋白酶、地高辛、口服抗生素（林可霉素、利福平、磺胺）联用时会产生吸附而降低西药的疗效。含鞣质较多的中药与酶制剂（胃蛋白酶、胰酶）联用，会因吸附而降低后者的消化作用。

2. 分布的拮抗作用　中西药联用时可能会由于具有相同的转运机制而造成在靶器官、靶细胞和受体分布上的拮抗，致使疗效降低。如麻黄中的麻黄碱可直接兴奋 A、B 受体，发挥拟肾上腺素作用，又能促使肾上腺素能神经末梢释放递质，间接地发挥拟肾上腺素作用，从而升高血压。麻黄与降压药利血平联用时，由于麻黄碱与利血平竞争胺泵而阻止利血平进入肾上腺素能神经元，甚至将其从作用部位解离下来，致使利血平在肾上腺素能神经元分布减少，药效降低。

3. 代谢上的拮抗作用　多数药物在体内经过一系列代谢过程, 降解为无活性的产物。在这一系列代谢过程中, 肝药酶起了重要作用, 任何诱导肝药酶活性增加的药物都能加速药物代谢, 使药物半衰期缩短, 疗效降低。甘草和中药酒剂中的乙醇便是两种肝药酶诱导剂, 能提高肝匀浆细胞色素 P450 的合成量, 若与巴比妥、苯妥英钠、苯乙双胍 (降糖灵)、胰岛素、安定等联用会加速这些西药的代谢, 使其半衰期缩短, 疗效降低。另外, 含酸性成分较多的中药 (乌梅、山楂、五味子、山茱萸) 与磺胺联用能加速磺胺在酸性条件下的乙酰化, 使之失去抗菌活性。

4. 排泄上的拮抗作用　体内药物多数通过肾脏排泄, 而肾小管把未完全代谢失活的药物重吸收入体内, 任何使肾小管重吸收减少的药物, 都能加速其他药物的排泄而使疗效减弱。碱性中药 (硼砂、槟榔、元胡、马钱子、石决明) 可碱化尿液, 与酸性西药 (对氨基水杨酸、阿司匹林、吲哚美辛、磺胺、青霉素、先锋霉素、苯巴比妥、苯妥英钠) 联用时, 能使这些西药离子化程度增加, 肾小管重吸收减少, 排泄加快, 从而降低药效。同样, 酸性中药 (乌梅、五味子、山楂、山茱萸) 与氨基糖苷类抗生素、利血平等碱性西药联用时也使肾小管对西药的重吸收减少, 药效降低。

5. 药效学方面的拮抗作用　中西药联用在药效学方面的拮抗主要表现在中西药正反功效的抵消或作用机制的相制相克。如刺五加有中枢兴奋作用, 与巴比妥类中枢神经系统抑制药联用时会产生拮抗。甘草、鹿茸含有糖皮质激素样物质, 能促进糖原异生, 升高血糖, 与降糖药 (胰岛素、格列本脲、苯乙双胍) 联用, 会使后者药效降低。甘草流浸膏中的甘草次酸有去氧皮质酮样作用, 可引起水肿、升高血压、拮抗利血平的降压作用。丹参、姜黄能增强纤溶活性, 可拮抗氨甲苯酸 (止血芳酸) 的抗纤溶作用, 使其止血疗效降低。强心苷类药物, 治疗的安全范围小, 治疗量和中毒量之间差距较小, 一般治疗量已接近中毒量, 此时如中西药合并使用, 则使强心苷类药的剂量更难以准确掌握, 这样也就更易招致毒副反应的发生, 如洋地黄类药物与下列中药联用: ①含钙离子的中药及其制剂, 如石膏、石决明、龙骨、牡蛎、海螵蛸、瓦楞子、防风通圣丸、牛黄上清丸、羚翘解毒丸、白虎汤等 , 因它们含钙 , 可以增强洋地黄类药物的作用和毒性反应。②阿胶及其制剂, 如驻车丸、炙甘草汤、大定风珠等, 因其所含甘氨酸能促进钙的吸收, 可增加血钙浓度。③含麻黄的中药, 如气管炎丸、哮喘冲剂、定喘膏、半夏露、保金丸、定喘丸、大活络丹、人参再造丸等, 因其含麻黄碱能兴奋 β 受体, 可加强心肌收缩力, 增加强心药的作用, 易引起心律失常。④甘草、鹿茸及其制剂, 如六一散、麻杏石甘汤、玄麦甘桔冲剂等, 因其具有去氧皮质酮样作用，能保钠、排钾，使体内钾离子减少，导致心脏对强心苷的敏感性增高而发生中毒反应。⑤含蟾酥的中药，如六神丸、牛黄解毒丸、金蟾丸等，因其基本结构与强心苷类相似，具有洋地黄类的强心作用，且易致心律失常，故两者并用，易致中毒反应。黄花夹竹桃、铃兰、羊角拗、罗布麻、杜柳皮、福寿草、万年青（根），因含有强心苷，具有洋地黄样强心作用，并用易致洋地黄过量而发生中毒反应。⑥含乌头碱的中药及其制剂，如四逆汤、小活络丹等，因含毛茛科乌头属的植物，如川乌、草乌、雪上一枝蒿及附子的主要成分乌头碱，具有强心作用，且能增强洋地黄的毒性作用，致心律失常。附子尚含有去甲乌头碱，能兴奋 β 受体而显示强心作用。枳实及其制剂含昔奈福林及 N-甲基酪胺，可兴奋α 及 β 受体，使心肌收缩力增强，心输出量增加；可使血管收缩，外周阻力增加，从而加重心脏后负荷。升麻及其制剂如清胃散、补中益气丸，因其药理作用与洋地黄相反，对心脏有抑制作用。⑦含莨菪类生物碱的中药，如洋金花、莨菪、颠茄、藏茄、天仙子、华山参等，含有多种莨菪类生物碱，包括莨菪碱、山莨菪碱、颠茄碱、樟柳碱和阿托品，能抑制胃肠蠕动，延缓胃排空，使洋地黄吸收增加，易致洋地黄中毒。人参能兴奋垂体 -肾上腺系统，地黄含有促皮质样物质，长期服用有导致药源性低血钾可能，易致洋地黄中毒。⑧含生物碱的中药及其制剂，如黄连、黄芩、黄柏、附子、乌头、麻黄、延胡索、三颗针、十大功劳、苦参、黄连上清丸、清胃黄连丸、葛根芩连片、牛黄清心丸、三妙丸、香连丸等，因这些药在胃肠道中具有强的抑菌作用，使肠道内菌群改变，部分洋地黄类强心苷被细菌代谢减少，血中强心苷浓度增高。罗布麻含有罗布麻苷和毒毛花苷元，具有强心苷样作用，两者并用则可增加强心苷的危险性。⑨煅炭类中药，如煅龙骨、煅牡蛎、煅蛤壳、侧柏炭、血余炭、蒲黄炭、十灰散等，因具有强吸附作用，能减少洋地黄类强心苷在消化道的吸收，从而降低其作用和药效；含鞣质较多的中药，如大黄、虎杖、四季青、石榴皮、老鹳草、黄连上清丸等，当并用时，在胃肠道生成鞣酸盐沉淀，难以吸收，故可降低生物利用度和药效。

6. 理化反应方面的拮抗作用　中西药联用时，可出现酸碱中和、氧化、水解等理化反应而产生拮抗，使中西药疗效均降低。含有机酸的中药（乌梅、五味子、山茱萸、山楂、女贞子）与碱性西药（氨茶碱、氢氧化铝片、碳酸氢钠、乳酸钠）联用时，由于发生酸碱中和反应而使中西药疗效降低。同理，碱性较强的中药（硼砂、瓦楞子、海螵蛸）与酸性西药（阿司匹林、对氨基水杨酸、胃蛋白酶合剂）联用时，也会因酸碱中和而产生拮抗。含有机酸的中药与红霉素联用，还会破坏后者的化学结构，明显降低其杀菌能力。含皂苷类中药（人参、三七、远志、桔梗）与酸性西药联用，皂苷易水解而失效。含蒽醌类中药（大黄、虎杖、何首乌）与碱性西药联用，蒽醌苷易氧化而失效。另外，硼砂与左旋多巴联用时，可使后者迅速降解；含鞣质的中药与碳酸氢钠联用时，可使后者分解而失效；大剂量丹参溶液与细胞色素 C 同瓶静脉滴注时，会产生混浊、变色、变质等理化反应而失效。

中药与化学药物合用时，若配伍合理则可产生协同作用，表现为药效增强，若配伍不当，不仅出现拮抗作用、降低药效，甚至可产生严重的不良反应。正确、深入地认识中西药物的药代动力学、药效学、理化性质和拮抗机制必将有助于临床更加合理的中西药物联用。

在冠心病的临床治疗中，中西药物联合应用正被日益广泛地实践，诚然，合理联用可提高疗效、减少不良反应，然而联用不当则可导致疗效降低、不良反应增加。

四、中西药物联用存在的问题与对策

1. 重利轻弊 在临床实践中，存在着只重视中西药物联用所产生的有利效应而忽视其不良反应的倾向，结果是盲目地联用中西药，致使疗效降低、毒副反应增加。甘草的主要成分甘草酸及其水解后生成的甘草次酸，均具有类糖皮质激素样作用，长期大量应用可引起水钠潴留、钾排泄增加、血压和血糖升高等不良反应。麻黄的主要成分麻黄碱，具有升高血压、兴奋心肌 β 受体、加快心率等作用，与降压药合用会降低其疗效，与阿替洛尔（氨酰心安）、胺碘酮及心律平等抗心律失常药合用，也可引起后者疗效降低。联用中西药，应权衡利弊，不可盲目，以免产生不良后果。

2. 重用轻理 目前，联用中西药物治疗冠心病已相当普遍，但从药代动力学和药效学的角度来探讨联用机制的却较少。冠心病治疗的中西药联用，应建立在熟悉中西药物各自的药理作用、理化性质、毒性反应及中西药物相互作用的药代动力学和药效学的基础上，这样才能预见性地避免或减少联用所带来的毒副反应，增加疗效，更好地从药学理论上总结中西药物联用的成功经验，逐步完善中西药物联用这一用药方法。

3. 重药轻辨 仅依据某种中药已发现的现代药理作用就将其与西药合用于相应疾病的现象也是很普遍的。这就常常忽视了中医"辨证施治"的原则，其后果可导致机体阴阳等方面的失衡。中药复方、单味中药的有效成分相当复杂，在目前对中药的药理作用研究还不够深入的情况下，不能仅凭现在已知的药理作用来使用中药，如果所用中药与当时辨证症候不符，还会引起阴阳和气血的失衡，使整体机能遭到破坏。例如清热燥湿药苦参，现代药理研究已证实它通过影响心肌细胞膜钾、钠离子的传递系统降低心肌应激性，延长心肌的绝对不应期，从而抑制异位节律点，对室性心律失常有疗效。临床上已有用苦参与美西律联用治疗反复发作的短暂的阵发性室性心动过速成功的报道，但若将苦参与美西律联用于兼有"脾胃虚寒"证的室性心律失常就不恰当，因苦参会加重美西律的胃肠道不良反应。应将中医的辨证治疗与西医的辨病治疗有机地结合起来，所用中药须在药理上与联用西药相协调，同时在辨证论治上也不能与中医证候相背，以充分发挥中药改善症状，调节人体整体机能的优势。

第八章　中西医结合药物治疗思路与方法

第一节　辨病与辨证施治相结合

辨证论治是通过四诊合参，思辨归纳出证，并制订相应的治法。辨证论治是中医学的精髓，强调整体，着重于调理气血、平衡阴阳、调整机体内在力量、提高自身抗病能力，强调整体观和个体化，有许多优越之处。但受历史条件的限制，对疾病中的许多问题，特别是对某些疾病、局部问题认识不够深入和确切，定性和定量方面比较模糊、笼统，具有一定的不清晰性、主观性及随机性，缺乏对微观层次的认识，针对性相对较差。

辨病论治是通过西医或中医确定的疾病进行辨识，强调疾病内在生理病理变化的规律。辨病重视局部的器质和功能变化，运用现代科学和手段做出明确的定位、定性、定量诊断，从而确定疾病的对因对症治疗方法。随着生物化学、免疫学的发展与应用，人们能够在分子水平上认识人类的遗传与变异的本质，从而对疾病的诊断达到基因水平。把西医病与中医证结合起来，尤其能弥补中医辨证之不足，把西医的各种科学原理方法和各种理化指标纳入到中医辨证中来，发挥二者之长，将会提高中医辨证的标准性、完整性。

病证结合研究能够充分发挥中西医两种医学体系诊断、治疗疾病的优势，在临床实践中既重视疾病的诊断，又重视辨证论治，以疾病为研究对象可以从整体上全面把握疾病的病因、发展、预后，以证候为研究对象就可以针对疾病过程中表现出的病因、病位、病性、邪正盛衰做出阶段性的判断与评估，从疾病和证候两个层面综合全面把握疾病的全部特征。

一、病证结合模式

1. 以证为纲，辅病施治　临床根据病与证的不同侧重，病证结合又可以分为以证为纲和以病为纲两种模式。以证为纲，即强调中医学中的"证"不同于现代医学辨病，临证注重证同则治同，证异则治异，治随证转。异病同证、异病同治体现出证候的共性特征，但不同疾病的相同证候常因病因、病位、病势、主症、病性、程度及兼证的不同，而在辨证上有所差别，用药上也各有侧重。

中医治疗高血压病在改善头晕、头沉、头痛、颈项强痛等症状体征方面具有较好的疗效，而在降低血压上则效果不显著，根据病证结合的学术思想，在中药方剂改善证候基础上加用具有降低血压药理作用的中药，如天麻、钩藤、牛膝、石决明、杜仲、桑寄生等以提高疗效。冠心病心绞痛是因为冠状动脉局部狭窄导致的一系列改变，脉络闭阻是其共同的中医病机，反映了冠心病心绞痛的共性特征。在明确诊断的基础上，根据患者临床表现，分别辨为寒凝、气滞、痰阻、肝郁、血瘀、气阴两虚、阳气不足、阴虚等证型，遇寒则犯者多为寒凝，内热甚者多为火郁，嗜食肥甘厚味属痰者居多，发病与情绪相关者多为肝郁，病久者则以血瘀为多，疲劳过度则可见气阴两虚，年老体弱则以虚证多见。上述基于血脉不畅、脉络闭阻的共同特征和不同证型的个性特征同时考虑，才有可能收到较为满意的临床疗效。

在辨证论治前提下，结合辨病选用被现代药理研究所证实的中药，常能弥补辨证论治针对性较差的不足，达到力宏效专的目的。如心律失常的发生机制较复杂，除心内机制外，尚有许多心外机制参与其发生和调节，如自主神经紊乱、内分泌代谢紊乱等。须正确处理整体与局部、现象与本质的关系。心律失常的辨证论治可分为虚实两方面，虚证根据脏腑亏虚及气血阴阳不同，应用益气活血、滋阴、温阳等法；实证则根据病邪各异，选用清热、活血、化痰、理气、镇惊等法。以上各法所用中药，多有经动物实验及电生理研究证实有显著抗心律失常的作用，如人参、元胡、当归、郁金、远志、石菖蒲、半夏、钩藤、黄连、苦参、青皮、生地、麦冬、五味子、仙灵脾、附子等。辨证论治结合这些专药组方，如清热选黄连、苦参，活血选元胡，滋阴选生地、麦冬等，既符合中医辨证论治，又符合辨病论治，取长补短，相得益彰，无疑有助于疗效的提高。

冠心病的辨证与辨病相结合，必须立足于中医整体观念和中医辨证论治的特点，借助于现代仪器的诊断手段，明确冠心病的性质和病位，加强立方用药的针对性，扩大中医的辨证依据和丰富辨证的内容，以更好地发挥中医治疗之优势。如隐匿型冠心病患者往往没有明显的自觉症状，仅在心电图检查时发现心肌缺血，这时如果单纯进行辨证治疗，就有一定的困难。心绞痛发作不典型者，则表现为气短、心悸，甚至晕厥。单凭中医师直观感觉难以确切辨出相关疾病（是否是冠心病）的性质和病位，应参照相关医疗器械辅助检查的结果，为中医诊疗增加客观指标，进行辨证、辨病论治。不仅着眼于消除患者的自觉症状，尚需康复和预防，必须与辨病结合起来，才可能给以正确的治疗。

医学发展已由"生物医学模式""生物—社会医学模式"发展为"生物—社会—心理医学模式",但在认识方面还有许多未知数。如神经症,没有重要的客观指征和实验室检查阳性发现,而主观痛苦多端,变幻莫测,症状令人难以捉摸,患者紧张、焦虑、多疑、善感,中医以郁证辨证论治配合心理治疗,往往收到良好效果。临床上还经常遇到一些西医"无病可认"(无病)的人,症状多变,西医体检、实验室检查均无阳性发现,不符合任何系统疾病的诊断标准,往往给予"系统功能紊乱""病后综合征"等诊断。但中医看来,却是"有证可辨",也"有药可用"。诸如以上病证,临床上则采用"无病从证"的论治。

2. 以病为纲,辅证施治 以病为纲,注重病同则治同、病异则治异、治随病转。面对异病同证,除针对共同的证候用药外还应考虑到疾病的特殊性问题,这就是"同证异治";面对同病异证,治疗时除针对不同的证候用药外还应考虑到同一疾病这一根本矛盾的问题而加针对疾病的药物,这就是"异证同治"。

"辨病为主,辨证为辅"就是在临证治疗时,需要综合考虑现代医学疾病诊断的特点及中医学证候诊断的特点,抓住疾病这一主要矛盾,针对疾病的关键病理环节处方用药,同时根据中医辨证论治的结果,辅以针对证候的药物。根据患者的四诊信息,确定疾病的证候诊断,处以对应方药。而在此基础上还可以根据现代医学对疾病病理学的认识和药理学的研究成果,适当考虑运用针对疾病的药物。这是一种病机结合病理,药性结合药理的研究模式。

中医对疾病辨证论治时,借助西医对该病的病因病理、治疗原则、转归预后等,指导辨证论治。例如急性心肌梗死,先辨病,发挥西医诊断确切,能早发现并发症的特长,以辨病指导辨证论治。若单纯性疼痛无并发症者,含化冠心苏合香丸、速效救心丸、活心丹,配用活血化瘀、宣痹通阳、豁痰散结之法治疗,疾病则恢复快。如有早期休克现象者,除西药抢救外,气阴衰微证应用生脉散注射液,亡阳欲脱应用四逆针、参附针可收到良好效果。目前应用监护系统使心律失常检出率大大提高,便于早期预防治疗,也能及时指导中医对心律失常的辨证论治。急性心肌梗死,出现偶发性室性早搏,病者可无任何痛苦,从辨病出发,这是引起室性心动过速或心室颤动的先兆,可以静脉注射胺碘酮、利多卡因,配服相应的中药,使此病早期得到控制,做到无证从病、防患于未然。再如隐匿型冠心病、无症状性高血压、风湿性心脏病心功能代偿期等,应以无证从病指导治疗。还有一些疾病,经辨证治疗后症状消失,用中医标准判断为痊愈,但以西医标准衡量仍未痊愈,此刻也应无证从病,坚持辨病指导辨证,使疾病康复达到客观标准。

3. 病证结合,分期施治 分阶段结合是中西医临床结合的重要诊疗思路。

疾病演变过程具有阶段性特征，抓住各阶段病证发展的主要矛盾或矛盾的主要方面，分析中、西医方法在不同阶段治疗上的实际效果以及中西医药配合的疗效优势，灵活运用中、西医方法，彼此有机结合，以期取得最佳治疗效果。病与证，病理的本质与特征虽然不同，却是疾病过程纵横变化的两个方面，故而又有着密切的联系。病是反映疾病连续性变化的全部过程，证是反映疾病瞬时间变化的内在本质，病的每一个瞬时间都可以成为某一个具体的证，无限多的瞬时间则有无限多的证；而证既成为病的若干个阶段，按时序衔接又构成病的全过程。因此，病与证有着包含与构成的纵横交叉的密切关系。就临床意义而言，由于每一个独立的疾病都有着自身的病理本质、证候表现与全部过程，因而辨病根据其一般规律，不仅可以准确把握全局性的动态变化，尤其是预后转归，还能减少辨证的范围与盲目，从而掌握诊疗上的先机权与主动权。由于每一个具体的证，都是疾病在具体的时间范围内所导致脏腑、气血、阴阳及邪正消长等变化的具体反映，根据其所反映的具体实质，不仅可以深刻认识疾病变化的本质规律，更给治疗及时提供直接而可靠的依据，从而掌握诊疗上的决策权与应变权。病是一个动态的纵向过程，在不同的时间横断面上，具体的病理变化不同，其证亦不同。证是脏腑气血阴阳以及邪正消长等病理变化的具体反映，而任何疾病的变化都以此为基础，故而证并不属于某个病或某个阶段所特有，可以出现在多种疾病的不同阶段之中，这种同病异证或异病同证的现象，不仅是病与证紧密关系的又一种表现，也成为同病异治或异病同治的病理学基础。

　　近年来，心力衰竭的西医临床治疗研究取得了较大的进展，特别是随着 β 受体阻滞剂、ACEI 类药物等在慢性心力衰竭治疗中的应用，改变了传统的强心、利尿、扩血管的治疗模式，大量循证医学的研究资料提示，这些药物的应用虽然在不同程度上改善了心力衰竭患者的症状和体征，但总体却难以有效控制心力衰竭患者心功能的下降和疾病的持续进展，5 年生存率并没有明显提高，并且因化学药物的适应证、不良反应和价格昂贵等原因，使其临床应用受到限制。中医治疗心力衰竭的优势在于慢性期。急性期中医药仅仅是参与。中医药治疗对改善心力衰竭患者急性血流动力学优势并不明显，主要是着眼于整体调节，多靶点干预、毒副反应轻，对改善慢性心力衰竭症状、体征，提高患者心功能、病情稳定后的调理、加速减撤具有毒副反应的西药、调整患者机体的免疫功能、减少心力衰竭复发、提高患者生活质量等方面具有独特的疗效和优势。对难治性心力衰竭患者，应用中医药可提高疗效。在心力衰竭的不同时期，宜采用不同的病证结合治疗方案，急性发作加重期，以西药为主，辅以中医辨证论治，而在慢性期，在辨证论治基础上，给予西医指南的标准化治疗方案。

4. 辨识轻重，主次结合　对于辨证与辨病结合模式，早在《内经》中就有对疟、痹、痿等专病的论述，并根据各病的临床特点进行辨证论治。二者都是从人体不同侧面来认识疾病的本质，相互补充。辨证侧重于对疾病某阶段的阴阳失衡状态的辨识，为辨病提供分析、认识疾病病理和生理演变规律的方法。辨病则着眼于疾病整个病理变化，可有助于辨证从整体、宏观水平认识疾病的病位、病性、病势及疾病的发展变化。

冠心病的全身证候，一方面是机体阴阳气血失调的表现，一方面又是局部病变在整体的反映。除着眼于整体辨证外，其局部症状有时会上升为主要矛盾，成为影响整体的重要因素。在这种情况下，对局部的辨析也是重要的。如心绞痛的发作往往由体力活动、情绪激动、受寒或饱餐等因素诱发，所以避免以上诱因，就可以防止或减少心绞痛的发作；冠心病进一步发展，进入心功能不全阶段，也会出现机体阴阳气血和脏腑功能失调的现象，这时治疗应从整体出发，调整机体的阴阳气血使之达到平衡，其局部症状也就随之而解。

目前，心脏介入技术日趋成熟，给冠心病的诊断及治疗带来了一场革命性变化，介入治疗已成为冠心病基本的治疗方法之一。然而，与 PCI 技术的快速发展不相适应的是，对冠心病介入治疗决策的科学研究相对滞后，使冠心病介入治疗存在不规范性、随意性。同时存在血运重建后心肌组织无复流、心室重构、支架内再狭窄、心肌损伤、心肌顿抑和缺血再灌注损伤等局限性。冠心病急性冠脉综合征的治疗需以西药和介入疗法为主，稳定期则须注重辨证论治。从中医角度可以认为，由于心脏介入手术的实施，使心脉暂时得以畅通，表象得以缓解。但患者正虚本质依然存在，加之手术不可避免会损伤血脉、伤气耗阴、耗伤人体正气，因而，术后正虚应该是突出的病机所在。术后应用中医药从整体上调整阴阳和气血，使"阴平阳秘""气血调和"，正好可以弥补介入治疗的不足。以患者的病因病机为根本出发点，将支架植入术等心脏介入治疗手段融入辨证论治的过程中，充分发挥中医整体治疗的优势和西医介入治疗迅速缓解症状的特点，将辨证施治和辨病治疗有机地结合，充分提高临床疗效。

二、病证结合用药方法

病证结合的临床模式主要有三种：第一是中医辨病结合辨证论治的传统病证结合模式，第二是中医学和现代医学双重诊断疾病结合辨证论治模式，第三是现代医学诊断疾病结合辨证论治的现代病证结合模式。具体病证结合用药方法包括以下方面。

1. 根据疾病的病理变化或现代药理研究结果无论中医辨证属何种类型皆施

以相同的药物　针对冠心病冠状动脉狭窄、痉挛、血小板黏附、血栓形成这一基本病理变化，无论是痰浊闭阻、胸阳不振还是寒凝血脉、心脉瘀阻，临床治疗施以活血化瘀药物，均获得了较好效果。所以在冠心病的治疗上强调活血化瘀法贯穿始终，在此基础上可根据临床见证不同而分别采用益气、理气、补肾、化痰、通阳、健脾等治法。

2. 根据疾病的不同类型，施以不同的治法　如心律失常，快速型心律失常者，多采用清热泻火法；缓慢型心律失常者，采用益气温阳法，多可获得一定疗效。再如心力衰竭，根据导致心力衰竭的原发病或疾病的不同病理改变可采取辨病与辨证相结合的原则，如在辨证分型的基础上，肺心病心力衰竭加用二陈汤；风心病心力衰竭加用秦艽、防己；冠心病心力衰竭加用赤芍；高血压病心力衰竭加用钩藤、菊花、石决明、夏枯草；甲状腺功能亢进心力衰竭加用牡蛎。同是慢性风心病所致的心力衰竭，根据心力衰竭的部位不同而分别立法，左心衰竭采用宣肺平喘、泻热利水法，方选麻杏石甘汤加减；右心衰竭采用健脾利水、化气行水法，方选消水圣愈汤加减；全心衰竭采用温阳利水、滋阴补肾、活血化瘀法，方选真武汤或济生肾气丸加减，均取得了一定的疗效。

3. 根据中医辨证和现代药理研究结果针对性用药　如现代药理研究结果表明，许多中药有降脂作用，如补益类的何首乌、桑寄生、玉竹、黄精、灵芝、绞股蓝、枸杞子，利湿的泽泻、茵陈，活血的三七、蒲黄、丹参、姜黄，消食的山楂、麦芽，通下的大黄、决明子等。因此，在辨证用药治疗高脂血症的同时，可以选加以上药物以增强降脂效果。又如快速型心律失常的治疗，现代药理研究结果显示常山、苦参、甘松、黄连、当归、郁金、麦冬、黄芪、石菖蒲、延胡索、羌活等均有不同程度的抗心律失常作用，因此在快速型心律失常的治疗中可辨证选用这些药物。中医遣方用药的特征是顺从病位病势及脏腑的特性，调整机体器官阴阳的失调状态，始终注意动静、寒温、升降的相因为用，使气血恢复冲和之性。对于病毒性心肌炎急性期患者，多有血分、阴分热毒，部位较深，易与血结，难清难解，除应用凉血、活血、散血药和清热解毒药，如赤芍、丹参、虎杖、地骨皮合金银花、贯众、地丁、蒲公英、大青叶、板蓝根等外，还须注意心主血脉，用药不宜过于寒凉，应于凉血活血药中稍佐偏温性的活血药如红花、焦山楂、片姜黄等，取寒温相济、温散使邪毒易透易解之效。只强调中医方药的功效，甚至只注重现代药理研究证明的作用机制，忽略中医理论在辨证论治、遣方用药上的指导作用，无助于临床疗效的提高。

4. 根据隐症潜症发病特点用药　在隐症潜症的辨治方面，根据疾病发生的部位、特点，辨识疾病的病因病机，施以针对性治疗，弥补了传统中医根据四诊结果辨证治疗的不足许多疾病，尤其是慢性病、疑难病，都有相当长的潜伏期，或虽临床无症状，而病理变化却在进展。如无症状性心肌缺血，中医可依据其病理改变特点，用活血化瘀方药进行治疗。这里需要说明的是，中医的辨病施治并非是与西医病理、生理改变的简单对号入座，它是运用中医基本理论认识现代科学技术方法所观察到的病理生理改变、探讨疾病辨治规律的一种方法。辨病指导下的中医治疗较传统辨证论治更有针对性及可重复性。

中医辨证与辨病相结合的优点是按照中医传统的思维模式进行疾病的诊治，保持了中医的特色；不足之处是中医的病大多涉及多种西医疾病，临床分型较多、灵活多变，同时未采纳现代医学的客观检测指标，可能发生误诊。中医辨证与西医辨病有机结合，取长补短，明确西医病名后，进行中医辨证治疗同时针对西医的病和中医的证，客观指标的应用提高了诊断和疗效判定的准确性。但此种结合方式在某些方面尚缺乏基础或临床依据，没有全面、系统、规范的知识结构和学术思想体系的支持。不能把西医的病与中医的病简单地画等号，没有随证变化。临证应首先采用中医辨病与辨证相结合的诊治方法，在此基础上，病证结合，互相参证，逐步深入，按照辨证论治的精神，进一步探索新的辨治规律，提高诊断水平和医疗效果。

第二节　宏观与微观辨证施治相结合

宏观与微观相结合，是探讨中医宏观上的"证"在微观上的物质基础，开展"证"本质上的研究，建立辨证客观化、诊断定量化、证候规范化的客观指标相关联的体系。

由于受历史条件的限制，辨证论治缺乏精密的客观量化指标，决定了中医学临床长期停留于临床经验医学的水平上，可重复性较差。微观辨证是临床上收集辨证素材的过程中引进现代医学的先进技术，发挥它们在较深层次上认识机体结构、代谢和功能的优点，更完整、准确、本质地阐明证的物质基础，即用微观指标去判别患者机体结构和功能的变化，辨别证的实质。把西医侧重病因和病理形态的诊断与中医侧重全身生理病理的诊断有机地结合起来，对整个病情有了更全面的了解，增强了诊断的深度和广度，使着眼于整体宏观的辨证进一步深入走向微观化、客观化，又可使侧重局部和微观的辨病走向整体化和综合化。

一、辨证施治微观化

中医学是在广泛临床实践基础上，结合当时中国历史文化背景而形成的理论体系；西医学理论是在实验基础上，结合当代不断发展的现代科学认识，进而通过临床验证而形成的。探讨中西医结合诊断学现代研究思路与方法学的关键在于寻找研究切入点，在继承传统中医诊断学术的基础上，应用现代科技手段，使中医诊断学逐渐由宏观描述向微观阐明，由定性的经验医学向定量的现代中西医结合诊断学发展。

中医在临床上是凭借宏观的表象认识和自身的经验积累去思维辨证施治，把握人体的生理功能和病理变化规律。用证候诊断概括病因、病位、病性、病机及疾病的发展趋势，具有宏观分析、模糊定性、注重机体整体反应状态的认知特点，由于受科学技术条件和时代的限制，缺乏对局部结构形态的微观病理研究。中西医结合研究，应注重宏观与微观相结合，相互取长补短、互相促进、互相渗透。应用宏观与微观相结合的研究思路，辨识机体在各种内外致病因素作用下所导致的从整体到局部各层次的形态结构、功能状态、代谢状态、免疫状态及其病理改变，达到既能了解疾病局部的微观生理病理变化规律，又能把握整体反应状态，进一步解释疾病本质的目的。

中医对冠心病心绞痛的宏观研究表明，其病机要点之一是心气虚。冠心病心气虚证候的微观研究体现在左心室舒缩功能受损、血液微循环功能障碍、抗氧化自由基能力下降、血浆心钠降低等，可作为冠心病心气虚证诊断的参考指标和疗效的评定指标，同时还可帮助阐明中药药理和指导应用。冠心病血瘀证和活血化瘀方药的研究也十分深入，不仅研究了血瘀证程度变化与心绞痛轻重及不同类型的相互关系，同时也将血瘀状态下的微观变化纳入诊断标准，如血流动力学改变、血小板功能的变化、微循环障碍、血栓形成、内皮功能改变等，为临床诊断和治疗提供了精确的依据。在药物研究上，对活血化瘀药的药理也深入到细胞学、分子学水平。应用中西医结合、宏观与微观结合的方法对冠心病心绞痛进行研究，可使诊断能够定位、定性和定量，治疗用药的选择则更具有针对性。

辨证分析不仅要由四诊的资料了解其外在功能变化，而且还要在生理、生化和病理基础上注意其内在动态变化，探索各证之间的关系及转化，寻找与建立大量微观的科学根据及其规律性，弥补宏观辨证的不足，从而进行科学分析，达到诊断标准化、规范化。把具有宏观思辨特点的中医和具有微观分析特点的西医结合起来，可以实现未来中西医诊断学从宏观上扩展、微观上深入的更高层次的发展态势。证宏观标准的研究，大多属于定性研究；证实质的研究，主要是探求证的生理、病理变化或机体动态反应的物质基础及其变化规律，大多属于定量研究。为探索证诊断的客观标准化指标，需要加速发展与完善中医望闻问切四诊的现代化检测手段。现代电子技术、计算机技术及数理统计方法等的发展为中医证候四诊信息和西医诊断信息的关联融合研究带来了契机，具有计量性质的舌象数字化信息对构建规范化的中医证候体系有重大意义。如现代临床研究筛选出的肾阳虚证的特异性指标，是下丘脑—脑垂体—肾上腺皮质功能低下、24 h 尿中 17-羟皮质类固醇含量低于正常，ACTH 试验呈延迟反应；也有研究提出 cAMP 与 cGMP 的含量及其比值可作为阴虚证与阳虚证的鉴别指标；脾阳虚证患者木糖吸收试验降低；冠心病心气虚证、血脂代谢紊乱痰瘀证候的量化诊断阈值确立等研究在很大程度上丰富了中医证候计量研究的内容，使其在方法学应用上得到不断完善。

二、微观辨证整体化

辨证是指医生将望、闻、问、切四诊所收集到的信息，结合季节、气候、地域环境及患者的体质、性别、职业等因素，运用中医学理论进行综合分析，辨清病因、部位、性质和邪正之间的关系，通过概括、判断找出疾病的本质，得出诊断结论的过程。微观辨证是建立在实验科学的基础上，对人体的生理功能、病理变化进行微观分析研究辨明机体的病理形态改变、生理功能紊乱及相应的生化指标和分子水平的改变，更致力于局部和微观的求证。但由于偏重于局部的微观研究，而对机体宏观整体反应状态的把握显得不够重视。

1. 无症可辨　在无症可辨（有病而无症）的时候，微观辨证发挥了辨证的主导作用。当患者没有任何临床症状，仅有理化指标等检查结果异常时，微观辨证可以根据患者的既往病史、体质倾向、理化指标与现代中医学微观辨证的研究结果等进行综合分析。

无症状性糖尿病，从四诊来看虽无明显异常，但微观指标发生明显变化，如糖耐量减低、血糖升高、血流动力学异常，运用中医基本理论认识这些微观变化，探讨其辨证规律，充实四诊内容，将进一步丰富辨证论治体系，有助于疗效的提高。如血瘀证与血流动力学及微循环改变的相关性，已从多学科研究和活血化瘀药物疗效的反证得到肯定结论。糖尿病患者在血瘀证尚未显露出明显症状时，血流动力学指标已经发生不同程度的变化，经活血化瘀治疗后可显著改善。中医辨证分型与胰岛素释放试验、胰岛素抵抗指数、儿茶酚胺、尿中表皮细胞生长因子、胰高血糖素、环核苷酸等客观指标的关系也逐渐明朗化。整体、客观、灵活的辨证论治，显示出中医治病的优势，但应予以深化提高。宜结合现代科学方法、手段，更具体、更确切、更深入地认识疾病。对于无症状性糖尿病，可根据其微观变化判断中医"证"的存在，并给予相应治疗，即微观辨证施治，并强调微观辨证整体化。如血流动力学异常，表明血瘀证的存在，给予延胡索、川芍、当归、鸡血藤、水蛭等活血化瘀中药，并佐以少量益气行气之品，如黄芪、山药、枳壳、陈皮等，以促血行。有时可结合血糖、血脂、氧自由基等客观指标变化，选用相应的经临床验证的"有效专药"，如降糖用人参、天花粉、葛根等；降脂用泽泻、山楂等；抗自由基用当归、赤芍、五味子、丹参等；胰岛素抵抗用人参、黄芪、金银花等。宜从病理变化的多个环节选药，但不能抛开中医理法方药体系。须重视药物四气五味、升降浮沉的协调。在中医整体、辨证思想指导下，精心配伍，制寒热水火之偏性，适动静升降之合度，以平为期。

2. 疾病初期　在疾病的初期阶段，有些微观变化尚未显形于外，即所谓的"隐性证"。微观辨证起到"察内知外"的作用，这又恰与中医"有诸内必形诸外"思想耦合。如有些糖尿病患者并没有典型的"消渴"症状，但通过测血糖，我们根据血糖升高而按中医"消渴"论治，多能收到较好的疗效。

3. 辨证困难　在证候不太明显（有若干症状而未能构成证）或证候复杂以致辨证困难的情况下，微观辨证又充分显现出其辅助诊断的作用。如有些哮喘患者症状不典型，通过微观辨证发现是由于其轻微的或潜在的肾上腺皮质功能低下，用温肾助阳药则预防了其季节性发作，并纠正了其内分泌与免疫功能的紊乱。

三、体质辨证常规化

体质与证型密切相关，体质因素决定着疾病的发生与证型，决定着疾病的转归和预后。通过体质的把握，在疾病未出现临床症状之前，通过改善体质，可防止疾病进一步发展，并促使其恢复。中医辨证施治实质上包含对因治疗、对症治疗和对体质治疗，由于疾病发展过程的主要矛盾不同，三者应用的侧重点亦不同。

冠心病的发生多与阳热、瘀血、痰湿、湿热等体质有关。肥胖人痰湿体质的发病有其内在规律，与高脂血症、糖尿病、冠心病等病有较为密切的关系。通过认清痰湿、瘀血体质，服用化痰、活血化瘀药物，将痰湿、瘀血消除，以期将体质调整至相对和调状态，可预防疾病的发生和传变，以减少冠心病、高血压、脑卒中等与血瘀关系密切疾病的发生。

对于无"症"可辨者，体质辨证尤为重要。无症状性糖尿病多为腻滞质、晦涩质、燥热质等，根据其体质可知其病理性质、证型之大概。所谓治体，就是着眼于整体，从改变患者的体质入手，或补其阴，或益其气，或祛其邪，以恢复其阴阳平衡。如患者为腻滞质，治当运脾化湿、祛痰化浊，药用苍术、半夏、陈皮、藿香、茯苓、荷叶、山楂等，祛湿化痰药与健脾助运、理气行滞药相伍，一则治其生痰湿之源而求其本，二则治已生之痰湿，促进湿化痰祛而治其标。晦涩质常用当归、川芎、丹参、郁金、水蛭、枳壳、黄芪、檀香等，活血药与益气、行气药相伍，取其"气行则血行""祛瘀与而不伤正"之意。燥热质则滋阴清热，给予生地黄、麦冬、沙参、石解、天花粉、枇杷叶、知母，少佐行气醒脾开胃之品，如陈皮、砂仁、山楂等，养阴而不腻滞，滋补而不碍胃。体质不同，用药禁忌也不同。如腻滞质忌养阴药，晦涩质忌凉血、涩血药，燥热质忌辛燥药。

体质辨证在冠心病辨证论治中具有重要的指导性。辨体质是辨病、辨证的基础，辨病是与辨证紧密联系的环节，辨体、辨证决定选方用药的关键，以病统证，病证结合，辨证辨体，使中医药在冠心病临床中发挥未病先防、既病防变的作用。

下一步应对异病同证者及同病异证者的宏观症状和微观指标进行循证医学研究，最终寻求宏观整体指标与微观整体指标的结合，从而使微观辨证升华到微观层次上的整体化水平。

第三节　中西药物有机结合

中西医结合不是随意选用中药加西药，而是根据病情，将二者进行有机地结合，充分发挥中、西医药互补性来提高疗效。例如，西药治疗冠心病心绞痛的优势是单一靶向作用较强、起效迅速，如硝酸酯类药能很快扩张血管缓解心绞痛、肝素有显著的抗凝血作用等。但西药不良反应较多，容易产生耐药性，对全身伴随症状的改善也不如中药。中药的临床应用是按照中医辨证论治原则，重视不同患者的个体差异，在治疗心脏局部症状的同时，调节整体气血阴阳的平衡。药理研究证明中药大都有多靶向作用，可作用于导致心绞痛的多个病理环节，起效虽然相对较慢，但作用全面，不良反应少，适合持续用药。中医活血化瘀理论和药物已取得初步成果，实践表明，在冠心病心绞痛的治疗上，中药所起到的提高人体整体生理功能、改善血液循环的作用是西药所难以替代的。因此，针对冠心病心绞痛的不同类型，采用互补指导思想，准确恰当地选择中西医综合治疗的方式方法，较之单纯的中药或西药治疗，能够取得更好的疗效。在选用中药时，除依据中药的性味归经之外，在不影响中医辨证施治的前提下，根据患者病情需要结合其药理作用分别选用力宏效专的药物。近年来，中西医结合微观辨证的研究取得了较大的进展，发现了一些微观辨证规律，如血瘀与血流动力学关系、肾虚与垂体—下丘脑—肾上腺轴的关系、心气虚与心功能指标的关系等，并进行了寒热、阴阳实质的研究，证实了中医理论的科学内涵。充分利用这些研究成果，逐步纳入辨证分型体系，可极大地丰富辨证内容。某些情况下，只能辨病用药时，要从疾病病理变化规律的各个方面选药，使辨病整体化。如病毒性心肌炎之心律失常，可从调整免疫功能（黄芪、党参）、抑制病毒（二花、连翘）、保护心肌（丹参、当归）、抗心律失常（元胡、黄连）等环节组方，并调整寒热补泻，使处方合理化。中药在调整免疫功能、清除氧自由基、菌毒并治等方面有较大的优势，可弥补西药的不足，使治疗更全面、更深入。对中医药治疗方法疗效好、见效快的，或西医药治疗有禁忌证的，以中医药治疗为主。相反，对西医手术或西药治疗见效快、疗效好的，则用西医药治疗为主。

中西医最重要的结合是中西药物的合理结合，配合应用，充分利用西医学理论和技能筛选或研制对某些疑难病、多发病有独特疗效的药品。中西药物结合尚应体现在取长补短、优势互补上来，一般西药多起效快，但维持时间短，中药强调复方辨证用药，怎样使二者有机地结合、扬长去短是重要课题，如红斑狼疮在急性期有选西药糖皮质激素快速免疫抑制，减少免疫复合物的沉积，急性期过后患者体质消耗，采用养阴益气、活血通脉中药以扶正祛邪，逐步撤减激素，直至停用，最后以凉血解毒、益气扶正中药固本。实践证明这种根据疾病发展规律及中西药物作用特点分阶段地结合用药优于单用一类药物的治疗。

中西药物结合的形式包括互补式、先后式和主辅式三种。

1. 互补式　中医、西医治疗都有较可靠的疗效，可根据各自疗效的可靠度和不良反应的多少、使用方便的程度灵活决定；或目前中西医疗法都缺乏整体性治疗效果，可在疾病的某一阶段或某一方面有机结合，力求增加疗效，减少不良反应，缩短疗程。

2. 先后式

（1）先中后西：如某些患者因全身状况较差，或存在使用西药的禁忌证，胃肠道反应较重而无法耐受西药，可先用中医辨证给予中药改善全身状况或缓解胃肠道反应，为使用西药创造条件；或某些疾病先用中药效果不明显或无效时，加用或改用西药治疗。

（2）先西后中：①先用西药效果不明显或无效加用或改用中药。②所用西药虽已取效，但因其毒副反应而被迫减量（如激素和抗肿瘤药物使用过程中出现的胃肠道反应，或肝、肾功能损害等）或停用（如抗生素诱发的二重感染等）而加用或改用中药治疗。③先用西药取效后，再用中药巩固疗效，防止复发，或为防止或减轻西药的不良反应，改用中药替代之。

3. 主辅式　①以中医药为主，用西医药来解决某些症状或并发症。例如用中药治疗一些原发性免疫疾病的患者，可辅以西药抗生素预防和治疗继发性感染；或中药治疗某些疾病如类风湿关节炎，可在晚上或临时用西药来止痛等。②以西医药治疗为主，如某些肿瘤手术后或放、化疗期间，辅以中医药治疗，有利于患者康复和减轻放、化疗的毒副反应，增加疗效。对于低血压或休克患者，纠正低血容量应用多巴胺等升压药效果不佳时，加用参附注射液（红参、附子）后血压可渐趋平稳，参附注射液不仅可增加升压作用，还可减少对升压药的依赖性。

中西药物在冠心病的治疗中，正日益广泛地被联合应用，合理联用中西药具有协同增效、减少药物用量、扩大应用范围、缩短疗程、标本兼顾、减轻不良反应等益处，如参附注射液用于抗休克，其升压作用稳定而温和，既可加强间羟胺、多巴胺等升高血压的作用，又可减少对升压西药的依赖，中西药物联用在强心、升压、改善微循环方而产生了协同作用。

然而，中西药物联用不当产生不良反应的例子也是屡见不鲜的。在临床上联用中西药物应权衡利弊，不可盲目，以免产生不良后果。

从药代动力学的角度出发，中西药物相互作用能影响药物的吸收。地高辛与番泻叶合用，由于后者使肠蠕动加快，致使地高辛的吸收减少。地高辛与诃子、五倍子、大黄、地榆、虎杖等含鞣质的中药同用时，可形成难溶性的鞣酸盐沉淀物而难以吸收。中西药物相互作用还能影响药物的代谢，如单胺氧化酶抑制剂帕吉林不宜与麻黄同用，因为单胺氧化酶抑制剂可使肾上腺素能神经元内的去甲肾上腺素不被破坏，所以储存增加，而麻黄中的麻黄素能通过促进肾上腺素能神经元储存部位的去甲肾上腺素释放而发挥作用，两药合用可使去甲肾上腺素大量释放，结果血压升高，甚至出现高血压危象。

从药效学的观点出发，中西药物联用可改变效应器官对相同剂量药物的敏感性。如在高血压、心功能不全时含钾丰富的中药如五味子、茵陈、牛膝、益母草、昆布等，能引起血钾升高。故在与其有保钾作用的卡托普利等血管紧张素转换酶抑制剂联用时应注意监测血钾浓度，避免引起高血钾症。

心血管病治疗中的中西药物联用应建立在熟悉中西药物各自的药理作用、理化性质、毒性反应及中西药物相互作用的药代动力学、药效学的基础上，这样才能预见性地避免或减少联用所带来的不良反应，增加疗效，更好地从药学理论上总结中西药物联用的成功经验，逐步完善中西药物联用这一用药方法。

因此在临床实践中，应将中医的辨证治疗与西医的辨病治疗有机地结合起来，所用中药须在药理上与联用西药相协调，同时在辨证论治上也不能与中医证候相背，以充分发挥中药改善患者症状、调节人体整体功能的优势。

第四节 药物和非药物治疗相结合

中医外治法是在长期的医疗实践中逐渐总结、丰富和发展起来的，是运用特定的手段对人体相应的体表位置及特定部位产生不同程度的刺激来调整机体功能、恢复生理状态、祛除疾病的方法。近年来应用中医外治法治疗心绞痛越来越受到重视，也取得了较好疗效。在目前以药物、介入等为主防治冠心病不稳定心绞痛的前提下，中药外治疗法仍然在本病的防治中占一席之地，尤其对身体条件所限、不宜内服药物而应用介入等其他疗法的患者，中药外治法更加显示出独特功效。中医外治法在辨证论治的基础上，通过整体调节，在多方面、多环节发挥效能，具有直达病所、奏效迅捷、多途径给药、使用安全、不良反应少等优点。

熏洗时，药物通过皮肤孔窍、腧穴等部位，深入腠理、脏腑各部位，直接吸收，输布全身，以发挥其药理作用。药物直接接触病灶，能起到清热解毒、消肿止痛、祛风止痒、拔毒祛腐等作用。现代药理学认为，直接作用可通过中药化学成分刺激皮肤感受器，发挥某些化学作用；也可通过药物渗透、吸收和经络传布，达到"以外调内"的作用，起到与内服药同样的效果。

穴位贴敷疗法是传统针灸疗法和药物疗法的有机结合，融经络、穴位、药物为一体的复合型治疗方法，既有药物对穴位的刺激作用，又有药物本身的作用，而且在一般情况下往往是几种治疗因素之间相互影响、相互作用。药物的温热刺激调整局部气血，而温热刺激配合药物外敷必然增加了药物的功效。中药在温热环境中易于吸收，由此增强了药物的作用；药物外敷于穴位上则刺激了穴位本身，激发了经气，调动了经脉的功能；使之更好地发挥了行气血、调阴阳的整体作用。

直流电药物导入疗法是指使用直流电离子将药物通过皮肤、黏膜导入体内进行治疗的方法，导入药物在局部组织内形成的"离子堆"停留时间长，再缓慢通过血液、淋巴循环分布全身，更充分地发挥药物的治疗作用。

中药热奄包疗法是将加热的中药包置于身体的某一患病部位或身体的某一特定位置（如穴位上）。通过奄包的热蒸气使局部的毛细血管扩张，血液循环加速，又可通过热蒸气促使奄包内中药离子渗透到患者病痛所在，达到温经通络、调和气血、祛湿驱寒的目的。腧穴作为脏腑气血汇聚之处，有其独特的生理功能。每个腧穴都具有其特殊性，并有双向调节作用，且对药物的理化作用有相当的敏感性，能使药物理化作用较长时间地停留在腧穴或释放到全身而产生整体调节作用。

不健康生活方式主要有吸烟、酗酒、缺乏体力活动、不平衡膳食（高热量、低营养素）和过高的精神压力等。大量干预研究结果显示，改善生活方式不仅可在一定程度上降低血压和血胆固醇水平，降低血糖和增加胰岛素敏感性，还可减少药物的使用量，最大程限地发挥药物的效果，减少药物治疗所带来的不良反应，从而提高患者服药的依从性。因此，生活方式干预是冠心病危险因素防治的基础。合理膳食、适量运动、戒烟限酒及心理健康为人类心脏健康的四大基石，非药物措施为预防和控制高血压等心血管疾病的基础。非药物治疗在中医方面还包括气功、针灸、理疗、推拿等，应将非药物治疗作为基础或辅助治疗。

第五节　药物治疗与康复相结合

心血管疾病严重威胁着人们的生命健康。为了改善心脏病患者的预后，提高生活质量，预防疾病复发，减少死亡率及患病率，除了基本的临床治疗，同步进行心脏康复越来越受到人们的重视。心脏康复是现代心血管疾病处理中不可或缺的重要组成部分，具有综合性、启动早、持续性、阶段性、个体化等特点。

心脏康复在美国、日本、德国、新加坡等国家已经开展多年，具体实施方法除了根据世界卫生组织（WHO）制定的心脏康复锻炼目标外，还各自拥有其先进的发展经验。新加坡特别注重心脏康复过程中健康教育的开展，从心肌梗死的发生、急救方法，到培养健康的饮食习惯、药物的相关知识、心理健康指导等都有专职的健康小组落实执行。美国、德国、日本等关于心脏社区康复的发展，提倡缩短心脏病患者的住院时间，使患者尽快适应社会生活，而且有效降低其发病后的忧郁状态。在发达国家，几乎所有的心肌梗死患者必须参加心脏康复。在美国，一些著名的心脏病研究所已将冠心病的康复治疗逐渐认定为常规治疗之一，心肌梗死治疗后或手术后出院前要由专门的护士或物理治疗师进行健康教育和咨询，由运动治疗师进行测试并开列运动处方，大部分患者出院后每周3次回医院康复中心进行康复运动，或由运动治疗师与其家庭医生共同策划回家后的运动方案。日本也于2001年开始了心脏康复指导教育与资格认定（通过考试）工作。对于提供心脏病康复的临床医师来说，将心脏康复的获益扩展到贫困人口和少数种群人口中是一个挑战，对发展中国家人口也是如此。

中医康复学是祖国医学的一个重要组成部分，几千年来逐渐发展形成的中医康复学思想理念和实施方法具有显著区别于西方医学的中华民族特色。整体观念、形神统一及辨证论治是中医传统康复学的理论基础。中医康复学的康复措施丰富多彩，概括起来可分为精神、饮食、运动、药物、物理和环境等六大类。运动固然是心脏康复综合医疗模式的重要组成部分，但运动形式、项目、强度、频率与持续时间等必须考虑减轻患者心脏负荷与心理应激，选择患者感兴趣且易于坚持的运动，量力而行，适可而止，以心身舒适为度。中医康复学的运动形式具有动作和缓、形神和谐的特点，通过精神意识驾驭形体运动，身心交融并高度统一，增强人体潜在机能，达到自我身心锻炼的目的，充分体现中国特色和民族风格。

在中医康复临床中，不仅内服中药要辨证论治，针灸、推拿等也须辨证论治，根据不同脏腑的虚实寒热采用相应的补泻方法，充分体现中医学"治病求本"的原则。在康复过程中，既要辨证，又要辨病，主张辨病与辨证相结合，而辨证更为重要。相同的证候往往有相同的病机，则可采用基本相同的康复原则和方法；不同的证候有不同的病机，就必须采用不同的康复原则和方法。正所谓"病同证异，康复亦异"，"病异证同，康复亦同"。

随着疾病谱和人口谱发生变化，国际社会越来越注意生存质量，从而提出要把疾病和伤害的预防与治疗、治疗与照料放到同等重要地位。因此，心脏康复将越来越受到重视。

预防医学、康复医学和临床医学本是同一医学群体，但当前预防医学、康复医学及临床医学处于分裂和脱节的状态。随着国民经济和文化水平的提高，人们不仅要求有病能及时得到治疗，而且要求懂得防病和保健的知识，以提高自我保健能力。因此，预防医学、康复医学和临床医学的结合是医学发展的必然趋势。通过采用各种中医药特有的康复方法及西医有用的康复措施，结合我国国情，中国康复心脏学的发展必须吸取国外先进的心血管康复经验，并利用中医药在疾气病防治及养生方面的优越性，形成我国独有的中西医结合心脏康复学。

目前人们对疾病的认识已不满足于治疗，而是要求提高全面健康水平和生存质量，以运动为核心的心脏综合康复逐渐成为心脏较为理想的治疗手段。中西医结合的治疗模式在我国具有更大的优势，充分发挥中医药学及其养生康复学的优势，形成中西医结合三位一体的冠心病康复单元治疗新模式非常重要。

冠心病康复单元不是一个特殊病房或机构，更不是一个独立的实体，而是一种新的病房管理模式，是由一个团队负责医院内冠心病患者的康复治疗。团队人员由心血管医师、康复医师、康复治疗师（语言、心理、康复和理疗等）、专业护士及社会工作者等组成。所有单元的成员都参与康复。把原各自独立的冠心病及并发症的治疗手段合理地组合成一种和谐、紧密、综合、全方位的治疗体系。这种新的病房管理体系是一种多元医疗模式，也就是多学科的密切合作，除了为冠心病提供中西药物治疗，还应接受心理康复、传统中医外治和健康教育等。在这个治疗模式中没有采用新的治疗方法，而是把原来成熟的治疗方法重新进行整合，即形成一个新的系统，也就是中西医结合康复治疗系统。这种整合后的治疗系统整体疗效要优于每种疗法的疗效之和。冠心病康复单元体现了对患者的人文关怀，体现了以人为本，它把患者的功能预后及患者和其家属的满意度作为重要的临床目标，而不像传统疾病的治疗，只强调症状的恢复和病理学的改善。

冠心病康复单元不仅是一种心脏病综合性治疗的模式，更是一种理念，是一种整合医疗或组织化医疗的特殊类型，是对我国当今以药物治疗为主体医疗模式的挑战。它要求将医院的资源有机地整合起来，使心脏病患者在不同阶段得到最充分合理的治疗、康复和二级预防。心脏康复单元并不是不提倡药物治疗，而是提倡更科学、更有效地用药。在我国，中医药外治法治疗心脏病有着悠久的历史和确切的临床疗效，充分发挥中医特色，可以建立中国特色的冠心病康复单元。在指南的指导下运作，实行标准化的诊断和治疗，使治疗处置方案更准确，检查更精确，对每个患者进行评估，更符合个体化医疗策略。

目前，在组建冠心病康复单元工作中还存在着一些问题：①隔离了中西医各自的优势，将中医药、针灸、推拿放在了无足轻重的地位；②许多医务人员对心脏康复单元的认识还停留在表面，将康复单元等同于心血管内科加推拿、康复科，这种认识上的偏差导致不能很好地实现多学科团队合作，体现不出心脏康复单元的实质内容。

随着医学模式的转变以及我国逐渐步入人口老龄化社会，建立和完善有中国特色的冠心病康复单元综合管理模式，探索并建立符合中国国情的心脏康复单元模式具有深远的意义。我们应努力发挥中医整体观念和辨证施治优势，将中西药物、康复、针灸推拿、调节情志等方法有机结合，为冠心病患者提供中西医结合的多学科综合治疗及健康教育等，以降低死亡率、致残率，减少并发症，提高生活质量，缩短住院时间，降低住院费用，提高患者满意度，从而形成真正具有中国特色的心脏康复单元。

第九章　冠心病中西医结合药物治疗

第一节　无症状性心肌缺血

无症状性心肌缺血（silent myocardial ischemia，SMI）是指患者无心绞痛或心肌缺血相关症状，而经检查发现有客观证据的一过性心肌缺血，即隐匿型冠心病。无症状性心肌缺血同样可引起猝死和心肌梗死，因此应予以积极治疗。

【中药治疗】

（一）辨证施治

1. 气阴两虚

【主症】　胸闷，心悸，气短，乏力，烦躁失眠。舌质淡红少津，脉沉细无力。

【治则】　益气养阴，宽胸通络。

【方药】　生脉散加减（太子参 15 g，麦冬 12 g，五味子 15 g，砂仁 12 g，丹参 30 g，元胡 12 g，生黄芪 12 g，甘草 12 g）。

2. 气滞血瘀

【主症】　胸痛彻背、固定或走窜，胸闷憋气，口唇紫暗。舌质暗红或瘀血斑点，脉弦细数而涩或促、结、代、弦。

【治则】　养血化瘀，理气止痛。

【方药】　血府逐瘀汤加丹参饮加减（当归 12 g，生黄芪 12 g，赤芍 12 g，丹参 30 g，郁金 12 g，元胡 12 g，檀香 6 g，柏枣仁 12 g，远志 12 g，菖蒲 12 g，砂仁 12 g，甘草 6 g）。

3. 痰湿阻滞

【主症】　胸痞闷痛，气短倦怠，咳嗽吐痰，腹胀纳差，呕恶便溏。舌质淡，舌体胖大，舌苔腻滑，脉滑或濡或结代。

【治则】　益气健脾，宽胸化痰。

【方药】 参苓白术散合温胆汤加减（党参 15 g，焦白术 12 g，茯苓 15 g，山药 15 g，陈皮 12 g，姜半夏 12 g，枳实 12 g，竹茹 12 g，丹参 30 g，白蔻仁 12 g，桂枝 12 g，甘草 6 g）。

4. 阳气虚弱

【主症】 头晕神疲，畏寒肢冷，心悸汗出，面色少华。舌质淡，脉沉细无力。

【治则】 养心温肾，固阳救逆。

【方药】 生脉保元汤合参附汤加减（人参 10 g，麦冬 12 g，五味子 15 g，肉桂 3 g，制附子 6 g，黄芪 12 g，干姜 12 g，桂枝 12 g，白蔻仁 12 g，枳实 12 g，甘草 6 g）。

【加减】 ①若失眠烦躁，加炒枣仁、合欢皮、生龙牡。②大便秘结，加大黄、首乌、火麻仁、郁李仁，或加番泻叶。③饮食欠佳、呕恶便溏，加山楂炭、藿香，红炉渣水为引。④若气喘、咳嗽、痰多，加南北沙参、贝母、炙杷叶、地龙。

（二）辨证使用中成药

1. 口服制剂 气阴两虚型用黄芪生脉饮、益心舒胶囊；气滞血瘀型用复方丹参滴丸、血府逐瘀口服液；痰湿阻滞型用冠心苏合香丸、丹蒌片；阳气虚脱型用参桂胶囊。

2. 静脉制剂 气阴两虚型用生脉注射液；气滞血瘀型用香丹注射液；血瘀型用葛根素、冠心宁、丹红注射液；阳气虚弱型用参附注射液。

【西药治疗】

1. 控制冠心病的各种危险因素，预防冠心病复发及病情加重 ①阿司匹林（aspirin）：如无禁忌，开始并长期服用阿司匹林 75~325 mg/d；如有禁忌可使用氯吡格雷 75 mg/d。②血管紧张素转换酶抑制剂（ACEI）：早期用于高危患者（前壁心肌梗死、既往心肌梗死、心功能 KillipⅡ级）。③β 受体阻滞剂：所有心肌梗死后或急性缺血综合征患者需要长期用药。④血压控制：目标<140/90 mmHg，糖尿病患者降到 130/85 mmHg 以下，伴有肾脏损害或有蛋白尿的患者（24 h 尿蛋白>1 000 mg）应控制到 125/75 mmHg。⑤调脂治疗：他汀类药物治疗，LDL-C 的目标值<2.60 mmol/L（100 mg/dL）。

2. 抗心肌缺血药物治疗 ①硝酸酯类：适用于器质性冠状动脉狭窄为主、器质性冠状动脉狭窄兼功能性冠状动脉痉挛所致的无症状心肌缺血发作。如硝酸异山梨酯 10 mg/次，3 次/d 或单硝酸异山梨酯 20~50 mg/次，1~2 次/d。②β 受体阻滞剂：适用于单纯器质性冠状动脉狭窄所致无症状心肌缺血发作患者，禁用于有潜在心功能不全患者，亦不宜单独用于冠状动脉痉挛者，常用美托洛尔 25～100 mg/次，2 次/d，或阿替洛尔 25～50 mg/次，2 次/d。③钙通道阻滞剂：适用于功能性冠状动脉痉挛为主、器质性冠状动脉狭窄兼功能性冠状动脉痉挛所致无症状心肌缺血发作者。常用硫氮䓬酮 30～60 mg/次，3 次/d，或用氨氯地平 5～10 mg/次，1 次/d，或硝苯地平缓释或控释制剂。

【中西医结合实践】

1. 根据病因病性辨治　无症状性心肌缺血在临床较为多见，从四诊看似正常，但由于医患重视不够，潜藏更大的危害。无症状性心肌缺血属中医学"胸痹"范畴，病机繁杂，但追本溯源，为气虚血瘀所致。故其论治，当以益气化瘀为要。此外，从疾病发展规律来看，潜证会发展为显证。在显证未出现之前，根据其病因、病机、病位、病势的发展转化规律，相机运用益气化瘀法则，可使病势得以遏制。

2. 微观辨证，整体施治　无症状性心肌缺血虽四诊无明显异常，但微观指标已发生明显变化，如血流动力学异常等，运用中医基本理论认识这些微观变化，探讨其辨证规律，以充实四诊内容，将进一步丰富辨证论治体系，有助于疗效的提高。如血瘀证与血流动力学及微循环改变的相关性，已从多学科研究和活血化瘀药物疗效的反证得到肯定结论。无症状性心肌缺血在血瘀证尚未显露出明显症状时，血流动力学在浓、黏、凝、集四个方面已经发生不同程度的变化，经活血化瘀治疗后可显著改善。整体、客观、灵活的辨证论治，显示出中医治病的优势，但应予以深化提高。宜结合现代科学方法、手段，更具体、更确切、更深入地认识疾病。对于无症状性心肌缺血，可根据其微观变化判断中医"证"的存在，并给予相应治疗，即微观辨证施治，并强调微观辨证整体化。如血流动力学异常，表明血瘀证的存在，给予延胡索、川芎、当归、鸡血藤、水蛭等活血化瘀中药，并佐以少量益气行气之品，如黄芪、山药、枳壳、陈皮等，以促血行。宜从病理变化的多个环节选药，但不能抛开中医理法方药体系。须重视药物四气五味、升降浮沉的协调。在中医整体、辨证思想指导下，精心配伍，制寒热水火之偏性，适动静升降之合度，以平为期。

3. 体质辨证，重视治体　体质与证型密切相关，体质因素决定着疾病的发生与证型，决定着疾病的转归和预后。通过体质的把握，在疾病未出现临床症状之前，通过改善体质，可防止疾病进一步发展，并促使其恢复。中医辨证施治实质上包含对因治疗、对症治疗和对体质治疗，由于疾病发展过程中的主要矛盾不同，三种治法应用的侧重点亦不同。对于无"症"可辨者，体质辨证尤为重要。

第二节　慢性稳定性心绞痛

慢性稳定性心绞痛是指心绞痛发作的程度、频度、性质及诱发因素在数周内无显著变化的患者。应根据患者年龄、性别、心血管危险因素、疼痛的特点来估计冠心病的可能性，并依据病史、体格检查、相关的无创检查及有创检查结果做出诊断及分层危险的评价。

【中药治疗】

(一) 辨证施治

1. 心气亏虚，血脉瘀滞

【主症】　胸部刺痛，多因劳累诱发，乏力气短，心悸不宁。舌体胖大，或有齿痕，舌质紫暗，舌苔腻，脉沉细。

【治则】　益气活血，化瘀宽胸。

【方药】　保元汤合丹参饮加减［人参 10 g，黄芪 30 g，肉桂 2 g（冲服），丹参 10 g，砂仁 10 g，檀香 6 g，白术 15 g，茯苓 15 g，川芎 12 g，当归 12 g，延胡索 12 g，郁金 10 g，甘草 6 g］。

【加减】　失眠多梦，加炒枣仁 15 g、炒远志 10 g、合欢皮 20 g；闷痛明显，胸痛彻背，加瓜蒌薤白桂枝汤温通胸阳；头晕耳鸣，加菊花 10 g、桑叶 10 g、夏枯草 15 g。兼痰浊者加陈皮 10 g、半夏 9 g。

2. 气阴两虚，心血瘀阻

【主症】　胸闷隐痛，时作时止，口干，心悸气短，倦怠懒言，面色少华，头晕目眩，遇劳则甚。舌偏红，脉沉弱或结代。

【治则】　益气养阴，活血通脉。

【方药】　生脉饮合桃红四物汤加减（人参 10 g，麦冬 10 g，五味子 10 g，桃仁 10 g，红花 10 g，当归 10 g，生地 15 g，川芎 10 g，赤芍 10 g，黄芪 30 g，丹参 12 g，丹皮 10 g，甘草 6 g）。

【加减】　口干欲饮，阴虚明显者可加葛根 15g、天花粉 15 g；舌苔黄腻，大便秘结，痰热较盛者可加大黄 6 g、枳实 10 g；头晕耳鸣，头痛头胀，肝阳上亢者可加菊花 10 g、珍珠母 20 g。失眠多梦，心烦急躁，心神不宁者，加炒枣仁 15 g、合欢皮 20 g、夜交藤 30 g、生龙牡各 15 g。

3. 肝气郁结，心血瘀阻

【主症】　胸部胀痛，多因情绪变化发作，善叹息。舌质紫暗，脉弦。

【治则】　疏肝理气，活血通脉。

【方药】　柴胡舒肝散合血府逐瘀汤加减［柴胡 10 g，枳壳 10 g，赤白芍各 15 g，香附子 12 g，川芎 10 g，桃仁 12 g，红花 12 g，当归 12 g，川牛膝 12 g，桔梗 6 g，甘草 6 g，郁金 10 g，茯苓 15 g，三七粉 3 g（冲服）］。

【加减】　嗳气频频，腹胀呃逆，加刀豆子 15 g、竹茹 15 g、炒麦芽 30 g；胁痛明显，加川楝子 9 g、元胡 12 g；食欲不振，纳差，加焦三仙各 15 g、陈皮 10 g、鸡内金 10 g。兼痰浊者加陈皮 10 g、半夏 9 g。

4. 痰浊壅盛，心脉痹阻

【主症】　胸闷如窒而痛，或痛引肩背，形体肥胖，动则气短喘促，或见咳嗽痰多，大便不实。舌苔厚腻，脉滑。

【治则】　化痰宽胸，宣痹通脉。

【方药】　温胆汤合丹参饮加减（半夏 9 g，陈皮 10 g，枳实 10 g，竹茹 10 g，茯苓 15 g，檀香 10 g，砂仁 10 g，丹参 10 g，川朴 10 g，苍术 10 g，三七粉 3 g，甘草 6 g）。

【加减】　咳嗽痰多，胸闷气短者，加炒杏仁 9 g、紫菀 10 g、冬花 10 g；腹胀便溏纳差者，加焦白术 10 g、炒山药 30 g、焦三仙各 15 g；舌苔黄，心烦，内有热者，加黄连，即黄连温胆汤；乏力，气短，脉沉细，舌质淡，加黄芪 30 g、党参 12 g、生山药 30 g。

5. 胸阳不振，痰瘀互结

【主症】　胸闷气短，甚则胸痛彻背，遇寒易发作，心悸汗出，畏寒，肢冷，腰酸乏力，唇淡白或青紫。舌淡白或紫暗，脉沉细。

【治则】　温阳宽胸，祛瘀通络。

【方药】　瓜蒌薤白桂枝汤合桃红四物汤加减［全瓜蒌 10 g，薤白 10 g，桂枝 10 g，桃仁 10 g，红花 10 g，川芎 10 g，当归 10 g，半夏 9 g，枳实 10 g，郁金 12 g，元胡 12 g，丹参 10 g，三七 3 g（冲服）］。

【加减】　胸痛明显，且多在夜间发作，手足欠温，上方去半夏加制附子 6 g、干姜 10 g；舌苔厚腻，有痰者，加石菖蒲 10 g、炒远志 10 g、陈皮 10 g；出汗较多，口干，可合用黄芪、生脉饮等。

（二）辨证使用中成药

1. 口服制剂

（1）生脉口服液：10 mL/次，2 次/d，口服。适用于气阴两虚者。

（2）滋心阴口服液：10 mL/次，2 次/d，口服。适用于以心阴虚为主者。

（3）补心气口服液：10 mL/次，2 次/d，口服。适用于心气虚为主者。

（4）麝香保心丸：2粒/次，3次/d，口服。适用于气（阳）虚血瘀者。

（5）其他：必要时可选用速效救心丸，丹参滴丸，麝香保心丸等。合并糖尿病可选用消渴安胶囊。

2. 中药注射剂　血瘀者用丹红注射液，20 mL/d，静脉滴注；冠心宁注射液，20 mL/次，静脉滴注。气虚者用黄芪注射液，20 mL/d，静脉滴注。气阴两虚者用生脉注射液，20~30 mL/d，静脉滴注；参脉注射液，20~30 mL/d，静脉滴注。

3. 介入术后系列方　气虚血瘀（Ⅰ型）者用介入Ⅰ号方（化瘀宽胸、益气活血，适用于微血管病变和术后再狭窄预防。药物组成：黄芪、白术、桃仁、红花、水蛭、血竭等），500 mL/d，分2次口服。气阴两虚（Ⅱ型）者用介入Ⅱ号方（补益气血、养阴通脉，适用于射频和起搏器安装术后，可促进心肌代谢、防治心肌损伤。药物组成：党参、麦冬、五味子、何首乌、桂枝、黄精等）。500 mL/d，分2次口服。痰浊痹阻（Ⅲ型）用介入Ⅲ号方（药物组成：姜半夏、陈皮、竹茹、枳实、山楂、泽泻、钩藤等），500 mL/d，分2次口服。

【西药治疗】

（一）发作期

1. 硝酸甘油　可用0.3~0.6 mg，置于舌下含化，迅速为唾液所溶解而吸收，1~2 min即开始起作用，约30 min后作用消失。对约92%的患者有效，其中76%在3 min内见效。延迟见效或完全无效时提示患者并非患冠心病或为严重的冠心病，也可能所含的药物已失效或未溶解，如属后者可嘱患者轻轻嚼碎后继续含化。因此第一次用药时，患者宜平卧片刻，必要时吸氧。

2. 硝酸异山梨酯　可用5~10 mg，舌下含化，2~5 min见效，作用维持2~3 h。

在应用上述药物的同时，可考虑用镇静剂，必要时应用止痛剂，如吗啡等。

（二）减轻症状、改善缺血的药物

1. β受体阻滞剂　用药后要求静息心率降至55~60次/min，严重心绞痛患者如无心动过缓症状，可降至50次/min。只要无禁忌证，β受体阻滞剂应作为稳定性心绞痛的初始治疗药物。目前可用于治疗心绞痛的β受体阻滞剂有很多种，当给予足够剂量时，均能有效预防心绞痛发作。更倾向于使用选择性 $β_1$ 受体阻滞剂，如美托洛尔、阿替洛尔及比索洛尔。同时具有α和β受体阻滞作用的药物，在慢性稳定性心绞痛的治疗中也有效。

在有严重心动过缓和高度房室传导阻滞、窦房结功能紊乱、有明显的支气管痉挛或支气管哮喘的患者，禁用 β 受体阻滞剂。外周血管疾病及严重抑郁是应用 β 受体阻滞剂的相对禁忌证。慢性肺心病患者慎用高度选择性 $β_1$ 受体阻滞剂。没有固定狭窄的冠状动脉痉挛造成的缺血，如变异性心绞痛，不宜使用 β 受体阻滞剂，这时钙通道阻滞剂是首选药物。推荐使用无内在拟交感活性的 β 受体阻滞剂。β 受体阻滞剂的使用剂量应个体化，从较小剂量开始。

2. 硝酸酯类 为治疗慢性稳定性心绞痛基础用药。临床常用硝酸酯类药物见表 9-1。

表 9-1 常用硝酸酯类药物

药物名称	使用方法/剂型	剂量	用法
硝酸甘油	舌下含服	0.5~0.6 mg	一般连用不超过 3 次，每次相隔 5 min
	喷雾剂	0.4 mg	15 min 内不超过 1.2 mg
	皮肤贴片	5 mg	1 次/d，注意要定时揭去
二硝酸异山梨酯	普通片	10~30 mg	3~4 次/d，口服
	缓释片或胶囊	20~40 mg	1~2 次/d，口服
单硝酸异山梨酯	普通片	20 mg	2 次/d，口服
	缓释片或胶囊	40~60 mg	1 次/d，口服

3. 钙通道阻滞剂 对变异性心绞痛或以冠状动脉痉挛为主的心绞痛，钙通道阻滞剂是一线药物。β 受体阻滞剂和长效钙通道阻滞剂联合用药比单用一种药物更有效。非二氢吡啶类钙通道阻滞剂地尔硫䓬或维拉帕米可作为对 β 受体阻滞剂有禁忌的患者的替代治疗。临床常用钙通道阻滞剂见表 9-2。

表 9-2 临床常用钙通道阻滞剂

药品名称		常用剂量/（mg/次）	服用方法
硝苯地平控释片		30~60	1 次/d，口服
氨氯地平		5~10	1 次/d，口服
非洛地平		5~10	1 次/d，口服
尼卡地平		40	2 次/d，口服
贝尼地平		2~8	1 次/d，口服
地尔硫䓬	普通片	30~90	3 次/d，口服
	缓释片或胶囊	90~180	1 次/d，口服
维拉帕米	普通片	40~80	3 次/d，口服
	缓释片	120~240	1 次/d，口服

4. 其他药物 曲美他嗪（trimetazidine）通过调节心肌能源底物，抑制脂肪酸氧化，优化心肌能量代谢，能改善心肌缺血及左心功能，缓解心绞痛。可与 β 受体阻滞剂等抗心肌缺血药物联用。常用剂量为 60 mg/d，分 3 次口服。

尼可地尔是具有硝酸盐侧链的烟酰胺衍生物，有独特的双重作用机制：①通过激活血管平滑肌细胞的鸟苷酸环化酶，产生类硝酸酯作用。对大的冠状动脉有较强的扩张作用，增加冠状动脉血流量；也能扩张静脉降低心脏前负荷。②ATP 敏感的钾离子通道（KATP 通道）开放作用，使血管平滑肌细胞和心肌线粒体的 KATP 通道开放，通过细胞膜超极化，抑制电位依赖的钙离子内流，舒张小冠状动脉和阻力血管，增加冠状动脉血流。扩张全身阻力和容量血管，降低心脏前后负荷和心肌耗氧量。还能解除冠状动脉痉挛，增加侧支循环及心内膜下供血。因此，尼可地尔在降低心肌耗氧量同时增加心肌供氧，双重改善心肌缺血。作为 KATP 通道开放剂还有药物预适应的作用，对缺血心肌和再灌注损伤心肌起到心肌保护作用。口服剂量：5 mg/次，3 次/d。症状改善不明显者，每次可增至 10~20 mg，一般每日不宜超过 60 mg。

雷诺嗪通过抑制脂肪酸 β 氧化，增加丙酮酸脱氢酶（PDH）活性从而使葡萄糖氧化增加，提高心肌在缺血缺氧时氧的利用率，并通过阻滞钠离子电流（I_{Na}）来降低局部缺血心肌的钙超载而起作用。与钙通道阻滞剂和 β 受体阻滞剂的作用不同，雷诺嗪改善舒张功能的同时并不降低收缩功能。与其他抗缺血药物如阿替洛尔、氨氯地平、地尔硫䓬的标准剂量联合应用时，雷诺嗪进一步改善症状，但是心率和血压影响很小。

伊伐布雷定抑制窦房结 I_f 通道，降低心率，但没有负性变力效应；能增加稳定型心绞痛患者的运动耐量。对于稳定型心绞痛患者具有明确的治疗效果，推荐用于不能耐受 β 受体阻滞剂或对 β 受体阻滞剂有应用禁忌的患者。

其他的新药还有法舒地尔（fasudil）、吗多明（molsidomine）等。法舒地尔为细胞内信号分子 Rho 酶的抑制剂，能有效抑制血管平滑肌的收缩。吗多明属于血管扩张剂，其分子结构中有多个 NO 基团，因此可扩张冠状动脉和小动脉，改善心肌缺血，增加稳定型心绞痛患者的运动耐量。

（三）改善预后的药物

1. 抗血小板制剂 ①阿司匹林：随机对照研究证实，慢性稳定性心绞痛患者服用阿司匹林可降低心肌梗死、脑卒中或心血管性死亡危险。除非有禁忌证，每日服用阿司匹林 75~150 mg。不能耐受阿司匹林的患者可改用氯吡格雷。阿司匹林的禁忌证包括：阿司匹林过敏；活动性胃肠道出血和需要积极治疗的消化性溃疡病；在过去 6 周内颅内出血。②氯吡格雷：主要用于支架植入后及有阿司匹林禁忌证的患者。常用维持剂量为 75 mg/d，1 次/d 口服。

2. β 受体阻滞剂　使用无内在拟交感活性的 β 受体阻滞剂。β 受体阻滞剂的使用剂量应个体化，从较小剂量开始，逐级增加，以能缓解症状、心率不低于 50 次/min 为宜。常用 β 受体阻滞剂见表 9-3。

表 9-3　常用 β 受体阻滞剂

药品名称	常用剂量/（mg/次）	服药方法	选择性
普萘洛尔	10~20	2~3 次/d，口服	非选择性
美托洛尔	25~100	2 次/d，口服	β_1 选择性
美托洛尔缓释片	50~200	1 次/d，口服	β_1 选择性
阿替洛尔	20~50	2 次/d，口服	β_1 选择性
比索洛尔	5~10	1 次/d，口服	β_1 选择性
阿罗洛尔	5~10	2 次/d，口服	α、β 选择性

3. 调脂药物　所有冠心病稳定性心绞痛患者接受他汀类药物治疗，LDL-C 的目标值<2.60 mmol/L（100 mg/dL），对于极高危患者（确诊冠心病合并糖尿病或急性冠脉综合征），治疗目标为 LDL-C<2.07 mmol/L（80 mg/dL）也是合理的。

临床常用的他汀类药物见表 9-4。

表 9-4　临床常用他汀类药物

药品名称	常用剂量/（mg/次）	服用方法
洛伐他汀	25~40	晚上 1 次口服
辛伐他汀	20~40	晚上 1 次口服
阿托伐他汀	10~20	每日 1 次口服
普伐他汀	20~40	晚上 1 次口服
氟伐他汀	40~80	晚上 1 次口服
舒瑞伐他汀	5~10	晚上 1 次口服
血脂康	600	每日 2 次口服

4. 血管紧张素转换酶抑制剂（ACEI）　在稳定性心绞痛患者中，合并糖尿病、心力衰竭或左心室收缩功能不全的高危患者应该使用 ACEI。临床常用的 ACEI 剂量见表 9-5。

表 9-5　临床常用的 ACEI

药品名称	常用剂量/（mg/次）	服用方法	分类
卡托普利	12.5~50	3 次/d，口服	巯基
依那普利	5~10	2 次/d，口服	羧基
培哚普利	4~8	1 次/d，口服	羧基
雷米普利	5~10	1 次/d，口服	羧基
贝那普利	10~20	1 次/d，口服	羧基
西那普利	2.5~5	1 次/d，口服	羧基
赖诺普利	10~20	1 次/d，口服	羧基
福辛普利	10~20	1 次/d，口服	磷酸基

【中西医结合实践】

中西医结合通过"研究、比较、吸收、创建"，宏观微观相结合、辨证辨病相结合、中西药有机结合，在临床许多方面取得了单用中医和西医难以取得的疗效。如何应用中西医结合方法在冠心病心绞痛诊治上取得突破，是心血管工作者的一项重要任务。

1. 中西医结合治疗心绞痛研究概况　对心绞痛的治疗，包括为减少心血管危险因素的生活方式改变、中西药物治疗和血运重建三种方法。随着对心绞痛病理生理认识的不断加深，其治疗重点不断发展。

20 世纪末，中医药在对冠心病辨证分型时，多数学者认为与心、脾、肾三脏有关，从"瘀"、从"虚"、从"痰"论治，建立了冠心病心绞痛不同证型的客观辨证标准，应用多元回归方法、多指标评价了冠心病血瘀证。心气虚证以心脏收缩功能和舒张功能减退为主，其中左室舒张功能对心气虚的诊断敏感性较高，左室收缩功能对心气虚的诊断特异性较高；气虚血瘀以红细胞成分增多、血浆成分相对减少、微循环异常形态改变为主，其心功能明显减退；而气滞血瘀则以血浆成分增多、血细胞凝聚性增高、外周微血管异常流态改变为主，心功能处于代偿期；冠状动脉造影证实痰瘀互结患者动脉狭窄与病变支数较单纯瘀血内阻者重；痰浊证的微观指标有血清胆固醇、游离胆固醇、低密度脂蛋白胆固醇（LDL-C）明显升高等，而血流动力学、血管活性物质水平变化与血瘀证近似。冠心病肾虚证有 $apoA_1$ 显著降低、$apoB_{100}/apoA_1$ 显著升高、过氧化脂质（LPO）升高、超氧化物歧化酶（SOD）降低等客观指标的异常。有些学者对冠心病心绞痛的不同类型分别进行病证调查，结果显示自发性心绞痛多为阴寒凝滞，劳累性心绞痛以气虚血瘀多见，变异性心绞痛以阳虚寒凝为多，更年期患者则多为阴虚气郁。

在治疗冠心病心绞痛药物的基础上，筛选出的单药、单药中药提取物和单体化合物在临床应用的比例不断提高，对其作用机制也有了深入研究。活血化瘀法具有抗血小板黏附、聚集，扩张冠状动脉，增加心肌血流量，改善心肌代谢，降低氧耗量，改善微循环等作用。宣痹通阳法可改善脂质代谢，降低血脂，减轻动脉粥样硬化的发生、发展，且对恢复心功能、降低心肌耗氧量、提高心肌细胞的耐缺氧能力亦有效。芳香温通类药物多含有挥发油，经口腔黏膜及呼吸道吸收迅速，具有解除血管痉挛、增加心肌血流量的作用，其中有些药物还有镇静、镇痛作用。补肾药物可通过调节内分泌功能、改善机体的免疫状态、抗氧化和改善冠状动脉循环、增加冠状动脉流量等达到治疗目的。有许多中药具有β受体阻滞剂样作用、钙通道阻滞剂样作用、调脂作用等。根据病情、病期不同，把冠心病"共性"·与"个性"、宏观与微观、辨证与辨病相结合进行系列化治疗，使治法方案化、药物系列化。把传统中医药与现代介入治疗有机结合，应用介入治疗（冠状动脉支架植入术、射频消融术、起搏器植入术、骨髓干细胞移植等），配合中药，取得了优于单纯西医介入治疗的良好效果，如冠心舒吸嗅剂鼻吸疗法。参照国际上最先进的冠心病抢救模式，成立了胸痛（胸痹）门诊、冠心病绿色通道，可迅速、准确地确定胸痛原因，诊断出不稳定型心绞痛及急性心肌梗死，争分夺秒地给予最有效治疗，如急诊 PTCA 和支架手术、急诊冠状动脉搭桥术、急救药物治疗，形成了具有中医特色的心脏介入疗法。

2. 中西医结合治疗心绞痛的新思路　中西医结合是在发展中医和西医基础上的结合。目前多指标如核素扫描、冠状动脉造影、电子束 CT（electronic beam tomography，EBT）、冠状动脉血管内超声（intravascular ultrasound，IVUS）等在冠心病临床诊治上逐渐得以应用，为冠心病心绞痛不同中医证型的诊断提供了新的方法。中医对机体功能的总体把握与现代医学对结构的认识将在未来的医学发展中逐渐融合，有效物质的分离、单体药物的重新构建和源于中药治疗冠心病的有效基因药物也将用于临床。从危险因素的调控、发病机制的新认识、治疗的各环节等方面寻找结合点，中西医药物有机结合、内服外治有机结合、药物介入与手术有机结合，将在思路和方法上产生新突破。

动脉内皮的保护、抗氧化及炎症的控制，是冠心病动脉粥样硬化防治中西医结合研究的一个重要结合点。近年来活血化瘀为主体的多个研究表明，血府逐瘀汤、补阳还五汤、丹参（单味或注射液）、四逆汤等可使冠状动脉内支架植入术后或模拟经皮冠状动脉腔内成形术后动物模型的再狭窄得以改善，并认为其机制可能与调控血脂，抑制血管平滑肌细胞增殖、迁移，抑制胶原堆积及病理性血管重塑等有关。中医药在动脉粥样硬化及冠状动脉成形术后再狭窄的防治上具有一定的潜力，须进一步加强研究。

寻找具备治疗性血管新生效应的中药也是一个重要的结合点。参与此过程的有关生长因子及细胞激肽主要包括血管内皮生长因子、纤维母细胞生长因子及血管形成素等。在现代医学治疗和基因治疗尚未取得公认疗效的情况下，气血相关、活血化瘀的中医理论与治疗性血管新生具有相关性。众多的临床实践也表明，补气活血、化瘀生肌、行气通络等治疗对冠心病有确切疗效，所以中药治疗性血管新生效应具有一定的优势。

心肌缺血损伤是涉及细胞适应、代偿、坏死、凋亡、修复等多种机制的复杂过程，除波及心肌细胞外，还可波及冠状动脉内皮细胞、血管平滑肌细胞和心肌成纤维细胞等，单一保护因素可能无明显效果。目前，直接寻求内源性细胞保护物质是研究热点。由于中药的成分比较复杂，可能针对不同的环节达到保护心肌的作用，与西药相比有其优势和特点，所以可尝试将二者结合用于临床治疗。临床观察中医药疗效，再加以基础研究佐证，这将是一条很好的研究思路，对于推广中药应用、更好的保护缺血心肌均具有重要意义。

心肌细胞保护是指通过一些方法提高心肌细胞的耐受性，主要包括：①提高膜、膜脂质、膜蛋白的稳定性；②改变能量代谢途径，即改变心肌细胞对氧的依赖方式，例如将心肌细胞的有氧依赖方式改变为无氧酵解方式；③保护亚细胞器（内质网、线粒体、溶酶体等）。探寻内源性心肌细胞保护物质包括从古老基因表达产物中寻求内源性保护物质，如应激蛋白；蛋白质组技术和反向生物学研究策略有助于寻找新的内源性细胞保护剂；以损伤因子为靶点的拮抗治疗已取得临床认可（如 β 受体阻滞剂、钙通道阻滞剂、ACEI、ARB、醛固酮受体阻滞剂等）；以保护因子为靶点的补充治疗。缺血损伤的机制及机体的抗损伤机制都是多途径、多环节的复杂机制，所以单因素的保护效果有限。损伤与抗损伤是多因素的相互作用，对缺血心肌保护应该争取实现多靶点的整合治疗，而不是"混合"治疗和单因素治疗。

心肌缺血预处理（ischemic preconditioning，IPC）是指经受多次短暂缺血发作后，心肌对随后发生的持续性缺血的耐受性增强。探索心肌缺血预处理的存在与规律也是一条重要途径。国内研究表明，重组人表皮生长因子（recombinant human epidermal growth factor，rhEGF）与心肌细胞共同培养可产生 IPC 效应。实验性缺血大鼠用丹参注射液亦可加强 IPC 保护效应，即具药物模拟性 IPC 效应。缺血预处理对心肌保护是肯定有益的，因为它触发了内源性的心肌保护机制，但在临床应用上确实有其局限性，这就需要寻找内源性的保护物质，通过多途径干预心肌损伤的过程，达到保护心肌的目的。

目前认为不稳定性心绞痛发作时间分布差异可能与下列因素有关：从夜间到凌晨或上午，冠状动脉张力增高或对血管收缩的影响较为敏感，容易痉挛；07：00~12：00时交感神经活动增强，血中儿茶酚胺水平升高，使血压增高，心率增快，心肌耗氧增加，加重心肌缺血引起心绞痛；上午神经肽Y从交感神经末梢释放增加，易引起心绞痛；纤溶系统活性及抗凝血酶Ⅲ水平在清晨前后处于低谷期，组织型纤维蛋白溶酶原激活物（t-PA）及其活性抑制因子（PA_1）在纤溶系统浓度中呈相反改变，早晨出现高PA_1活性及相应的低t-PA活性；血小板在清晨时段内聚集性增高；血黏度等血流动力学指标在清晨为峰值。以上因素可共同作用于已严重狭窄的冠状动脉而导致不稳定型心绞痛发作。中医重视综合节律，现代医学则重视单一节律，这是两种医学在不同指导思想影响下各自侧重研究的特点。中医时间医学应汲取现代时间医学研究成果，并展开对人体单一节律的认识，重新分析评价综合节律的可靠性和应用性，并不断修正。现代医学则应结合中医综合节律的方法与成果，对所研究的单一节律，求其共性，加以综合归纳。掌握冠心病心绞痛发作的昼夜规律，应用中西医结合时间治疗学方法，无疑将有助于疗效的进一步提高。

中医药在免疫调控、抗病毒、治疗感染及炎症反应等方面具有一定的优势。

人类巨细胞病毒、肺炎衣原体、疱疹病毒和幽门螺杆菌等感染及其炎症与冠心病之间的关系已得到证实。葛根素的体外研究表明，其可抑制缺氧复氧诱导的大鼠乳鼠心肌细胞分泌的肿瘤坏死因子α及IL-6等炎性因子，这可能是其治疗不稳定型心绞痛的机制之一。大蒜素可抑制中性粒细胞与内皮细胞黏附、游走及各种活性物质释放，减缓冠心病动脉粥样硬化斑块的活动、发展、破裂或出血，从而减轻心肌损伤。

人类基因组图的初步完成、功能性基因组的分离与鉴定、蛋白质组学的研究、基因表达的差异性比较研究、转录与表达的分子调控机制、基因芯片技术、数字和信息分析技术的运用及在测序基因组后的人功能基因组研究，都为揭示冠心病中医证候的相关基因提供了可能。中药DNA分子标记及中药基因芯片的研究等，已成为当今中药研究的热点，并将使传统中药进入一个崭新的时代。基因治疗技术可以解决一般药物难以解决的问题，通过基因的修复、替换或干预，可能突破许多重要疾病的治疗难关。因此，研制调控冠心病基因的有效中药具有重大意义。

今后应结合流行病学的宏观研究，在细胞、基因、分子等微观层次，充分利用中西医各自优势，取长补短，有机结合，开展多学科协作研究，寻找新的治疗靶点，从而在冠心病心绞痛的诊治上产生突破和飞跃。

第三节 不稳定性心绞痛

不稳定性心绞痛（UA）是介于稳定性心绞痛（SA）和急性心肌梗死（AMI）之间的不稳定的心肌缺血综合征，发病率高，病情变化快，可逆转为稳定性心绞痛，也可能迅速发展为急性心肌梗死，甚或猝死。

【中药治疗】

（一）辨证施治

1. 寒凝心脉

【主症】　心前区剧痛难忍，濒死感，四肢凉，额出冷汗；心悸，气短，口唇甲青紫。舌质淡青或紫暗，舌体胖大，苔白滑，脉沉迟或沉紧。

【治则】　温经散寒，活络止痛。

【方药】　瓜蒌薤白白酒加减（瓜蒌 15 g，薤白 10 g，桂枝 10 g，干姜 6 g，川芎 15 g，川牛膝 12 g，丹参 30 g，红花 10 g，檀香 3 g，砂仁 12 g，僵蚕 10g，炙甘草 10 g）。

【加减】　痰郁气滞，胸闷痛而咳唾痰涎，酌加生姜、橘皮、茯苓、杏仁等；阴寒极盛，胸痛彻背，背痛彻心，恶寒肢冷，喘息不能平卧，脉象沉紧，加附子、细辛、荜茇等，可兼服苏合香丸。

2. 痰浊壅滞

【主症】　心区痞痛不缓解，胀痛彻背，如物之塞，恶心，重则呕吐，脘腹胀满，纳呆，烦闷，头晕。舌体肥大有齿痕，舌质淡或隐青，苔白腻，脉弦滑或沉濡而滑。

【治则】　温阳涤痰，活血通络止痛。

【方药】　瓜蒌薤白半夏汤加味（瓜蒌 15 g，薤白 10 g，半夏 10 g，茯苓 20 g，陈皮 15 g，胆星 10 g，地龙 10 g，石菖蒲 10 g，厚朴 10 g，枳实 10，川芎 15 g，川牛膝 12 g）。

【加减】　痰浊化热，痰黄、舌苔黄腻、脉滑数，加黄连、竹茹；胸闷气滞，加苏梗、香附、郁金；胸闷刺痛，舌色紫黯或有瘀点，加丹参、川芎、桃仁、红花等。

3. 心血瘀阻

【主症】　心前区刺痛难忍，胸痛彻背，气促，口唇爪甲青暗。心悸，胸闷，脘胀，易怒。舌紫暗或有瘀斑，苔少或淡灰而腻，脉多沉涩，或结、代、促或有雀啄之象。

【治则】　理气化瘀，通络止痛。

【方药】　血府逐瘀汤（当归 12 g，桃仁 10 g，红花 10 g，枳壳 10 g，柴胡 10 g，川芎 10 g，桔梗 10 g，牛膝 15 g，甘草 6 g，鸡血藤 30 g，益母草 15 g）。

【加减】　若心痛如刺如绞，痛有定处，伴气短、乏力、自汗，脉细缓或结代，为气虚血瘀之象，当益气活血，用人参养营汤合桃红四物汤加减，重用人参、黄芪等益气之品。若瘀血痹阻严重，胸痛剧烈，可加乳香、没药、郁金、延胡索、丹参等。加强活血理气之功；若血瘀气滞并重，而心胸痛甚者，可加沉香、檀香、荜茇等辛香理气止痛药物，并吞服三七粉；若寒凝血瘀或阳虚血瘀者，伴畏寒肢冷，脉沉细或沉迟，可加细辛、桂枝或肉桂、高良姜等温通散寒之品；日晡热甚者，酌加丹参、胡黄连、银柴胡。

4. 气阴两虚

【症状】　心前区闷痛，头晕，口干，心烦，五心烦热，少寐，多梦，腰膝酸软，舌质红绛，少苔或无苔，脉细数或促、代。

【治则】　益气养阴。

【方药】　生脉饮加味（太子参 15 g，麦冬 12 g，五味子 15 g，茯苓 15 g，当归 10g、川芎 15 g，川牛膝 12 g，酸枣仁 15 g，黄精 12 g，全蝎 6 g，山楂 15 g）。

【加减】　若虚热明显者，可加知母、鳖甲、地骨皮等；头晕目眩，耳鸣如蝉者，加夏枯草、龙骨、牡蛎等；兼心悸，加生地、柏子仁以养心安神。

5. 气虚血瘀

【主症】　胸部闷痛，多因劳累诱发，乏力气短，时或心悸不宁，舌体胖大，或有齿痕，舌质紫暗，舌苔腻，脉沉细。

【治则】　益气活血，化瘀宽胸。

【方药】　保元汤合丹参饮加减（人参 10 g，黄芪 30 g，丹参 10 g，砂仁 10 g，檀香 6 g，白术 15 g，茯苓 15 g，川芎 12 g，延胡索 12 g，郁金 10 g，砂仁 12 g，佛手 12 g，甘草 6 g）。

【加减】　失眠多梦，加炒枣仁 15 g、炒远志 10 g、合欢皮 20 g；闷痛明显，胸痛彻背，加瓜蒌 12 g、薤白 12 g、桂枝 12 g 温通胸阳；头晕耳鸣，加菊花 10 g、桑叶 10 g、夏枯草 15 g。兼痰浊者，加陈皮 10 g，半夏 9 g。

（二）辨证使用中成药

1. 寒凝心脉

（1）参桂胶囊：2 粒/次，3 次/d，口服。

（2）心宝丸：3~6粒/次，3次/d，口服一疗程为1~2个月。

（3）麝香保心丸：2粒/次，3次/d，吞服。

（4）丹红注射液：20~40 mL/次加入5%葡萄糖溶液100~500 mL稀释后缓慢静脉滴注，1次/d。

2. 痰浊壅滞

（1）苏冰滴丸：2~4丸/次，3次/d，口服。

（2）瓜蒌片：3粒/次，3次/d，口服。

（3）通心络胶囊：2~4粒/次，3次/d，口服。

（4）舒血宁注射液：5 mL/d用5%葡萄糖溶液250 mL或500 mL稀释后静脉滴注。

3. 心血瘀阻

（1）通心络胶囊：口服，2~4粒/次，3次/d。

（2）冠脉宁片：3片/次，3次/d，口服。

（3）心可舒片：4片/次，3次/d，口服。

（4）步长脑心通：2~4粒/次，3次/d，口服。

（5）冠心通胶囊：3~5粒/次，3次/d，口服。

（6）血栓通注射液：5~15 mL/次，用10%葡萄糖溶液250~500 mL稀释后静脉滴注，1次/d。

（7）红花注射液：20~40 mL/次加入5%~10%葡萄糖溶液或生理盐水250~500 mL稀释后用，静脉滴注1次/d。

（8）葛根素注射液：0.2~0.4 g/次加入5%葡萄糖溶液500 mL中静脉滴注，1次/d，10~20 d为一疗程，可连续使用2~3个疗程。

（9）9丹红注射液：20~40 mL/次加入5%葡萄糖溶液100~500 mL稀释后缓慢静脉滴注，1次/d。

4. 气阴两虚

（1）滋心阴口服液：10 mL/次，3次/d，口服。

（2）冠心通胶囊：3~5粒/次，3次/d，口服。

（3）通脉养心丸：20粒/次，2次/d，口服。

（4）生脉注射液：20~60 mL/次加入5%葡萄糖溶液250~500 mL静脉滴注，1次/d。

（5）参麦注射液：20~60 mL/次加入5%葡萄糖溶液250~500 mL静脉滴注，1次/d。

5. 气虚血瘀

（1）心可舒片：3 片/次，3 次/d，口服。

（2）芪参益气滴丸：10 丸/次，3 次/d，口服。

（3）步长脑心通：2~4 粒/次，3 次/d，口服。

（4）冠心通胶囊：3~5 粒/次，3 次/d，口服。

（5）黄芪注射液：20~40 mL/次加入 5%葡萄糖溶液 250~500 mL 静脉滴注，1 次/d。

（6）丹红注射液：20~40 mL/次加入 5%葡萄糖溶液 100~500 mL 稀释后缓慢静脉滴注，1 次/d。

（7）血栓通注射液：5~15 mL/次加入 10%葡萄糖溶液 250~500 mL 稀释后静脉滴注用，1 次/d。

【西药治疗】

1. 一般治疗　不稳定性心绞痛急性期卧床休息 1~3 d，吸氧、持续心电监护。对于低危患者，留院观察治疗 24~48 h 后出院。对于中危或高危患者，特别是 cTnT 或 cTnI 升高者，住院时间相对延长，内科治疗也应强化。标准的强化治疗包括抗缺血治疗、抗血小板和抗凝治疗。

2. 抗缺血治疗

（1）硝酸酯类药物：主要目的是控制心绞痛的发作。心绞痛发作时应口含硝酸甘油，初次含硝酸甘油的患者以先含 1 片为宜，对于已有含服经验的患者，心绞痛症状严重时也可一次含服 2 片。心绞痛发作时若含 1 片无效，可在 3~5 min 追加 1 次，若连续含硝酸甘油 3~4 片仍不能控制疼痛症状，须应用强镇痛剂以缓解疼痛，并随即采用硝酸甘油或硝酸异山梨酯静脉滴注，硝酸甘油的剂量从 5 μg/min 开始，以后每 5~10 min 增加 5 μg/min，直至症状缓解或收缩压降低 10 mmHg，最高剂量一般不超过 80~100 μg/min，一旦患者出现头痛或血压降低（收缩压<90 mm Hg）应迅速减少静脉滴注的剂量。维持静脉滴注的剂量以 10~30 μg/min 为宜。对于中危和高危险组的患者，硝酸甘油持续静脉滴注 24~48 h 即可，以免产生耐药性而降低疗效。常用的口服硝酸酯类药物为硝酸异山梨酯（消心痛）和 5-单硝酸异山梨酯。硝酸异山梨酯作用的持续时间为 4~5 h，故以 3~4 次/d 口服为妥，对劳力型心绞痛患者应集中在白天给药。5-单硝酸异山梨酯可采用 2 次/d 给药。若白天和夜间或清晨均有心绞痛发作者，硝酸异山梨酯可采用每 6 h 给药一次，但宜短期治疗以避免耐药性。对于频繁发作的 UA 患者口服硝酸异山梨酯短效药物的疗效常优于服用 5-单硝类的长效药物。硝酸异山

梨酯的使用剂量可以从 10 mg/次开始，当症状控制不满意时可逐渐加大剂量，一般不超过 40 mg/次，只要患者心绞痛发作时口含硝酸甘油有效，即是增加硝酸异山梨酯剂量的指征，若患者反复口含硝酸甘油不能缓解症状，常提示患者有极为严重的冠状动脉阻塞病变，此时即使加大硝酸异山梨酯剂量也不一定能取得良好效果。

（2）β 受体阻滞剂：对 UA 患者控制心绞痛症状以及改善其近、远期预后均有好处，除有禁忌证如肺水肿、未稳定的左心衰竭、支气管哮喘、低血压（收缩压≤90 mm Hg）、严重窦性心动过缓或 Ⅱ、Ⅲ 度房室传导阻滞者，主张常规服用。首选具有心脏选择性的药物，如阿替洛尔、美托洛尔和比索洛尔等。除少数症状严重者可采用静脉注射 β 受体阻滞剂外，一般主张直接口服给药。剂量应个体化，根据症状、心率及血压情况调整剂量。阿替洛尔常用剂量为 12.5 ~ 25 mg/次，2 次/d，美托洛尔 25 ~ 50 mg/次，2 ~ 3 次/d，比索洛尔 5 ~ 10 mg/次，1 次/d，不伴有劳力型心绞痛的变异性心绞痛不主张使用。

（3）钙通道阻滞剂：以控制心肌缺血的发作为主要目的。硝苯地平对缓解冠状动脉痉挛有独到的效果，故为变异性心绞痛的首选用药，一般剂量为 10 ~ 20 mg/次，每 6 h 一次，若仍不能有效控制变异性心绞痛的发作还可与地尔硫䓬合用，以产生更强的解除冠状动脉痉挛的作用，当病情稳定后可改为缓释和控释制剂。短效二氢吡啶类药物也可用于治疗 UA 合并高血压病患者，但应与 β 受体阻滞剂合用，该类药物的不利方面是加重左心功能不全，造成低血压和反射性心率加快，所以使用时须注意了解左心功能情况。另一类钙拮抗剂地尔硫䓬，有减慢心率、降低心肌收缩力的作用，故较硝苯地平更常用于控制心绞痛发作。一般使用剂量为 30 ~ 60 mg/次，3 次/d。该药可与硝酸酯类合用，亦可与 β 受体阻滞剂合用，但与后者合用时须密切注意心率和心功能变化，对已有窦性心动过缓和左心功能不全的患者，应禁用此药。对于一些心绞痛反复发作，静脉滴注硝酸甘油不能控制的患者，也可试用地尔硫䓬短期静脉滴注，使用方法为 5 ~ 15 μg/（kg·min），可持续静脉滴注 24 ~ 48 h，在静脉滴注过程中须密切观察心率、血压的变化，如静息心率低于 50 次/min，应减少剂量。

注意事项：①静息性胸痛正在发作的患者，床旁连续心电图监测，以发现缺血和心律失常。②舌下含服或口服硝酸甘油后静脉滴注，以迅速缓解缺血及相关症状。③有发绀或呼吸困难的患者吸氧。手指脉搏血氧仪或动脉血气测定动脉血氧饱和度（SaO_2）应>90%。缺氧时需要持续吸氧。④硝酸甘油不能即刻缓解症状或出现急性肺充血时，静脉注射硫酸吗啡。⑤如果有进行性胸痛，并且没有禁忌证，口服 β 受体阻滞剂，必要时静脉注射。⑥频发性心肌缺血并且 β 受体阻滞剂为禁忌时，在没有严重左心室功能受损或其他禁忌时，可以开始非二氢吡啶类钙通道阻滞剂（如维拉帕米或地尔硫䓬）治疗。⑦血管紧张素转换酶抑制剂（ACEI）用于左心室收缩功能障碍或心力衰竭、高血压患者，以及合并糖尿病的ACS患者。⑧没有禁忌证，并且β受体阻滞剂和硝酸甘油已使用全量的复发性缺血患者，口服长效钙通道阻滞剂。⑨药物加强治疗后仍频发或持续缺血者，或冠状动脉造影之前或之后血流动力学不稳定者，使用主动脉内球囊反搏（intra-aortic balloon pump，IABP）治疗严重缺血。

进行性缺血且对初始药物治疗反应差的患者，以及血流动力学不稳定的患者，均应入CCU监测和治疗。血氧饱和度（SaO_2）<90%，或有发绀、呼吸困难或其他高危表现患者，给予吸氧，连续监测心电图，以及时发现致死性心律失常和缺血，并予以处理。

不稳定型心绞痛（UA）及非ST段抬高型心肌梗死（NSTEMI）时抗缺血治疗常用药物见表9-8。

表9-8 UA/NSTEMI时抗缺血治疗常用药物及使用方法

药物	给药途径	剂量	注意事项
硝酸酯类			
1. 硝酸甘油	舌下含服	0.5 mg，5~10 min后可重复2~3次	作用持续1~7 min
	皮肤贴片	0.5~1.0 mg	持续贴用易致耐药性
	静脉制剂	2.5~10 mg/次，每24 h一次5~200 μg/min，根据情况递增	持续静脉滴注易致耐药性
2. 二硝基异山梨醇	口服片	10~30 mg/次，3~4次/d	
	口服缓释片	40 mg次，1~2次/d	持续静脉滴注易致耐药性
	静脉制剂	1~2 mg/h开始，根据个体需要调整剂量，最大剂量不超过8~10 mg/h	持续静脉滴注易致耐药性
3. 单硝基异山梨酯	口服片	20 mg/次，2次/d	
	口服控释/缓释片/胶囊	40~60 mg/次，1次/d	
β受体阻滞剂			
1. 普萘洛尔	口服片	10~80 mg/次，2次/d	非选择性β受体阻滞

续表

药物	给药途径	剂量	注意事项
2. 美托洛尔	口服片	25~100 mg/次，2 次/d	β₁选择性
3. 阿替洛尔	口服片	25~50 mg/次，2 次/d	β₁选择性
4. 比索洛尔	口服片	5~10 mg/次，1 次/d	β₁选择性
钙通道阻滞剂			
1. 硝苯地平缓释/控释片	口服片	30~60 mg/次，1 次/d	长效
2. 氨氯地平	口服片	5~10 mg/次，1 次/d	长效
3. 非洛地平（缓释）	口服片	5~10 mg/次，1 次/d	长效
4. 尼卡地平（缓释）	口服片	40 mg/次，2 次/d	中效
6. 地尔硫䓬（缓释）	口服片	90~180 mg/次，1 次/d	长效
7. 地尔硫䓬（普通片）	口服片		
8. 维拉帕米（缓释）	口服片	30~60 mg/次，3 次/d	短效
9. 维拉帕米（普通片）	口服片	120~240 mg/次，1 次/d	长效
		40~80 mg/次，3 次/d	短效
硫酸吗啡	静脉注射	1~5 mg，必要时 5~30 min 重复一次	引起呼吸和（或）循环障碍时，可以静脉注射纳洛酮 0.4~2.0 mg

　　已经使用足量硝酸酯和 β 受体阻滞剂的患者，或不能耐受硝酸酯和 β 受体阻滞剂的患者及变异性心绞痛的患者，可以使用钙通道阻滞剂控制进行性缺血或复发性缺血。二氢吡啶类钙通道阻滞剂作为硝酸酯和 β 受体阻滞剂后的第二选择。不能使用 β 受体阻滞剂的患者，可选择减慢心率的钙通道阻滞剂维拉帕米和地尔硫䓬。ACEI 可以降低 AMI、糖尿病伴左室功能不全及高危冠心病患者的死亡率，因此在这类患者及虽然使用了 β 受体阻滞剂和硝酸酯仍不能控制缺血症状的高血压患者，应当使用 ACEI。对于不伴上述情况的低危患者，可以不必使用 ACEI。IABP 可以降低左室的后负荷和增加左室心肌舒张期灌注，因而可能对顽固性严重缺血有效。

　　3. 抗血小板与抗凝治疗　①应当迅速开始抗血小板治疗。首选阿司匹林，一旦出现胸痛的症状，立即给药并持续用药。②阿司匹林过敏或胃肠道疾病不能耐受阿司匹林的患者，应当使用氯吡格雷。③在不准备行早期 PCI 的住院患者，入院时除了使用阿司匹林外，应联合使用氯吡格雷 9~12 个月。④准备行 PCI 的住院患者，置入裸金属支架者，除阿司匹林外还应该使用氯吡格雷 1 个月以上，置入药物支架者除使用阿司匹林外应该使用氯吡格雷 12 个月。⑤准备行择期冠状动脉旁路移植术（CABG），并且正在使用氯吡格雷的患者，若病情允许，停药 5~7 d。⑥除了使用阿司匹林或氯吡格雷进行抗血小板治疗外，还应当使用静脉普通肝素或皮下低分子肝素抗凝。⑦准备行介入治疗的患者，除使用阿司匹林和普通肝素外，还可以使用血小板膜糖蛋白（GP）Ⅱb/Ⅲa 受体阻滞剂。也可以在术前使用 GpDMTa 受体阻滞剂。⑧持续性缺血，肌钙蛋白升高的患者，或者不准备行有创治疗，但有其他高危表现的患者，除了使用阿司匹林和低分子肝素或普通肝素外，合并使用 GP Ⅱb/Ⅲa 受体阻滞剂依替巴肽或替罗非班。⑨不准备在 24 h 内行 CABG 的患者，使用低分子肝素作为 UA/NSTEMI 患者的抗凝药物。⑩已经使用普通肝素、阿司匹林和氯吡格雷，并且准备行 PCI 的患者，使用 GP Ⅱb/Ⅲa 受体阻滞剂。也可以只是在 PCI 前使用 GP Ⅱb/Ⅲa 受体阻滞剂。各种抗血小板和抗凝药物用法见表 9-9。

表 9-9　各种抗血小板和抗凝药物用法

药　物	用　法
阿司匹林	开始剂量 150~300 mg，然后 75~150 mg/d
氯吡格雷	负荷剂量 300 mg，然后 75 mg/d
噻氯匹定	负荷剂量 500 mg，然后 250 mg/次，2 次/d，2 周后改为 250 mg/d，治疗期间监测血小板和血细胞计数
普通肝素	静脉滴注 12~15 IU/（kg·h），最大剂量 1 000 IU/h。将激活的部分凝血活酶时间（APTT）控制在对照值的 1.5~2.5 倍
达肝素（fragmin）	120 IU/kg，皮下注射，每 12 h 一次；最大剂量 10 000 IU，每 12 h 一次
依诺肝素（lovenox）	1 mg/kg，皮下注射，每 12 h 一次，首剂可以静脉滴注 30 mg
那曲肝素（nadroparin）	每 10 kg 体重用 0.1 mL，皮下注射，每 12 h 一次，首剂可静脉滴注 0.4~0.6 mL
替罗非班	0.4 μg/（kg·min）静脉滴注 30 min，继以 0.1 μg/（kg·min）静脉滴注 48~96 h

在诊断 UA 时，如果既往没有用过阿司匹林，可以嚼服首剂阿司匹林 0.3 g，

或口服水溶性制剂，以后75~150 mg/d。不稳定心绞痛患者均应使用阿司匹林，除非有禁忌证。对不能耐受阿司匹林者，氯吡格雷可作为替代治疗。冠状动脉介入术后患者中应常规使用氯吡格雷。阿司匹林+氯吡格雷可以增加择期CABG患者术中、术后大出血危险，因而准备行CABG者，应停用氯吡格雷5~7 d。

血小板GPⅡb/Ⅲa受体阻滞剂有阿昔单抗（鼠科动物单克隆抗体的Fab片断）、依替巴肽（环状七肽）和替罗非班（非肽类）。阿司匹林、氯吡格雷和GPⅡb/Ⅲa受体阻滞剂联合应用是目前最强的抗血小板措施。GPⅡb/Ⅲa受体阻滞剂只建议用于准备行PCI的ACS患者，或不准备行PCI，但有高危特征的ACS患者。而对不准备行PCI的低危患者不建议使用GPⅡb/Ⅲa受体阻滞剂。在UA中早期使用肝素，可以降低患者AMI和心肌缺血的发生率，联合使用阿司匹林获益更大。如果有明确指征，如合并心房颤动和人工机械瓣膜，则应当使用华法林。

替罗非班是小分子非肽类酪氨酸衍生物，剂量依赖性的抑制GPⅡb/Ⅲa受体介导的血小板聚集。替罗非班静脉给药后血药浓度达峰时间<30 min，在人体血浆结合率约为65%，半衰期为1.5~2 h，通过肾脏（40%~70%）和胆道清除。尿液和粪便中的替罗非班主要是原形药物。停药后4 h血小板功能恢复50%。肾功能不全的患者需要调整剂量，肌酐清除率<30 mL/min的患者，替罗非班的半衰期延长3倍。此类患者出血风险明显增加，剂量应减半。替罗非班常规为静脉给药，也可以冠状动脉给药。静脉给药应该根据患者的出血风险和血栓负荷选择剂量。PCI患者起始静脉注射剂量为10~25 µg/kg（3 min内），维持静脉滴注速度为0.075~0.15 µg/（kg·min），通常维持36 h，可适当延长。非PCI患者，起始30 min滴注速度为0.4 µg/（kg·min），维持滴注速度为0.1 µg/（kg·min），维持48~108 h。PCI术中冠状动脉注射替罗非班的推荐剂量为10~25 µg/kg，可分次注射，此后静脉滴注0.075~0.15 µg/（kg·min），维持36 h或适当延长。

4. 他汀类药物应用　ACS患者应在24 h内检查血脂，在出院前尽早给予较大剂量的他汀类药物。

5. 冠状动脉血管重建　符合适应证者，及时进行心脏介入或外科手术。

【中西医结合实践】

冠心病不稳定性心绞痛作为冠心病心绞痛的特殊类型，属于祖国医学的"胸痹""心痛病"。随着对其发病机制的进一步认识，以稳定易损斑块及减少斑块破裂后血栓形成未来冠心病的二级预防重点。

研究证实，不同活血药可作用于冠状动脉粥样硬化的不同环节，包括降脂、影响胶原代谢、干预炎症反应、影响血管活性因子、抗血小板黏附聚集、改善血液黏稠度等，活血中药赤芍、丹参、川芎、三七、桃仁、酒大黄能够干预基因缺陷小鼠成熟斑块的进展，有一定的斑块稳定作用，其稳定斑块作用亦有所差别，以破血药酒制大黄稳定斑块作用最佳，几乎达到西药辛伐他汀类似的效果，三七次之，其机制可能与调节脂质代谢和抑制炎症反应有关。葛根为血管扩张药，具有扩张冠状动脉，降低心肌耗氧量，改善微循环，抗血小板聚集的作用，从而预防了冠状动脉内斑块破裂和血栓形成，能有效治疗不稳定型心绞痛，改善预后。水蛭有破血逐瘀祛结和通经功能，水蛭中含有水蛭素及衍生物能直接抑制凝血酶，抗凝血，能够抑制血小板的聚集和释放，降低血液黏稠度，抑制血栓形成，能够分解纤维蛋白原和纤维蛋白，溶解血栓，同时还能减少心肌耗氧量，改善微循环。川芎不仅具有扩张血管的作用还能降低血浆黏度，减少血浆纤维蛋白原，抑制血栓形成。许多中药有效成分具有抗动脉硬化作用：①益气扶正类，西洋参茎叶总皂苷是从西洋参茎叶中提取分离的有效组分，具有抗心肌缺血、抗氧化、调脂、促血管新生等多方面心血管药理作用。可通过改善主动脉斑块内部成分，尤其是减少斑块内脂质含量来起到稳定动脉硬化斑块的作用。何首乌提取物何首乌总苷能减少动脉斑块部位基质金属蛋白酶-9（MMP-9）、核因子 κB（NF-κB）等炎性因子的表达，抑制硬化斑块内胶原纤维降解。黄芪多糖可增强巨噬细胞的吞噬能力，增加人单核细胞白血病（THP-1）源性巨噬细胞对氧化低密度脂蛋白（ox-LDL）的吞噬能力；通过 NF-κB 诱导巨噬细胞产生一氧化氮（NO）和肿瘤坏死因子-α（TNF-α），减少易损斑块形成。②活血化瘀类，藁本内酯是川芎、当归等传统中药的有效成分之一，可以明显抑制脂质过氧化，且可下调白细胞介素炎性细胞因子的表达。三七总皂苷能减少斑块内粒细胞集落刺激生物因子（GM-CSF）的蛋白表达来干预易损斑块。川芎能显著降低血清纤维蛋白原（Fg）和 C 反应蛋白（CRP）溶度，起到抗炎与稳定易损斑块的作用。葛根素可调节巨噬细胞 CRP、MMP-9、组织因子（TF）的表达，降低其活性，在一定程度上发挥稳定斑块、改善易损血液的作用。③清热解毒类 虎杖苷能显著改善斑块内部成分，抑制炎症反应，减少斑块形成与破裂。盐酸小檗碱又名黄连素，为黄连、黄柏等药物的主要提取物，具有降低血清 TC、三酰甘油（TG）、LDL 水平，改善硬化和稳定斑块的作用，减少斑块破裂次数。大黄醇提取物有改善斑块内部成分的作用。

　　解毒活血法是中医学病证结合干预易损斑块的新方法，中医清热解毒药与活血药相配伍在清除毒素、降低炎性介质及调节免疫炎性反应等方面有明显的协同作用，效果优于单独使用清热解毒药和活血药。许多解毒中药具有抗炎、杀菌、抑制病毒及免疫调节等作用，可能作用于动脉粥样硬化炎性反应的多个病理环节，与活血化瘀方药的作用途径有所不同，解毒和活血药相配伍，可增加稳定斑块的作用。研究证实，清热解毒不仅对于细菌、病毒和内毒素之外源性毒致病有效，而且对于氧自由基、炎症介质和组织因子之内源性毒，均可能起效。在传统中医活血化瘀的基础上，早期辨识"瘀毒内蕴"的高危患者，给予活血解毒治疗，可望起到"抗炎、稳定易损斑块"的作用。不同活血药可作用于动脉粥样硬化的不同环节，其稳定斑块作用亦有所差别，以破血药酒大黄稳定斑块综合作用最佳，干预炎症反应为其重要作用机制之一。兼具活血解毒作用的大黄醇提取物、虎杖提取物和具有抗炎作用的丹参酮均具有较好的稳定斑块作用，优于单纯活血、解毒中药（三七、黄连），提示活血解毒中药"抗炎、稳定斑块"可能是一种类效应。在他汀类降脂药基础上加用活血解毒中药可进一步降低冠心病患者升高的超敏 C 反应蛋白（hsCRP）水平，而加用单纯活血药效果不明显，也反证了"瘀""毒"在冠心病发生发展中有内在关联性。解毒活血配伍方能显著降低 apoE 基因敲除小鼠的血脂水平，显著降低血液 hsCRP、单核细胞趋化蛋白-1（MCP-1）及白细胞分化抗原40 配体（CIMOL）等炎性因子的水平，显著降低主动脉核因子 κB（NF-κB）和MMP-9 表达，并能抗血管平滑肌细胞增殖，抗动脉粥样硬化斑块形成，保护主动脉的形态结构特别是超微结构，促使易损斑块稳定。解毒活血配伍方具有确切的调脂、抗炎、抗动脉粥样硬化与稳定易损斑块等作用，优于单纯解毒或活血，可以作为稳定动脉粥样硬化斑块、防治 ACS 的有效中医药治法和干预措施。

第四节　急性心肌梗死

急性心肌梗死是在冠状动脉病变的基础上，发生冠状动脉血供急剧减少或中断，使相应的心肌严重而持久地急性缺血导致的心肌坏死。其临床表现有持久的胸骨后剧烈疼痛、发热、白细胞计数和血清心肌坏死标记物增高及心电图进行性改变；可发生心律失常、休克或心力衰竭，属冠心病的严重类型。

【中药治疗】

（一）辨证施治

1. 气阴两虚

【主症】　胸闷，胸痛，心悸，气短，乏力，口干，烦躁失眠。舌质淡红少津，脉沉细无力。

【治则】 益气养阴，宽胸通络。

【方药】 生脉散加味（党参 15 g，麦冬 20 g，五味子 10 g，砂仁 10 g，茯苓 15 g，檀香 6 g，生黄芪 20 g，丹参 20 g，元胡 10 g，甘草 6 g）。

2. 气滞血瘀

【主症】 胸痛彻痛，固定或走窜，胸闷憋气，口唇紫暗。舌质暗红或瘀血斑点，脉弦细数而涩或促、结、代、弦。

【治则】 理气化瘀，通络止痛。

【方药】 血府逐瘀汤加丹参饮（当归 15 g，生黄芪 20 g，赤芍 15 g，丹参 20 g，郁金 10 g，柏枣仁各 15 g，元胡 10 g，檀香 10 g，远志 10 g，菖蒲 15 g，夜交藤 15 g，砂仁 10 g，甘草 10 g）。

3. 痰湿阻滞

【主症】 胸痞闷痛，气短乏力，腹胀纳差，呕恶便溏。舌质淡，舌体胖大，舌苔腻滑，脉滑或濡或结代。

【治则】 益气健脾，宽胸化痰。

【方药】 参苓白术散合温胆汤加减（党参 15 g，茯苓 20 g，焦白术 15 g，山药 20 g，陈皮 10 g，枳实 10 g，姜半夏 10 g，竹茹 15 g，葛根 12 g，白蔻仁 10 g，丹参 20 g，焦山楂 15 g，甘草 10 g）。

4. 阳气虚脱

【主症】 胸闷胸痛、头晕神疲，畏寒肢冷，心悸汗出，面色少华。舌质淡，脉沉细无力。

【治则】 养心温肾，回阳救逆。

【方药】 （人参 15 g，麦冬 15 g，五味子 10 g，制附子 10 g，黄芪 30 g，川芎 15 g，怀牛膝 12 g，桂枝 12 g，甘草 10 g）。

【加减】 ①若失眠烦躁，加炒枣仁 30 g、合欢皮 15 g、生龙牡各 15 g。②若大便秘结，加大云 15 g、首乌 15 g、火麻仁 5 g、郁李仁 5 g。③饮食欠佳，呕恶便溏，加山楂炭 30 g、藿香 10 g，红炉渣水为引煎药服。④若气喘，咳嗽痰多，加南北沙参各 15 g、贝母 10 g；或炙杷叶 15 g、白果 10 g、地龙 10 g。

（二）辨证使用中成药

1. 口服剂

（1）血瘀型：复方丹参滴丸，10 粒/次，3 次/d，口服。

（2）痰浊中阻型：冠心苏合香丸，2 丸/次，3 次/d，口服。

（3）血瘀痰浊型：心通口服液，20 mL/次，3 次/d，口服。

（4）气滞血瘀型：血府逐瘀口服液，20 mL/次，3 次/d，口服。

（5）气阴两虚兼血瘀型：黄芪生脉饮，20 mL/次，3 次/d，口服。

（6）气虚兼血瘀：通心络胶囊，4 粒/次，3 次/d，口服。补心气口服液，20 mL/次，3 次/d，口服。

（7）气阴两虚型：滋心阴口服液，20 mL/次，3 次/d，口服。

2. 中药注射剂：

（1）血瘀型：选用丹红注射液 20~30 mL 加入 5%葡萄糖溶液，静脉滴注，1 次/d。

（2）气阴两虚型：选用生脉注射液 20~60 mL 加入 5%葡萄糖溶液 250~500 mL，静脉注射，1 次/d。

（3）气虚型：选用益气复脉注射液 2.4~4.8 g 加入 5%葡萄糖溶液 250~500 mL，静脉滴注，1 次/d。

（4）心阳虚衰型（低血压、休克或心动过缓者）：选用参附注射液 20~1 000 mL加入 5%葡萄糖溶液 250~500 mL，静脉滴注，1 次/d。

【西药治疗】

（一）院前急救

一旦发病立即采取以下急救措施：① 停止任何主动活动和运动。②立即舌下含服硝酸甘油 1 片（0.6 mg），每 5 min 可重复使用。③迅速做出诊断并尽早给予再灌注治疗。力争在 10~20 min 内完成病史采集、临床检查和记录 1 份 18 导联心电图以明确诊断。对 ST 段抬高心肌梗死（ST segment elevation myocardial infarction，STEMI）患者，应在 30 min 内收住冠心病监护病房（CCU）开始溶栓，或在 90 min 内开始行急诊 PTCA 治疗。在典型临床表现和心电图 ST 段抬高已能确诊为 AMI 时，绝不能因等待血清心肌标志物检查结果而延误再灌注治疗的时间。

（二）ST 段抬高或伴左束支传导阻滞的 AMI 的住院治疗

1. 一般治疗 ①监测：持续心电、血压和血氧饱和度监测，及时发现和处理心律失常、血流动力学异常和低氧血症。②卧床休息：血流动力学稳定且无并发症的 AMI 患者一般卧床休息 1~3d，对病情不稳定及高危患者卧床时间应适当延长。③建立静脉通道：保持给药途径畅通。④镇痛：吗啡 3 mg 静脉注射，必要时每 5 min 重复一次，总量不宜超过 15 mg。一旦出现呼吸抑制，可每隔 3 min 静脉注射纳洛酮 0.4 mg（最多 3 次）以拮抗之。⑤吸氧：AMI 患者初起即使无并发症，也应给予鼻导管吸氧，以纠正因肺瘀血和肺通气与血流比例失调所致的中度缺氧。在严重左心衰竭、肺水肿和并有机械并发症的患者，多伴有严重低氧血症，需面罩加压给氧或气管插管并机械通气。⑥硝酸甘油：AMI 患者只要无禁忌证通常使用硝酸甘油静脉滴注 24~48 h，然后改用口服硝酸酯制剂。下壁伴右室梗死时，因更易出现低血压也应慎用。⑦阿司匹林：所有 AMI 患者只要无禁忌证均应立即口服水溶性阿司匹林或嚼服肠溶阿司匹林 150~300 mg。⑧纠正水、电解质及酸碱平衡失调。⑨阿托品：主要用于 AMI 特别是下壁 AMI 伴有窦性心动过缓、心室停搏和房、室传导阻滞患者，可给予阿托品 0.5~1.0 mg 静脉注射，必要时每 3~5 min 可重复使用，总量应 < 2.5 mg。⑩饮食和通便：AMI 患者须禁食至胸痛消失，然后给予流质、半流质饮食，逐步过渡到普通饮食。所有 AMI 患者均应使用缓泻剂，以防止便秘时排便用力导致心脏破裂或引起心律失常、心力衰竭。

2. 溶栓治疗　快速、简便，在不具备 PCI 条件的医院或因各种原因使 FMC 至 PCI 时间明显延迟时，对有适应证的 STEMI 患者，静脉溶栓仍是较好的选择。院前溶栓效果优于入院后溶栓。对发病 3 h 内的患者，溶栓治疗的即刻疗效与直接 PCI 基本相似；有条件时可在救护车上开始溶栓治疗。决定是否溶栓治疗时，应综合分析预期风险/效益比、发病至就诊时间、就诊时临床及血流动力学特征、并发症、出血风险、禁忌证和预期 PCI 延误时间。左束支传导阻滞、大面积梗死（前壁心肌梗死、下壁心肌梗死合并右心室梗死）患者溶栓获益较大。

（1）适应证：发病 12 h 以内，预期首次医疗接触（FMC）至 PCI 时间延迟大于 120 min，无溶栓禁忌证；发病 12~24 h 仍有进行性缺血性胸痛和至少 2 个胸前导联或肢体导联 ST 段抬高>0.1 mV，或血流动力学不稳定的患者，若无直接 PCI 条件，溶栓治疗是合理的；计划进行直接 PCI 前不推荐溶栓治疗；ST 段压低的患者（除正后壁心肌梗死或合并 aVR 导联 ST 段抬高）不应采取溶栓治疗；STEMI 发病超过 12 h，症状已缓解或消失的患者不应给予溶栓治疗。

（2）禁忌证：①绝对禁忌证包括既往脑出血史或不明原因的卒中、已知脑血管结构异常、颅内恶性肿瘤、3 个月内缺血性卒中（不包括 4~5 h 内急性缺血性卒中）、可疑主动脉夹层、活动性出血或出血素质（不包括月经来潮）、3 个月内严重头部闭合伤或面部创伤、2 个月内颅内或脊柱内外科手术、严重未控制的高血压（收缩压>180 mmHg，舒张压>110 mmHg，对紧急治疗无反应）。②相对禁忌证包括年龄≥75 岁、3 个月前有缺血性卒中、创伤（3 周内）或持续>10 min 心肺复苏、3 周内接受过大手术、4 周内有内脏出血、近期（2 周内）不能压迫止血部位的大血管穿刺、妊娠、不符合绝对禁忌证的已知其他颅内病变、活动性消化性溃疡、正在使用抗凝药物，国际标准化比值（INR）水平越高，出血风险越大。

（3）溶栓剂选择：采用特异性纤溶酶原激活剂。重组组织型纤溶酶原激活剂阿替普酶可选择性激活纤溶酶原，对全身纤溶活性影响较小，无抗原性，是目前最常用的溶栓剂。但其半衰期短，为防止梗死相关动脉再阻塞须联合应用肝素（24~48 h）。其他特异性纤溶酶原激活剂还有兰替普酶、瑞替普酶和替奈普酶等。非特异性纤溶酶原激活剂包括尿激酶和尿激酶原，可直接将循环血液中的纤溶酶原转变为有活性的纤溶酶，无抗原性和过敏反应。①阿替普酶：全量 90 min 加速给药法，首先静脉注射 15 mg，随后 0.75 mg/kg 在 30 min 内持续静脉滴注（最大剂量不超过 50 mg），继之 0.5 mg/kg 于 60 min 持续静脉滴注（最大剂量不超过 35 mg）。半量给药法，50 mg 溶于 50 mL 专用溶剂，首先静脉注射 8 mg，其余 42 mg 于 90 min 内滴完。②替奈普酶：30~50 mg 溶于 10 mL 生理盐水中，静脉推注（如体重<60 kg，剂量为 30 mg；体重每增加 10 kg，剂量增加 5 mg，最大剂量为 50 mg）。③尿激酶：150 万 U 溶于 100 mL 生理盐水，30 min 内静脉滴注。溶栓结束后 12 h 皮下注射普通肝素 7 500 U 或低分子肝素，共 3~5 d。④重组人尿激酶原：20 mg 溶于 10 mL 生理盐水，3 min 内静脉注射，继以 30 mg 溶于 90 mL 生理盐水，30 min 内静脉滴注完毕。

血管再通的间接判定指标包括：60~90 min 内心电图抬高的 ST 段至少回落 50%；cTn 峰值提前至发病 12 h 内，CK-MB 酶峰提前到 14 h 内；2 h 内胸痛症状明显缓解；2~3 h 内出现再灌注心律失常，如加速性室性自主心律、房室传导阻滞（AVB）、束支阻滞突然改善或消失，或下壁心肌梗死患者出现一过性窦性心动过缓、窦房传导阻滞，伴或不伴低血压。上述 4 项中，心电图变化和心肌损伤标志物峰值前移最重要。

冠状动脉造影判断标准：心肌梗死溶栓（TIMI）2 或 3 级血流表示血管再通，TIMI 3 级为完全性再通，溶栓失败则梗死相关血管持续闭塞（TIMI 0~1 级）。

（4）监测项目：①症状及体征，经常询问患者胸痛有无减轻以及减轻的程度，仔细观察皮肤、黏膜、咳痰、呕吐物及尿中有无出血征象。②心电图记录：溶栓前应做 18 导联心电图，溶栓开始后 3 h 内每 30 min 复查一次 12 导联心电图（正后壁、右室梗死仍做 18 导联心电图）。以后定期做全套心电图导联电极位置应严格固定。发病后 6、8、10、12、16、20 h 查 CK、CK-MB。

（5）溶栓后处理：对于溶栓后患者，无论临床判断是否再通，均应早期（3~24 h 内）进行旨在介入治疗的冠状动脉造影；溶栓后 PCI 的最佳时机仍有待进一步研究。无冠状动脉造影和（或）PCI 条件的医院，在溶栓治疗后应将患者转运到有 PCI 条件的医院。

（6）溶栓治疗的并发症：①轻度出血，如皮肤、黏膜、肉眼及显微镜下血尿或小量咯血、呕血等（穿刺或注射部位少量瘀斑不作为并发症）；②重度出血，大量咯血或消化道大出血，腹膜后出血等引起失血性低血压或休克，需要输血者；③危及生命部位的出血，如颅内、蛛网膜下隙、纵隔内或心包出血；④再灌注性心律失常；⑤一过性低血压及其他的过敏反应等。

（7）梗死相关冠状动脉再通后 1 周内再闭塞指征：再度发生胸痛，持续≥30 min，含服硝酸甘油片不能缓解；ST 段再度抬高；血清 CK-MB 酶水平再度升高。上述三项中具备两项者考虑冠状动脉再闭塞。若无明显出血现象，可考虑再次应用溶栓药物，剂量根据情况而定。但链激酶或重组链激酶不能重复用，可改用其他溶栓剂。

（8）出血并发症及其处理：溶栓治疗的主要风险是出血，尤其是颅内出血（0.9%~1.0%）。高龄、低体质量、女性、既往脑血管疾病史、入院时血压升高是颅内出血的主要危险因素。一旦发生颅内出血，应立即停止溶栓和抗栓治疗；进行急诊 CT 或磁共振检查；测定血细胞比容、血红蛋白、凝血酶原、活化部分凝血活酶时间（APTT）、血小板计数和纤维蛋白原、D-二聚体，并检测血型及交叉配血。治疗措施包括降低颅内压；4 h 内使用过普通肝素的患者，推荐用鱼精蛋白中和（1 mg 鱼精蛋白中和 100 u 普通肝素）；出血时间异常可酌情输入 6~8 u 血小板。

3. 经皮冠状动脉腔内血管成形术和支架置入术 包括①直接 PTCA；②补救性 PTCA；③择期 PTCA。

4. 抗血小板治疗

（1）阿司匹林：通过抑制血小板环氧化酶使血栓素 A_2 合成减少，达到抗血小板聚集的作用。所有无禁忌证的 STEMI 患者均应立即口服水溶性阿司匹林或嚼服肠溶阿司匹林 300 mg，继以 75~100 mg/d 长期维持。

（2）P2Y12 受体抑制剂：干扰腺苷二磷酸介导的血小板活化。氯吡格雷为前体药物，需肝脏细胞色素 P450 酶代谢形成活性代谢物，与 P2Y12 受体不可逆结合。替格瑞洛和普拉格雷具有更强和快速抑制血小板的作用，且前者不受基因多态性的影响。STEMI 直接 PCI（特别是置入 DES）患者，应给予负荷量替格瑞洛 180 mg，以后 90 mg/次，2 次/d，至少 12 个月；或氯吡格雷 600 mg 负荷量，以后 75 mg/次，1 次/d，至少 12 个月。STEMI 静脉溶栓患者，如年龄≤75 岁，应给予氯吡格雷 300 mg 负荷量，以后 75 mg/d，维持 12 个月。如年龄>75 岁，则用氯吡格雷 75 mg/次，以后 75 mg/d，维持 12 个月。挽救性 PCI 或延迟 PCI 时，P2Y12 抑制剂的应用与直接 PCI 相同。未接受再灌注治疗的 STEMI 患者可给予任何一种 P2Y12 受体抑制剂，例如氯吡格雷 75 mg/次、1 次/d，或替格瑞洛 90 mg/次、2 次/d，至少 12 个月。正在服用 P2Y12 受体抑制剂而拟行 CABG 的患者应在术前停用 P2Y12 受体抑制剂，择期 CABG 须停用氯吡格雷至少 5 d，急诊时至少 24 h；替格瑞洛需停用 5 d，急诊时至少停用 24 h。STEMI 合并心房颤动需持续抗凝治疗的直接 PCI 患者，建议应用氯吡格雷 600 mg 负荷量，以后 75 mg/d。

（3）血小板糖蛋白（glycoprotein，GP）：Ⅱb/Ⅲa 受体阻滞剂在有效的双联抗血小板及抗凝治疗情况下，不推荐 STEMI 患者造影前常规应用 GP Ⅱb/Ⅲa 受体阻滞剂。高危患者或造影提示血栓负荷重、未给予适当负荷量 P2Y12 受体抑制剂的患者可静脉使用替罗非班或依替巴肽。直接 PCI 时，冠状动脉脉内注射替罗非班有助于减少无复流、改善心肌微循环灌注。

5. 抗凝治疗

（1）直接 PCI 患者静脉注射普通肝素（70~100 u/kg），维持活化凝血时间（ACT）250~300 s。联合使用 GP Ⅱb/Ⅲa 受体阻滞剂时，静脉注射普通肝素（50~70 u/kg），维持 ACT 200~250 s。或者静脉注射比伐卢定 0.75 mg/kg，继而 1.75 mg/（kg·h）静脉滴注（合用或不合用替罗非班），并维持至 PCI 后 3~4 h，以减低急性支架血栓形成的风险。出血风险高的 STEMI 患者，单独使用比伐卢定优于联合使用普通肝素和 GP Ⅱb/Ⅲa 受体阻滞剂。使用肝素期间应监测血小板计数，及时发现肝素诱导的血小板减少症。磺达肝癸钠有增加导管内血栓形成的风险，不宜单独用作 PCI 时的抗凝选择。

（2）静脉溶栓患者应至少接受 48 h 抗凝治疗（最多 8 d 或至血运重建）。应用方法：①静脉注射普通肝素 4 000 u，继以 1 000 u/h 静脉滴注，维持 APTT 1.5~2.0 倍（50~70 s）。②根据年龄、体质量、肌酐清除率（Ccr）给予依诺肝素。年龄<75 岁的患者，静脉注射 30 mg，继以每 12 h 皮下注射 1 mg/kg（前 2 次最大剂量 100 mg）；年龄≥75 岁的患者仅需每 12 h 皮下注射 0.75 mg/kg（前 2 次最大剂量 75 mg）。如 Ccr<30 mL/min，则不论年龄，每 24 h 皮下注射 1 mg/kg。③静脉注射磺达肝癸钠 2.5 mg，之后每日皮下注射 2.5 mg。如果 Ccr<30 mL/min，则不用磺达肝癸钠。

溶栓后 PCI 患者可继续静脉应用普通肝素，根据 ACT 结果及是否使用 GP Ⅱb/Ⅲa 受体阻滞剂调整剂量。对已使用适当剂量依诺肝素而需 PCI 的患者，若最后一次皮下注射在 8 h 之内，PCI 前可不追加剂量，若最后一次皮下注射在 8~12 h，则应静脉注射依诺肝素 0.3 mg/kg。发病 12 h 内未行再灌注治疗或发病>12 h 的患者须尽快给予抗凝治疗，磺达肝癸钠有利于降低死亡和再梗死，而不增加出血并发症。

6. 抗心肌缺血

（1）硝酸酯类药物：常用的硝酸酯类药物包括硝酸甘油、硝酸异山梨酯和5-单硝山梨醇酯。早期通常给予硝酸甘油静脉滴注 24~48 h。对 AMI 伴再发性心肌缺血、充血性心力衰竭或需处理的高血压患者更为适宜。硝酸甘油持续静脉滴注的时限为 24~48 h，开始 24 h 一般不会产生耐药性，后 24 h 若硝酸甘油的疗效减弱或消失可增加滴注剂量。静脉滴注硝酸酯类药物用于缓解缺血性胸痛、控制高血压、减轻肺水肿。如患者收缩压<90 mmHg 或较基础血压降低>30%、严重心动过缓（<50 次/min）或心动过速（>100 次/min）、拟诊右心室梗死的 STEMI 患者不应使用硝酸酯类药物。静脉滴注硝酸甘油应从低剂量（5~10 μg/min）开始，酌情逐渐增加剂量（每 5~10 min 增加 5~10 μg），直至症状控制、收缩压降低 10 mmHg（血压正常者）或 30 mmHg（高血压患者）的有效治疗剂量。在静脉滴注硝酸甘油过程中应密切监测血压（尤其大剂量应用时），如出现心率明显加快或收缩压≤90 mmHg，应降低剂量或暂停使用。静脉滴注二硝基异山梨酯的剂量范围为 2~7 mg/h，初始剂量为 30 μg/min，如滴注 30 min 以上无不良反应则可逐渐加量。静脉用药后可过渡到口服药物维持。使用硝酸酯类药物时可能出现头痛、反射性心动过速和低血压等不良反应。如硝酸酯类药物造成血压下降而限制 β 受体阻滞剂的应用时，则不应使用硝酸酯类药物。此外，硝酸酯类药物会引起青光眼患者眼压升高；24 h 内曾应用磷酸二酯酶抑制剂（治疗勃起功能障碍）的患者易发生低血压，应避免使用。

（2）β 受体阻滞剂：有利于缩小心肌梗死面积，减少复发性心肌缺血、再梗死、心室颤动及其他恶性心律失常，对降低急性期病死率有肯定的疗效。无禁忌证的 STEMI 患者应在发病后 24 h 内常规口服 β 受体阻滞剂。常用的 β 受体阻滞剂为美托洛尔，从低剂量开始，逐渐加量。若患者耐受良好，2~3 d 后换用相应剂量的长效控释制剂。常用剂量为 25~50 mg/次，2~3 次/d。用药需严密观察，使用剂量必须个体化。在较急的情况下，如前壁 AMI 伴剧烈胸痛或高血压者，β 受体阻滞剂亦可静脉使用，美托洛尔静脉注射剂量为 5 mg/次，间隔 5 min 后可再给予 1~2 次，继口服剂量维持。

以下情况时须暂缓或减量使用 β 受体阻滞剂：心力衰竭或低心排血量；心源性休克高危患者（年龄>70 岁、收缩压<120 mmHg、窦性心率>110 次/min）；其他相对禁忌证：P-R 间期>0.24 s、Ⅱ度或Ⅲ度 AVB、活动性哮喘或反应性气道疾病。发病早期有 β 受体阻滞剂使用禁忌证的 STEMI 患者，应在 24 h 后重新评价并尽早使用；STEMI 合并持续性心房颤动、心房扑动并出现心绞痛，但血流动力学稳定时，可使用 β 受体阻滞剂；STEMI 合并顽固性多形性室性心动过速，同时伴交感兴奋电风暴表现者可选择静脉 β 受体阻滞剂治疗。

（3）钙通道阻滞剂：不推荐 STEMI 患者使用短效二氢吡啶类钙通道阻滞剂；对无左心室收缩功能不全或 AVB 的患者，为缓解心肌缺血、控制心房颤动或心房扑动的快速心室率，如果 β 受体阻滞剂无效或禁忌使用（如支气管哮喘），则可应用非二氢吡啶类钙通道阻滞剂。STEMI 后合并难以控制的心绞痛时，在使用 β 受体阻滞剂的基础上可应用地尔硫䓬。STEMI 合并难以控制的高血压患者，可在血管紧张素转换酶抑制剂（ACEI）或血管紧张素受体拮抗剂（ARB）和 β 受体阻滞剂的基础上应用长效二氢吡啶类钙通道阻滞剂。AMI 并发心房颤动伴快速心室率，且无严重左心功能障碍的患者，可用地尔硫䓬缓慢注射 10 mg（5 min内），随之 5~15 μg/（kg·min）维持静脉滴注，静脉滴注过程中需密切观察心率、血压的变化，如心率低于 55 次/min，应减少剂量或停用，静脉滴注时间不宜超过 48 h，AMI 后频发梗死后心绞痛者以及对 β 受体阻滞剂禁忌的患者使用此药也可获益。

（4）ACEI：主要通过影响心肌重构、减轻心室过度扩张而减少慢性心力衰竭的发生，降低死亡率。所有无禁忌证的 STEMI 患者均应给予 ACEI 长期治疗。早期使用 ACEI 能降低死亡率，高危患者临床获益明显，前壁心肌梗死伴有左心室功能不全的患者获益最大。在无禁忌证的情况下，即可早期开始使用 ACEI，但剂量和时限应视病情而定。应从低剂量开始，逐渐加量。例如初始给予卡托普利 6.25 mg 作为试验剂量，一日内可加至 12.5 mg 或 25 mg，次日加至 12.5~25 mg，2~3 次/d。对于 4~6 周后无并发症和无左心室功能障碍的 AMI 患者，可停服 ACEI 制剂；若 AMI 特别是前壁心肌梗死合并左心功能不全，ACEI 治疗期应延长。不能耐受 ACEI 者用 ARB 替代。不推荐常规联合应用 ACEI 和 ARB；可耐受 ACEI 的患者，不推荐常规用 ARB 替代 ACEI。ACEI 的禁忌证包括：STEMI 急性期收缩压<90 mmHg、严重肾功能衰竭（血肌酐>265 μmol/L）、双侧肾动脉狭窄、移植肾或孤立肾伴肾功能不全、对 ACEI 过敏或导致严重咳嗽者、妊娠及哺乳期妇女等。

（5）他汀类药物：除调脂作用外，他汀类药物还具有抗炎、改善内皮功能、抑制血小板聚集的多效性，因此，所有无禁忌证的 STEMI 患者入院后应尽早开始他汀类药物治疗，且无须考虑胆固醇水平。

（6）洋地黄制剂：目前一般认为，AMI 恢复期在 ACEI 和利尿剂治疗下仍存在充血性心力衰竭的患者，可使用地高辛。对于 AMI 左心衰竭并发快速心房颤动的患者，使用洋地黄制剂较为适合，可首次静脉注射西地兰 0.4 mg，此后根据情况追加 0.2~0.4 mg，然后口服地高辛维持。

（7）其他：以下临床情况补充镁治疗可能有效。AMI 发生前使用利尿剂，有低镁、低钾的患者；AMI 早期出现与 QT 间期延长有关的尖端扭转性室性心动过速的患者。葡萄糖–胰岛素–钾溶液静脉滴注（GIK）在 AMI 早期应用及进行代谢调整治疗是可行的。醛固酮受体阻滞剂通常在 ACEI 治疗的基础上使用。对 STEM 后 LVEF≤0.40、有心功能不全或糖尿病，无明显肾功能不全［血肌酐男性≤221 μmol/L（2.5 mg/dL），女性≤177 μmol/L（2.0 mg/dL）、血钾≤5.0 mmol/L］的患者，应给予醛固酮受体阻滞剂。

（三）并发症及其处理

1. 急性左心衰竭　轻度心力衰竭（Killip Ⅱ 级）时，利尿剂治疗常有迅速反应。如呋塞米 20~40 mg 缓慢静脉注射，必要时 1~4 h 重复 1 次。合并肾功能衰竭或长期应用利尿剂者可能需加大剂量。无低血压患者可静脉应用硝酸酯类药物。无低血压、低血容量或明显肾功能衰竭的患者应在 24 h 内开始应用 ACEI，不能耐受时可改用 ARB。严重心力衰竭（Killip Ⅲ 级）或急性肺水肿患者应尽早使用机械辅助通气。适量应用利尿剂。无低血压者应给予静脉滴注硝酸酯类。急性肺水肿合并高血压者适宜硝普钠静脉滴注，常从小剂量（10 μg/min）开始，并根据血压调整剂量。当血压降低时，可静脉滴注多巴胺 5~15 μg/（kg·min）。如存在肾灌注不良时，可使用多巴胺 1~3 μg/（kg·min）。STEMI 合并严重心力衰竭或急性肺水肿患者应考虑早期血运重建治疗。STEMI 发病 24 h 内不主张使用洋地黄制剂，以免增加室性心律失常危险。合并快速心房颤动时可选用胺碘酮治疗。合并快速心房颤动时，也可用毛花苷丙或地高辛减慢心室率。在左室收缩功能不全，每搏量下降时，心率宜维持在 9 0~110 次/min，以维持适当的心排血量。

2. 心源性休克　可为 STEMI 的首发表现，也可发生在急性期的任何时段。其近期预后与患者血流动力学异常的程度直接相关。须注意除外低血容量、药物、心律失常、心脏压塞、机械并发症或右心室梗死导致的低血压。除 STEMI 一般处理措施外，静脉滴注正性肌力药物有助于稳定患者的血流动力学。多巴胺<3 μg/（kg·min）可增加肾血流量。严重低血压时静脉滴注多巴胺的剂量为 5~15 μg/（kg·min），必要时可同时静脉滴注多巴酚丁胺 3~10 μg/（kg·min）。大剂量多巴胺无效时也可静脉滴注去甲肾上腺素 2~8 μg/min。急诊血运重建治疗（包括直接 PCI 或急诊 CABG）可改善 STEMI 合并心源性休克患者的远期预后，直接 PCI 时可行多支血管介入干预。STEMI 合并机械性并发症时，CABG 和相应心脏手术可降低死亡率。不适宜血运重建治疗的患者可给予静脉溶栓治疗，

但静脉溶栓治疗的血管开通率低，住院期病死率高。血运重建治疗术前置入 IABP 有助于稳定血流动力学状态。经皮左心室辅助装置可部分或完全替代心脏的泵血功能，有效地减轻左心室负担，保证全身组织、器官的血液供应。

3. 右室梗死和功能不全　维持右心室前负荷为其主要处理原则。下壁心肌梗死合并低血压时应避免使用硝酸酯和利尿剂，需积极扩容治疗，若补液 1~2 L 血压仍不回升，应静脉滴注正性肌力药物多巴胺。在合并高度房室传导阻滞、对阿托品无反应时，应予临时起搏以增加心排血量。右室梗死时也可出现左心功能不全引起的心源性休克，处理同左室梗死时的心源性休克。

4. 并发心律失常的处理　STEMI 急性期持续性和（或）伴血流动力学不稳定的室性心律失常需要及时处理。心室颤动或持续多形性室性心动过速应立即行非同步直流电除颤。单形性室性心动过速伴血流动力学不稳定或药物疗效不满意时，也应尽早采用同步直流电复律。有效的再灌注治疗、早期应用 β 受体阻滞剂、纠正电解质紊乱，可降低 STEMI 患者 48 h 内心室颤动发生率。对于室性心动过速经电复律后仍反复发作的患者建议静脉应用胺碘酮联合 β 受体阻滞剂治疗。STEMI 时心房颤动发生率为 10%~20%，可诱发或加重心力衰竭，应尽快控制心室率或恢复窦性心律。但禁用 I c 类抗心律失常药物转复心房颤动。心房颤动的转复和心室率控制过程中应充分重视抗凝治疗。STEMI 急性期发生影响血流动力学的 AVB 时应立即行临时起搏术。

（四）非 ST 段抬高型心肌梗死的处理

非 ST 段抬高型心肌梗死（NSTEMI）患者的最初药物治疗除了避免大剂量溶栓治疗外，其他治疗与 ST 段抬高的患者相同。

1. 血小板膜糖蛋白（GP）Ⅱb/Ⅲa 受体阻滞剂　目前临床使用的血小板受体阻滞剂有以下三种：①阿昔单抗（abciximab，ReoPro），是一种血小板 GP Ⅱb/Ⅲa 受体的单克隆抗体的 Fab 片段。②依替巴肽（eptifibatide，integrilin），是一种环状七肽。③替罗非班（tirofiban），是一种小分子非肽化合物。

2. 低分子量肝素　替代普通肝素治疗非 ST 段抬高型急性冠脉综合征患者。

3. 介入治疗　首先对非 ST 段抬高的患者进行危险性分层，低危险度的患者可择期行冠状动脉造影和介入治疗，对于中危险度和高危险度的患者紧急介入治疗应为首选。

（五）冠状动脉介入术后治疗

1. 抗血小板治疗　冠状动脉介入治疗术后患者，需要强化抗血小板治疗以降低不良心血管事件发生率。阿司匹林可抑制环氧化酶-1，减少花生四烯酸合成前列腺素和血栓素 A_2，从而抑制血小板聚集无过敏及出血风险增加的支架术后患者，阿司匹林 100 mg/d，长期服用。腺苷二磷酸受体拮抗剂活性代谢产物与 P2Y12 受体结合，从而抑制由 ADP 介导的血小板聚合作用。置入药物洗脱支架（DES）者，无高危出血风险时 75 mg/d 至术后至少 12 个月。置入主导金属支架（BMS）者，75 mg/d 至少 1 个月，最好 12 个月（出血风险增高者最少 2 周）；所有接受 PCI 但未置入支架的 STEMI 患者，氯吡格雷应至少持续 14 d；未行再灌注治疗的 STEMI 和非 STEMI 患者择期 PCI 后可长期（1 年）口服氯吡格雷 75 mg/d；阿司匹林过敏或不能耐受者可用氯吡格雷替代。两者联合应用效果优于任何一种药物单独使用。普拉格雷药效不受 CYP3A4 类药物干扰及 CYP2C19、AB CB1 基因多态性的影响（如奥美拉唑等），可用于氯吡格雷抵抗患者。普拉格雷（首次 60 mg 负荷剂量，次日起 10 mg/d）用于病变情况明确和拟行 PCI 治疗的患者，尤其合并有糖尿病的患者获益更大。在使用阿司匹林的基础上，除氯吡格雷外，可根据出血风险选择联合应用一种 P2Y12 受体抑制剂。如无禁忌证，急性冠脉综合征患者首选替格瑞洛 180 mg 负荷剂量，90 mg，2 次/d。对拟行直接 PCI 治疗而无出血高风险的患者，替格瑞洛 180 mg 首次负荷剂量后，90 mg、2 次/d 维持；在年龄≤75 岁、无卒中或短暂性脑缺血发作病史等高出血风险且拟行直接 PCI 治疗的患者，用普拉格雷 60 mg 负荷剂量后，10 mg/d 维持。无论置入 BMS 或是 DES，普拉格雷、替格瑞洛与阿司匹林联合抗血小板治疗时间最好持续 12 个月。西洛他唑能抑制磷酸二酯酶活性使血小板内环磷酸腺苷（cAMP）浓度上升，抑制血小板聚集，并可使血管平滑肌细胞内的环磷酸腺苷浓度上升，使血管扩张，增加末梢动脉血流量。在合并间歇性跛行症状而无心力衰竭的周围动脉疾病（PAD）患者，可选用西洛他唑治疗。急性患者须用血小板糖蛋白Ⅱb/Ⅲa 受体阻滞的情况有：冠状动脉造影示有大量血栓，慢血流或无复流和新的血栓并发症；拟行 PCI 治疗的高危而出血风险较低的患者，可以考虑术中冠状动脉内推注替罗非班 500～750 μg/次，每次间隔 3～5 min，总量 1 500～2 250 μg，不推荐提前应用预治疗。如准备选用比伐卢定或 6 h 内已接受至少 300 mg 氯吡格雷负荷剂量时，则不用糖蛋白Ⅱb/Ⅲa 抑制剂。抗血小板治疗需个体化，如左主干、慢性闭塞、复杂病变、急性冠脉综合征、多支严重病变者须适当增加氯吡格雷用量由 75 mg/d 增加至 150 mg/d、1 次/d，持续 1～2 周后改为 75 mg/d、1 次/d。个别患者应三联抗血小板治疗，在阿司匹林、波立维基础上，再加服西洛他唑 50～100 mg/次、2 次/d，口服 6～12 个月。

2. 抗凝治疗 经皮冠状动脉介入术后，是否给予抗凝治疗要根据具体情况而定，如果介入术中出现过球囊扩张部位的冠状动脉内膜撕裂（又称冠状动脉夹层）、介入术后血流不理想（冠状动脉血流未达 TIMI 3 级）、介入术中见血栓负荷过重或血液高凝等情况时，最好给予肝素或低分子肝素强化抗凝治疗以防介入术后并发症的发生，具体使用一般 2 次/d，时间一般在 3d 左右为宜，必要时可用普通肝素静脉滴注 12~24 h 甚至 48 h，维持 APTT 在 60~80 s 即可。PCI 后须用华法林、氯吡格雷和阿司匹林时，建议 INR 应控制在 2.0~2.5，阿司匹林采用低剂量（75 mg/d），氯吡格雷 75 mg/d。

3. β受体阻滞剂治疗　除非有禁忌，对 MI 后、ACS、左室功能障碍（无论有无心力衰竭症状）的患者，均应长期应用。

4. 血管紧张素转换酶抑制剂（ACEI）治疗　除非有禁忌证，所有 LVEF≤40%及高血压、糖尿病或慢性肾脏疾病的患者均应开始并长期服用 ACEI。

5. 血管紧张素受体拮抗剂（ARB）治疗　用于不能耐受 ACEI 的患者及心力衰竭或 MI 后 LVEF≤40%的患者。

6. 醛固酮拮抗剂治疗　用于 MI 后无明显肾功能障碍或高钾血症，且已接受治疗剂量 ACEI 和β受体阻滞剂、LVEF≤40%、合并糖尿病或心力衰竭的患者。

7. 调脂药物治疗　经皮冠状动脉介入治疗使用机械方法使因动脉粥样硬化狭窄的冠状血管腔恢复或部分恢复到原有的大小，但淤积于内皮下的脂质斑块仍需药物来控制与清理。使用他汀类药物达到以下目标：LDL-C<2.60 mmol/L；极高危患者（如 ACS、糖尿病）LDL-C<2.07 mmoL/L。

8. 硝酸酯类药物治疗　急性冠脉综合征已经接受冠状动脉介入治疗并得到很好的血运重建的患者并不主张长期应用硝酸酯类作为常规治疗，可视病情在 1~3 个月后停用此类药物。

（六）二级预防

1. 血脂异常的处理　我国血脂异常防治建议及美国成人胆固醇教育计划（NCEP）提出，所有冠心病患者应进行全面的血脂测定。心肌梗死患者应在入院时或入院后 24 h 内测定。①AMI 恢复后的所有患者均应采用低饱和脂肪和低胆固醇饮食（饱和脂肪占总热量的 7%以下，胆固醇 200 mg/d）。②采用饮食调节后，总胆固醇（TC）>4.68 mmol/L（180 mg/dL）或 LDL-C >3.12 mmol/L（120 mg/dL）的患者，应进行药物治疗，将 LDL-C 降至 2.59 mmol/L（100 mg/dL）以下。最有效的药物是他汀类，其次为烟酸、胆酸隔置剂。长期应用时须注意不良反应。③血浆胆固醇水平正常但 LDL-C<0.91 mmol/L（35 mg/dL）的患者，应接受非药物治疗，或选用贝特类药物，以提高 LDL-C 到≥1.04 mmol/L（40 mg/dL）。④当 TG 高于 2.26 mmol/L（200 mg/dL）时，理想的 TG 水平应<1.69 mmol/L（150 mg/dL）。

2. β受体阻滞剂应用　①除低危患者外，所有无β受体阻滞剂禁忌证患者，应在发病后数日内开始治疗，并长期服用。②非 ST 段抬高型心肌梗死存活者及中重度左心室衰竭或其他 β 受体阻滞剂相对禁忌证者，可在密切监测下使用。

3. 阿司匹林：所有 AMI 患者只要无禁忌证都应长期服用，常用量 50 ~ 150 mg/d。对于阿司匹林过敏或有禁忌证的心肌梗死患者可选用噻氯匹定 250 mg/次，1 次/d。

4. 血管紧张素转换酶抑制剂（ACEI）应用：对年龄<75 岁、梗死面积大或前壁梗死、有明显心力衰竭或左室收缩功能显著受损而收缩压>100 mmHg的患者应长期服用 ACEI。可选用一种 ACEI 从小剂量开始逐渐加量到临床试验推荐的靶剂量（如卡托普利 150 mg/d，依那普利 40 mg/d，雷米普利10 mg/d，福辛普利 10 mg/d）或最大耐受量。对于梗死面积小或下壁梗死无明显左室功能障碍的患者不推荐长期应用。

【中西医结合实践】

急性心肌梗死属中医"胸痹心痛""真心痛"的范畴。中药可通过多种途径对缺血、缺氧及缺血-再灌注损伤心肌给予有效的保护，进一步抑制心肌梗死后心室重构、心肌纤维化的发生与发展。宏观微观相结合、辨证辨病相结合、中西药有机结合，是提高疗效的有效途径。

1. 中西医结合优势与切入点　现有的临床及基础研究提示，中西医结合治疗 AMI 的临床优势，目前大致可体现在：①急性期辅助溶栓治疗开通梗死相关血管和防治再闭塞。②防治溶栓或介入治疗后心肌缺血再灌注损伤。③减少急性心肌梗死的并发症（如心律失常、低血压、泵衰竭、栓塞、心室室壁瘤、心肌梗死后综合征等）。④防止梗死扩展和改善心脏重塑。⑤防治心肌梗死介入治疗后再狭窄。⑥无再流现象的中药干预。⑦心肌"缺血预适应"的中药干预。⑧治疗性血管新生的中药干预。⑨心肌梗死的二级预防。⑩心肌梗死患者生活质量的提高等。

对心肌梗死的现代医学新问题、新进展，从中医角度进行理论探索，将有利于中西医结合理论的不断创新和发展。如从冠状动脉痉挛到中医"心脉绌急"理论的提出，不但揭示了胸痹心痛的某些病机实质，而且为中西医结合治疗冠心病、心肌梗死找到了新的切入点。目前可针对急性冠脉综合征、冠状动脉血运重建术后再狭窄、AMI 后的再梗死、心脏重塑、存活心肌（包括顿抑心肌和冬眠心肌）、无再流（no-reflow）现象和冠状动脉微栓塞、围手术期心肌梗死、心肌再灌注损伤、心肌"缺血预适应"、治疗性血管生成等新问题和新进展，通过中西医结合的基础理论研究，来阐明其可能的病因病机，并且探讨相应的中医治则，从而更好地指导临床。目前国内外正在探索采用"血管生成治疗法",来促进缺血心肌区域侧支循环的建立和动脉血管的新生,从而治疗冠心病、心肌梗死。研究中药的治疗性血管新生,从中医治疗胸痹心痛的方药中,寻找有显著促血管新生的中药,为心肌梗死患者提供更有效的治疗手段。"中药药物涂层支架"可抑制再狭窄的发生,大蒜素具有抗血栓形成、抑制血管平滑肌细胞增殖等多种生物活性。目前已有动物实验研究显示大蒜素包膜支架可抑制术后再狭窄发生。参麦注射液、黄芪注射液、生脉注射液及三七总苷注射液等可减轻 AMI 溶栓后的心肌缺血再灌注损伤。

长期以来,坏死一直被认为是心肌梗死的唯一方式,近来研究发现心肌缺血梗死与细胞凋亡有关。中药在抑制细胞凋亡,保护缺血心肌细胞方面,具有研究前景。细胞内钙超载是心肌细胞从可逆损伤到不可逆损伤的重要因素。心肌细胞内钙超载可见于心肌梗死病程中的多种心脏病理状态,诸如心脏重构、缺血/再灌注心肌、心绞痛、心律失常以及心力衰竭等。从减轻心肌细胞钙超载入手,可寻找治疗心肌梗死的有效中药。研究表明益母草、黄芪、香青兰、绞股蓝总皂苷、参麦注射液、油茶皂苷、徐长卿、粉防己碱、三七总皂苷、蝙蝠葛碱、人参果皂苷等中药能够减轻心肌细胞内钙超载。

心肌梗死后的心脏重塑是一种复杂的、多因素参与调节的动态过程。机械刺激、交感神经系统和肾素血管紧张素系统激活产生的儿茶酚胺类物质和血管紧张素Ⅱ与内皮素、炎性细胞因子及氧化应激一起促进心脏重塑和心力衰竭的发生发展。地黄、麦门冬、何首乌、牛膝、当归、续断、酸枣仁、远志、合欢皮、绛香、野菊花、防风、泽泻、葛根、半夏、栀子、夏枯草、千年健、秦艽等均具有血管紧张素Ⅱ受体阻断作用,阿魏酸钠具有内皮素受体拮抗作用等。中药可望在AMI 后心脏重塑的防治中起到积极的作用。

2. 急诊 PTCA 术后中医药干预策略 目前,PTCA 术后存在血运重建后心肌组织无复流、心室重构、支架内再狭窄、心肌损伤、心肌顿抑和缺血再灌注损伤等局限性,从中医角度可以认为,由于心脏介入手术的实施,使心脉暂时得以畅通,标象得以缓解。但患者正虚本质依然存在,加之手术不可避免会损伤脉管、伤气耗阴、耗伤人体正气,因而,术后正虚应该是突出的病机所在。术后应用中医药从整体上调整阴阳和气血,使"阴平阳秘""气血调和",正好可以弥补介入治疗的不足。应将辨证施治和辨病治疗结合起来,以患者的病因病机为根本出发点,将支架植入术等心脏介入治疗手段融入辨证论治的过程中,充分发挥中医整体治疗的优势和西医介入治疗迅速解除狭窄、堵塞的特点,将二者有机地结合,充分提高临床疗效。针对心血管疾病发病急、病情重的特点,我们开展了具有中医特色的心脏介入疗法，结合应用研制的介入系列Ⅰ、Ⅱ、Ⅲ号方，取得了优于单纯西医介入治疗或单纯中药治疗的良好效果。形成了具有中医特色的心脏介入疗法。

再狭窄的发生是多因素的，包括：①血管弹性回缩；②血管负性重塑；③血栓形成并机化；④平滑肌细胞过度增殖，细胞外基质聚集；⑤血管活性物质的作用；⑥原癌基因的表达异常等。因此，可针对再狭窄的发病机制，应用中药复方独特的多靶点、多效应特点，研究开发具有防治再狭窄作用的新型中药。中药成分复杂，治疗疾病是通过多途径、多靶点的整合作用而起效的，所以采用中医药防治 PTCA 术后再狭窄等具有一定的理论意义和实用价值。水蛭素是水蛭唾液的提取物之一，为凝血酶的特异性抑制剂，对损伤血管内膜增生有明显的减轻作用；川芎嗪有明显的抑制血管平滑肌细胞（VSMC）生长与分裂的作用，并呈剂量依赖性；且能明显抑制 VSMC Ⅰ、Ⅲ型前胶原 α_1（Ⅰ）、α_2（Ⅲ）基因的转录，能抑制去内皮后的内膜增生，并抑制体外平滑肌细胞的增殖。大黄素可抑制 SMC 增殖，主要抑制细胞由 C0 期向 S 期转化，且抑制作用呈剂量依赖性。雷公藤红素通过抑制 VSMC cmyc 和 PDGF mRNA 以抑制 VSMC 的过度增殖。丹参酮可抑制内膜增生，对血管再狭窄具有积极的防治作用。黄芪、当归可不同程度抑制内膜增生，其作用机制与两味中药抑制 VSMC 表型转化，减少去分化 VSMC 比例，抑制 VSMC 迁移、增殖和细胞外基质合成密切相关。粉防己碱增加 VSMC 的凋亡，抑制血管内皮增生，提示粉防己碱有望成为预防再狭窄的一种有效药物。穿心莲有效成分 APIm34 有抗动脉粥样硬化和保护动脉内皮、抗血小板聚集、促纤溶作用，抑制成纤维细胞 DNA 合成及单核巨噬细胞分泌生长因子等功能。中药复方血府逐瘀汤及其制剂能有效地预防 PTCA 后的再狭窄。补阳还五汤可通过抑制血管平滑肌细胞血小板源生长因子（PDGF）受体而降低血管壁的病理性增殖，起到防治再狭窄发生的作用。

介入术后中西医结合的优势体现在：①增强疗效减少不良反应，氯吡格雷具有不可逆的血小板抑制作用。其不良反应主要表现以血小板减少为主，其次有氯吡格雷抵抗及粒细胞缺乏等。多项研究显示，PCI 术后在氯吡格雷与阿司匹林的联合应用的基础上再加用中药，能明显提高患者疗效，是减轻心绞痛症状，减少药物的不良反应。②缩短疗程提高患者依从性，中西医联合用药的研究表明，在氯吡格雷与阿司匹林基础上加用中药，不仅可以减轻患者的痛苦，尤其能够减少西药的用量，提高患者的生活质量；缩短氯吡格雷的应用时间，减少患者的经济负担，提高患者依从性。

冠心病介入后冠心病中医辨证治疗是中医临床个体化治疗的主要体现，不同患者、疾病的不同阶段可表现出不同的证型，治疗的方法也不同。因为潜在的病理改变在一定时期内不会发生重大变化，临床表征也多相对固定，所以其主要病机在一定时期内保持一定的恒定性；在疾病的某一阶段多数临床症状不明显，如冠心病介入治疗后临床可无任何不适，此时需要病证结合，辨识其隐证和潜证。

"中药药物涂层支架"是用支架携带抗栓和（或）抗增殖中药置入病变局部，理论上可抑制再狭窄的发生。大蒜素具有抗血栓形成、抑制血管平滑肌细胞增殖等多种生物活性。目前已有在一种血浆包膜支架上携带大蒜素置入犬冠状动脉的实验研究，该研究显示大蒜素包膜支架可抑制术后再狭窄发生。

"内皮恢复"是中西医结合防治 PCI 术后再狭窄的新策略，现代研究表明许多中药对内皮细胞具有多方面的保护作用。单味中药有川芎、当归、丹参、银杏叶、大黄、黄芪、葛根素、绞股蓝、茶色素、厚朴等，穿心莲、山麦冬总皂苷、绞股蓝总皂苷、人参二醇组皂苷、丹参素、银杏叶提取物、当归注射液、川芎嗪、阿魏酸钠等；复方有复圣散、血府逐瘀汤、补阳还五汤、消风散、降脂通脉方、血脂康、黄连解毒汤、龙寿丹等。中药防治血管内皮细胞损伤的作用机制可能有：对血管内皮细胞屏障作用的保护，抗氧化作用，对血管活性物质生成和释放的影响，对凝血和纤溶作用的影响，对黏附分子的影响等。把"内皮恢复"作为中西医结合防治 PCI 术后再狭窄的新策略和切入口，筛选有效中（成）药，阐明作用机制，可能在这一领域取得重大进展。

3. 易损斑块、血栓形成的瘀毒观　急性心肌梗死最主要的深层原因，是易损斑块及在此基础上斑块破裂和（或）合并血栓形成。易损斑块破裂继发血栓形成时，全身和斑块局部不但炎症反应较重（反映了热毒的病理变化），而且还处于高凝血、高血小板激活易于形成血栓的易损血液状态（反映了血瘀的病理变化）。新近的研究发现，斑块表面的温度与周围血管壁的温度存在差异，尤以易损斑块表面温度为高，此温度与炎性细胞（主要是巨噬细胞）的增多、产生的热量和纤维帽厚度的减少有关，从另一角度佐证了斑块"炎症内火"与"热毒"的存在。中医学认为血脉艰涩，瘀滞日久，则为"败血""污血"，邪为之甚，蕴久生热酿毒，"毒邪最易腐筋伤脉"，这与动脉粥样硬化易损斑块溃烂、糜烂、炎症细胞浸润、出血等系列病理改变有相似之处。考虑到中医学因毒致病理论与现代医学炎症反应学说存在一定的可通约性或相关性，有必要从因毒致病理论对易损斑块及其所致 ACS 的中医病因病机进行新的探讨。病证结合、宏观微观结合，AS 过程的一系列慢性炎症变化如淋巴细胞、巨噬细胞等炎症细胞浸润，炎症反应标志物、炎症介质水平增高等当和传统中医学的因毒致病学说相关。有研究证实清热解毒法不仅对于细菌、病毒和内毒素之外源性毒致病有效，而且对于氧自由基、炎症介质和组织因子之内源性毒，均可能起效。基于中医学有关毒的性质及毒与动脉粥样硬化易损斑块形成和破裂过程中炎症反应机制的一定的相关性，毒之损害可能属动脉粥样硬化易损斑块的重要中医病机之一。在传统中医活血化瘀的基础上，早期辨识"瘀毒内蕴"的高危患者，给予活血解毒治疗，可望起到"抗炎、稳定易损斑块"的作用，进一步提高中医药防治急性心血管血栓性疾病的临床疗效。实际上，解毒方药在临床上已早有应用，如清代名医陈士铎治疗心痛时，每用大剂量贯众以清火解毒收效。解毒方六神丸具有良好强心止痛作用，可用于冠心病心绞痛较剧之证。现代学者还有采用四妙勇安汤、黄连解毒汤治疗冠心病心绞痛获效的。张京春等在复制 *ApoE* 基因缺陷小鼠动脉粥样硬化模型基础上，从病理形态学、细胞成分、胶原、炎症介质等方面，观察和血（丹参、赤芍）、活血（川芎、三七）及破血中药（桃仁、酒大黄）稳定斑块的效果及作用机制。结果表明，不同活血药可作用于动脉粥样硬化的不同环节，其稳定斑块作用亦有所差别，以破血药酒大黄稳定斑块综合作用最佳，几乎达到西药辛伐他汀类似的效果，干预炎症反应为其重要作用机制之一。兼具活血解毒作用的大黄醇提取物、虎杖提取物和具有抗炎作用的丹参酮均具有较好的作用，优于单纯活血、解毒中药（三七总皂苷和黄连提取物），提示活血解毒中药"抗炎、稳定斑块"可能是一种类效应。在他汀类降脂药基础上加用活血解毒中药可进一步降低冠心病患者升高的 hsCRP 水平，而加用单纯活血药效果不明显，也反证了"瘀""毒"在冠心病发生发展中有内在的关联性。解毒活血法是中医学病证结合干预易损斑块的新方法，中医清热解毒药与活血药相配伍在清除毒素、降低炎性介质及调节免疫炎性反应等方面有明显的协同作用，效果优于单独使用清热解毒药和活血药，许多解毒中药具有抗炎、杀菌、抑制病毒及免疫调节等作用，可能作用于动脉粥样硬化炎性反应的多个病理环节，与活血化瘀方药的作用途径有所不同，因而有理由认为，解毒和活血药相配伍，可增加稳定斑块的作用。

第五节　慢性心力衰竭

慢性心力衰竭是一种复杂的临床症状群，为各种心脏病的严重阶段，其发病率高，5 年存活率与恶性肿瘤相仿。心力衰竭是一种进行性的病变，一旦起始，即使没有新的心肌损害，临床亦处于稳定阶段，仍可自身不断发展。因此，针对从心力衰竭的高发危险人群进展成器质性心脏病，出现心力衰竭症状直至难治性终末期心力衰竭的发生发展过程，提出了从"防"到"治"的全面防治理念。

【中药治疗】

(一) 稳定期

1. 心肺气虚, 心血瘀阻

【主症】 心悸气短, 乏力, 活动后加重, 神疲, 咳喘, 面色苍白, 或面色晦暗, 唇甲青紫。舌质淡或边有齿痕, 或紫暗, 有瘀点、瘀斑, 脉沉细、虚数或涩、结代。

【治则】 益气活血, 平喘止咳。

【方药】 保元汤合桃红四物汤加减 (人参 10 g, 黄芪 30 g, 肉桂 3 g, 桃仁 12 g, 红花 12 g, 当归 15 g, 川芎 15 g, 赤芍 15 g, 葶苈子 10 g, 厚朴 12 g, 杏仁 12 g, 白术 10 g, 茯苓 15 g, 甘草 6 g)。

【加减】 若有尿少、肢肿, 加车前子 (包煎), 或合用五苓散以利水渗湿; 若胁下痞块坚硬, 可改用膈下逐瘀汤加减以活血散坚, 兼有痰浊者, 可合用二陈汤加减。

2. 气阴两虚, 心血瘀阻

【主症】 心悸, 气喘, 动则加重, 气短乏力, 自汗, 两颧泛红, 口燥咽干, 五心烦热, 失眠多梦, 或面色晦暗, 唇甲青紫。舌红少苔, 或紫暗, 有瘀点、瘀斑, 脉沉细、虚数或涩、结代。

【治则】 益气养阴, 活血通脉。

【方药】 生脉散合血府逐瘀汤加减 (人参 10 g, 麦门冬 12 g, 五味子 12 g, 桃仁 10 g, 红花 10 g, 当归 15 g, 川芎 10 g, 赤芍 15 g, 枳壳 10 g, 牛膝 20 g, 黄芪 30 g, 杏仁 12 g, 紫菀 10 g, 款冬花 10 g)。

【加减】 若口干, 心烦内热者, 加生地、地骨皮、知母; 胸闷、胸痛者加炒枳壳、元胡、檀香; 若胁下痞块者, 加三棱、莪术、土鳖虫; 阴阳两虚, 证见畏寒、肢冷、脉结代者, 可合用炙甘草汤加减; 失眠多梦者, 加炒枣仁、夜交藤; 若兼尿少水肿者, 加泽泻、茯苓皮、炒葶苈子。

3. 肺脾两虚, 痰饮阻肺

【主症】 咳嗽喘促, 心悸气短, 动则加重, 痰多, 下肢水肿。舌质淡、苔腻, 脉沉细。

【治则】 补肺健脾, 化痰祛湿。

【方药】 保元汤合苓桂术甘汤加减 (人参 15 g, 黄芪 12 g, 桂枝 9 g, 白术 15 g, 茯苓 12 g, 陈皮 12 g, 法半夏 12 g, 枳壳 6 g, 木香 12 g, 砂仁 12 g, 甘草 5 g)。

【加减】 若短气、面白、背冷等，可加用仙灵脾、鹿角片等；大便溏泄者，加干姜或炮姜；气短喘促明显者，加参蛤散。

4. 心脾阳虚，血瘀水停

【主症】 心悸，气短，下肢水肿明显，恶寒肢冷，乏力，腹胀，纳少，胁下痞块，唇绀，尿少，大便溏。舌淡胖或淡暗瘀斑、苔白滑，脉沉弱结代。

【治则】 温阳健脾，活血利水。

【方药】 参附益心方（人参 6 g，制附子 10 g，桂枝 10 g，丹参 20 g，赤芍 15 g，益母草 30 g，泽泻 15 g，猪苓 15 g，车前草 30 g，炒葶苈子 15 g，砂仁 15 g，大腹皮 15 g，大枣 12 g）。

【加减】 咳喘、咯吐痰涎，重用葶苈子、加苏子；心下痞塞、干呕或呕吐明显者，加陈皮、佩兰；胁下痞块、肝脾肿大者，加鳖甲、三棱、莪术；若脘腹胀满，纳少者，加陈皮、厚朴；若水肿，尿少明显，加肉桂、冬瓜皮、五加皮，亦可加生麦芽、制香附；若咳喘、难以平卧，阳虚水泛者，加桂枝、甘草、茯苓、白芍、炒白术、五加皮、桑白皮、炒二丑、生姜。

（二）急性加重期

1. 心脾肾阳虚，水气凌心

【主症】 心悸怔忡，气短喘息，甚至端坐呼吸，或咯粉红色泡沫样痰，形寒肢厥，面色苍白，下肢水肿或重度水肿，腰酸膝冷，尿少或无尿，面色苍白或青紫，腹部膨胀，纳少脘闷，恶心欲吐。唇舌紫黯，舌体淡胖有齿痕，舌苔白滑，脉沉无力或结代、或微细欲绝。

【治则】 温阳利水，泻肺平喘。

【方药】 真武汤合五苓散、葶苈大枣泻肺汤加减（人参 10 g，制附子 10 g，茯苓 15 g，白术 20 g，白芍 15 g，猪苓 15 g，泽泻 15 g，桂枝 9 g，车前子 30 g，葶苈子 15 g，大枣 6 枚，炙甘草 10 g，地龙 12 g，煅龙牡各 15 g）。

【加减】 咳喘、咯吐黄痰者，加桑白皮、川贝、黄芩；血瘀甚，发绀明显，可加泽兰、红花、丹参、益母草、北五加皮化瘀利水；水肿势剧，上凌心肺，心悸喘满，倚息不得卧者，加沉香、万年青根等行气逐水。

2. 正虚喘脱

【主症】 喘逆剧甚，张口抬肩，鼻翼扇动，端坐不能平卧，稍动则喘剧欲绝，心悸，烦躁不安，面青唇紫，多汗或汗出如油或冷汗淋漓，四肢厥冷，咯吐痰涎或粉红痰，尿少水肿，甚至神志昏乱。舌质紫暗，苔少或无，脉微细欲绝。

【治则】 回阳救逆，益气固脱。

【方药】 参附龙牡汤合生脉散加减（红参 10 g，制附子 10 g，煅牡蛎 30 g，煅龙骨 30 g，麦冬 15 g，五味子 15 g，黄芪 30 g，炙甘草 10 g，山萸肉 15 g，鹿角胶 9 g）。

【加减】 阳虚甚，气息微弱，四肢厥冷，附子加量，加用干姜、肉桂、桂枝；阴虚甚，气息喘促，心烦内热，加麦冬、玉竹、沙参；若尿少，加茯苓、车前子、泽泻；若喘息不得卧者，加服黑锡丹、蛤蚧粉。

（二）辨证使用中成药

1. 心肺气虚，心血瘀阻　①补心气口服液，10 mL/次，3 次/d。②芪参益气滴丸，1 包/次，3 次/d。③血府逐瘀口服液，10 mL/次，3 次/d。④通心络胶囊，3 粒/次，3 次/d。⑤参麦注射液，30 mL 以 5% 葡萄糖溶液 250 mL 稀释后静脉滴注，1 次/d。⑥丹红注射液，30 mL 以 5% 葡萄糖溶液 250 mL 稀释后静脉滴注，1 次/d。

2. 气阴两虚，心血瘀阻　①生脉饮，10 mL/次，3 次/d。②心通口服液，10 mL/次，3 次/d。③滋心阴口服液，10 mL/次，3 次/d。④生脉注射液，30 mL 以 5% 葡萄糖溶液 250 mL 稀释后静脉滴注，1 次/d。

3. 肺脾两虚，痰饮阻肺　①麝香保心丸，1~2 丸/次，3 次/d。②心宝丸，1~5 粒/次，3 次/d。③参麦注射液，30 mL 以 5% 葡萄糖溶液 250 mL 稀释后静脉滴注，1 次/d。

4. 心脾两虚，血瘀水停　①麝香保心丸，1~2 丸/次，3 次/d。②心宝丸，1~5 粒/次，3 次/d。③芪苈强心胶囊，益气温阳，活血通络，利水消肿。用于冠心病、高血压病所致轻 、中度充血性心力衰竭证属阳气虚乏、络瘀水停者。4 粒/次，3 次/d。④参麦注射液：30 mL 以 5% 葡萄糖溶液 250 mL 稀释后静脉滴注，1 次/d。

5. 心脾肾阳虚，水气凌心　①参附注射液，30 mL 以 5% 葡萄糖溶液 250 mL 稀释后静脉滴注，1 次/d；必要时 10~20 mL 加 5% 葡萄糖注射液 40 mL 缓慢静脉注射，可 0.5~1 h 重复一次。②参麦注射液，30 mL 以 5% 葡萄糖溶液 250 mL 稀释后静脉滴注，1 次/d；如有休克及低血压者，可连用 3~5 次，直至血压升高、稳定。

6. 正虚喘脱　①参附注射液，30 mL 以 5% 葡萄糖溶液 250 mL 稀释后静脉滴注，1 次/d；必要时 10~20 mL 加 5% 葡萄糖溶液 40 mL 缓慢静脉注射，可 0.5~1 h 重复一次。②参麦注射液，30 mL 以 5% 葡萄糖溶液 250 mL 稀释后静脉滴注，1 次/d；如有休克及低血压者，可连用 3~5 次，直至血压升高、稳定。

【西药治疗】

1. 一般治疗　①去除诱发因素：各种感染（尤其上呼吸道和肺部感染）、肺梗死、心律失常（尤其伴快速心室率的心房颤动）、电解质紊乱和酸碱失衡、贫血、肾功能损害、过量摄盐、过度静脉补液，以及应用损害心肌或心功能的药物等均可引起心力衰竭恶化，应及时处理或纠正。②监测体重：如在3 d内体重突然增加2 kg以上，应考虑患者已有钠、水潴留（隐性水肿），需要利尿或加大利尿剂的剂量。③限钠：心力衰竭急性发作伴有容量负荷过重的患者，要限制钠摄入<2 g/d。一般不主张严格限制钠摄入和将限钠扩大到轻度或稳定期心力衰竭患者，因其对肾功能和神经体液机制具有不利作用。④限水：严重低钠血症（血钠<130 mmol/L）患者液体摄入量应<2 L/d。严重心力衰竭患者液量限制在1.5～2 L/d有助于减轻症状和充血。轻中度症状患者常规限制液体并无益处。⑤休息与运动：失代偿期需卧床休息，多做被动运动以预防深部静脉血栓形成。临床情况改善后在不引起症状的情况下，应鼓励进行体力活动，以防止肌肉的"去适应状态"（失用性萎缩）。NYHA Ⅱ～Ⅲ级患者可在专业人员指导下进行运动训练，能改善症状、提高生活质量。⑥氧疗：可用于急性心力衰竭，对慢性心力衰竭并无指征。

2. 药物治疗

（1）利尿剂：通过抑制肾小管特定部位钠或氯的重吸收，消除心力衰竭时的水钠潴留。在利尿剂开始治疗后数日内就可降低颈静脉压，减轻肺瘀血、腹水、外周水肿和体重，并改善心功能和运动耐量。合理使用利尿剂是其他治疗心力衰竭药物取得成功的关键因素之一。如利尿剂用量不足造成液体潴留，会降低对ACEI的反应，增加使用β受体阻滞剂的风险；不恰当的大剂量使用利尿剂则会导致血容量不足，发生低血压、肾功能不全和电解质紊乱的风险。①适应证：有液体潴留证据或曾有过液体潴留的所有心力衰竭患者均应给予利尿剂。②用法：从小剂量开始，逐渐增加剂量直至尿量增加，体重每日减轻0.5～1.0 kg为宜。一旦症状缓解、病情控制，即以最小有效剂量长期维持，并根据液体潴留的情况随时调整剂量。③制剂选择：常用的利尿剂有襻利尿剂，如呋塞米；作用于远曲肾小管的噻嗪类，如氢氯噻嗪和氯噻酮；保钾利尿剂如螺内酯、氨苯蝶啶、阿米洛利，后二者不受醛固酮调节。首选襻利尿剂如呋塞米或托拉塞米，特别适用于有明显液体潴留或伴有肾功能受损的患者。呋塞米的剂量与效应呈线性关系。噻嗪类仅适用于有轻度液体潴留、伴有高血压而肾功能正常的心力衰竭患者。氢氯噻嗪100 mg/d已达最大效应（剂量-效应曲线已达平台期），再增量亦无效。新型利尿剂托伐普坦是血管加压素 V_2 受体阻滞剂，具有仅排水不利钠的作用，伴顽固性水肿或低钠血症者疗效更显著。起始剂量为15 mg，1次/d，根据病情调整剂量，最大剂量为60 mg/d。④注意事项：应用利尿剂电解质丢失较常见，如低钾、低镁血症及低钠血症。低钠血症时应注意区别缺钠性低钠血症和稀释性低钠血症，后者按利尿剂抵抗处理。利尿剂的使用可激活内源性神经内分泌系统，特别是 RAAS 系统和交感神经系统，故应与 ACEI 或 ARB 及 β 受体阻滞剂联用。此外，还可出现低血压和肾功能恶化，应区分是利尿剂不良反应，还是心力衰竭恶化或低血容量的表现。

（2）血管紧张素转换酶抑制剂（ACEI）：是治疗心力衰竭的基石和首选药物。①适应证：所有 EF 值下降的心力衰竭患者，都必须且终身使用，除非有禁忌证或不能耐受。心力衰竭高发危险人群应该考虑用 ACEI 来预防心力衰竭。②禁忌证：曾发生致命性不良反应，如喉头水肿、无尿性肾功能衰竭或妊娠妇女，应禁忌使用。有以下情况者须慎用：双侧肾动脉狭窄，血肌酐 > 265.2 μmol/L（3 mg/dL），血钾 > 5.5 mmol/L，伴症状性低血压（收缩压 < 90 mmHg），左室流出道梗阻（如主动脉瓣狭窄，肥厚型梗阻性心肌病）等。③应用方法：从小剂量开始，逐渐递增，直至达到目标剂量，一般每隔 1~2 周剂量倍增一次。滴定剂量及过程需个体化。调整到合适剂量应终身维持使用，避免突然撤药。应监测血压、血钾和肾功能，如果肌酐增高 > 30%，应减量，如仍继续升高，应停用。④注意事项；常见不良反应有与血管紧张素 Ⅱ（Ang Ⅱ）抑制有关的，如低血压、肾功能恶化、高血钾；和与缓激肽积聚有关的，如咳嗽和血管性水肿。

治疗慢性心力衰竭的 ACEI 见表 9-10。

表 9-10　治疗慢性心力衰竭的 ACEI

药物名称	起始剂量	目标剂量
卡托普利	6.25 mg/次，tid	50 mg/次，tid
依那普利	2.5 mg/次，bid	10~20 mg/次，bid
福辛普利	5~10 mg/d	40 mg/d
赖诺普利	2.5~5 mg/d	30~35 mg/d
培哚普利	2 mg/d	4~8 mg/d
喹那普利	5 mg/次，bid	20 mg，bid
雷米普利	2.5 mg/d	5 mg/次，bid 或 10 mg/d
西拉普利	0.5 mg/d	1~2.5 mg/d
贝那普利	2.5 mg/d	5~10 mg，bid

注：bid—每日 2 次，tid—每日 3 次

（3）β受体阻滞剂：长期应用（>3个月时）可改善心功能，提高LVEF；治疗4~12个月，还能降低心室肌重量和容量、改善心室形状，提示心肌重构延缓或逆转。①适应证：结构性心脏病，伴LVEF下降的无症状心力衰竭患者，无论有无MI，均可应用，有助于预防发生心力衰竭。有症状或曾经有症状的NYHAⅡ~Ⅲ级、LVEF值下降、病情稳定的慢性心力衰竭患者必须终身应用，除非有禁忌或不能耐受。NYHAⅣa级心力衰竭患者在严密监护和专科医师指导下也可应用。伴Ⅱ度及以上房室传导阻滞患者禁用。②用法：常用美托洛尔、比索洛尔、卡维地洛。LVEF值下降的心力衰竭患者一经诊断，在症状较轻或得到改善后即尽快使用β受体阻滞剂，除非症状反复或进展。β受体阻滞剂治疗心力衰竭要达到目标剂量或最大可耐受剂量。目标剂量是在既往临床试验中采用、达到并证实有效的剂量。起始剂量宜小，一般为目标剂量的1/8，每隔2~4周可将剂量递增一次，滴定的剂量及过程须个体化。生物学效应往往须持续用药2~3个月才逐渐产生，而初始用药主要产生的药理作用是抑制心肌收缩力，诱发和加重心力衰竭的，为避免这种不良影响，起始剂量须小，递加剂量须慢。静息心率是评估心脏β受体有效阻滞的指标之一，通常心率降至55~60次/min即为达到了β受体阻滞剂应用的目标剂量或最大可耐受剂量。③注意事项：应用早期如出现某些不严重的不良反应一般不需停药，可延迟加量直至不良反应消失。起始治疗时如引起液体潴留，应加大利尿剂用量，直至恢复治疗前体重，再继续加量。用药期间如心力衰竭有轻或中度加重，应加大利尿剂用量。如病情恶化，且与β受体阻滞剂应用或加量相关，宜暂时减量或退回至前一个剂量。如病情恶化与β受体阻滞剂应用无关，则无须停用，应积极控制使心力衰竭加重的诱因，并加强各种治疗措施。如心率低于55次/min，或伴有眩晕等症状，或出现Ⅱ、Ⅲ度房室传导阻滞，应减量甚至停药。

（4）醛固酮受体阻滞剂：醛固酮对心肌重构，特别是对心肌细胞外基质促进纤维增生的不良影响是独立和叠加于AngⅡ作用的。长期应用ACEI或血管紧张素受体阻滞剂（ARB），起初醛固酮降低，随后即出现"逃逸现象"。因此，加用醛固酮受体阻滞剂（MRA），可抑制醛固酮的有害作用，对心力衰竭患者有益。①适应证：LVEF≤35%、NYHAⅡ~Ⅳ级的患者。所有已使用了ACEI（或ARB）和β受体阻滞剂治疗，仍持续有症状的患者，均可加用MRA。AMI后、LVEF≤40%，有心力衰竭症状或既往有糖尿病史者也推荐使用MRA。②用法：从小剂量起始，逐渐加量，尤其螺内酯不推荐应用很大剂量。③注意事项：血钾>5.0 mmol/L、肾功能受损者（肌酐>221 μmol/L）不宜应用。避免使用非甾体类抗炎药物和环氧化酶-2抑制剂，尤其是老年人。螺内酯可引起男性乳房增生症，为可逆性，停药后消失。依普利酮不良反应少见。

（5）AngⅡ受体阻滞剂：用于不能耐受 ACEI 不良反应（咳嗽、血管性水肿）的心力衰竭患者。未应用过 ACEI 和能耐受 ACEI 的心力衰竭患者，仍以 ACEI 为首选。治疗慢性心力衰竭的 ARB 见表 9-11。

表 9-11　治疗慢性心力衰竭的 ARB

药物名称	起始剂量	推荐剂量
坎地沙坦	4~8 mg/d	32 mg/d
缬沙坦	20~40 mg/d	160 mg，bid
氯沙坦	25~50 mg/d	50~100 mg/d
厄贝沙坦	150 mg/d	300 mg/d
替米沙坦	40 mg/d	80 mg/d
奥美沙坦	10~20 mg/d	20~40 mg/d

ARB 可阻断 AngⅡ与 AT_1（血管紧张素Ⅱ的 1 型受体）结合，从而阻断或改善因 AT_1 过度兴奋导致的诸多不良作用，如血管收缩、水钠潴留、组织增生、胶原沉积、促进细胞坏死和凋亡等，这些都是在心力衰竭发生发展中起作用的因素。ARB 还可能通过加强 AngⅡ与 AT_2（血管紧张素Ⅱ的 2 型受体）结合来发挥有益的效应。①适应证：基本与 ACEI 相同，用于不能耐受 ACEI 的患者。也可以应用于经利尿剂、ACEI 和 β 受体阻滞剂治疗后临床状况改善仍不满意，又不能耐受 MRA 的有症状心力衰竭患者。②用法：从小剂量起用，逐步将剂量增至目标推荐剂量或可耐受的最大剂量。③注意事项：与 ACEI 相似，如可能引起低血压、肾功能不全和高血钾等；在开始应用及改变剂量的 1~2 周内，应监测血压（包括不同体位血压）、肾功能和血钾。此类药与 ACEI 相比，最突出优点是不良反应（如干咳）少，患者依从性好，更适宜长期维持使用。

（6）地高辛：洋地黄类药物通过抑制衰竭心肌细胞膜 Na^+、K^+-ATP 酶，使细胞内 Na^+ 水平升高，促进 Na^+-Ca^{2+} 交换，提高细胞内 Ca^{2+} 水平，从而发挥正性肌力作用。目前认为其有益作用可能是通过降低神经内分泌系统的活性，即属于神经内分泌抑制剂范畴，从而发挥治疗心力衰竭的作用。①适应证：适用于左心室射血分数正常的心力衰竭（HF-PEF）已应用利尿剂、ACEI（或 ARB）、β 受体阻滞剂和 MRA，LVEF≤45%，仍持续有症状的患者，伴有快速心室率的心房颤动患者尤为适合。已应用地高辛者不宜轻率停用。心功能 NYHA Ⅰ级患者不宜应用地高辛。②用法：采用维持量疗法 0.125~0.25 mg/d，老年或肾功能受损者剂量减半。控制心房颤动的快速心室率，剂量可增加至 0.375~0.50 mg/d。应严格监测地高辛中毒等不良反应及药物浓度。

（7）伊伐布雷定：是心脏窦房结起搏电流（I_f）的一种选择性特异性抑制剂，以剂量依赖性方式抑制 I_f 电流，降低窦房结发放冲动的频率，从而减慢心率。由于心率减缓，舒张期延长，冠状动脉血流量增加，可产生抗心绞痛和改善心肌缺血的作用。①适应证：适用于窦性心律的 HF-REF 患者。在使用了 ACEI（或 ARB）、β 受体阻滞剂、MRA，且已达到推荐剂量或最大耐受剂量，心率仍然≥70 次/min，并持续有症状（NYHA Ⅱ～Ⅳ级），可加用伊伐布雷定。不能耐受 β 受体阻滞剂、心率≥70 次/min 的有症状患者，也可代之使用伊伐布雷定。②用法：起始剂量 2.5 mg，2 次/d，根据心率调整用量，最大剂量 7.5 mg，2 次/d，患者静息心率宜控制在 60 次/min 左右，不宜低于 55 次/min。③注意事项：不良反应有心动过缓、光幻症、视力模糊、心悸、胃肠道反应等。

（8）血管扩张剂：硝酸酯类常被合用以缓解心绞痛或呼吸困难的症状。

（9）能量代谢：曲美他嗪可提高心力衰竭患者的射血分数，甚至降低心血管死亡率或全因死亡率，左卡尼汀和辅酶 Q_{10} 也存在类似情况。

（10）钙通道阻滞剂：心力衰竭患者如伴有严重的高血压或心绞痛，其他药物不能控制而必须应用 CCB，此时可选择氨氯地平或非洛地平，二者长期使用具有较好的安全性，但对预后并无不利影响。

（11）非洋地黄类正性肌力药：肾上腺素能受体激动剂（如多巴酚丁胺）、磷酸二酯酶抑制剂不主张对慢性心力衰竭患者长期、间歇静脉滴注。对心脏移植前的终末期心力衰竭、心脏手术后心肌抑制所致的急性心力衰竭及难治性心力衰竭，可考虑短期支持应用 3～5 d。推荐剂量：多巴酚丁胺 2～5 μg/（kg·min）；米力农 50 μg/kg 负荷量，继以 0.375～0.750 μg/（kg·min）。

（12）其他药物：LCZ696（ARB/脑啡肽酶双重抑制剂，ARNI）未来可能替代 ACEI/ARB，与 β 受体阻滞剂、醛固酮受体阻滞剂形成新的金三角，未来心力衰竭治疗药物研究方向可能向有双重或多重作用靶点的药物。脑啡肽酶是钠尿肽的降解酶，抑制脑啡肽酶可以增加高血压患者内源性钠尿肽的利尿、排钠及血管扩张效应，因此有降压和减轻心脏负荷作用。单独应用脑啡肽酶抑制剂可引起一些血管收缩肽的水平增高（如血管紧张素Ⅱ、内皮素Ⅰ和缓激肽），因为这些血管收缩肽也是由脑啡肽酶降解的，因此可以抵消其血管扩张和降压作用，并可能产生咳嗽和血管性水肿等不良反应。脑啡肽酶抑制剂+ARB 有协同药理作用，且其不良反应可以相互抵消。托伐普坦是一种新型的利尿剂，它作用于肾集合管 AVP 的 V_2 受体，抑制肾集合管的水重吸收，排水而不排钠和钾，适用于等容性或高容性低钠血症（心力衰竭、肝硬化腹水及 ADH 分泌异常综合征等）。它对心力衰竭时神经内分泌的激活不如襻利尿剂，同时可以改善心力衰竭的血流动力学，且对心力衰竭时的肾损伤有一定保护作用。慢性心力衰竭出现血栓栓塞事件发生率较低，每年在 1%~3%，一般无须做常规抗凝或抗血小板治疗。依普利酮是选择性醛固酮受体阻滞剂，它只作用于盐皮质激素受体，而不作用于雄激素和孕酮受体，因此其性激素样不良反应较螺内酯轻。对于心肌梗死后心力衰竭患者，依普利酮可以增加 ACEI 和 β 受体阻滞剂的益处。阿利吉仑（aliskiren）是第二代非肽类肾素-血管紧张素受体抑制剂，能在第一环节阻断 RAAS 系统，降低肾素活性，减少 Ang Ⅱ 和醛固酮的生成，起到降低血压和治疗心血管疾病的作用。在所有 RAAS 阻滞剂中，阿利吉仑是唯一能够降低血浆肾素活性的药物。如心力衰竭患者伴其他基础疾病，或伴各种血栓栓塞的高危因素，则可视具体情况应用抗血小板和（或）抗凝药物。噻唑烷二酮类（格列酮类）降糖药可引起心力衰竭加重并增加心力衰竭住院的风险。非甾体类抗炎药和环氧化酶-2 抑制剂可引起水钠潴留、肾功能恶化和心力衰竭加重，均应避免使用。

慢性心力衰竭治疗药物及推荐级别见表 9-12。

表 9-12　慢性心力衰竭药物治疗及推荐级别

药物	适用范围	推荐级别	证据水平
ACEI（血管紧张素转化酶抑制剂）	推荐所有慢性 HF-REF 患者都必须使用，而且需要终身使用，除非有禁忌证或不能耐受	I	A
β 受体阻滞剂	所有慢性 HF-REF，病情相对稳定，以及结构性心脏病且 LVEF≤40% 者，均必须应用，而且需终身使用，除非有禁忌证或不能耐受	I	A
ARB（血管紧张素 Ⅱ 受体阻滞剂）	①LVEF≤40%、不能耐受 ACEI 的患者	I	A
	②EF≤40%、尽管用了 ACEI 和 β 受体阻滞剂仍有症状的心力衰竭患者，如不能耐受 MRA，可改用 ARB	Ⅱb	A
利尿剂	有液体潴留证据或原先有过液体潴留的心力衰竭患者均应给予利尿剂，且应在出现水钠潴留的早期应用	I	C
MRA（醛固酮受体阻滞剂）	①所有已用了 ACEI（或 ARB）和 β 受体阻滞剂治疗，仍持续有症状（NYHA Ⅱ~Ⅳ级）且 EF≤35% 的患者	I	A
		I	B
	②AMI 后、LVEF≤40%，有心力衰竭症状或既往有糖尿病史		

续表

药物	适用范围	推荐级别	证据水平
地高辛	①已应用 ACEI（或 ARB）、β 受体阻滞剂、MRA 和利尿剂治疗，而仍持续有症状、LVEF≤45% 的慢性 HF-REF 患者。尤其适用于心力衰竭合并快速性心房颤动者 ②窦性心律、EF≤45%、不能耐受 β 受体阻滞剂的心力衰竭患者	Ⅱa Ⅱb	B B
伊伐布雷定	窦性心律，EF≤35%，已使用 ACEI（或 ARB）和 MRA（或 ARB）治疗的心衰患者：①如果 β 受体阻滞剂已达到循证医学证据剂量或最大耐受剂量、心率仍然≥70 次/min，并且持续有症状（NYHA Ⅱ~Ⅳ 级） ②如不能耐受 β 受体阻滞剂、心率≥70 次/min，也可以考虑使用伊伐布雷定	Ⅱa Ⅱb	B C
H-ISDN（肼屈嗪及亚硝酸异山梨醇酯）	EF≤45%，ACEI/ARB 不能耐受时的替代药，但必须在应用 β 受体阻滞剂、MRA 治疗的基础上	Ⅱb	B
ω-3 PUFA（多不饱和脂肪酸）	在接受 β 受体阻滞剂、ACEI/ARB、MRA 治疗的基础上能减少心血管病危险与死亡	Ⅱb	B

3. 心力衰竭并发心律失常的处理 结构重构和电重构是发病基础。心力衰竭时，钾、钠和钙通道等超极化激活的非选择性阳离子通道和钙载体、连接蛋白表达、参与动作电位的蛋白均会产生改变引起心律失常，称为致心律失常重构。药物毒性、电解质紊乱、缺血、缺氧、神经内分泌功能失调、物理压力等均参与其中，起诱发作用。

用于心力衰竭的抗心律失常药物有胺碘酮和利多卡因。胺碘酮对心脏功能的抑制及促心律失常作用小，不但能控制和减少快速性室性心律失常，还可降低心力衰竭猝死的发生，如无禁忌证，是心力衰竭患者合并快速性室性心律失常的首选治疗药物。心力衰竭伴窦性心动过速、非阵发性交界性心动过速，处理以减慢心室率为主，重在基础疾病和心力衰竭的治疗。房室结折返性心动过速和旁路参与的房室折返性心动过速，首先可采用刺激迷走神经方法，如深吸气后屏气同时用力做呼气动作（Valsalva 法），或用压舌板等刺激咽喉部产生恶心感尝试。如无效，可应用胺碘酮、洋地黄类药物。伴明显低血压和严重心功能不全者，应使用电复律终止发作。心力衰竭中新发心房颤动，心室率多加快，加重血流动力学障碍，出现低血压、肺水肿、心肌缺血时应立即电复律。如病情尚稳定，则选用胺碘酮静脉复律或维持窦性心律。心力衰竭中慢性心房颤动治疗以控制室率为主，首选洋地黄类药物，也可静脉缓慢注射胺碘酮，其目的是减慢心率，而不是复律。心力衰竭患者频发或联发室性早搏很常见，应着重抗心力衰竭治疗，如有低钾血症，应补钾和镁，一般不选用抗心律失常药物。急性心力衰竭并发持续性室时心动过速，无论单形或多形性，血流动力学大多不稳定，并易恶化成心室颤动，因此首选电复律纠正。心室颤动患者电除颤后须加用胺碘酮预防复发。缓慢性心律失常是指窦性心动过缓、窦性静止、传导阻滞等心率减慢为特征的疾病。轻者可无症状，严重的心动过缓可造成低血压、心绞痛、心力衰竭加重、晕厥等。如血流动力学不受影响，则无须特殊处理。造成血流动力学障碍的严重缓慢心律失常，如三度房室传导阻滞、二度Ⅱ型房室传导阻滞及心室率<50 次/min 的窦性心动过缓应用药物治疗（如阿托品、异丙肾上腺素）无效时，应尽早实行起搏治疗。急性心律失常临床处理常见的误区是对心律失常本身治疗过度而忽略抗心律失常药物，特别是大剂量联合静脉使用时，可能对患者带来的危害。应根据每个患者的实际情况，进行综合评估，治疗基础疾病，寻找最佳的综合治疗策略和方案。

埋藏式心脏复律除颤器（ICD）治疗虽可减少恶性心律失常引起的猝死，并不能预防室性心律失常的发生，恶性心律失常的病因往往是不可逆的，多有反复发作的倾向。因此，在植入 ICD 的同时，须合理应用抗心律失常药物。ICD 联合使用抗心律失常药物可以有效降低患者恶性心律失常发作的频率，并减少 ICD 的放电次数，延长器械寿命，改善患者的生活质量，减少正确和不正确放电，因减慢 VT 的频率使之可通过给予 ATP 治疗终止、减少由室上性心动过速诱发的不适当电击。另外，抗心律失常药还能减少室性、室上性心律失常发作时的心室率，减缓血流动力学的恶化，提高患者耐受性，这类心律失常无论频率还是持续时间均不致导致 ICD 放电，但会引起患者的临床症状。另外，抗心律失常药物可能降低除颤阈值，保证安全地 ICD 成功复律。抗心律失常药物的使用应遵循个体化原则，根据患者发生 ICD 电击的可能性大小来决定。对于 ICD 一级预防适应证患者除使用 β 受体阻滞剂外，一般不推荐使用其他抗心律失常药物。ICD 二级预防适应证患者在植入 ICD 的同时应根据患者恶性心律失常发作诱因是否已经消除，发作时是室性心动过速还是心室颤动，室性心动过速是单形性还是多形性，发作时是否伴有血流动力学障碍等相关症状综合判断加用抗心律失常药物的必要性。ICD 误放电后应针对原因及早应用抗心律失常药物以防止再发。对心脏性猝死一级预防药物治疗中，胺碘酮的作用尚未有定论。植入 ICD 的患者只要能耐受治疗就应使用 β 受体阻滞剂，而是否加用胺碘酮、索他洛尔则根据个体情况决定。在 SCD 二级预防药物治疗中，胺碘酮是首选。目前推荐在 ICD 植入的同时，应联合使用胺碘酮。对先天性长 QT 综合征、儿茶酚胺敏感性多形性室性心动过速的患者，β 受体阻滞剂可以减少事件的发作，在治疗中常与 ICD 联合使用。植入 ICD 患者如合并阵发性或慢性心房颤动、心房扑动，其伴发的快速心室率可能导致 ICD 不恰当治疗的发生。治疗上单独或联合使用 β 受体阻滞剂、非二氢吡啶钙通道阻滞剂可以控制心室率，从而减少误识别、误放电的发生。胺碘酮则可在以上治疗禁忌、不能耐受或无效时使用；如仍无效，可行房室结消融治疗。

对再同步代治疗的患者，为了进一步降低死亡率，升级为再同步代治疗结合植入心脏除颤器并联合使用胺碘酮是最佳选择，胺碘酮可以增加放电治疗的成功率、减少心律失常复发。对合并阵发性心房纤颤的心力衰竭患者，胺碘酮是维持窦律治疗的理想选择。在控制心室率方面可以选用 β 受体阻滞剂、洋地黄类药物及胺碘酮，但在症状性心力衰竭患者中首选洋地黄类，β 受体阻滞剂则须按心力衰竭治疗原则应用；如 β 受体阻滞剂无效或有禁忌时，胺碘酮可作为首选。在非持续性室性心律失常治疗中盐酸胺碘酮、盐酸索他洛尔或其他 β 受体阻滞剂可用于减少 ICD 放电，抑制非持续性室性心动过速的发作。在持续性室性心动过速的长期治疗中，抗心律失常药物只能作为 ICD 的辅助治疗措施。ICD 术后联合抗心律失常药物中，β 受体阻滞剂的研究证明，不论患者是否合并心力衰竭，β 受体阻滞剂均可有效减少室性早搏与心律失常的发生率，降低 SCD 的风险，同时由于其良好的安全性，可作为抗心律失常药物的基础治疗。ICD 术后抗心律失常药物的应用应遵循个体化原则酌情使用，使用过程中应加强监测，及时根据病情调整药物及 ICD 程控参数设置。对于 ICD 植入后应用抗心律失常药物仍有反复室性心动过速、心室颤动发作患者应考虑射频消融治疗。

4. 心脏再同步化治疗（cardiac resynchronization therapy CRT）　CRT/CRT-D 通过恢复机械和电同步性逆转左心室重构、改善心脏功能、降低心力衰竭再住院率和死亡率，以提高患者的生活质量和改善预后。术后患者管理包括起搏器的程控优化、超声评估，药物优化等，药物优化要根据患者的临床评估进行心力衰竭药物的调整，使患者获益最大化。①术后临床评估包括患者临床症状体征，心功能的主观和客观评价，心电、心律失常和心脏结构的评估，以判断病情的变化和 CRT 治疗的反应性，指导药物的优化治疗。②大多数接受 CRT/CRT-D 治疗的心力衰竭患者，临床症状、心脏结构和心功能可得到显著改善，因此应根据患者的病情酌情调整药物治疗，即使心脏结构和心功能恢复正常的患者，也不主张完全停止药物治疗。ACEI/ARB 适合于所有的心力衰竭患者，除有禁忌证或不能耐受者，对于 CRT 术后心脏结构和功能恢复正常的患者建议仍长期维持治疗以预防心室重塑和改善患者的预后。醛固酮受体阻滞剂适用于中、重度心力衰竭，NYHA Ⅱ~Ⅳ级患者。对于 CRT 术后心脏结构和功能恢复正常的患者建议仍长期维持治疗，应根据 CRT 治疗的反应性进行药物的优化治疗，术后应规律服药治疗。术后停药和不规律服药是导致 CRT 效果不佳的原因之一。神经内分泌系统的激活是慢性心力衰竭心脏机械活动的衰竭的机制。交感神经系统及肾素-血管紧张素-醛固酮（RAAS）系统的激活会加速心脏衰竭，传统的药物治疗包括利尿、强心和 β 受体阻滞剂及 ACEI/ARB 等可改善患者的症状和预后，而对于心率较快患者应用伊伐布雷定减慢心率，也可提高 CRT 的疗效。对于 CRT 术后心脏结构和功能恢复正常的患者可以停用利尿剂、地高辛等改善症状的药物，但 ACEI/ARB 和 β 受体阻滞剂除外禁忌证或不耐受的患者，建议长期维持。

5. 心力衰竭非心脏并发症的处理

（1）肺部感染：心力衰竭合并肺部感染时，强调"重拳出击"，给予强力抗生素。对于一般的住院患者，选用 β 内酰胺类加大环内酯类抗生素或氟喹诺酮类抗生素；对需住 ICU 的患者，选用 β 内酰胺类加大环内酯类抗生素或 β 内酰胺类加氟喹诺酮类抗生素。明确致病菌后，选用致病菌敏感抗生素。对于医院获得性肺炎患者，充分的抗生素治疗更为重要。由于致病菌难以明确，通常为经验治疗，选择能覆盖绿脓杆菌的单一抗生素头孢吡肟（或美罗培南、哌拉西林）；如患者有金黄色葡萄球菌感染的表现，应选用头孢拉定（或环丙沙星、亚胺培南、庆大霉素）；如高度怀疑为绿脓杆菌感染，应采用头孢吡肟（或美罗培南）加左氧氟沙星（或哌拉西林、氨曲南、阿米卡星）联合用药。治疗时程：无合并情况的 CAP 患者静脉应用抗生素 2~3 d 后改为口服，共 1~3 周；对于心力衰竭患者，应根据心力衰竭症状的控制情况决定，一般需要 1 周左右。医院获得性肺炎静脉用药 2~3 周，对于金黄色葡萄球菌或绿脓杆菌感染，需静脉用药 3~4 周。用药过程中应注意菌群失调情况。治疗过程中应注意出入量的平衡，量出为入，确保痰液容易咳出。

（2）肾功能不全：口服襻利尿剂呋塞米（速尿）的最大剂量为 500 mg/d，在液体潴留严重的患者，应更换为静脉利尿剂或更换为另一种襻利尿剂。

（3）顽固性水肿：严格限制液入量<1 200 mL/d；限制盐摄入量<2 g/d。襻利尿剂是在重度水肿时有效的利尿剂，出现利尿剂抵抗时，应改口服利尿剂至静脉途径，采用剂量加倍的方法，直至其排钠及排尿作用达到平台期。或更换为另一种襻利尿剂。呋塞米的最大日剂量为 1 g。或给予短效的襻利尿剂静脉输注

（如呋塞米 20~40 mg 静脉注射后，5~10 mg/h 静脉泵入维持）。联合应用作用于肾单位不同节段的利尿剂，如美托拉宗或噻嗪类利尿剂与襻利尿剂合用。严重低蛋白血症患者（<2 g/dL），在应用利尿剂的同时，给予白蛋白可增加利尿作用。与利尿剂同时应用氨茶碱或小剂量多巴胺会增加利尿效果。如水肿仍存在，可给予超滤或透析治疗。ACEI 对治疗利尿剂抵抗的顽固性水肿也非常有效。推荐小剂量开始，逐渐增加到常规剂量。在襻利尿剂和 ACEI 的基础上加用螺内酯也是非常有效的，可对抗醛固酮的作用。

（4）电解质紊乱：轻度低钠血症（120~135 mmol/L）通常限制入液量，通常<1 000 mL/d。无症状者限制入液量是最有效的方法。<120 mmol/L 的严重低钠血症用襻利尿剂和静脉滴注 0.9%氯化钠（或偶然用 3%氯化钠）来更快地纠正。

6. 舒张性心力衰竭的处理

（1）非药物治疗：限盐和限水，可使血容量减少，左室舒张末压下降。进行适当有氧运动。

（2）药物治疗：①利尿剂，临床应用利尿剂时，应从小剂量开始，根据病情需要逐渐增加剂量，并注意避免出现低血压和乏力加重的症状。这可能和利尿及应用于收缩性心力衰竭的治疗不同，因为在后者利尿剂可以从较大的剂量开始应用。②硝酸盐类药物，可扩张静脉，减少中心血容量，减少左室舒张末压。也应从小剂量开始，根据需要逐渐增加剂量。③β 受体阻滞剂，预防过快的心率，一般将基础心率维持在 60~70 次/min。④钙通道阻滞剂，尽管有一定程度的负性肌力作用，维拉帕米和地尔硫草可通过减慢心率而改善心肌的舒张功能。通常将基础心率维持在 60~70 次/min。⑤肾素-血管紧张素-醛固酮系统（RAS）阻滞剂，包括 ACE 阻滞剂、血管紧张素 Ⅱ 受体拮抗剂和醛固酮受体阻滞剂。⑥洋地黄制剂，除在心房颤动的患者外，洋地黄制剂一般不用于舒张性心力衰竭的治疗。当发生心房颤动时，舒张性心力衰竭患者常很难耐受症状，故应在短时间内将其转复为窦性节律，必要时使用直流电复律。推荐应用 β 受体阻滞剂，特别是索他洛尔预防心房颤动的发生。

【中西医结合实践】

1. 中西医治疗心力衰竭的优势　心力衰竭病是因心病日久，心气虚衰而竭导致的以胸闷、气喘为主症的疾病，相当于慢性心力衰竭范畴。其发病率高，有临床症状患者的 5 年存活率与恶性肿瘤相仿。

近年来，心力衰竭的西医临床治疗研究取得了较大的进展，特别是随着 β 受体阻滞剂、ACEI 类药物等在慢性心力衰竭治疗中的应用，改变了传统的强心、利尿、扩血管的治疗模式，大量循证医学的研究资料提示，这些药物的应用虽然在不同程度上改善了心力衰竭患者的症状和体征，但总体却难以有效阻挡心力衰竭患者心功能下降和疾病的持续进展，5 年生存率并没有明显提高。中医药治疗对改善心力衰竭患者急性血流动力学优势并不明显，主要是着眼于整体调节，多靶点干预、毒副反应少，对改善慢性心力衰竭症状、体征，提高患者心功能、病情稳定后的调理、加速减撤具有毒副反应的西药、调整患者机体的免疫功能、减少心力衰竭复发、提高患者生活质量等方面具有独特的疗效和优势。对难治性心力衰竭患者，应用中医药可提高疗效。相信在不断总结、深入研究、发掘祖国医药的事业中，定会使之得到完善，前景是乐观的。

中医药治疗心力衰竭有着悠久的历史和丰富的经验，并且具有明显的疗效，可以显著改善症状、提高生存质量，简、便、廉、验、易于推广，尤其符合我国的国情和现状。临床研究表明中医药治疗心力衰竭有确切的疗效，治疗效果主要体现在：心悸、乏力、汗出、胸闷气喘等症状明显改善；多靶点干预、毒副反应少；没有洋地黄类强心剂、利尿剂的明显不良反应，对机体内环境干扰少；并通过调整全身水液代谢障碍，稳定内环境，改善微循环的作用，改善心功能；在病情稳定后的调理及提高生活质量方面有一定优势；能调整患者机体的免疫功能，促进各脏器之功能恢复，减少再住院率，提高生活质量。中医药治疗心力衰竭对改善心力衰竭患者急性血流动力学优势并不明显。

心力衰竭初起以气虚、阳虚为主，导致血液运行迟滞，周身气血枢机不利，水液输化不利，血瘀、水结，痰浊应运而生，加重病情，甚则阳气虚脱，五脏衰竭。目前尚无统一的分型标准，临床用药较为繁杂，剂型、剂量均未形成一定标准。已上市的中药针剂，如参附注射剂、参脉注射液、生脉注射液等的应用，改革了传统中药的给药途径，极大地丰富了心力衰竭的治疗方法，提高了疗效。大多数重点专科都开发了相应的特色制剂或院内制剂，如养心口服液（河南中医药大学一附院）、强心栓（北京市中医院）、舒心合剂（常州市中医院）、温阳健心灵口服液（成都市中西医结合医院）、心衰 1 号（广西中医药大学院一附院）、心阴宝、心阳宝（广州中医药大学一附院）、强心合剂、益气舒心颗粒（江苏省中医院）、强心宁煎剂（辽宁中医药大学附属医院）、心衰康胶囊（内蒙古中蒙医院）、坎离煎（坎离颗粒）、鹿角方、强心饮（上海中医药大学附属曙光医院）、黄羊白鹿颗粒、补心合剂（唐山市中医院）、心力神、降防保心胶囊（无锡市中医医院）、强心合剂（徐州市中医院）、芪红颗粒（新疆维吾尔自治区中医医院）、心舒丸（山东省淄博市中医院）等，都收到较好的临床效果，并进行了大量的基础研究。由于受地域等因素的影响，这些颇具特色的院内制剂难以跨区域推广应用，开展大规模、多中心的临床研究有望为此提供循证医学的依据。下一步应优化剂型，加快专科有效经验方剂的制剂和院内制剂研究，推出适应中医辨证论治需要的药物体系，满足患者服用方便、能坚持长期服药的要求，从而提高中医临床疗效和依从性。加强名老中医临床经验的总结、整理工作，做好健康教育工作，让患者认识到长期坚持服用中药的益处。

2. 中西医结合治疗心力衰竭策略的选择

（1）按心力衰竭分期治疗：稳定期多见气阴两虚、心肺气虚、心脾不足、气虚血瘀、心肾阳虚、阴阳两虚等，以中医治疗为主；急性加重期多因各种诱因引起，可见到痰浊壅肺、心血瘀阻、阳虚喘脱等，此期病重应以西医治疗为主。

（2）病证结合：在辨证论治的同时，针对基础病因选择有效验方、古方或根据药理作用选药治疗。冠心病心力衰竭多见气虚夹痰夹瘀、痹阻心脉，当以益气活血、祛痰通脉，方用保元汤、血府逐瘀汤、瓜蒌薤白白酒汤等，同时这类患者常伴血脂紊乱，可加用具有调脂作用的药物，如首乌、泽泻、决明子、山楂、神曲等以辨病用药。风湿性心脏病心力衰竭，常有风寒湿邪伏留，反复发作，病程较长，当在辨证施治基础上，佐以增加抵抗力，阻止风寒湿邪入侵的药物，有风湿活动时注意合用祛风胜湿、宣痹止痛的药物。肺心病心力衰竭当加温肾纳气，降逆平喘甚则泻肺利水以兼治其标，但对于有水肿者应避免反复逐水峻下、以免利水伤阴。糖尿病所致心力衰竭当兼以益气养阴。高血压心脏病，素体多有"阴虚阳亢"，大多需要合用平肝潜阳法。

（3）按不同心功能分级治疗：对于 NYHA Ⅰ 级的患者可单纯给予中医药辨证施治。血流动力学稳定的 NYHA Ⅱ、Ⅲ级患者，可在西医基础治疗的基础上加以中医药干预；而 HYHA Ⅳ级或血流动力学不稳定的 NYHA Ⅱ、Ⅲ级患者，应以中西药并重，除基础治疗外还要加用改善血流动力学的药物（如利尿剂和扩血管药物，必要时给予正性肌力药）。

慢性心力衰竭的治疗目的是改变衰竭心脏的生物学性质，防止和延缓心肌重构的发展，从而降低死亡率和住院率。西医的规范治疗不能进一步的提高疗效，结合中医，采用辨证指导下的中药复方制剂，可以灵活调整方剂组成及各味药的剂量，使治疗更有针对性，以提高疗效，近几年的研究也提示中医药在干预病理性心肌细胞肥大、凋亡和心肌纤维化等方面疗效肯定。同时中医药协同西药，既可消除或减少 ACEI 和 β 受体阻滞剂的不良反应，又缩短了药物剂量递增的时间，发挥中西医优势互补的作用。

现代医学除心功能分级外，目前又把心力衰竭分为 A、B、C、D 四个阶段，针对 A、B 阶段无症状的患者进行提前治疗的预防新观点，治疗干预要提前到尚未出现明显的"充血性"症状之前，与中医学理论"治未病"思路不谋而合，可以发挥中医药"未病先防、已病防变"的优势。

第六节　心律失常

心律失常是指心脏冲动的频率、节律、起源部位、传导速度或激动次序的异常。

【中药治疗】

1. 气阴两虚，心神失养

【主症】　心悸，气短，体倦乏力，少寐多梦，心烦，自汗盗汗，口干。舌质红少苔，脉细数无力。

【治则】　益气养阴，宁心安神。

【方药】　生脉散合炙甘草汤加减（人参10 g，麦冬10 g，五味子10 g，炙甘草10 g，大枣30 枚，阿胶珠10 g，生地25 g，桂枝10 g，柏子仁15 g，茯苓15 g，茯神10 g，远志10 g，石菖蒲12 g，龙齿30 g）。

【加减】　若心悸而烦，善惊痰多，可加半夏9 g、陈皮12 g；竹茹12 g；阴虚偏重者，加玄参15 g、沙参15 g；心烦、失眠多梦，加黄连6 g、炒枣仁12 g、柏子仁12 g；脉促者，加苦参12 g。

2. 肝肾阴虚，心神失养

【主症】　心悸不宁，胸胁隐痛，心烦少寐，头晕耳鸣，手足心热，腰酸。舌质暗红，脉细或沉细。

【治则】　滋补肝肾，养心安神。

【方药】　六味地黄丸合酸枣仁汤加减（生熟地各15 g，山萸肉10 g，山药15 g，丹皮12 g，茯苓15 g，泽泻30 g，酸枣仁30 g，知母15 g，川芎10 g，苦参9 g，柏子仁12 g，甘草6 g）。

【加减】　若阴虚火旺，加黄连12 g、栀子9 g、莲子心12 g；兼胸痛者，加丹参30 g、元胡15 g、川楝子12 g、石斛15 g。

3. 心脾两虚，心神失养

【主症】　心悸气短，头晕乏力，面色不华，腹胀纳呆。舌淡苔薄白，脉细弱结代。

【治则】　益气健脾，补血养心。

【方药】　归脾汤加减（党参 15 g，黄芪 30 g，当归 12 g，龙眼肉 10 g，白术 10 g，茯神 10 g，远志 9 g，木香 10 g，焦山楂 15 g，炒枣仁 30 g，石菖蒲 12 g，炙甘草 10 g）。

【加减】　心悸日久，心阳亏虚，脉象迟涩者，易党参为红参 12 g，加桂枝 10 g、仙灵脾 10 g；偏血虚者，重用当归；兼胸痛者，加赤芍 12 g、元胡 15 g。

4. 痰热内扰，心神不宁

【主症】　心悸，呕恶，口苦尿赤，痰多气短。舌暗红苔黄腻，脉滑数。

【治则】　清热化痰，宁心安神。

【方药】　黄连温胆汤加味（黄连 9 g，半夏 12 g，陈皮 15 g，枳实 15 g，竹茹 12 g，茯神 20 g，丹皮 10 g，郁金 10 g，远志 9 g，石菖蒲 12 g，焦山楂 15 g，甘草 10 g）。

【加减】　兼血瘀者，赤芍 12 g、元胡 12 g；心烦不安、失眠多梦者，加栀子 9 g、莲子心 12 g、知母 15 g。

5. 气滞血瘀，心神失养

【主症】　心悸、胸闷，胸痛阵发，痛无定处，时欲太息，遇情志不遂时容易诱发或加重，或兼有脘胀闷，得嗳气或矢气则舒。舌苔薄或薄腻，脉细弦。

【治则】　理气化瘀，宁心安神。

【方药】　柴胡疏肝散合丹参饮加减（柴胡 10 g，陈皮 12 g，香附 12 g，川芎 15 g，枳壳 12 g，酸枣仁 15 g，炙甘草 10 g，丹参 10 g，檀香 9 g，砂仁 9 g，夜交藤 15 g，合欢皮 10 g，珍珠母 20 g，甘草 6 g）。

【加减】　兼血瘀者，加赤芍 12 g、元胡 12 g、郁金 12 g；气郁化火者，加黄连 6 g、栀子 9 g、丹皮 12 g。

6. 心阳虚弱，心神失养

【主症】　心悸不安，胸闷气短，动则尤甚，面色晄白，形寒肢冷。舌淡苔白，脉虚弱，或沉细无力。

【治则】　温补心阳，安神定悸。

【方药】　桂枝甘草龙骨牡蛎汤加味（桂枝 10 g，炙甘草 10 g，龙骨 15 g，牡蛎 15 g，茯神 10 g，酸枣仁 10 g，黄芪 15 g，仙灵脾 12 g，白术 5 g，焦山楂 15 g）。

【加减】　兼血瘀者，加川芎 15 g、元胡 12 g、郁金 12 g；阳虚水停，加焦白术 12 g、泽泻 15 g。若心率偏慢者，可加细辛 3 g、制附子 9 g。

7. 水饮凌心，心神不宁

【主症】 心悸，气短，喘促不能平卧，或见咳嗽，痰涎清稀而白，尿少浮肿，舌质淡苔白滑，脉沉细。

【治则】 振奋心阳，化气利水。

【方药】 苓桂术甘汤合真武汤加减［茯苓 15 g，白术 15 g，桂枝 10 g，制附子 9 g，白芍 10 g，生姜 20 g，泽泻 15 g，炒枣仁 15 g，合欢皮 15 g，琥珀粉 2 g（冲服）］。

【加减】 若见水肿明显，加冬瓜皮 30 g、车前子 30 g（另包）、薏苡仁 30 g、大腹皮 30 g；心动过缓，加细辛 3 g、当归 12 g、仙灵脾 15 g。

【西药治疗】

（一）原则

1. 综合治疗 用抗心律失常药物纠正的同时，须对原发病及诱因、继发性血流动力学改变、缺氧、电解质紊乱等给予相应的治疗。

2. 个体化治疗 须了解药物电生理作用、主要作用部位及药代动力学特点，因人因病施治。

3. 监护给药 通过监护选择最佳药物。注意抗心律失常药物的致心律失常作用。有些药物不宜联用，如Ⅰa 类之间、胺碘酮与Ⅳ类或Ⅱ类、维粒帕米与普萘洛尔等不宜合用。奎尼丁、胺碘酮、普罗帕酮、维拉帕米等可增加地高辛浓度，合用时地高辛宜减量。

（二）常用药物

1. 抗心律失常药物 见第六章相关内容。

2. 具有抗心律失常作用的非抗心律失常药物 主要包括血管紧张素转换酶抑制剂（ACEI）/血管紧张素Ⅱ受体阻滞剂（ARB）、他汀类药物、多不饱和脂肪酸、醛固酮受体阻滞剂、噻唑烷二酮类药物、维生素 C、抗氧化剂、N-乙酰半胱氨酸、糖皮质激素和硝普钠。

（1）室性心律失常：一些研究提示，ACEI 和 ARB 可以降低室性早搏的发作频率和复杂程度，推测可能与 ACEI 纠正心力衰竭患者低钾血症和降低交感神经活性有关。多不饱和脂肪酸（PUFA），特别是 n-3 PUFA 具有降低血浆三酰甘油及升高 HDL 的作用，还具有抗心律失常特性。

（2）心房颤动：研究表明，肾素-血管紧张素系统（RAS）激活在心房颤动的发生和维持中发挥重要作用，应用 ACEI 和 ARB 阻断 RAS 可逆转心房重构，减轻间质纤维化，使心房颤动持续时间缩短。此外，ACEI 或 ARB 还可能通过抑制交感神经活性、抗炎、抗氧化及对离子通道的直接作用等途径发挥其抗心律失常作用。一些随机对照试验结果表明，ACEI 和 ARB 可以预防心房颤动电转复后的复发。多项研究已经发现，CRP、IL-6 等炎症因子和心房颤动的发生与维持相关，心房颤动心房组织存在炎症反应。糖皮质激素、他汀类、RAS 抑制剂对心房颤动的预防作用与抑制炎症过程有关。心房重构是心房颤动发生和持续的主要机制，同时炎症和氧化应激也参与这一过程。而非通道阻滞剂的多效性，包括抗炎和抗氧化机制可能有助于改善心房重构。噻唑烷二酮类药物（TZD）主要作用于PPARγ，除了其胰岛素增敏作用外，此类药物还有抗炎、抗氧化、改善内皮功能等多效性作用，其多效性可能带来有益的心血管保护效应，尤其是其抗炎和抗氧化机制。在肥胖、糖尿病和动脉粥样硬化患者中均可见到脂肪细胞因子（脂联素、瘦素和内脏脂肪素）、TNF-α 和 IL-6 水平的变化。肥胖、糖尿病和代谢综合征与心房颤动风险显著相关。吡格列酮能够改善快速起搏心力衰竭兔的心房结构性重构，降低 TGF-β_1 和 TNF-α 蛋白表达，减少心房颤动的发生。TZD 的抗炎、抗氧化和改善心房结构性重构作用有助于糖尿病患者心房颤动的预防。TZD也可能通过影响脂肪细胞因子（脂联素、瘦素和内脏脂肪素），TNF-α 和 IL-6的水平来降低心房颤动发生的风险。n-3 PUFA 可以显著减轻心房快速刺激导致的心房有效不应期缩短，即具有改善心房电重构的作用。此外，n-3 PUFA 的抗心房颤动作用还可能与其稳定动脉粥样硬化斑块、抗炎抗氧化、对离子通道的直接作用及调节自主神经功能有关。

醛固酮受体阻滞剂能够预防心肌纤维化，对室性及房性心律失常均有一定的预防作用。依普利酮可以抑制快速心室起搏犬心力衰竭模型房性心律失常的发生。黄连素、牛磺酸等也都有抗心律失常作用。用好非抗心律失常药物也是治疗心律失常的重要手段。

（三）各种心律失常治疗

1. 室性期前收缩　首先应治疗原发疾病，控制促发因素。在此基础上用 β受体阻滞剂作为起始治疗，一般考虑使用具有心脏选择性但无内源性拟交感作用的品种。在非心肌梗死的器质性心脏病患者中，普罗帕酮、美西律和莫雷西嗪是有效且比较安全的。Ⅲ类抗心律失常药可用于复杂室性期前收缩的患者（胺碘酮或索他洛尔）。在下列情况下的室性期前收缩应给予急性治疗：急性心肌梗死、急性心肌缺血、再灌注性心律失常、严重心力衰竭、心肺复苏后存在的室性期前收缩、正处于持续室性心动过速频繁发作时期的室性期前收缩、各种原因的 QT间期延长产生的室性期前收缩、其他急性情况（如严重呼吸衰竭伴低氧血症、严重酸碱平衡紊乱等）。胺碘酮在心功能不全伴发室性期前收缩患者中得到广泛应用，口服 200 mg/次，3 次/d，1 周后改为 200 mg/次，2 次/d，再 1 周后为 200 mg/次，1 次/d；用药期间开始每 3~5 d 检测心电图和血钾，血钾不低于 4.0 mmol/L，若 QT 间期延长可提前减量维持。索他洛尔兼有 β 受体阻滞剂作用，不适合用于严重心力衰竭患者，常用剂量 40~80 mg/次，2 次/d。

2. 非持续性室性心动过速（NSVT） 最常发生于器质性心脏病，特别是扩张型心肌病、各种原因的心力衰竭，而高血压心脏病和先天性心脏病少见。NSVT 临床常常无症状，于动态心电图中发现，但在某些情况下，NSVT 会引起诸如黑蒙、晕厥等症状，并可能导致持续性室性心动过速或心脏性猝死。对于缺血性心脏病伴发 NSVT，治疗上应首先行血管重建术、充分的他汀类药物、RAS 抑制剂和 β 受体阻滞剂治疗，氟卡因和索他洛尔会增加死亡率，胺碘酮能控制心律失常发作但对总死亡率无影响甚至轻度增加。因此，除了 β 受体阻滞剂，没有其他的抗心律失常药物被证实能预防心脏性猝死的发生，对于心肌梗死后 EF>40% 的 NSVT 患者，没有证据需要应用除了 β 受体阻滞剂外的抗心律失常药物。

3. 持续性室性心动过速（VT） 大多发生在器质性心脏病，特别是缺血性心肌病和特发性心肌病。目前大多数器质性心脏病室性心动过速尚缺乏可靠的根治手段，ICD 加药物治疗对所有血流动力学不稳定的器质性室性心动过速均应当治疗首选，心肌梗死患者并发 VT 会加重心肌缺血损伤，扩大心肌梗死面积，导致心功能短时间内恶化，破坏血流动力学的稳定性，如不及时治疗，将严重威胁患者生命。治疗药物以胺碘酮为首选，其次是利多卡因。

(1) 胺碘酮：首剂冲击量 150 mg 加入生理盐水 20 mL（静脉注射 10 min），静脉微泵维持 1.0~1.5 mg/min 注射 6 h；随后 0.5 mg/min 注射 18 h，累计剂量不超过 2 200 mg；以后口服 200 mg/次、3 次/d 直至满足负荷剂量，改为 200 mg/次、1/d 维持。

(2) 利多卡因：首剂 50~100 mg（1~1.5 mg/kg）紧急静脉注射一次，如 5~10 min 后无效，可再注射一次，但紧急注射累计剂量不宜超过 300 mg，维持剂量 1~4 mg/min。

对于特发性左后间隔室性心动过速，应选用维拉帕米 5 mg 缓慢静脉注射（3~5 min），15~30 min 后可重复相同剂量。如果药物治疗不能终止，应考虑紧急电复律。对于任何 VT 患者，应同时注意纠正酸中毒、低血钾及低氧血症。预防发作可选用抗心律失常药物、ICD 和射频消融治疗。在抗心律失常药物中，Ⅰb 类美西律单独使用效果较差，可联合胺碘酮提高疗效。Ⅰc 类普罗帕酮仅用于无器质性心脏病患者。对于运动诱发的 VT 和先天性长 QT 综合征，应选择 β 受体阻滞剂。冠心病合并 VT，应用 β 受体阻滞剂和胺碘酮疗效较好。儿茶酚胺敏感性多形性室性心动过速应服用最大耐受剂量的β受体阻滞剂和ICD植入。顽固性室性心律失常的治疗必须个体化，根据心律失常的类型、合并的基础心脏病、发作时的症状及发生心脏猝死的危险性综合考虑选择药物、植入装置和（或）射频消融治疗等措施。临床医生应该充分掌握各类抗心律失常药物的适应证和正确的应用方法，以降低心血管事件的发生。

4. 室上性心动过速　急性发作的处理：阵发性室上性心动过速绝大多数为旁路参与的房室折返性心动过速及慢-快型房室交界区折返性心动过速，这些患者一般不伴有器质性心脏病，射频消融已成为有效的根治办法。终止发作除可用刺激迷走神经的手法、经食管快速心房起搏法及同步电复律法外，药物治疗可选用维拉帕米、普罗帕酮缓慢静脉注射。如室上性心动过速终止则立即停止给药。以上两种药物都有负性肌力作用，也都有抑制传导系统功能的不良反应，故对器质性心脏病、心功能不全、基本心律有缓慢型心律失常的患者应慎用；腺苷或三磷腺苷静脉快速注射，往往在10~40 s内能终止心动过速；静脉滴注地尔硫䓬或胺碘酮也可考虑使用。

有症状的窦房结折返性心动过速可用迷走神经刺激方法、腺苷、胺碘酮、β受体阻滞剂、钙通道阻滞剂等。一般射频导管消融可成功地治愈持续性窦房结折返性心动过速。

房室结折返性心动过速（AVNRT）是最常见的一种，女性更多见。对于长期口服药物治疗不愿导管消融的患者，可用非二氢吡啶类钙通道阻滞剂，β受体阻滞剂和地高辛。对于没有器质性心脏病，而对房室结阻滞剂效果不好的患者，Ⅰc类药物如氟卡尼和普罗帕酮可作为首选。大多数情况下，不需要用Ⅲ类药物如索他洛尔或胺碘酮。胺碘酮对于有器质性心脏病，特别有左心室功能障碍者是安全的。单剂量药物治疗是指当单用迷走神经刺激方法无效时，为了终止心动过速，给予一次药物治疗的方法，适用于房室结折返性心动过速发作不频繁，但持续时间长（如数小时）而能很好耐受者。这样可以避免患者在不发作期间长期而不必要的药物治疗。单剂量口服氟卡尼（3 mg/kg）可以在青少年和年轻成年而没有器质性心脏病的患者中终止房室结折返性心动过速的急性发作。在用药过程中，要进行心电监护，当室上性心动过速终止或出现明显的心动过缓及（或）传导阻滞时应立即停止给药。发作频繁者，应首选经导管射频消融术以根除治疗。药物有口服普罗帕酮或莫雷西嗪，必要时合用阿替洛尔或盖托洛尔。发作不频繁者不必长年服药。

治疗非阵发性交界性心动过速主要是要纠正基础病因。洋地黄中毒引起非阵发性交界性心动过速时应及时停药。房室结自律性的频率超过窦性心律频率，引起房室失同步的情况并不少见，可视为生理状态，无须治疗。非阵发性交界区心动过速持续发作可以使用β受体阻滞剂或钙通道阻滞剂治疗。

抗心律失常药物可用于治疗旁道参与的心律失常，但近年已逐渐被导管射频消融所替代。用于改变房室结传导的药物有地高辛、维拉帕米、β受体阻滞剂、腺苷和地尔硫䓬；用于抑制旁道传导的抗心律失常药物有普罗帕酮、氟卡尼、依布利特、索他洛尔和胺碘酮。普罗帕酮可阻断旁道双向传导，也可单向阻断旁道逆传，普罗帕酮加用β受体阻滞剂可减少复发。

局灶性房性心动过速急性期治疗，兴奋迷走神经的物理方法偶尔有效。静脉注射腺苷类药物，可以终止大多数的局灶性房速，部分病例应用后房性心动过速不终止。静脉给予β受体阻滞剂或钙通道阻滞剂，一小部分病例的房性心动过速可以终止，或可以通过抑制房室传导而控制心室率（常常效果不明显）。静脉给予胺碘酮，部分病例可以通过直接抑制异位灶的自律性或延长动作电位时程而终止房性心动过速发作。对于心功能不好的患者最好静脉应用胺碘酮。局灶性房性心动过速的长期药物治疗，首先使用钙通道阻滞剂或β受体阻滞剂，因为已证明这些药物有效且不良反应较小。如果这些药物无效，尝试普罗帕酮与房室结阻滞剂合用，

5. 心房颤动　患者室率控制的目标是静息时室率范围是 60~80 次/min，中等程度的运动量心率维持在 90~115 次/min。药物推荐采用抑制房室结内传导和延长其不应期的药物以减慢心室率、缓解症状和改善血流动力学，包括β受体阻滞剂、钙通道阻滞剂、洋地黄类和某些抗心律失常药物。β受体阻滞剂和非二氢吡啶类钙通道阻滞剂可用于控制持续性、永久性心房颤动或须紧急处理的心房颤动患者的心室率。洋地黄类药物用于静息时室率较快的患者。β受体阻滞剂或非二氢吡啶类钙通道阻滞剂结合应用洋地黄类药物有助于室率的控制，但应注意剂量，避免心动过缓。其他药物无效或有禁忌证时，静脉应用胺碘酮有利于室率的控制。无房室旁路的心力衰竭合并心房颤动患者可考虑静脉应用胺碘酮和洋地黄类药物。合并有预激综合征的心房颤动患者，禁用洋地黄、钙通道阻滞剂和β受体阻滞剂，因为心房颤动时心房激动经房室结前传受到抑制后可使其经房室旁路前传加快，致心室率明显加快，产生严重血流动力学障碍，甚或诱发室性心动过速和（或）心室颤动。

心房颤动的基本处理策略是以抗凝治疗为前提，选择转复并维持窦性心律，或者控制心室率，同时还要兼顾合并疾病的治疗。具体治疗方法有以下几种。

（1）抗凝治疗：是心房颤动治疗的开始，而且贯穿整个心房颤动治疗的全过程，对于心房颤动发生 48 h 内或心房颤动伴快心室率导致的血流动力学改变均

可在抗凝治疗的基础上急诊复律。除非患者为孤立性心房颤动或存在禁忌证，所有心房颤动患者，包括阵发性、持续性或永久性心房颤动，均应进行抗凝治疗。高危因素包括既往血栓栓塞病史（包括脑卒中、短暂性脑缺血发作病史、其他部位的栓塞病史）、风湿性二尖瓣狭窄和瓣膜置换术后；中度危险因素包括年龄在75岁以上、高血压、心力衰竭、左室收缩功能受损（EF≤35%或FS≤25%）或糖尿病患者；未证实的危险因素包括年龄在65~74岁、女性、冠心病和甲状腺毒症。有任何一种高危因素和不少于两种中度危险因素的心房颤动患者选择华法林抗凝（目标INR：2.0~3.0）。一种中度危险因素或不少于一种未证实危险因素的患者可以选择阿司匹林（81~325 mg）或华法林（INR：2.0~3.0）。对于没有脑卒中危险因素的心房颤动患者，推荐采用81~325 mg的阿司匹林预防脑卒中。置换金属瓣膜的心房颤动患者，应根据瓣膜的类型使INR维持在2.5之上。新型口服抗凝药物包括直接凝血酶抑制剂（达比加群）和直接Ⅹa因子抑制剂（阿哌沙班、利伐沙班），因其具有起效快、半衰期短、药物间相互作用少、药代动力学清晰、个体差异小等优点而受到广泛关注。达比加群（dabigatran）是一类非肽类直接凝血酶抑制剂，其前体达比加群酯经胃肠吸收后，能迅速转化成达比加群，通过作用凝血酶的纤维蛋白特异性结合位点，阻止纤维蛋白原裂解成纤维蛋白，从而阻断凝血瀑布网络的最后环节，抑制血栓形成。口服吸收后，1.25~3 h达血药浓度峰值，半衰期为12~14 h，且主要经肾脏代谢（80%）。利伐沙班（rivaro-xaban）能高度选择性和竞争性地结合游离或结合Ⅹa因子从而抑制其活性，阻断凝血酶原转换成凝血酶，抑制血栓形成。经胃肠吸收后，2~4 h达血药浓度峰值，半衰期为9~13 h，大部分经肾脏代谢（66%）。阿哌沙班（apixaban）经胃肠吸收后，1~3 h达血药浓度峰值，半衰期为10~14 h，部分经肾脏代谢（25%）。后两者均具较高的血浆蛋白结合率。达比加群可作为心房颤动卒中的预防用药。

（2）控制心室率治疗：对于血流动力学稳定的患者，可使用口服β受体阻滞剂或非二氢砒啶类钙通道阻滞剂；伴有血流动力学不稳定的患者，则首选静脉应用β受体阻滞剂及非二氢砒啶类钙通道阻滞剂；对于伴有血流动力学不稳定及严重心力衰竭的患者，应当选择胺碘酮作为控制心室率的一线用药。当心室率控制不佳时，考虑加用地高辛。决奈达龙（dronedarone）亦可作为控制心室率的一类药物。β受体阻滞剂在休息及活动时均能控制心室率。快速起效的药物有艾司洛尔（esmolol）、美托洛尔，口服和静脉用药均有效，尤其适用于左室功能障碍、缺血性心肌病，美托洛尔2次/d。钙通道阻滞剂如维拉帕米及硫氮草酮，对急性和慢性患者心室率控制均有效，对心功能的影响较小，尤其是硫氮草酮。硫氮草酮适用广泛，口服有效控制心室率达98%，此药与地高辛合用可减少钙通道阻滞剂的剂量。如无禁忌，钙通道阻滞剂与β受体阻滞剂可以交替使用或联合应用，地尔硫䓬和（或）阿替洛尔、地尔硫䓬和（或）地高辛，单用地尔硫䓬或地高辛效果不佳，两药合用应适当减量避免不良反应的发生。应注意在预激综合征伴心房颤动时，不能选择维拉帕米、ATP、毛花苷丙，β受体阻滞剂也尽可能不选，胺碘酮是临床唯一可以选择的药物，常需要电复律。

（3）转律治疗：一旦决定复律，用电转复还是药物转复应认真选择，心房快速起搏对房性心动过速和心房扑动有效、对心房颤动无效。经胸壁电转复的成功率为75%~93%，与心房颤动持续时间、胸壁阻抗及其左房大小有关，复律后维持窦性心律2周的属复律成功。要注意复律后血栓易在10 d内形成而心房的有效收缩要到数周后开始，因此建议复律前3周及复律后4周应用华法林，INR在2~3，若复律前经食管超声未发现心房内血栓或云雾状高密度影，抗凝时间可缩短。电复律前如食管超声未见异常，可立即静脉应用肝素，建议应用低分子量肝素，同时应用华法林，在INR为2~3时停用肝素，而华法林继续应用4周，4周后无心房颤动复发、无血栓危险可停用华法林。初发48 h内的心房颤动多推荐应用药物复律，时间更长的则采用电复律。对于心房颤动伴较快心室率、症状重、血流动力学不稳定的患者，包括伴有经房室旁路前传的心房颤动患者，则应尽早或紧急电复律。伴有潜在病因的患者，如甲状腺功能亢进、感染、电解质紊乱等，在病因未纠正前，一般不予复律。转律的首选药物有氟卡尼（2 mg/kg，静脉注射10 min以上）、普罗帕酮（2 mg/kg，静脉注射10~20 min）、依布利特（1 mg，静脉注射10 min以上）、胺碘酮、决奈达龙、索他洛尔。复律最常用的静脉药物是普罗帕酮、胺碘酮和依布利特，如有心功能不良或器质性心脏病，首选胺碘酮；如心功能正常或无器质性心脏病可首选普罗帕酮，也可用氟卡尼或索他洛尔。对于症状不明显的心房颤动患者也可口服抗心律失常药物进行复律。如用Ic类药进行复律，顿服剂量普罗帕酮450 mg（体重<70 kg）或600 mg（体重>70 kg）或氟卡尼300 mg可使70%~80%的心房颤动患者在平均4 h内转复为窦性心律。有器质性心脏病、但无低血压的患者，可以选择依布利特。在维持窦律时要注意抗心律失常药物的应用，要分清患者的症状是心房颤动所致还是药物不良反应或非心脏事件。其中胺碘酮最有效，复发率在30%~40%，但与很多药物有交叉影响，如华法林、β受体阻滞剂、地高辛等。在Ⅲ类抗心律失常药物中，索他洛尔再发率是50%，其优点是即使心房颤动再发，心率也有所控制，因此复发时也没有不适感。如应用普罗帕酮、氟卡尼等复律时，可以合并应用β受体阻滞剂、钙通道阻滞剂、地高辛等，因其复律时可能伴有心房扑动。决奈达龙为无碘的胺碘酮类似物。抑制 Na^+、K^+、Ca^{2+} 电流，尤其是抑制心房、窦房结的由乙酰胆碱激活的 K^+ 通道，也抑制较之缓慢的整流 K^+ 内流，并且还抑制 L 型钙离子通道。决奈达龙阻断 α、β 肾上腺素能受体，但不同于胺碘酮，其对甲状腺受体并无影响。静脉应用抗心律失常药物时应行心电监护。静脉注射依布利特复律的速度最快，用 2 mg 可使心房颤动在 30 min 内转复为窦性心律。静脉应用普罗帕酮、普鲁卡因胺和胺碘酮也可复律。对持续时间较短的心房颤动，Ⅰc 类药物氟卡尼和普罗帕酮在 2.5 h 复律的效果优于胺碘酮。快速静脉应用艾司洛尔对复律心房颤动有效，而洋地黄制剂对复律无效。

（4）药物维持窦性心律：若无器质性心脏病，首选Ⅰc 类药物；索他洛尔、多非利特、丙吡胺可作为二线药物；若有左心室肥厚存在，有可能引起尖端扭转性室性心动过速，故胺碘酮可作为第二选择。但对有显著心室肥厚（室间隔厚度≥14 mm）的患者，Ⅰ类抗心律失常药不适宜；若伴心肌缺血，避免使用Ⅰ类药物。可选择胺碘酮、索他洛尔，也可选择多非利特与 β 受体阻滞剂合用；若伴心力衰竭，应慎用抗心律失常药物，必要时可考虑应用胺碘酮，或多非利特加一种适当的 β 受体阻滞剂；若合并预激综合征（WPW 综合征），应首选对房室旁路行射频消融治疗；对迷走神经性心房颤动，丙吡胺具有抗胆碱能活性，疗效肯定，不宜使用胺碘酮，因该药具有一定的 β 受体阻断作用，可加重该类心房颤动的发作。对交感神经性心房颤动，β 受体阻滞剂可作为一线治疗药物，此外还可选用索他洛尔和胺碘酮；对孤立性心房颤动可先试用 β 受体阻滞剂，也可用普罗帕酮、索他洛尔和氟卡尼；胺碘酮和多非利特仅作替代治疗。

（5）心房颤动的上游治疗：治疗药物有 ACEI/ARB 他汀类等，ACEI 及 ARB 类药物仅仅应用于伴有高血压或心力衰竭的新发患者，对于不伴有其他心血管疾病的心房颤动患者不应用该类药物。正在研制的新药维那卡兰（vernakalant）是一种相对选择性的 I_{Kur} 阻滞剂，转复心房颤动有效，而且比其他特异性较差的钾通道阻滞剂更安全。多通道阻滞剂如替地沙米（tedisamil, I_{Kr} 和 I_{Ks} 阻滞剂）、阿齐利特、连接蛋白调节剂、5-羟色胺-4（5-HT_4）拮抗剂、I_{KACh} 阻滞剂、Na^+/H^+ 抑制剂、Na^+/Ca^{2+} 抑制剂及牵张激活的通道阻滞剂等。

6. 心房扑动 相对少见，一般将其分为两型：Ⅰ型心房扑动心房率为 240~340 次/min，Ⅱ、Ⅲ、aVF 导联 F 波倒置，V_1 导联直立，电生理检查可以诱发和终止，折返环位于右心房。Ⅱ型心房扑动心房率为 340~430 次/min，Ⅱ、Ⅲ、aVF 导联 F 波向上，F 波不典型，电生理检查不能诱发和终止。Ⅱ型心房扑动有时介于心房颤动与心房扑动之间，称为不纯心房扑动。Ⅰ型心房扑动射频消融是首选方法，成功率达到 83%~96%；药物治疗原则与心房颤动相同。应用房室结抑制剂有效地控制心房扑动的心室率往往特别困难。静脉应用地尔硫䓬能控制心房颤动或心房扑动的心室率，但其效果在心房扑动组比心房颤动组差。静脉应用维拉帕米也能有效地控制心室率，其安全性和有效性与地尔硫䓬相似，但接受静脉注射维拉帕米的患者出现症状性低血压的发生率则明显高于静脉应用地尔硫䓬的患者。对心房扑动复律有效的药物有依布利特、索他洛尔、胺碘酮等。

7. 缓慢性心律失常 紧急治疗可用阿托品 0.5 mg，稀释后缓慢静脉注射；异丙肾上腺素 1~2 μg/min 静脉滴注；新近发生者可用激素。口服药物有阿托品、麻黄素、654-2、烟酰胺、沙丁胺醇等。阿托品可增强窦房结自律性及房室传导功能，一般对高迷走张力性心动过缓较为有效，而对心脏传导系统退行性变所致的心动过缓疗效不佳。阿托品是否有效大多在首剂用药后即可显现，在用药 1.0 mg 后仍无效者，追加剂量可能意义不大。结下阻滞者不宜用阿托品。相对 β 受体激动剂而言，阿托品诱发的快速室性心律失常并不多见，且多发生于急性冠状动脉缺血状态。茶碱作为选择性的腺苷受体阻滞剂，促进儿茶酚胺类物质释放，可增加窦房结细胞的自律性及传导功能。茶碱类药物适用于高迷走张力性窦房结功能不全的患者。肾上腺素 β_2 受体激动剂常用的有沙丁胺醇与特布他林（博利康尼），对 β_2 受体有较强选择性，其通过激活腺苷环化酶增加平滑肌细胞内 cAMP 浓度，使平滑肌松弛，是临床常用的平喘药物。因其较弱的 β_2 受体兴奋作用，因而具有增加心率的不良反应，临床上有时用于治疗缓慢型心律失常，国内尤为常见。特布他林目前主要报道其用于分娩过程中一过性胎儿心动过缓，而对于某些先天性心脏病如左心房异构型导致的心动过缓疗效不佳。异丙肾上腺素为非选择性 β 受体激动剂具有正性肌力、正性频率和正性传导作用，可使窦房结、房室交界区、希氏束-浦氏系统的自律性增高，房室传导加速，心率加快。因其可增加心肌耗氧量，舒张外周血管导致舒张压下降，不利于冠状动脉灌注，并有引起室性心律失常的风险，一般临床上仅短期应用。

8. 遗传性心律失常 治疗常用的 Ⅰ 类抗心律失常药物包括奎尼丁、苯妥英钠、美西律和氟卡尼等。奎尼丁为 Ⅰa 类广谱抗心律失常药，在临床中可以预防布鲁加达（Brugada）综合征、短 QT 综合征及早期复极患者心室颤动或心脏骤停事件的发生，作为 ICD 的替代用药或辅助治疗。奎尼丁在抑制钠电流（I_{Na}）的同时对钾电流（I_{to} 和 I_{Kr}）也有抑制作用，且其对后者的作用更大，因此奎尼丁可以恢复 Brugada 综合征心外膜动作电位穹隆，使得抬高的 ST 段正常化，从而抑制折返的形成和室性心动过速的发生。此外，奎尼丁可通过抑制钠电流和钾电流减慢心室复极的速度，抑制复极过程中的跨室壁电不均一性，从而预防心室颤动等恶性心律失常的发生。奎尼丁还可显著延长 KCNH2 基因突变患者的 QTc 间期，可为短 QT 综合征患者发生 SCD 的一级预防措施。丙吡胺可增加心室不应期、延长 QT 间期，从而应用于 I 型短 QT 综合征的治疗。美西律可以通过抑制 I_{Na-L} 而达到缩短 QT 间期的作用，常作为基因特异性的治疗应用于 LQT3 患者。据报道，Ⅰb 类的苯妥英钠、Ⅰc 类的氟卡尼对治疗 LQT3 同样有效。Ⅱ类抗心律失常药物为通过抑制 β 受体，间接影响膜离子流，表现为减慢心脏舒张期自动除极的速度，抑制心脏的自律性和传导，并缩短动作电位时程。常用于治疗遗传性心律失常的药物有普萘洛尔、美托洛尔和纳多洛尔。β 受体阻滞剂是治疗长 QT 综合征的一线药物。除外有禁忌证如活动性哮喘的存在，所有 LQTS 患者（包括基因诊断为 LQTS 而 QTc 间期正常）均首选 β 受体阻滞剂。对于 LQTS 患者，首先给予常规剂量的 β 受体阻滞剂并同时监测心率和血压，当患者可以耐受时逐渐增加剂量，直到症状得到控制。有心脏骤停病史的 LQTS 患者，推荐 β 受体阻滞剂和 ICD 联合应用。β 受体阻滞剂治疗 LQTS 的使用原则为：①足量、长期、不间断，足量是指逐渐增加剂量，直至患者可以耐受的、有效的最大剂量，有效的指标是 QTc 缩短、临床晕厥症状消失或缓解。如普萘洛尔一般剂量为 30~40 mg，中等量剂量为 50~60 mg，大剂量为 80~120 mg。②选择性和非选择性的 β 受体阻滞剂均可使用，但有报告称普萘洛尔对减少死亡率和缩短 QT 间期比美托洛尔更有效，且普萘洛尔效价比有明显优势。③应用 β 受体阻滞剂首先决定 LQTS 是否与交感神经失衡或交感神经刺激有关。一般只对于 LQT1 和 LQT2 应用 β 受体阻滞剂，如明确诊断为 LQT3，可试用美西律。严密观察患者的心率变化和有无传导阻滞，以及可能出现的并发症。β 受体阻滞剂还可以有效治疗儿茶酚胺敏感性多形性室性心动过速（catecholaminergic polymorphic ventricular tachycardia，CPVT）。作为治疗 CPVT 的首选药物。长效的 β 受体阻滞剂纳多洛尔是治疗 CPVT 的优先选择，用药剂量常根据治疗的需要（1~2 mg/kg）。其他 β 受体阻滞剂（如普萘洛尔、美托洛尔）也可应用，普萘洛尔 2~4 mg/（kg·d），美托洛尔 1~3 mg/（kg·d）。无 CPVT 临床表现的 CPVT 致病性基因突变携带者也推荐使用 β 受体阻滞剂治疗。

Ⅲ类抗心律失常药物胺碘酮、索他洛尔可用于治疗致心律失常型右室心肌病（ar-rhythmogenic right ventricular cardi-omyopathy，ARVC）。对于有持续性室性心动过速或心室颤动而不能植入 ICD 的 ARVC 患者，可以选择索他洛尔或胺碘酮治疗。临床上一般认为索他洛尔的疗效较好，可作为首选药物，用量为 320~640 mg/d，且在服药期间须检测 QT 间期。而胺碘酮单独或者和 β 受体阻滞剂联合使用，通常用于索他洛尔无效、又不愿意接受射频消融的患者。

Ⅳ类抗心律失常药物维拉帕米能缩短肾上腺素引起的 QT 间期延长，减小动作电位的离散度，但钙通道阻滞剂在遗传性心律失常中的应用目前仍缺乏有效的循证医学证据，其长期应用尚存在争议。

【中西医结合实践】

1. 脉象与心律失常

（1）数脉：一呼一吸约 6 次或 96~120 次/min，节律一般是匀齐的。数脉是逐渐加快和逐渐平复的，相当于窦性心动过速，是最常见的心律失常。

（2）疾脉：脉率 120 次/min 以上，节律匀齐，见于显著的窦性心动过速（如高热、感染、运动、甲状腺功能亢进）或室上性心动过速、心房扑动（如呈恒定 2：1 房室传导）。

（3）促脉：脉率快中有不规则间歇，见于窦性心动过速伴期前收缩或其他心率较快时出现早搏、某些心房扑动和心房颤动，或为室上性心动过速伴有二度 I 型房室传导阻滞。

（4）代脉：脉率较快、有规则间歇、休止时间较长，见于规则发生的室性或交界期前收缩（二联律、三或四联律）、二度房室或窦房传导阻滞。

（5）雀啄脉：为十怪脉之一，是快室率心房颤动的典型脉象，尤其是动脉硬化患者；此外，亦见于频发的室性早搏、短程阵发性心动过速及临终患者的紊乱心律等。

（6）结脉：脉率正常，有不规则间歇，即"结脉往来缓，时一止复来"。见于各型期前收缩（房性、交界性或室性）、逸搏、偶发窦性停搏或二度以上窦房、房室传导阻滞及室内传导阻滞、多数期前收缩。

（7）缓脉：可见于使用减慢心率的药物之后，如接受洋地黄类制剂，美托洛尔缓释片、比索洛尔、卡维地洛、阿罗洛尔等 β 受体阻滞剂类，以及维拉帕米、慢心率等药物可造成缓脉。

（8）迟脉：脉率低于正常，一息三至（40~50 次/min），比较匀齐，相当于窦性心动过缓、窦房结功能减退、二度房室传导阻滞（如呈 2：1 房室传导）、三度房室传导阻滞（心室起搏点在房室束分叉点以上）、房室交界区性心律及颅内压增高等。

（9）屋漏脉：脉率特别缓慢（低于 36 次/min），但较整齐，属于怪脉，见于完全性房室传导阻滞的室性自主心律，大抵起搏点越低，节律越慢，预后越差。此外，"屋漏"亦见于窦房结功能低下、交界逸搏心律或未下传的心房性期前收缩二联律等，亦可为临终前之脉象。

（10）散脉：节律、大小、强弱均不规则，脉搏一般偏弱。"散"相当于心房颤动的脉搏表现，尤其是并发于二尖瓣狭窄或缩窄性心包炎的心房颤动，因其排血量很小之故。

2. 中西医结合优势与策略　心律失常一直是困扰医学界的难题，尽管不断有新型抗心律失常药物研发上市，却始终突破不了药物致心律失常发生的难题。心律失常的射频消融治疗，尤其心房颤动的射频消融治疗已经取得了长足进步，但高昂的手术费用限制了其在临床中的推广。中药治疗心律失常的同时不会引发新的心律失常，成功地解决了抗心律失常药物的安全性问题。心律失常的中西医结合治疗既可为临床实践提供一个新的方法选择，也将为心律失常尤其是心房颤动治疗带来新的机遇。目前用于治疗心房颤动的中成药主要有稳心颗粒、参松养心胶囊、黄杨宁、黄连素等。稳心颗粒中的甘松具有调节离子通道作用，可调节 Na^+、Ca^{2+} 及 K^+ 离子通道，缩短动作电位时程，并显著延长动作电位复极化过程，延迟后去极化，减少心律失常的发生，具有类似胺碘酮的作用，但确无类似不良反应。黄杨宁是指从黄杨科植物小叶黄杨及其同属植物中提取的一种生物碱，也叫环维黄杨星 D、环常绿黄杨碱 D、黄杨碱等，是我国近年研制成功的一种治疗心血管疾病的新药，具有行气活血和通络止痛功能，主要用于治疗气滞血瘀所致的胸痹心痛、脉结代、冠心病、心律失常等。电生理研究表明，黄杨宁片对心肌的主要作用是延长动作电位时程（APD）和有效不应期（ERP），按照 Williams 的分类方法，被归为 Ⅲ 类抗心律失常药物，兼有正性肌力作用，一定血药浓度内长期用药不会出现一般抗心律失常药物的负性肌力作用和致心律失常作用；同时具有扩张冠状动脉血管、降血压及增加冠状动脉血流量改善心肌供氧对抗心肌缺血的作用。研究显示，黄杨宁可延长心肌细胞的动作电位时程和有效不应期，能抑制包括乌头碱在内的各种因素诱导的离体心房的心律失常。黄连素即盐酸小檗碱，具有清热解毒抗感染的功效。小檗碱能增加乙酰胆碱的作用，而乙酰胆碱则可增加心肌细胞可 K^+ 外流，改善心肌功能，使心肌收缩增强。动物细胞电生理学实验证明，小檗碱可使豚鼠心室肌动作电位时程增宽（以 2 相为主），有效不应期延长。小檗碱可分别延长心房、心室 ERP 和功能不应期，而对心房、心室相对不应期无影响。延长心肌 APD 及 ERP，增加 ERP/APD 值，这有利于打断折返环并使之不易形成，这可能是黄连素抗心律失常的主要机制。为了既能够维持窦性心律防治心房颤动复发，又减少抗心律失常药物致心律失常作用及毒副反应，有研究报告利用小檗碱扩张血管、心脏抑制的作用，给予心房颤动患者特别是老年人口服小檗碱片，取得了良好疗效。

经临床及实验研究证实，中药不仅能改善心肌供血、降低心肌耗氧，而且有较好的抗心律失常作用，研究较多的有炙甘草、苦参、黄连、青蒿、黄芪、常山、甘松、人参、麻黄等。炙甘草具有强心利尿、抗休克、抗心律失常之药理作用，可降低异位起搏点的兴奋性，调节心脏传导功能，减轻动脉粥样硬化，提高机体应激能力。苦参对心动过速、过缓，房性或室性早搏及心房颤动均有较好疗效。其所含苦参碱有奎尼丁样作用，通过影响心肌细胞膜 K^+-Na^+ 转运系统，降低心肌应激性，从而可抗心律失常。黄连中的小檗碱可抑制 Na^+ 通道、阻滞 Ca^{2+} 通道、抑制 K^+ 内流，增加浦肯野纤维和心室肌细胞的动作电位时间。青蒿能抑制离体心肌细胞内向整流钾通道，从而降低心肌细胞自律性，延长 APD。

目前，虽然涌现出了许多抗心律失常的新疗法，但药物治疗仍是控制心律失常的最主要方法。单纯西药治疗的毒副反应日益明显，不仅具有严重的心脏外毒性，而且有可能引发新的心律失常，甚至使原心律失常症状进一步恶化。中西医结合疗法不但可以降低单纯西药的毒副反应，更重要的是在调整机体的整体机能方面具备显著的优势，能显著降低冠心病患者的猝死率、提高心律失常患者射频消融手术的成功率、改善冠心病心律失常患者的生活质量。因此，中西医结合疗法已越来越受到临床医师的重视。

心律失常的中西医结合防治策略：中西医取长补短，以便更好地发挥各自的优势；采用中医药进行术前调理，改善冠心病心律失常患者的身体基础条件，为心导管射频消融等手术治疗创造条件，提高手术治疗成功率；采用中医药进行术后调理，稳定射频消融等手术治疗疗效，防止复发；中药与西药配合治疗，增强疗效，探讨中、西药配合的最佳方案；减轻或消除西药及手术治疗的毒副反应；对无须或不适合西药及手术治疗的轻型患者可仅用中药治疗，以达到治愈或防止病情恶化的目的；对无法采用西药及手术治疗的重型患者可用中药治疗，以控制病情发展，改善不适症状，提高患者的生存质量。

随着分离技术的提高和电生理技术的发展，抗心律失常中药的研究已取得了突破性的进展，由于分离技术的提高，抗心律失常中药的研究已经从复方、单味药深入到了有效的单体成分；细胞膜片钳技术的发明，使人们对抗心律失常中药作用机制的研究和认识已经从器官水平深入到了细胞、分子水平。相信在不久的将来，随着电生理技术广泛应用于中医中药的研究中，许多不被人们知道的中药作用机制将被揭示。

第十章 冠心病常见并发症的 中西医结合药物治疗

第一节 糖尿病性冠心病

糖尿病性冠心病是在糖尿病的基础上出现的冠心病，它既有一般冠心病的共性，也有其作为糖尿病并发症的特殊性，它既不同于糖尿病，也与非糖尿病冠心病有所不同，属中医学"消渴""胸痹"范畴。早在 1999 年美国心脏病协会就提出了"糖尿病是一种心血管疾病"，美国国家胆固醇教育计划成人治疗组第 3 次报告也将糖尿病提高到冠心病等危症的高度。糖尿病性冠心病与非糖尿病性冠心病在临床症状上大致相同，除有一般冠心病表现外，糖尿病患者冠心病发病年龄早，病情严重复杂，进展较快且症状不典型，易发生心肌梗死，治疗困难，预后差及死亡率高。其临床上可表现为心绞痛、心肌梗死、心力衰竭和心律失常，亦可表现为隐性冠心病或无痛性、轻痛性心肌梗死，心绞痛常不典型，容易造成误诊。

【中药治疗】

1. 气虚血瘀

【主症】 胸闷，胸痛，精神倦怠，或有自汗，活动后诸症加重，面色淡白。舌质淡暗苔白，脉虚弱。

【治则】 益气化瘀，行气止痛。

【方药】 丹参饮合四君子汤加减（黄芪 30 g，白术 30 g，茯苓 30 g，葛根 12 g，丹参 30 g，檀香 6 g，砂仁 15 g，川芎 15 g，郁金 15 g，山楂 15 g，炙甘草 15 g）。

2. 气阴两虚，血脉瘀滞

【主症】 胸闷，胸痛，心悸，心烦，失眠，多梦，口咽干燥，或五心烦热，潮热盗汗，两颧潮红。舌暗红，少苔乏津，脉细数。

【治则】 益气养阴，清热化瘀。

【方药】 生脉饮和丹参饮加味（太子参15 g，麦冬12 g，五味子15 g，生地12 g，玄参12 g，丹参30 g，檀香6 g，砂仁12 g，黄芩9 g，川芎15 g，川牛膝12 g，水蛭3 g，枳壳12 g，葛根12 g，山楂15 g）。

3. 痰凝血瘀

【主症】 胸闷，胸痛，心下痞满，体胖多痰，倦怠乏力。舌质胖大、边有齿痕、色暗或有瘀点，苔腻，脉弦滑或沉滑。

【治则】 化痰祛瘀，活血通脉。

【方药】 瓜蒌薤白半夏汤加减（瓜蒌15 g，薤白15 g，半夏9 g，茯苓15 g，陈皮12 g，川芎15 g，川牛膝12 g，水蛭3 g，枳壳12 g，葛根12 g，山楂15 g）。

4. 毒热瘀阻

【主症】 胸闷，胸痛，心烦，痰稠色黄，大便干。舌质暗红或紫或有瘀斑，舌苔黄腻或滑，脉滑。

【治则】 活血解毒，通络止痛。

【方药】 丹参饮和黄连解毒汤加减（丹参30 g，檀香6 g，砂仁12 g，黄芩9 g，川芎15 g，川牛膝12 g，枳壳12 g，葛根12 g，山楂15 g）。

5. 阳虚血瘀

【主症】 胸闷，胸痛，遇寒加剧，得温痛减，形寒肢冷，或面色苍白。舌淡暗苔白，脉沉迟或沉紧。

【治则】 温阳散寒，化瘀止痛。

【方药】 瓜蒌薤白桂枝汤合桃红四物汤加减（全瓜蒌10 g，薤白10 g，桂枝10 g，桃仁10 g，红花10 g，川芎10 g，当归10 g，半夏9 g，枳实10 g，郁金12 g，元胡12 g，山楂15 g，炙甘草15 g）。

【西药治疗】

1. 冠心病用药 如抗血小板、抗凝及调脂等药物。

2. 降糖用药 用药原则包括九个方面：①稳定型冠心病患者控制目标，糖化血红蛋白（HbA_1c）<7.0 %，空腹血糖（FPg）<7.0 mmol/L，餐后2 h血糖（2 hPg）<10 mmol/L。有严重低血糖病史，或预期寿命较短，或有显著微血管或大血管并发症的患者，可放宽血糖目标值（HbA_1c<7.5%）。慢性疾病终末期（如心功能NYHA Ⅲ～Ⅳ级、慢性肾功能不全、恶性肿瘤伴转移、中重度认知功能障碍等）患者的HbA_1c可放宽至<8.5%。急性冠脉综合征患者控制目标，血糖接近6.1 mmol/L（110 mg/dL），必须<10 mmol/L（180 mg/dL）；最初监测血

糖每 3 h 一次，随病情稳定，可相应延长血糖监测的时间。②口服抗糖尿病药物种类较多，可灵活用于单一治疗或联合治疗。避免长期大剂量应用胰岛素促分泌剂，以减少药物对 β 细胞的过度刺激。对既往应用口服磺酰脲类药物剂量达最大剂量的 1/2 或 2/3 以上（如格列本脲达 10 mg/d，此时其降血糖作用已达最大剂量的 75% ~ 80%），持续时间 1 ~ 2 个月，空腹血糖 > 8 mmol/L，餐后血糖 >10 mmol/L，$HbA_1c>8\%$，同时排除干扰因素如运动不足、饮食控制不良、应激和药物等情况时，应及早联合其他作用机制不同的药物如噻唑烷二酮类、双胍类或糖苷酶抑制剂或胰岛素。③根据血糖水平的不同决定初诊 2 型糖尿病的治疗策略。对空腹血糖>16.7% 或 $HbA_1c>10\%$的 2 型糖尿病患者常规给予短期胰岛素强化治疗，以使较短时间内消除"高血糖的毒性"，从而不同程度改善胰岛素抵抗或恢复胰岛 B 细胞功能，然后再根据患者不同的情况停用胰岛素，可使患者对口服抗糖尿病药物恢复更好的反应性，甚至获得非药物治疗的有效性。④早期联合或替代胰岛素治疗，2 型糖尿病起病后，不论采取何种治疗措施，其胰岛 B 细胞功能随着病程的延长均呈进行性下降趋势，一旦 B 细胞功能仅为正常人群的 20% ~ 30%，则所有口服抗糖尿病药物都将难以获得良好的血糖控制，此时应早期或替代胰岛素治疗。部分患者在经过一段时间的治疗，获得良好的血糖控制，可再次获得对口服抗糖尿病药物的反应性而停用胰岛素。⑤一线药物治疗，若无禁忌且能耐受，二甲双胍是 2 型糖尿病患者的基础用药。若存在禁忌或不能耐受，可考虑应用胰岛素促分泌剂或 α 糖苷酶抑制剂。⑥围手术期不推荐口服降糖药，应使用胰岛素治疗。⑦急性心力衰竭伴有缺氧情况，禁用双胍类药物、噻唑烷二酮类药物。对于慢性心力衰竭患者，需根据肾功能、血氧状态及基础心功能等情况，选择应用口服降糖药物，还应注意监测血清乳酸水平和血气分析指标。心功能 NYHA Ⅱ~Ⅳ级的患者，应避免使用噻唑烷二酮类药物。DPP-4 抑制剂在心功能 NYHA Ⅱ~Ⅲ级临床经验有限，Ⅲ~Ⅳ级无临床经验，故心力衰竭时应慎用或禁用。⑧联合用药，若起始 $HbA_1c\geqslant9\%$，单药治疗很难使血糖达标，须联合口服降糖药物治疗；若生活方式干预联合一线口服降糖药物单药治疗 3 个月不能使血糖达标，须考虑联合用药。

（1）口服降糖药物：可分为主要以促进胰岛素分泌为主要作用的药物（磺脲类、格列奈类、DPP-4 抑制剂）和通过其他机制降低血糖的药物（双胍类、噻唑烷二酮类、α 糖苷酶抑制剂）。

1）双胍类：常用药物为二甲双胍，起始剂量 500 mg/d，随餐服用，逐渐加量，最大剂量 2 000 mg/d。主要通过减少肝脏葡萄糖的输出和改善肝脏、肌肉胰岛素抵抗而降低血糖。二甲双胍可以使 HbA_1c 下降 1% ~ 2%，并可减轻体重。单独使用二甲双胍极少发生低血糖。常见的不良反应为胃肠道反应，绝大多数患者均能耐受；严重的不良反应是乳酸性酸中毒。因此，禁用于肾功能不全（血肌酐水平男性>132.6 μmol/L，女性>123.8 μmol/L）、肝功能不全、严重感染、缺氧或接受大手术的患者。

2）磺脲类：常用药物有格列吡嗪、格列齐特、格列喹酮及格列苯脲。多从小剂量开始应用，而后根据血糖监测结果进行剂量调整。主要通过刺激胰岛 β 细胞分泌胰岛素，增加体内的胰岛素水平而降低血糖。磺脲类药物可以使 HbA_1c 降低 1%~2%。磺脲类药物如果使用不当可以导致低血糖，特别是老年患者和肝、肾功能不全者。磺脲类会增加体重。轻中度肾功能不全的患者，宜选择格列喹酮。

3）格列奈类：常用药物有瑞格列奈和那格列奈。多从小剂量开始应用，而后根据血糖监测结果进行剂量调整。主要通过刺激胰岛素的早时相分泌而降低餐后血糖，具有吸收快、起效快和作用时间短的特点。其常见不良反应是低血糖和体重增加，但与磺脲类药物相比，此类药的发生频率较低、程度较轻。

4）α 糖苷酶抑制剂：常用药物有阿卡波糖和伏格列波糖。多从小剂量开始应用，而后根据血糖监测结果进行剂量调整。通过抑制糖类在小肠上部的消化和吸收而降低餐后血糖，可使 HbA_1c 下降 0.5%~0.8%，不增加体重。适用于以糖类为主要食物和餐后血糖升高的患者。

5）噻唑烷二酮类：常用药物有罗格列酮和吡格列酮，可以使 HbA_1c 下降 1%~1.5%。每日早餐前 1 次服用。主要通过改善外周组织胰岛素抵抗而降低血糖。噻唑烷二酮类药物单独使用时不导致低血糖。但体重增加和水肿是其常见不良反应。有心力衰竭（NYHA 心功能 Ⅱ 级以上）的患者、活动性肝病或谷丙转氨酶增高超过正常上限 2.5 倍的患者，以及有严重骨质疏松和骨折病史的患者，应禁用本类药物。

6）二肽基肽酶-4（DPP-4）抑制剂：目前我国上市的药物有西格列汀、维格列汀、沙格列汀、阿格列汀和利格列汀。多每日 1 次服用，通过抑制 DPP-4 而减少胰高血糖素样肽-1（GLP-1）在体内的失活，增加内源性 GLP-1 水平。可降低 HbA_1c 0.5%~1.0%。单独使用不增加低血糖发生的风险，不增加体重。

7）GLP-1 受体激动剂：通过激动 GLP-1 受体而发挥降低血糖的作用。目前国内上市的 GLP-1 受体激动剂为艾塞那肽（exenatide）和利拉鲁肽（liraglutide），均需皮下注射。GLP-1 受体激动剂可有效降低血糖，并有显著降低体重和改善三酰甘油、血压和体重的作用。GLP-1 受体激动剂的常见不良反应为胃肠道症状（如恶心、呕吐等），主要见于初始治疗时，不良反应可随治疗时间延长逐渐减轻。

用药策略：①二甲双胍是 2 型糖尿病患者的基础用药。若存在禁忌或不能耐受，可考虑应用胰岛素促分泌剂或 α-糖苷酶抑制剂。如果 HbA_1c 在 10.0% ~ 12.0%或以上，或空腹血糖在 16.7 ~ 19.4 mmol/L 或以上，须应用胰岛素治疗。②若起始 $HbA_1c \geq 9\%$，须联合口服降糖药物治疗；根据患者的情况选择联合用药方案，如胰岛素促分泌剂或 α 糖苷酶抑制剂或 DPP-4 抑制剂或噻唑烷二酮类药物。餐后血糖升高为主者，可优先选用格列奈类降糖药、α 糖苷酶抑制剂或 DPP-4 抑制剂。若两种口服降糖药物联合治疗 3 个月不能使患者血糖达标，可考虑联合第三种口服降糖药物，或者联合胰岛素或 GLP-1 受体激动剂治疗。口服降糖药物使用方法见表 10-1。

表 10-1　口服降糖药物

药物		用法用量
第一代磺酰脲类	醋磺己脲 acetohexamide	推荐起始剂量 500 mg/d，分 1~2 次服用。最大日剂量为 1.5 g
	甲苯磺丁脲 tolbutamide	推荐起始剂量 1~2 g/d，分 1~2 次服用（分次给予可减轻胃肠道反应），维持剂量 0.25~2 g/d，最大日剂量为 3.0 g
	氯磺丙脲 chlorpropamide	推荐起始剂量 100~250 mg/d，1~2 次服用（分次给予可减轻胃肠道反应），根据病情需要可每 3~5 d 增加 50~150 mg，轻症或老年人应给予小剂量，重症 500 mg/d，最大日剂量为 750 mg
	妥拉磺脲 tolazamide	推荐起始剂量 100~250 mg/次，1 次/d，维持剂量为 100~1 000 mg/d，最大日剂量为 1 000 mg。一日剂量>500 mg 时应分次服用
第二代磺酰脲类	格列本脲 glibenclamide 格列吡嗪 glipizide	普通剂型：推荐起始剂量 2.5~5.0 mg/次，1 次/d，对易发生低血糖患者可从 1.25 mg/d 开始，根据血糖控制情况可每周增加 0.5 mg。维持剂量 1.25~15 mg/d，最大日剂量为 15 mg。当一日剂量超过 10 mg 时，应分次服用 缓释剂型：推荐起始剂量 1.5~3 mg/次，1 次/d，对易发生低血糖患者可从 0.75 mg/d 开始，根据血糖控制情况可每周增加 1.5 mg。维持剂量 0.75~12 mg/d，最大日剂量为 12 mg

续表

药物		用法用量
第二代 磺酰脲类	格列本脲 glibenclamide 格列吡嗪 glipizide	普通剂型：推荐起始剂量 5.0 mg/次，1 次/d，老年患者从 2.5 mg 开始。根据病情逐渐增加剂量，2.5~5 mg/次。维 持剂量 1.25~15 mg/d，最大日剂量为 30 mg。当一日剂量 超过 15 mg 时，应分 3 次服用 缓释剂型：推荐起始剂量 5 mg/次，1 次/d，根据血糖调整 剂量，最大日剂量为 20 mg
	格列齐特 gliclazide	普通剂型：推荐起始剂量 40~80 mg/次，1 次/d，根据病情 逐渐增加剂量，一般剂量范围为 80~240 mg/d，最大日剂 量为 240 mg。当一日剂量超过 160 mg 时，应分次服用 缓释剂型：推荐起始剂量 30 mg/次，1 次/d，根据血糖变 化在 2~4 周内逐渐增加剂量，最大日剂量为 120 mg
	格列喹酮 gliquidone	推荐起始剂量 15 mg/次，1 次/d，根据病情逐渐增加剂量， 每次增加 15 mg。维持剂量 45~60 mg/d，分次服用，每次 剂量不等，一般早餐前剂量最大。最大日剂量为 120 mg
	格列波脲 glibornuride	餐前口服，12.5~25 mg/次，1~2 次/d。一日剂量超过 25 mg 时，应分 2 次服用
	格列嘧啶 glymidine	通常 1.0~1.5 g/d，早餐时服用，以后视病情需要可增加 500 mg 于晚餐时服用
第三代 磺酰脲类	格列苯脲 glimepiride	推荐起始剂量 1.5 mg/次，1 次/d，根据病情逐渐增加剂 量，每 1~2 周增加不超过 2 mg。维持剂量为 1~4 mg/d，最 大日剂量为 6 mg
双胍类	二甲双胍 metformin	普通剂型：推荐起始剂量 250 mg/次，2~3 次/d，根据病情 逐渐增加剂量，常用剂量为 500 mg/次，3 次/d；或 850 mg/次，2 次/d。最大日剂量为 3 g 缓释剂型：推荐起始剂量 500 mg/次，1 次/d，晚餐时服 用。一般维持剂量为 1.5~2 g/次，1 次/d
	苯乙双胍 phenformin	25 mg/次，2~3 次/d，一日剂量不宜超过 75 mg
噻唑烷 二酮类	吡格列酮 pioglitazone	推荐起始剂量 15~30 mg/次，1 次/d，根据病情需要可逐渐 增加剂量。最大日剂量为 45 mg
	罗格列酮 rosiglitazone	推荐起始剂量 4 mg/d，分 1~2 次服用，根据病情需要可在 用药 8~12 周后将剂量增加至 8 mg/d，分 1~2 次服用。最 大日剂量为 8 mg

续表

药物		用法用量
α 糖苷酶抑制剂	阿卡波糖 acarbose	推荐起始剂量 50 mg/次，3 次/d。根据病情需要可在 4~8 周逐渐增加剂量。最大剂量为 200 mg/次，3 次/d
	伏格列波糖 voglibose	推荐起始剂量 0.2 mg/次，3 次/d。可根据病情需要增加剂量至 0.3 mg，3 次/d
	米格列醇 miglitol	推荐起始剂量 25 mg/次，3 次/d。根据病情需要在 2~4 周内逐渐增加剂量。最大剂量为 100 mg/次，3 次/d
格列奈类	那格列奈 nateglinide	推荐 120 mg/次，每次进餐时服用。对 HbA$_1$c 接近正常的患者推荐 60 mg/次，每次主餐前服用
	瑞格列奈 repaglinide	推荐起始剂量 0.5 mg/次，每次进餐时服用。从其他药物转用本药者推荐 1 mg/次，每次主餐前服用。可根据病情需要，每隔 1~2 周逐渐增加剂量，最大剂量为 4 mg/次或 16 mg/d
磺酰脲类/双胍类复方制剂	格列本脲/二甲双胍 glibenclamide/ metformin	一线用于非药物治疗无效者：推荐起始剂量为格列本脲 1.25 mg/次或二甲双胍 250 mg/次，1~2 次/d 二线用于曾采用其他口服降糖药物治疗无效者：推荐起始剂量格列本脲 2.5 mg/次或二甲双胍 500 mg/次，2 次/d。应根据血糖变化调整剂量。最大日剂量：格列本脲 15 mg 或二甲双胍 2 g
噻唑烷二酮类/双胍类复方制剂	罗格列酮/二甲双胍 rosiglitazone/metformin	单独使用二甲双胍血糖控制不满意者：罗格列酮 4 mg/d+二甲双胍（已用剂量不变） 单独使用罗格列酮血糖控制不满意者：二甲双胍 1000 mg+罗格列酮（已用剂量不变） 与其他药物联合用药：加用罗格列酮 4 mg/d 和（或）二甲双胍 500 mg/d。最大日剂量：罗格列酮 8 mg 或二甲双胍 2 g

（2）胰岛素：

1）使用原则：胰岛素强化治疗可改善糖尿病合并急性心肌梗死患者的长期预后，可在三餐前注射短效胰岛素控制餐后血糖，睡前注射中、长效胰岛素控制夜间血糖和清晨空腹血糖，或采用胰岛素泵控制血糖。静脉应用胰岛素时，应注意循序渐进、剂量个体化和血糖监测，避免低血糖发生。超短效或短效胰岛素主要控制三餐后的高血糖；中、长效胰岛素主要控制基础和空腹血糖；三餐前短效胰岛素剂量分配原则为早>晚>午；开始注射胰岛素宜使用超短效或短效胰岛素，初始剂量宜小，以免发生低血糖；全日胰岛素剂量>40 u 者一般不宜一次注射，应分次注射；长效胰岛素与短效动物胰岛素混合使用时，短效胰岛素剂量应大于长效胰岛素的剂量；调整胰岛素用量应参考临床症状与空腹血糖、三餐前后血糖、睡前血糖，必要时测定凌晨 3 时血糖及尿糖水平；调整胰岛素剂量不要三餐前的剂量同时进行，应选择餐后血糖最高的一段先调整，若全日血糖都高者应先增加早、晚餐前短效胰岛素的剂量；每次增减胰岛素以 2~6 u 为宜，3~5 d 调整一次；当长效胰岛素类似物与短效胰岛素同时使用时，应分别使用注射器抽取药液，并注射在不同的部位。

2）胰岛素分类：根据作用时间又可分为超短效胰岛素、短效胰岛素、中效胰岛素和长效胰岛素等剂型。①超短效胰岛素：为人胰岛素类似物，起效时间为 15 min，作用高峰 30~45 min，持续时间 2~4 h，目前使用的有诺和锐（aspart）和优泌乐（lispro）。②短效胰岛素：皮下注射后的起效时间为 20~30 min，作用高峰 2~4 h，持续时间 6~8 h，动物胰岛素有普通胰岛素或中性胰岛素注射液，人胰岛素有诺和灵 R 和优泌林 R 等。短效和超短效胰岛素均需三餐前皮下注射。短效胰岛素可静脉给药。③中效胰岛素：又叫低精蛋白锌胰岛素，起效时间为 1.5~4 h，作用高峰 4~12 h，持续时间 14~20 h。国产的中效胰岛素诺和灵 N 和优泌林 N 既可与口服降糖药物联合使用，亦可与短效胰岛素合用。④长效胰岛素：也叫精蛋白锌胰岛素，起效时间 3~4 h，作用高峰 14~20 h，持续时间 24~36 h。短效制剂和中效制剂（R 和 N）进行不同比例的混合，产生作用时间介于两者之间的预混胰岛素。如诺和灵 30R、诺和灵 50R、优泌林 70/30。30R 是指将 30% 的短效 R 与 70% 的中效 N 胰岛素混合；50R 是指短效 R 和中效 N 各占 50%。上述药物起效时间均为 30 min，达峰时间为 2~8 h，持续时间为 24 h。

3）胰岛素治疗方案：将 24 u 作为胰岛素的基础量，餐后作为追加量。需要胰岛素治疗的患者，开始必须用普通胰岛素，经反复调整满意后，为减少注射次数需配合中效胰岛素（NPH）或长效胰岛素（PZI）。起始剂量的估算：按体重，0.4~0.5 u/（kg·d）；按生理需要量，24~32 u/d（早 10 u、午 6 u、晚 8 u）；按尿糖，根据 24 h 尿糖量，每 2 g 给予 1 u；按血糖，根据 [血糖（mg）-100] × 体重（kg）×6÷2 000 公式算得所需胰岛素的单位数，初始用其 1/2 ~ 2/3，3~5 d 据血糖或尿糖调整。补充疗法（口服抗糖尿病药物联合基础胰岛素）：起始胰岛素剂量为 0.2 u/（kg·d）、10 u/d 或空腹血糖的 mmol/L 数，以后根据空腹血糖，3~5 d 调整一次用量。目标值：空腹血糖<6 mmol/L，HbA_1c<7%。适用于口服抗糖尿病药物治疗的 2 型糖尿病患者血糖未达标者。每日多次餐时胰岛素与基础胰岛素联合：起始剂量（基础胰岛素，为晚餐前长效胰岛素或睡前中效胰岛素

或任何固定时间的长效胰岛素）0.1 u/（kg·d）或 4~8 u/次；三餐前的超短效或短效胰岛素为 0.3~0.5 u/（kg·d）。适用于糖尿病病程长，胰岛细胞功能差，全天的基础、空腹、餐后血糖均高。

【中西医结合实践】

糖尿病性冠心病是临床上常见的一种病，它有一般冠心病的共性，也有其作为糖尿病并发症的特殊性，既不同于糖尿病，也与非糖尿病冠心病有所不同，糖尿病性冠心病的血管病变包括大血管和微小血管病变。冠状动脉严重病变多（包括重度狭窄和闭塞）、多支病变多、复杂病变多、累及左回旋支及右冠状动脉多。且存在冠状动脉微血管水平的障碍。对这些病变大多数不适合心脏介入，即使心脏介入术后再狭窄的发病率较高。中医药治疗糖尿病性冠心病具有一定的优势，可改善临床症状，改善预后，提高患者生活质量，从整体方面来调整机体的功能紊乱。消渴和胸痹两者虽然属于不同类型的疾病，但二者关系密切，胸痹与消渴合病，两者在病机上存在以消渴病机为基础的转化规律。消渴病的主要病机在津液亏损，燥热偏盛，两者互为结果，阴愈虚则燥热愈盛，燥热愈盛则阴愈虚，阴虚燥热内炽，津少血瘀，瘀阻心脉，从而并发胸痹。消渴常因气血亏虚导致营卫不和、气血运行不畅，瘀血、热毒是消渴最常见的病理产物，通过多种途径形成：其一是燥热煎伤阴血成瘀；其二是阴虚、虚火炼血为瘀；其三是气不行血而停滞为瘀；其四是素体阴虚火旺，灼耗阴液，加之吸烟、饮酒、多食肥甘厚味而生热毒。瘀血、热毒可导致胸阳不振，引发胸痹。"瘀毒"与冠心病易损斑块关系密切：血脉涩滞、瘀滞日久，则易出现败血，成为"污血"，邪为之甚，蕴久生热酿毒，"毒邪最易腐筋伤脉"。血受热则煎熬成块，阻滞脉道，而成血瘀。随着病情的发展，稳定斑块逐渐向易损斑块演变，机体全身和斑块局部不但炎症反应较重，而且还处于高凝血、高血小板激活易于形成血栓的易损血液状态，成为病情严重、预后差、病死率较高的原因。

1. 辨病治疗　根据糖尿病性冠心病的临床表现和病因病机，治疗以标本兼治为主。益气养阴药物多用黄芪、人参、太子参、党参、白术、山药、麦冬、生地、五味子、玄参、沙参、玉竹、天冬、天花粉。滋补肝肾药物多用熟地、黄精、山茱萸、白芍、首乌、女贞子、旱莲草、牛膝。温阳药物多用桂枝、附子、干姜。化痰药物多用半夏、陈皮、瓜蒌、石菖蒲、竹茹、苏梗、桔梗、旋覆花。理气药物多用枳实、薤白、香附、木香、枳壳、佛手、香橼、川楝子。活血药物则灵活选用，根据辨证分别选用活血养血如当归、丹参等；活血凉血如赤芍、丹皮、大黄、蒲黄等；活血行气如川芎、延胡索、郁金、五灵脂、山楂、降香等；

活血通络如水蛭、桃仁、红花、鬼箭羽等；活血利水如益母草、泽兰等。

2. 病症结合　无症状性糖尿病在临床较为多见，因医患重视不够，具有更大的危害。

（1）证前辨治，理脾为要：糖尿病属中医学"消渴病"范畴，病机繁杂，但追其本溯其源，为脾气虚弱所致。现代有关脾实质研究的大量资料表明，脾的运化功能与现代医学胰的分泌功能有密切关系，揭示了糖尿病与"脾虚"的相关性。脾主运化，为气血津液生化之源，脾虚则"化精""散精"功能失常，上不能奉养心肺，中不能转输于胃，下不能滋肾阴，进一步则致肺燥、胃热、肾亏、血瘀等，而发消渴诸症。因其病机关键为气化不足，多饮、多食也不能缓其口渴、消瘦等症，糖尿病起源于脾气虚弱，且在发展过程中多存在不同程度脾虚表现。无症状性糖尿病是本病的早期或潜伏期，虽从四诊看似正常，但实际上其病理变化却在进展，如血糖升高、出现尿糖等。血糖升高为脾虚失其"升清"之能，清浊蒙混，无形之精气与有形之浊物相杂，且循行不依常道，血中之糖不能输布脏腑经络以濡养，血中混有营阴之外多余糖类浊物所致。脾失统摄则尿糖泄漏。故其论治，当以健运中宫，理脾为要。脾健清升，固摄精微，则血糖布达，尿糖不漏。此外，从疾病发展规律来看，潜证会发展为显证，益气健脾法则符合消渴病的基本病机，故在临床上不必拘泥于虚象显露时方才应用。在显证未出现之前，根据其病因、病机、病位、病势的发展转化规律，相机运用益气健脾法则，可使病势得以遏制。脾气旺盛，阴液充沛，才能滋养胃阴以平热，滋润肺脏以御肺燥，滋补肾阴以防肾液亏虚。用药多取甘淡、渗湿、芳化之品。甘淡为补脾之正法；脾恶湿，淡渗利湿，湿去脾自健；芳化既可醒脾化湿，又可理气助运，使甘淡之品补而不滞。因此常取黄芪、白术、山药益气健脾而助运化；葛根生津止渴，升发脾胃阳气，与黄芪相配有益气布津之妙；茯苓、薏苡仁淡渗中焦之湿，又补益脾气，补而不腻；佩兰芳香醒脾，化湿和中；山楂消食化滞和胃。用药多为平淡轻灵之品，方宜小而精，和缓适中为度，以求气机通畅为先导，脾气充裕为保证。少用香燥理气之品，以防耗阴伤津。若见糖尿病不加辨证而用苦燥滋阴降火之品，常使脾胃功能受损，中焦不运，而使病情加重。

（2）微观辨证，整体施治：无症状性糖尿病，从四诊来看虽无明显异常，但微观指标已发生明显变化，如糖耐量减低、血糖升高、血流动力学异常等，运用中医基本理论认识这些微观变化，探讨其辨证规律，以充实四诊内容，将进一步丰富辨证论治体系，有助于疗效的提高。糖尿病患者在血瘀证尚未显露出明显症状时，血流动力学在浓、黏、凝、集四个方面已经发生不同程度的变化，经活血化瘀治疗后可显著改善。中医辨证分型与胰岛素释放试验、胰岛素抵抗指数、儿茶酚胺、尿中表皮细胞生长因子、胰高血糖素、环核苷酸等客观指标的关系也逐渐明朗化。对于无症状性糖尿病，可根据其微观变化判断中医"证"的存在，并给予相应治疗，即微观辨证施治，并强调微观辨证整体化。有时可结合血糖、血脂、氧自由基等客观指标变化，选用相应的经临床验证的"有效专药"，如降糖用人参、天花粉、葛根等：降脂用泽泻、山楂；抗自由基用当归、赤芍、五味子、丹参等；胰岛素抵抗用人参、黄芪、金银花等。

（3）体质辨证，重视治体：糖尿病多为腻滞质、晦涩质、燥热质等，根据其体质可知其病理性质、证型之大概。如患者为腻滞质，治当运脾化湿、祛痰化浊，药用苍术、半夏、陈皮、藿香、茯苓、荷叶、薏苡仁、山楂等，祛湿化痰药与健脾助运、理气行滞药相伍，一则治其生痰湿之源而求其本，二则治已生之痰湿，促进湿化痰祛而治其标。晦涩质常用当归、川芎、丹参、郁金、水蛭、枳壳、黄芪、檀香等，活血药与益气、行气药相伍，取其"气行则血行""祛瘀而不伤正"之意。燥热质则滋阴清热，给予生地黄、麦冬、沙参、石斛、天花粉、枇杷叶、知母，少佐行气醒脾开胃之品，如陈皮、砂仁、山楂等，养阴而不腻滞，滋补而不碍胃。体质不同，用药禁忌也不同。如腻滞质忌养阴药，晦涩质忌凉血、涩血药，燥热质忌辛燥药。

第二节　高血压病

原发性高血压（primary hypertension）是以血压升高为主要临床表现的综合征，是多种心、脑血管疾病的重要病因和危险因素，影响重要脏器例如心，脑、肾的结构与功能，最终导致这些器官的功能衰竭，迄今仍是心血管疾病死亡的主要原因之一。

【中药治疗】

（一）辨证施治

1. 肝阳上亢

【主症】　头晕、头痛，面红、目赤，烦躁、易怒，口干苦，尿赤、便秘。舌红苔黄，脉弦。

【治则】　平肝潜阳。

【方药】　天麻钩藤饮加减（天麻 6 g，钩藤 12 g，石决明 15 g，菊花 10 g，黄芩 10 g，牛膝 10 g，杜仲 12 g，益母草 12 g，夜交藤 15 g，茯神 12 g）。

2. 阴虚阳亢

【主症】 头晕、头痛、视物模糊，耳鸣，心悸，健忘，睡眠不实，腰膝酸软，手足心热，甚则四肢麻木。舌红苔少，脉细弦数。

【治则】 滋阴潜阳。

【方药】 知柏地黄丸加减（知母 10 g、黄柏 10 g、生地 15 g、山萸肉 10 g、山药 10 g、丹皮 10 g、龟板 15 g、牡蛎 30 g、丹参 15 g）。

3. 阴阳两虚

【主症】 眩晕、头痛，耳鸣，心悸气短，腰腿酸软，失眠多梦，面色淡白，肢冷麻木，阳痿早泄，夜尿频多。舌淡或红，苔少，脉弦细。

【治则】 育阴助阳。

【方药】 二仙汤加减（仙茅 10 g、仙灵脾 10 g、当归 10 g、黄柏 10 g、知母 10 g、巴戟天 10 g、杜仲 10 g、桑寄生 10 g）。

4. 痰湿壅盛

【主症】 眩晕、头痛，头重如裹，心烦胸闷，食少，呕恶痰涎。苔白腻，脉滑。

【治则】 祛痰化湿。

【方药】 半夏白术天麻汤加减（半夏 10 g、陈皮 6 g、茯苓 20 g、白术 10 g、天麻 6 g、钩藤 10 g、菖蒲 6 g）。

【加减】 ①若失眠、烦躁，加炒枣仁 30 g、合欢皮 15 g、龙胆草 15 g、山栀子 15 g。②痰火挟瘀者，加胆星 10 g、竹茹 15 g、丹参 10 g、丹皮 10 g。③头痛眩晕，步行不稳，加泽泻 15 g、牛膝 15 g。④头痛剧烈，血压升高，有出血倾向者，加槐花 15 g、黄芩 15 g、蚕沙 20 g。⑤舒张压明显升高者，加马兜铃 15 g、青木香 20 g。⑤大便秘结者，加大云 15 g、首乌 12 g、火麻仁 15 g、郁李仁 5 g。

（二）辨证使用中成药

常用的中成药有：①杜仲天麻片，4 片/次，3 次/d，口服。②脉君安片，3 片/次，3 次/d，口服。③山绿茶降压片，2 片/次，3 次/d，口服。④牛黄降压胶囊，2 粒/次，1 次/d，口服。⑤全天麻胶囊，2 粒/次，3 次/d，口服。

【西药治疗】

（一）降压目标

研究表明，血压在 115/75 至 180/115 mmHg 范围内冠心病的危险呈持续上升的趋势，且每增加 20/10 mmHg，冠心病危险增加 1 倍。有稳定性冠心病、不稳定性心绞痛、非 ST 段抬高和 ST 段抬高型心肌梗死的高血压患者目标血压水平一般可为<130/80 mmHg，但治疗更宜个体化。如患者有闭塞性冠心病、糖尿病或年龄大于60岁，舒张压应维持在60 mmHg以上。

（二）降压药物

当前常用于降压的药物主要有五类，即利尿药、β受体阻滞剂、血管紧张素转换酶抑制剂（ACEI）、血管紧张素Ⅱ受体阻滞剂（ARB）、钙通道阻滞剂。目前在我国常用的降压药见表10-3。

表10-3 常用口服降压药

口服药物名称	剂量/（mg/d）	每日分服次数	主要不良反应
利尿药			
噻嗪类利尿药			血钾减低，血钠减低，血尿酸升高
氢氯噻嗪	6.25~25	1	
氯噻酮	12.5~25	1	
吲达帕胺	0.625~2.5	1	
吲达帕胺缓释片	1.5	1	
襻利尿药			血钾减低
呋塞米	20~80	2	
保钾利尿药			血钾增高
阿米洛利	5~10	1~2	
氨苯蝶啶	25~100	1~2	
醛固酮受体阻滞剂			血钾增高
螺内酯	25~50	1~2	
β受体阻滞剂			支气管痉挛，心功能抑制
普萘洛尔	30~90	2~3	
美托洛尔	50~100	1~2	
阿替洛尔	12.5~50	1~2	
倍他洛尔	5~20	1	
比索洛尔	2.5~10	1	
β、α受体阻滞剂			体位性低血压，支气管痉挛
拉贝洛尔	200~600	2	

续表

口服药物名称	剂量/（mg/d）	每日分服次数	主要不良反应
卡维地洛	12.5~50	2	
阿罗洛尔	10~20	1~2	
血管紧张素转换酶			咳嗽，血钾升高，血管性水肿
抑制剂			
卡托普利	25~100	2~3	
依那普利	5~40	2	
贝那普利	5~40	1~2	
赖诺普利	5~40	1	
雷米普利	1.25~20	1	
福辛普利	10~40	1	
西拉普利	2.5~5	1	
培哚普利	4~8	1	
喹那普利	10~40	1	
群多普利	0.5~4	1	
地拉普利	15~60	2	
咪哒普利	2.5~10	1	
血管紧张素受体阻			血钾升高，血管性水肿（罕见）
滞剂			
氯沙坦	25~100	1	
缬沙坦	80~160	1	
厄贝沙坦	150~300	1	
坎地沙坦	8~32	1	
替米沙坦	20~80	1	
奥美沙坦	20~40	1	
钙通道阻滞剂			
二氢吡啶类			水肿，头痛，潮红

口服药物名称	剂量/（mg/d）	每日分服次数	主要不良反应
氨氯地平	2.5~10	1	
非洛地平	2.5~20	1	
尼卡地平	60~90	2	
硝苯地平	10~30	2	
硝苯地平缓释片	10~20	2	
硝苯地平缓控释片	30~60	1	
尼群地平	20~60	1	
尼索地平	10~40	1	
拉西地平	4~6	1	
乐卡地平	10~20	1	
非二氢吡啶类			房室传导阻滞，心功能抑制
维拉帕米	90~180	3	
地尔硫䓬	90~360	3	
α受体阻滞剂			体位性低血压
多沙唑嗪	1~16	1	
哌唑嗪	2~20	2~3	
特拉唑嗪	1~20	1~2	
中枢作用药物			
利血平	0.05~0.25	1	鼻充血，抑郁，心动过缓，消化溃疡病
可乐定	0.1~0.8	2~3	低血压
可乐定贴片	0.25	1/周	皮肤过敏
甲基多巴	250~1 000	2~3	肝功能损害，免疫失调
莫索尼定	0.2~0.4	1	镇静
利美尼定	1	1	心悸，乏力
直接血管扩张药			
米诺地尔	5~100	1	多毛症
肼屈嗪	25~100	2	狼疮综合征

（三）降压治疗

1. **伴稳定性心绞痛的高血压**　①如无禁忌证，须应用他汀类药物及抗血小板药物阿司匹林，不能使用阿司匹林者应使用氯吡格雷。②β 受体阻滞剂是治疗稳定性冠心病的基石，并可降低血压，降低病死率。糖尿病并非应用 β 受体阻滞剂的禁忌证，但此药的应用有可能掩盖低血糖的肾上腺素能兴奋的症状。③如有β 受体阻滞剂使用的禁忌证，可代之以二氢吡啶类钙通道阻滞剂，尤其长效制剂（如氨氯地平、非洛地平、硝苯地平控释或缓释制剂）或长效非二氢吡啶类制剂（如维拉帕米或地尔硫䓬）。β 受体阻滞剂和二氢吡啶类钙通道阻滞剂合用可增加抗心绞痛的疗效；但和维拉帕米、地尔硫䓬合用，则有可能增加严重心动过缓或心脏传导阻滞的危险性。其他可应用的药物还有 ACEI 或 ARB 和噻嗪类利尿剂。

2. **伴不稳定性心绞痛和非 ST 段抬高型心肌梗死的高血压**　常须采用综合性治疗方案，包括卧床休息、持续心电监护、氧疗、静脉给予硝酸酯类药物、应用吗啡，以及 β 受体阻滞剂或其替代药物非二氢吡啶类钙通道阻滞剂（如维拉帕米、地尔硫䓬）。β 受体阻滞剂或非二氢吡啶类钙通道阻滞剂均应在无禁忌证且无低血压或心力衰竭的状况下应用。伴前壁心肌梗死、糖尿病、未控制的高血压或左室收缩功能障碍的患者应加用 ACEI。

3. **伴 ST 段抬高型心肌梗死的高血压**　降压药物 β 受体阻滞剂和 ACEI 适用于所有没有禁忌证的患者。血流动力学稳定（无低血压、心力衰竭或心源性休克）的患者可以立即开始应用 β 受体阻滞剂，并长期口服作为冠心病的二级预防。早期应用 ACEI 可显著降低发病率和病死率，尤其适用于前壁心肌梗死、伴持久性高血压、左室功能障碍或糖尿病患者。钙通道阻滞剂一般不宜使用，除非患者有应用 β 受体阻滞剂的禁忌证，或伴严重的梗死后心绞痛、室上性心动过速等且应用其他药物未能有效控制者，或者用于辅助性进一步降低血压的治疗。

4. **高血压合并心力衰竭**　对于曾有过心力衰竭或现在仍有心力衰竭症状与体征的高血压患者，应积极控制高血压。降压的目标水平为<130/80 mmHg。对于持续高血压患者，或高血压伴左心室肥厚，或伴左室功能障碍但无心力衰竭症状和体征的患者，治疗目标亦为<130/80 mmHg。这样做有利于预防出现心力衰竭的症状和体征。对于伴临床心力衰竭 或 LVEF 降低的患者，阻断 RAAS 药物如 ACEI 或 ARB、醛固酮受体阻滞剂（螺内酯、依普利酮），以及交感神经系统阻滞剂及 β 受体阻滞剂等为治疗方案的主要成分。高血压合并心力衰竭患者通常须合用 2 种或 3 种降压药物。在应用利尿剂消除体内过多滞留的液体，使患者处于"干重"状态后，β 受体阻滞剂加 ACEI 或 ARB 可发挥协同的有益作用，称之为优化的组合。此种组合既为抗心力衰竭治疗所必需，又可发挥良好的降压作用。

RAAS 阻滞剂和 β 受体阻滞剂均应从极小剂量起始，通常为降压治疗剂量的1/8~1/4，且应缓慢地增加剂量，直至达到抗心力衰竭治疗所需要的目标剂量或最大耐受剂量。此种最终应用的剂量往往会显著高于高血压治疗中的剂量，这在一系列心力衰竭临床试验中已得到证实。

【中西医结合实践】

中西医结合仍是目前高血压病诊治的最佳方法，较之单纯的中医或西医有着不可替代的优越性。

1. 辨病与辨证相结合　对高血压病首先辨病（诊断和鉴别诊断）、分期（根据有无心、脑、肾等靶器官损害分三期）；然后再在此基础上，进行中医辨证分型、辨证施治，辨病与辨证相结合。对于临床无证可辨者，借助微观辨证指标达到治疗效果。

2. 宏观与微观辨证　高血压病常伴有高脂血症、高黏血症，它们在高血压病的发病、心脑血管并发症的发生中起着促进作用，血流动力学异常和微循环障碍、血管内皮细胞损伤、血小板功能异常、红细胞变形力减弱是高血压病血瘀证的病理基础，为治疗提供了理论依据。研究提出血脂代谢紊乱（总胆固醇、三酰甘油增高），纤维蛋白原、血尿酸升高等是痰浊证的代谢特征，糖耐量减低和24 h尿 17-羟皮质类固醇排出量低下可分别作为肾阴虚、肾阳虚的辨证指标；而血浆环磷酸腺苷（cAMP）、环磷鸟苷（cgMP）及 cAMP/cgMP 值，则可作为阴虚与阳虚，阴虚阳亢和气阴两虚型分型鉴别的微观辨证依据。血浆 cAMP 值高，cAMP/cgMP 值较高者为阴虚、阴虚阳亢，反之，则支持阳虚或气阴两虚的分型。中药三七治疗高黏血症能有效降低血流动力学参数中的红细胞聚集指数，血浆黏度，纤维蛋白原含量。临床上运用上述指标帮助微观辨证，也取得了较好的临床疗效，上述客观指标均能得到不同程度的改善。

3. 多途径、多方位的降压　中医药有调平承制作用，通过望、闻、问、切，辨识症状、体质，根据四时、地域、气候的不同，个体化调节情志、饮食及症状，使之达到阴平阳秘、气血平和的健康平衡状态，从而提高生活质量。胰岛素抵抗是高血压、糖尿病、高血脂、冠心病共同的病理生理过程。许多中药同时具有降压、降糖、调脂等多靶点的作用。降压的同时活血化瘀，可以调节内皮细胞功能，干预动脉粥样硬化进程。如三七、丹参、牛膝、红花、川芎、红景天等有抗炎、抗氧化、抗凝、抑制血小板活化及促进血管内皮的自身修复。阻断中枢神经作用的中药有钩藤、桑寄生、仙灵脾等；阻滞 α、β 受体作用的中药有莲子心、首乌藤、泽泻、黄精、葛根、仙灵脾、蝉蜕等；钙通道阻滞剂样作用的中药有粉防己、前胡、川芎等；ACEI 样作用的中药有黄精、白果、地龙等；ARB 样作用的中药有黄芪、首乌、白芍、泽泻等；利尿作用的中药有泽泻、茯苓、猪苓、车前子等。高血压是一种心血管综合征，无论中医还是西医，降低血压、改善血管损伤、保护靶器官、减少并发症都非常重要。中药通过整体调节，使阴阳平衡，不仅改善神经内分泌异常激活，还可调节昼夜节律、改善动脉弹性高血压早期常见肝阳上亢，肝火上炎，中后阶段常见的痰瘀互结证、阴阳两虚证，后者与心、脑血管事件的发生关系密切。

4. 中药理论与中药药理、毒理相结合　在中医辨证、西医辨病治疗高血压病及并发症时，应尽量选用既对证又降压的中药，少用只对证不降压的中药，尽量避免使用升压的中药。降压药配降压药，做到降降结合，防止升降抵消。还要学会一药多用，如用天麻既治眩晕又降压，可一举两得。用川芎既治头痛又降压、改善微循环。高血压患者需要长期服药，所选药物更应要安全有效，不能用有毒副反应的中药，如青木香、广防己。虽都有较好的降压作用，由于含有马兜铃酸对肾脏有毒性，故应在禁用之列。久服将会导致肾功能衰竭。

改善高血压症状，用药要坚持以下三个原则：一要符合中医随症用药原则，二要尽量选择有降压作用的中药，三是不使用有升压作用的中药。如眩晕选天麻、钩藤、罗布麻、菊花、羚羊角；头痛选川芎、延胡索、吴茱萸；急躁易怒选龙胆草、夏枯草、柴胡、莲子心；心悸选丹参、酸枣仁、酸枣仁、五味子；耳鸣选骨碎补、杜仲；胸闷选瓜蒌、薤白、丹参、川芎；脉结代选苦参、山豆根、黄连等。

第三节　血脂代谢紊乱

人体内血脂代谢不平衡，胆固醇和三酰甘油的进入大于排出，就叫作血脂代谢紊乱，即通常所说的高脂血症或高血脂。

【中药治疗】

（一）辨证施治

1. 痰浊阻滞

【主症】　形体肥胖，眩晕，头重昏蒙或伴视物旋转，胸闷恶心，呕吐痰涎，食少多寐，肢体沉重。舌苔滑腻，脉弦滑。

【治则】　化痰健脾。

【方药】　温胆汤加减（法半夏 12 g，茯苓 15 g，陈皮、山楂、竹茹各 10 g，甘草6 g，胆星6 g，白术10 g）。

2. 湿浊困脾

【主症】　食少，便溏或泄泻，四肢乏力，形体消瘦，胸脘闷胀，面色萎黄。舌质淡红苔薄白，脉细缓或虚缓。

【治则】　利湿降浊，健脾调脂。

【方药】　胃苓汤加减［陈皮、厚朴、苏叶各6 g，苍术、猪苓、车前子（另包）各10 g，茯苓15 g，泽泻12 g，甘草3 g］。偏于湿热者加薏苡仁15 g，荷叶10 g。偏于寒湿者加藿香或桂枝6 g。

3. 气滞血瘀

【主症】　胸痛憋闷，头晕头痛，烦躁易怒，心悸气短，两肋胀痛。舌质暗红有瘀斑，苔薄白，脉弦或涩。

【治则】　化瘀理气调脂。

【方药】　血府逐瘀汤加减（当归、生地、山楂、丹参各15 g，川芎、赤芍、白芍、桃仁、枳实、牛膝、桔梗各10 g，柴胡6 g，甘草、红花各6 g，大黄6 g）。

4. 脾肾两虚

【主症】　多形体肥胖，形神衰退，常头昏头晕，耳鸣，齿摇，腰膝酸软，腹胀纳呆，肠鸣便溏，阳痿滑精。舌体淡胖、边有齿印，苔中根白腻，脉象沉细而迟。

【治则】　健脾补肾调脂。

【方药】　清脂汤加减（何首乌、女贞子、生地各15 g，菟丝子、黑芝麻各12 g，仙灵脾、杜仲、泽泻、党参、白术各10 g）。

5. 肝郁阴虚

【主症】　眩晕，耳鸣，头痛，肢麻，腰膝酸软，口咽干燥，五心烦热，健忘难寐。舌红少苔，脉来细数。

【治则】　滋肾养肝调脂。

【方药】　一贯煎合杞菊地黄丸加减（枸杞、生地、山药各15 g，麦冬12 g，当归、沙参、山萸肉、黄精、茯苓各10 g，菊花12 g，丹皮10 g，川楝子3 g，泽泻10 g）。

6. 胃热腑实

【主症】　身热口渴，头身沉重，心烦胸闷，脘痞呕恶，胁肋胀满或灼痛，口干口苦，大便干，小便发黄。舌质红、苔黄厚腻，脉濡数或滑数。

【治则】　通腑泄热。

【方药】　大承气汤加减（生大黄、厚朴、枳实、生甘草各10 g，芒硝6 g，全瓜蒌 15 g，生地、生首乌各 15 g）。

（二）专方专药

1. 降脂汤　何首乌 15 g、枸杞子 10 g、草决明 30 g，水煎，每日分 2 次服，疗程 2 个月。

2. 野茶树根茶　野茶树根 30 g，水煎至 200 mL，每日 2 次服，疗程 1~2 个月。

3. 罗布麻茶　每日 2~3 袋（每袋相当于罗布麻生药 2 g，绿茶 1.75 g），适用于伴有高血压的患者。

4. 茵陈茶　茵陈 15 g，水煎代茶饮，为一日量，1 个月为一疗程，适用于肝胆湿热型患者。

【西药治疗】

（一）高脂血症分型治疗

1. 高胆固醇血症　首选羟甲基戊二酰辅酶 A（HMG-CoA）还原酶抑制剂。胆酸隔置剂可以较小剂量用于轻度 TC 或 LDL-C 增高者。贝丁酸类轻至中度降低 TC 与 LDL-C，降低 TG 能力高于他汀类，并升高 HDL-C。烟酸类降低 TC、LDL-C 与 TG，升高 HDL-C，但不良反应使其应用受限；阿西莫司的不良反应较少。对 TC 或 LDL-C 极度增高者可采用他汀类与胆酸隔置剂合并治疗。

2. 高三酰甘油血症　如非药物治疗包括饮食、减轻体重等不能降低 TG 至 4.07 mmol/L（360 mg/dL）以下时，可应用贝丁酸类，不用烟酸、胆酸隔置剂或他汀类药。

3. 混合型高脂血症　如以 TC 与 LDL-C 增高为主，可用他汀类；如以 TG 增高为主，则用贝丁酸类；如 TC、LDL-C 与 TG 均显著升高，可联合用药，选择贝丁酸类加胆酸隔置剂类，或胆酸隔置剂类加烟酸。谨慎采用他汀类与贝丁酸类或烟酸类的合并使用。

（二）治疗高脂血症常用药物

1. HMG-CoA 还原酶抑制剂（他汀类）　洛伐他汀，10~80 mg/d，每晚 1 次或每日分 2 次口服；辛伐他汀，5~40 mg/d，每晚 1 次口服；普伐他汀，10~40 mg/d，每晚 1 次口服；氟伐他汀，10~40 mg/d，每晚 1 次口服。

2. 胆酸隔置剂　考来烯胺，4~24 g/d，每晚 1 次或每日分 2 次口服；考来替哌，5~20 g/d，每晚 1 次口服。

3. 贝丁酸类　非诺贝特，100 mg/次，3 次/d 或微粒型 200 mg/次，1 次/d 口服；苯扎贝特，200 mg/次，3 次/d 或缓释型 400 mg，1 次/d 口服；吉非贝齐，

300 mg/次，3 次/d 或 600 mg，2 次/d 口服，或缓释型 900 mg/次，1 次/d 口服。

4. 烟酸类　烟酸，100 mg/次，3 次/d 渐增至 1~3 g/d 口服；阿西莫司，250 mg/次，1~3 次/d 口服。

【中西医结合实践】

与单纯西药调脂治疗相比，中医辨证结合西药治疗高脂血症能更好地切中病机，临床疗效并不劣于单纯的西药降脂，且同时还能减少不良反应的发生。

部分患者无明显临床症状而只是呈现生化指标异常，故此时如仅拘泥于传统的"四诊"，很可能会出现无症可辨的情况。高脂血症诊断确立后，以中医理论进行研究及描述首先须明确其病邪性质。血中之脂为食中厚浊、富有营养之部分所化，适则为身体所需，多则为邪为害，其滞而不去者，名为"脂浊"。脂浊之邪留滞机体可表现为"痰湿"和"瘀血"为患两种表现，其中大部分表现为痰湿之症，少数表现为瘀血症。由此可知，对高脂血症的治疗不可单论痰湿或瘀血。本病病机为脂浊致瘀、本虚标实，故治宜祛脂活血为其基本大法。

中药成分相当复杂，其调脂作用是通过多途径实现的，概括起来有四个方面：①抑制肠道脂类吸收；②抑制内源性 TC、TG 合成；③影响体内脂类代谢；④促进体内胆固醇排泄。大黄、虎杖同为蓼科植物，含有蒽醌类化合物。它们的作用主要是通过增加肠蠕动促进肠道脂类排泄，减少吸收。蒲黄降脂机制为蒲黄含有植物固醇（谷固醇），可抑制肠腔内固醇的水解和肠壁内游离固醇的再脂化，并竞争性占据微胶粒内胆固醇的位置，影响胆固醇的吸收。泽泻降脂有效成分为泽泻醇 A 及泽泻醇 A、B、C 醋酸脂，可影响脂肪分解，减少胆固醇原料（乙酰辅酶 A）的合成，从而影响胆固醇的合成。大黄、丹参具有抑制胆固醇内源合成作用。姜黄可以抑制脂肪酸的合成，绞股蓝可减少游离脂肪酸的生成量。山楂能够降低 LDL 和 VLD-L 水平，提高 HDL 水平。鸡血藤、鬼箭羽、土鳖虫均有降低 TC 的作用。另外，女贞子、黄精、徐长卿、酸枣仁等均具有降低 LDL 的作用。月见草、花粉等有促进胆固醇向胆汁酸转化和抑制胆汁酸肝肠循环作用。

血脂康胶囊系以红曲经发酵后提取制备，具有活血化瘀、健脾消积、祛痰化浊的作用，其功效与改善血脂异常患者的综合表现是吻合的。血脂康胶囊中也含有他汀类药物成分（含量较低，日剂量仅相当于洛伐他汀 10 mg）及一些不饱和脂肪酸、必需氨基酸和微量元素，可能有一定的协同作用。

第十一章 冠心病危重并发症的药物治疗

第一节 急性心力衰竭

急性心力衰竭是指由于急性心脏病变引起心排血量显著、急骤降低导致组织器官灌注不足和急性瘀血综合征。原有慢性心力衰竭的突然恶化占住院急性心力衰竭的70%，新发的急性心力衰竭（如在急性心肌梗死后、心肌炎、高血压型急性心力衰竭等）占急性心力衰竭住院的20%左右。

1. 镇静剂 吗啡可减少急性肺水肿患者焦虑和呼吸困难引起的痛苦，降低前负荷，也可减少交感兴奋。吗啡2.5~5.0 mg静脉缓慢注射，亦可皮下或肌肉注射。亦可应用哌替啶50~100 mg肌内注射。使用时应密切观察呼吸抑制的不良反应。伴明显和持续低血压、休克、意识障碍、COPD等患者禁用。

2. 利尿剂 适用于急性心力衰竭伴肺循环和（或）体循环明显瘀血及容量负荷过重的患者。襻利尿剂如呋塞米、托拉塞米、布美他尼静脉应用可在短时间里迅速降低容量负荷，应及早应用。首选呋塞米，先静脉注射20~40 mg，继以静脉滴注5~40 mg/h，总剂量在起初6 h不超过80 mg，起初24 h不超过200 mg。如果平时使用襻利尿剂治疗，最初静脉剂量应等于或超过长期每日所用剂量。托伐普坦用于充血性心力衰竭、常规利尿剂治疗效果不佳、有低钠血症或有肾功能损害倾向患者，可显著改善充血相关症状，且无明显短期和长期不良反应。开始用量7.5~15.0 mg/d。疗效欠佳者逐渐加量至30 mg/d。

3. 洋地黄类 毛花苷丙0.2~0.4 mg缓慢静脉注射，2~4 h后可以再用0.2 mg，急性心力衰竭伴快速心室率的心房颤动患者可酌情适当增加剂量。

4. 血管扩张药物 用于急性心力衰竭早期阶段。收缩压水平是评估此类药是否适宜的重要指标，收缩压>110 mmHg的患者通常可安全使用；收缩压在90~110 mmHg应谨慎使用；收缩压<90 mmHg，禁忌使用。用于急性心力衰竭的血管扩张药物主要有硝酸酯类、硝普钠、重组人BNP（rhBNP）、乌拉地尔、酚妥拉

明，但钙通道阻滞剂不推荐用于急性心力衰竭的治疗。

（1）硝酸酯类药物：硝酸甘油静脉滴注起始剂量 5 ~ 10 μg/min，每 5 ~ 10 min 递增 5 ~ 10 μg/min，最大剂量 100 ~ 200 μg/min；亦可每 10 ~ 15 min 喷雾一次（400 μg），或舌下含服 0.3 ~ 0.6 mg/次。硝酸异山梨酯静脉滴注剂量 5 ~ 10 mg/h，亦可舌下含服 2.5 mg/次。

（2）硝普钠：静脉滴注宜从小剂量 10 μg/min 开始，可酌情逐渐增加剂量至 50 ~ 250 μg/min，疗程不要超过 72 h。由于其强效降压作用，应用过程中要密切监测血压、根据血压调整合适的维持剂量。

（3）rhBNP（新活素、萘西立肽）：先给予负荷剂量 1.5 ~ 2 μg/kg 静脉缓慢注射，继以 0.01 μg/（kg·min）静脉滴注；也可不用负荷剂量而直接静脉滴注。疗程一般 3 d，不超过 7 d。ACEI 在急性期、病情尚未稳定的患者不宜应用。AMI 后的急性心力衰竭可试用，但起始剂量宜小。在急性期病情稳定 48 h 后逐渐加量，不能耐受 ACEI 者可应用 ARB。

（4）乌拉地尔：适用于高血压性心脏病、缺血性心肌病（包括急性心肌梗死）和扩张型心肌病引起的急性左心衰竭；可用于 CO 降低、PCWP>18 mmHg 的患者。通常静脉滴注 100 ~ 400 μg/min，可逐渐增加剂量，并根据血压和临床状况予以调整。伴严重高血压者可缓慢静脉注射 12.5 ~ 25.0 mg。重组人松弛素-2 具有多种生物学和血流动力学效应，可缓解呼吸困难，降低心力衰竭恶化病死率，耐受性和安全性良好，且对 HF-REF 或 HF-PEF 效果相仿，但对心力衰竭再住院率无影响。

5. 支气管解痉剂　一般应用氨茶碱 0.125 ~ 0.25 g 以葡萄糖溶液稀释后静脉注射（10 min），4 ~ 6 h 后可重复一次；或以 0.25 ~ 0.5 mg/（kg·min）静脉滴注。亦可应用二羟丙茶碱 0.25 ~ 0.5 g 静脉滴注，速度为 25 ~ 50 mg/h。此类药物不宜用于冠心病如急性心肌梗死或不稳定性心绞痛所致的急性心力衰竭患者。

6. 肾上腺皮质激素　用于降低肺毛细血管通透性。地塞米松 5 mg 静脉注射，必要时重复应用。

7. 正性肌力药物

（1）多巴胺：250 ~ 500 μg/min 静脉滴注。此药应用个体差异较大，一般从小剂量开始，逐渐增加剂量，短期应用。

（2）多巴酚丁胺：该药短期应用可以缓解症状，但并无临床证据表明对降低病死率有益。用法：100 ~ 250 μg/min 静脉滴注。

正在应用 β 受体阻滞剂的患者不推荐应用多巴酚丁胺和多巴胺。

（3）磷酸二酯酶抑制剂：米力农，首剂 25 ~ 50 μg/kg 静脉注射（注射时间超过 10 min），继以 0.25～0.50 μg/（kg·min）静脉滴注。

（4）左西孟旦：是一种具有多重作用机制的抗心力衰竭药，作为新型钙离子增敏剂，可增加心肌收缩力，但不增加心肌耗氧量。该药物不引起细胞内钙超载，故不易诱发恶性心律失常。还可以通过激活三磷腺苷（ATP）敏感的钾通道使血管扩张，主要扩张外周静脉，降低心脏前负荷。此外，还兼具抗心肌缺血损伤、抑制磷酸二酯酶、促进一氧化氮合成、抗炎、抗氧化和抗凋亡的作用。

（5）rhBNP：可以通过激活 NRP-A 受体预防成年大鼠心肌细胞肥厚的发生，敲除 BNP 基因可导致心肌细胞纤维化。rhBNP 还通过抑制不良的神经内分泌激活，发挥调节心肌和平滑肌细胞凋亡，抑制心肌纤维化和细胞外基质分泌的功效。因此，早期应用 rhBNP 对急性心肌梗死合并急性左心衰竭患者的心室重塑有明显抑制作用。而对于低心排量伴收缩压降低的患者更倾向于选择左西孟旦。

（6）松弛素（relaxin）：是一种血管活性肽激素，具有扩张血管、增加动脉顺应性的作用，用于 ADHF 的治疗。

（7）参附注射液：具有回阳救逆、益气固脱功效的中药注射剂，由红参和附子组成。动物实验与药理研究证实：人参皂苷能显著增强心肌收缩力，增加心输出量，减慢心率，减少心肌耗氧量，扩张周围血管，降低心脏前后负荷，改善心脏收缩和舒张功能；去甲乌头碱是 β 受体激动剂，能明显加大心肌细胞搏动频率和幅度，增加心肌收缩力，增加心输出量。参附注射液具有正性肌力作用，在升压、稳压的同时能减慢心率，抑制肾素-血管紧张素-醛固酮系统，从而进一步改善心功能。

第二节　心源性休克

心源性休克是指由于心脏功能极度减退，导致心输出量显著减少，导致血压下降，重要脏器和组织供血严重不足，引起全身性微循环功能障碍，从而出现一系列以缺血、缺氧、代谢障碍及重要脏器损害为特征的一种综合征。其病因以急性心肌梗死最多见，严重心肌炎、心肌病、心包压塞、严重心律失常或慢性心力衰竭终末期等均可导致本病。本病死亡率极高，国内报道为 70%～100%，及时、有效的综合抢救可望增加患者生存的机会。

1. 静脉扩容

（1）扩容指征：凡无肺瘀血征象者，均应静脉补液，适当扩容。

（2）液体选择：以胶体液和晶体液并用为宜。如羟乙基淀粉、低分子右旋糖酐、0.9%氯化钠溶液、平衡液 500 mL 静脉滴注。

（3）补液方法：以 10～20 mL/min 的速度输入扩容剂，10～15 min 后，如 CVP 和 PWP 仍低或正常，可继续补充血容量。如 CVP>150 mmH$_2$O 或增加值>50 mm H$_2$O；PWP>20 mmHg 或增加值>7 mmHg，出现闷气、咳嗽、呼吸或心率加快，则应停止扩容，继续观察。如补液后血压回升，休克征象改善，则继续维持给予液体。由于心源性休克的主要原因是泵衰竭，扩容是为了提供合适的前负荷，故补液应慎重，切勿过量招致急性肺水肿。

2. 应用血管活性药物

（1）用药指征：静脉补液 0.5～1 h 后（500～600 mL），血压仍不回升，无血容量不足，肺楔嵌压在 14～18 mmHg 者。

（2）常用药物：

1）拟交感神经药物：多首选巴胺，常用 1～20 μg／（kg·min）。在多巴胺无效时可以选用多巴酚丁胺，一般用量 1～15 μg/（kg·min）。血压严重低者可应用间羟胺或去甲肾上腺素。间羟胺（或去甲肾上腺素 0.5～1 mg）10～30 mg 加入 5%葡萄糖溶液 100 mL 中静脉滴注。

2）血管扩张剂：硝普钠 25～250 μg/min，应从小剂量开始，逐渐增加剂量，直至取得满意血流动力学疗效；酚妥拉明：5～10 mg 加入 5%葡萄糖溶液 100 mL 中静脉滴注，0.1～2 mg/min。

治疗过程应注意提供足够的前负荷，即保证足够的有效血容量。临床上常用多巴胺 6 μg/（kg·min）和硝普钠 70 μg/min 联合静脉滴注。

上述措施无效，有时还须与主动脉内气囊泵反搏并用。

3. 应用正性肌力药物

（1）洋地黄制剂：一般在急性心肌梗死的头 24 h，尤其是 6 h 内应尽量避免使用洋地黄制剂，在经上述处理休克无改善时可酌情使用毛花苷丙 0.2～0.4 mg，静脉注射。

（2）拟交感胺类药物：对心排血量低，肺毛细血楔压不高，体循环阻力正常或低下，合并低血压时选用多巴胺，用量同前；而心输出量低，肺毛细血管楔压高，体循环血管阻力和动脉压在正常范围者，宜选用多巴酚丁胺。

（3）双异吡啶类药物：常用氨力农 0.5～2 mg/kg，稀释后静脉注射或静脉滴注，或米力农 2～8 mg，静脉滴注。

4. 应用糖皮质激素　早期（休克 4～6 h 内）可尽早使用糖皮质激素，如地塞米松（氟美松）10～20 mg 或氢化可的松 100～200 mg，必要时每 4～6 h 重复一次，共用 1～3 d，病情改善后迅速停药。

5. 纠正酸碱平衡及电解质紊乱　常用 5%碳酸氢钠或乳酸钠溶液，根据血气分析结果计算补碱量。

6. 应用纳洛酮：属阿片受体阻滞剂，可减轻心脏负荷，增加心肌收缩力，逆转休克状态。首剂 0.4~0.8 mg，静脉注射，必要时 2~4 h 后重复 0.4 mg，继以 1.2 mg 加入 5% 葡萄糖溶液 500 mL 静脉滴注。

7. 保护心肌　二磷酸果糖 5~10 g/d 或磷酸肌酸 2~4 g/d，酌情使用血管紧张素转换酶抑制剂等。

8. 治疗原发疾病　如急性心肌梗死患者应尽早进行再灌注治疗，溶栓失败或有禁忌证者应在主动脉内球囊反搏（IABP）支持下进行急诊冠状动脉成形术；急性心包压塞者应立即心包穿刺减压；乳头肌断裂或室间隔穿孔者应尽早进行外科修补等。

9. 防治并发症

（1）呼吸衰竭：包括持续氧疗，必要时呼气末正压给氧，适当应用呼吸兴奋剂，如尼可刹米（可拉明）0.375 g 或洛贝林（山梗菜碱）3~6 mg 静脉注射；保持呼吸道通畅，定期吸痰，加强抗感染等。

（2）急性肾功能衰竭：注意纠正水、电解质紊乱及酸碱失衡，及时补充血容量，酌情使用利尿剂如呋塞米 20~40 mg 静脉注射。必要时可进行血液透析、血液滤过或腹膜透析。

（3）保护脑功能：酌情使用脱水剂及糖皮质激素，合理使用兴奋剂及镇静剂，适当补充促进脑细胞代谢药，如脑活素、胞磷胆碱、三磷腺苷等。

（4）防治弥散性血管内凝血（DIC）：休克早期应积极应用低分子右旋糖酐、阿司匹林、双嘧达莫（潘生丁）等抗血小板及改善微循环药物，有 DIC 早期指征时应尽早使用肝素抗凝，首剂 3 000~6 000 u 静脉注射，后续以 500~1 000 u/h 静脉滴注，监测凝血时间调整用量，后期适当补充消耗的凝血因子，对有栓塞表现者可酌情使用溶栓药如小剂量尿激酶（25 万~50 万 u）或链激酶。

第三节　危重心律失常急诊处理

危重心律失常系指引起严重的血流动力学改变而致低血压、心力衰竭，甚至猝死的心律失常，须紧急抢救治疗。早期观察、早期发现、早期处理抢救成功的关键一环。

一、宽 QRS 波心动过速

宽 QRS 波心动过速以室性心动过速最为常见，也可见于快速室上性心律失常伴有束支或室内传导阻滞、房室旁路前传。处理方法：①判断血流动力学状态。若不稳定，直接同步电复律。②血流动力学稳定者，询问病史，查阅可及的既往病历材料，了解既往发作情况、诊断和治疗措施。③急性情况下若无法判断类型，按照室性心动过速处理。

二、持续性单形性室性心动过速

持续性室性心动过速是指发作持续时间>30 s，或虽然<30 s，但伴血流动力学不稳定。分为伴有器质性心脏病的单形性室性心动过速和无器质性心脏病的特发性室性心动过速。

1. 有器质性心脏病的持续性单形性室性心动过速　有血流动力学障碍者立即同步直流电复律。血流动力学稳定的单形室性心动过速可首先使用抗心律失常药，也可电复律。抗心律失常药物：首选胺碘酮，静脉胺碘酮应使用负荷量加维持量的方法。胺碘酮的首次负荷剂量通常为 1.5～2.5 mg/kg，稀释后于 10 min 内缓慢静脉注入，必要时可重复，直到总量达 9 mg/kg。维持量为 1.0～1.5 mg/min静脉滴注 6 h，根据病情逐步减至 0.5 mg/min，维持静脉滴注，24 h 总量可达 20 mg/kg。若有口服胺碘酮指征，可于静脉使用当日开始，起始剂量 200 mg/次，3 次/d。在胺碘酮不适用或无效时，或合并心肌缺血时利多卡因作为次选药。索他洛尔适用于血流动力学稳定的患者，不宜用于有明显血流动力学变化，需要快速足量用药的患者，应用时采用 1～1.5 mg/kg 的剂量，以 10 mg/min的速度静脉注射，每日总量宜<320 mg，以免诱发尖端扭转型室性心动过速等心律失常。应用抗心律失常药物种类一般不要超过两种，因为抗心律失常药物之间的相互作用相当复杂，相继应用两种或以上的药物容易出现心动过缓、低血压、尖端扭转型室性心动过速等不良反应。

2. 无器质性心脏病的单形室性心动过速　大多数特发室性心动过速血流动力学稳定，但持续发作时间过长或有血流动力学改变者宜电转复。对起源于右室流出道的特发性室性心动过速可选用维拉帕米、普罗帕酮、β 受体阻滞剂或利多卡因。对左室特发性室性心动过速，首选维拉帕米，也可使用普罗帕酮。

三、多形性室性心动过速

多形性室性心动过速常见于器质性心脏病。持续性多形性室性心动过速可退变为心室扑动或心室颤动。血流动力学不稳定的多形室性心动过速应按心室颤动处理。

1. QT 间期正常的多形性室性心动过速　应积极纠正病因和诱因，如对急性冠脉综合征患者纠正缺血，有利于室性心律失常控制。偶尔出现的短阵多形性室性心动过速，没有严重血流动力学障碍，可观察或口服 β 受体阻滞剂治疗，一般不需静脉抗心律失常药物。纠正病因和诱因同时，若室性心动过速发作频繁，可应用 β 受体阻滞剂、静脉使用胺碘酮或利多卡因。

2. 伴短联律间期的多形性室性心动过速　血流动力学稳定者首选维拉帕米静脉注射终止发作。维拉帕米无效者，可选用静脉注射胺碘酮。血流动力学不稳定或退变为心室颤动者即刻电复律，口服维拉帕米或普罗帕酮、β 受体阻滞剂预防复发，建议置入 ICD。

3. 儿茶酚胺敏感性多形性室性心动过速（CPVT）　发作伴血流动力学障碍时，首选同步直流电复律。血流动力学稳定者，首选 β 受体阻滞剂。CPVT 是一种少见的家族遗传性恶性心律失常，表现为无器质性心脏病或心电图正常的个体在运动或情绪激动时诱发的交感神经活性增强而发作的双向性、多形性室性心动过速。交感兴奋是 CPVT 发作的必要条件，因此 β 受体阻滞剂是治疗有效药物。应用 β 受体阻滞剂，应不断加量，直至运动激发试验不能诱发发作，并定期检查测试。RYR2 突变个体存在明显的 Ca^{2+} 依赖性 Ca^{2+} 释放，导致肌质网中 Ca^{2+} 泄露而引发胞质内钙离子超载，从而引发延迟后除极，触发活动及室性心律失常的发作。因此，L 型钙通道阻滞剂成为 CPVT 较为理想的选择。在 β 受体阻滞剂最大允许治疗量的基础上，联合维拉帕米治疗，可明显降低运动试验时的室性心律失常负荷，减少运动试验过程中的室性早搏数量，并提高室性心律失常发作的阈值。氟卡尼作为 Ⅰc 类抗心律失常药物，具有阻断 RYR2 通道作用，这也是抗心律失常领域的一项重要发现。它可以直接作用于 CPVT 分子缺陷靶点，达到靶向治疗的目的。氟卡尼可显著降低运动试验诱发 CPVT 个体室性心律失常的负荷量，用于已经 β 受体阻滞剂治疗或联合钙通道阻滞剂治疗而仍伴有症状或活动及情绪激动诱发的室性心律失常患者。也用于不能耐受 β 受体阻滞剂治疗的 CPVT 个体及伴有严重症状的 RYR2 突变个体。

四、尖端扭转型室性心动过速

尖端扭转型室性心动过速（TdP）常表现为反复发作的阿斯综合征，重者发生心脏性猝死。心电图显示 QT 间期延长（校正的 QT 间期女性>480 ms，男性>470 ms）。QT 间期延长可分为获得性和先天性 QT 间期延长，获得性多见。

1. 获得性 QT 间期延长的尖端扭转型室性心动过速　常由药物（如某些抗心律失常药、利尿药、三环类抗抑郁药等）、电解质紊乱（如低血钾、低血镁、低血钙等）、心脏本身疾病（心动过缓、心肌缺血、心功能不全等）引起，也可为颅内高压、酗酒等所致。其处理首要措施是寻找并停用一切可引起 QT 间期延长的药物或纠正相关因素。硫酸镁缓慢静脉注射用于发作频繁且不易自行转复者，静脉滴注用于发作不严重者，直至 TdP 减少和 QT 间期缩短至 500 ms 以内。临时起搏适用于并发心动过缓或有长间歇者。常需 70~90 次/min 或更快频率起搏，以缩短 QT 间期，抑制 TdP 的发作。与心动过缓相关的 TdP，未行临时起搏治疗前，异丙肾上腺素可用于提高心室率，但不宜用于先天性 QT 间期延长综合征或冠心病患者。部分获得性 QT 间期延长合并 TdP 的患者可能存在潜在遗传基因异常，上述疗措施无效时，在临时起搏基础上可考虑 β 受体阻滞剂和利多卡因治疗。

2. 先天性 QT 间期延长所致的 TdP 有自限性，一般可自行终止。不能自行终止者，应给予电复律治疗。β 受体阻滞剂可作为首选药物，急性期即可开始应用。可使用非选择性的 β 受体阻滞剂普萘洛尔，也可选其他制剂。通常所需剂量较大，应用至患者可耐受的最大剂量（静息心率维持 50~60 次/min）。利多卡因及口服美西律对先天性 QT 间期延长综合征第 3 型可能有效。急性期处理后，应评价是否有埋藏式体内除颤器（ICD）指征。置入 ICD 是预防心源性猝死的有效方法。

五、心室颤动或无脉性室性心动过速

心室颤动或无脉性室性心动过速属于血流动力学不可耐受型，尽早进行规范的心肺复苏（CPR），尽早电复律。立即予以最大能量（双相波 200 J，单相波 360 J）非同步直流电复律。电复律后立即重新恢复 CPR，直至 5 个周期的按压与通气（30∶2）后再判断循环是否恢复，确定是否需再次电复律。实行至少 1 次电复律和 2 min CPR 后，心室颤动或无脉室性心动过速仍持续时，可静脉应用肾上腺素，之后再次电复律。对 CPR、电复律和肾上腺素无效时，可快速静脉注射胺碘酮，之后再次电复律。在无胺碘酮或不适用时，可用利多卡因。心室颤动或室性心动过速终止后，应进行复苏后处理，并处理心脏骤停的病因及诱因。

六、室性心动过速或心室颤动风暴

室性心动过速或心室颤动风暴是指 24 h 内自发的室性心动过速或心室颤动≥2 次，并须紧急治疗的临床症候群。心肌梗死或急性心肌缺血，心力衰竭是高危因素。离子通道病如长 QT 综合征、短 QT 综合征、Brugada 综合征、儿茶酚胺敏感性多形性室性心动过速、不明原因夜间死亡综合征等，以及致心律失常性右室心肌病、肥厚性心肌病、致密化不全性心肌病等均为常见原因。而电解质素乱、药物影响、精神刺激、心电图长短周期现象、R on T 室性早搏等则为心室颤动风暴的常见促发因素。药物是治疗基础。心室颤动风暴有极高的致死性，在心室颤动风暴发作期尽快进行电除颤和电复律是恢复血流动力学稳定的首要措施，特别对于心室颤动、无脉型室性心动过速、尖端扭转型室性心动过速等患者更为重要。由于患者本身已处于交感神经激活状态之中，电复律后心律失常常可能再次复发，而反复的心室颤动、反复的电除颤能使患者发生继发性心室颤动风暴，形成恶性循环。因此，在治疗心室颤动风暴的过程中不能完全依赖电复律，必须将电复律与药物疗法结合起来。

心室颤动风暴时，交感神经过度激活，心肌应激性增加及心电活动不稳定性的增加导致恶性心律失常室性心动过速或心室颤动发生，此时往往治疗有效的药物（如胺碘酮、利多卡因）变得无效或疗效不佳。尽快静脉应用 β 受体阻滞剂体。β 受体阻滞剂体能逆转心室颤动风暴时的多种离子通道异常，抑制 Na^+、Ca^{2+} 内流增加及 K^+ 外流增加，兼有阻断钠、钾、钙三种离子通道作用；能作用于交感神经中枢，抑制交感神经过度激活，降低心率使心室颤动阈值升高。临床常用的静脉注射 β 受体阻滞剂体包括美托洛尔和艾司洛尔。①美托洛尔：起效时间 2 min，血药浓度达峰时间 10 min，作用衰减时间 1 h，持续时间 4~6 h。给药方法：负荷量，首剂 5 mg，加生理盐水 10 mL 稀释后 1 mg/min，间隔 5~15 min 静脉注射，可重复 1~2 次。15 min 后改为口服维持。②艾司洛尔：起效时间 <5 min，血药浓度达峰时间 5 min，清除半衰期 9 min，作用维持 10 min 后迅速降低，20~30 min 作用消失，停药后 24 h 内 > 88 % 药物以无活性的酸性代谢产物由尿中排出。给药方法：负荷量 0.5 mg/（kg·min）；维持量按 0.05 mg/（kg·min）的速度静脉滴注，必要时滴速可增加到 0.3 mg/（kg·min）。病情稳定后，艾司洛尔应逐渐减量，切不可突然停药，以防交感神经神经兴奋性出现反弹，引发新一轮心室颤动风暴。部分患者心室颤动风暴的特殊性在于室性心动过速和心室颤动都发生于窦性心动过缓和室性早搏的长间歇之后，即长短周期现象诱发心律失常。应用大剂量 β 受体阻滞剂体药物可加重这种长短周期现象，可配合应用临时起搏器治疗，以稍快的心室起搏消除这种长短周期现象，预防和治疗这种恶性心律失常。积极补钾补镁，血钾应维持在 4.5 mmol/L 以上，血 Mg^{2+} 即使正常者，补 Mg^{2+} 也能获得积极效应。Brugada 综合征发生心室颤动风暴或早期复极综合征发生心室颤动风暴伴心率缓慢时，首选异丙肾上腺素。此外，尚有冬眠疗法、全身麻醉、抗焦虑等药物治疗，在治疗心室颤动风暴急性发作时可起到辅助作用。

对于可驱除心室颤动风暴病因和诱因的患者，病因治疗是及时终止和预防心室颤动风暴再发的基础，如尽快实施缺血心肌再灌注治疗。心力衰竭患者的肾素-血管紧张素系统和交感-肾上腺系统拮抗剂的联合应用，瓣膜性心脏病的瓣膜矫治，精神心理障碍、电解质紊乱和酸碱平衡失调的纠治，积极补钾补镁，医源性致病因素的驱除等常可使电风暴易于纠正和预防再发。稳定期多数采用β受体阻滞剂与胺碘酮联合口服治疗。另外，目前强调心律失常的上游治疗，包括ACEI、ARB、抗醛固酮、他汀强化药物治疗等。非药物治疗包括植入ICD和调整ICD，若患者已安装ICD，应调整ICD的参数，以便能更好地识别和终止心律失常发作。必要时评价射频消融的可能性。

七、预激综合征合并心房颤动与心房扑动

预激综合征合并心房颤动时可造成极快的心室率，出现严重症状，少数患者还可诱发严重室性心律失常。由于预激综合征合并心房颤动或心房扑动血流动力学常不稳定，若短时间内不能自行终止，应首选同步电复律。预激合并心房颤动或心房扑动时可以使用胺碘酮或普罗帕酮。药物效果不好时应尽早电复律。禁用洋地黄、β受体阻滞剂、非二氢吡啶类钙通道阻滞剂。复律后建议患者接受射频消融治疗。

对于血流动力学尚稳定患者可考虑药物复律：①胺碘酮，首剂可给以150~300 mg负荷量，后予1 mg/min静脉泵入维持，6 h后予0.5 mg/min维持。也可采用5 mg/kg，静脉滴注1 h，继之50 mg/h静脉泵入。器质性心脏病及心功能不全患者可作为首选用药。②普罗帕酮，2 mg/kg稀释后静脉注射，要求注射时间至少10 min。如无效，可在15 min后重复，最大剂量为280 mg。有器质性心脏病及心功能不全患者慎用。③依布利特，静脉注射能延长离体或在体心肌细胞的动作电位，延长心房和心室的不应期，即发挥Ⅲ类抗心律失常药物的作用。用法：体重≥60 kg者，首次给以1 mg缓慢静脉注射，体重低于60 kg者，给予0.01 mg/kg缓慢静脉注射。若无效，10 min后可相同剂量再次注射。由于依布利特延迟复极，导致QT间期延长，使用后注意心电图监测观察至少4 h，或者等到QTc恢复到基线。

八、缓慢性心律失常

缓慢性心律失常是指窦性心动过缓、窦性静止、传导阻滞（主要是窦房传导阻滞、房室传导阻滞）等以心率减慢为特征的疾病。应积极寻找并治疗可逆性诱因。轻度的心动过缓（如心率50~60次/min）若无症状或仅有轻微症状，可观察，不需紧急处理。症状性心动过缓给予药物治疗。阿托品可用于窦性心动过缓、窦性停搏、二度Ⅰ型房室传导阻滞，不宜用于二度Ⅱ型房室传导阻滞、三度

房室传导阻滞伴室性逸搏心律的患者。多巴胺、肾上腺素、异丙肾上腺素可用于阿托品无效或不适用的症状性心动过缓患者，也可用于起搏治疗前的过渡。多巴胺可以单独使用，也可以和肾上腺素合用，合并急性冠脉综合征时应慎用。对症状性心动过缓，应尽早实行起搏治疗。心室停搏或无脉性电活动为无灌注节律，应实施心肺复苏。

第四节　高血压急症

高血压急症指血压短时间内严重升高（通常血压>180/120 mmHg）并伴发进行性靶器官损害的表现。高血压急症危害严重，通常须立即进行降压治疗以阻止靶器官进一步损害。

对于多数高血压急症，通常须持续静脉使用降压药物；遵循个体化、小剂量开始、依据目标调整降压的原则；有计划、分步骤地快速平稳降低血压，以保护靶器官。

1. 硝普钠　从 0.5 μg/（kg·min）开始，之后根据疗效以 0.5 μg/（kg·min）递增，通常维持剂量 3 μg/（kg·min），极量 10 μg/（kg·min），如已达极量，经 10 min 降压效果仍不理想，应考虑停药，改用其他药物。

2. 硝酸甘油　主要用于合并急性肺水肿及急性冠脉综合征的高血压急症，并不常规用于其他高血压急症。开始时以 5~10 μg/min 静脉滴注，然后以每 3~5 min 增加 5~10 μg/min 的速率达到满意疗效。极量通常为 100 μg/min，合并肺水肿者极量可至 200 μg/min。

3. 尼卡地平　开始时从 0.5 μg/（kg·min）静脉滴注，逐步增加剂量将血压降至目标水平，一般剂量为 0.5~6 μg/（kg·min），作用持续时间可至停药后的 30~60 min。一旦血压控制后，可改为口服给药，口服治疗应在静脉给药停止前至少 1 h 开始，以便保持序贯治疗的连续性。

4. 地尔硫䓬　通常以 5~15 μg/（kg·min）静脉滴注，根据血压变化调整速率。

5. 乌拉地尔　适用于大多数高血压急症（多数高血压急症发作时均存在不同程度交感神经亢进），对嗜铬细胞瘤引起的高血压危象有特效。可用 12.5 mg 稀释后静脉注射，通常 5 min 内起效，10~15 min 后效果不明显可重复应用，必要时还可加大剂量至 25 mg 静脉注射，也可静脉泵连续输注，100 mg 稀释至 50 mL（静脉滴注最大药物浓度为 4 mg/mL），推荐初始速度为 2 mg/min，依据降压需要调整速度。

6. 酚妥拉明 通常从小剂量开始，一次 5～10 mg 静脉注射，20～30 min 后可依据临床情况，重复静脉注射给药，或 0.5～1 mg/min 静脉滴注。

7. 拉贝洛尔 特别适用于妊娠高血压、妊娠合并原发性高血压、老年人嗜铬细胞瘤危象及高血压脑病等。开始时缓慢静脉注射 25～50 mg，以后可以每隔 15 min 重复注射，总剂量不超过 300 mg，也可以 1～4 mg/min 静脉滴注。

8. 艾司洛尔 适用于除急性心力衰竭以外的大多数临床类型的高血压急症，尤其是围手术期包括手术麻醉过程中的血压控制。本药即刻控制量为 1 mg/kg，在 30 s 内静脉注射，继之以 0.15 mg/（kg·min）静脉滴注，最大维持量为 0.3 mg/（kg·min）。

9. 利尿剂 用于存在继发充血或容量超负荷的急性心力衰竭或肾衰竭患者。在急性心力衰竭中使用襻利尿剂，初始剂量建议注射呋塞米 20～40 mg（布美他尼 0.5～1 mg，托拉塞米 10～20 mg），随后也可考虑 5～40 mg/h 静脉滴注。

10. 可乐定 常用剂量为 0.15 mg 缓慢静脉注射或肌内注射，24 h 内总量不宜超过 0.75 mg。

11. 其他药物

（1）非诺多泮：初始剂量常为 0.1 μg/（kg·min），在达到降压目标前每 15～20 min 增加 0.05～0.1 μg/（kg·min），有效剂量为 0.1～1.6 μg/（kg·min）。

（2）镇静剂：根据病情选用适当的镇静剂，如有脑功能障碍可静脉给予地西泮，出现心绞痛、急性心力衰竭或心肌梗死者可给予吗啡或哌替啶 50～100 mg。

第五节 心脏骤停

心脏骤停是指各种原因引起的心脏突然停止跳动，有效泵血功能消失，引起全身严重缺氧、缺血。临床表现为扪不到大动脉搏动和心音消失；继之意识丧失，呼吸停止，瞳孔散大，若不及时抢救可引起死亡。心脏骤停是临床上最危重的急症，必须争分夺秒积极抢救。

一、成人基本生命支持

1. 心肺复苏（cardiopulmonary resuscitation，CPR） 应从胸部按压开始。按压胸部至少 100 次/min，深度至少为 5 cm，但按压深度不应超过 6 cm。在每一次按压后要让胸廓充分回弹。按压与放松的时间应大致相等。

2. 开放气道（airway，A） 将患者安放在适当的位置，采用仰头抬颏法或托颌法开放气道。

3. 人工呼吸（breathing, B）与胸外按压（compressions, C） 开放气道后，缓慢吹气 2 次，每次通气时间为 2 s，再行胸外按压 30 次，以 30∶2 的按压/通气比率进行人工呼吸及胸外按压。

4. 基础生命支持的程序 从传统的 A-B-C 更改为 C-A-B（新生儿除外）。但如果明确是由于窒息而造成心源性猝死（SCD），应进行传统 CPR 程序即 A-B-C。

5. 重新评价 行 5 个按压/通气周期后，再检查循环体征，如仍无循环体征，重新行 CPR。

二、除颤

1. 电除颤

（1）单相波形电除颤：首次电击能量 200 J，第二次 200~300 J，第三次 360 J。

（2）双相波电除颤：150 J 可有效终止院前发生的心室颤动。低能量的双相波电除颤是有效的，而且终止心室颤动的效果与高能量单相波除颤相似或更有效。

"除颤指征"：重新出现心室颤动，3 次除颤后，患者的循环体征仍未恢复，复苏者应立即实施 1 min 的 CPR，若心律仍为心室颤动，则再行 1 组 3 次的电除颤（注：如一次除颤成功，不必再做第二次），然后再行 1 min 的 CPR，并立即检查循环体征，直至仪器出现"无除颤指征"信息或实行高级生命支持（ACLS）。

2. 胸心前叩击 可使室性心动过速转为窦性心律，其有效性报道在 11%~25%。极少数心室颤动可能被胸前重叩终止。由于胸前叩击简便快速，在发现患者心脏停搏、无脉搏，且无法获得除颤器进行除颤时可考虑使用。

三、高级生命支持

（一）通气与氧供

心脏骤停时，高质量的 CPR 和早期电除颤是最重要的，其次才是药物治疗。

1. 肾上腺素 为心脏骤停的首选缩血管药物。通过 α 和 β 肾上腺素能受体激动作用，产生缩血管效应，可增加冠状动脉和脑灌注压力，增强心肌收缩力，有助于自主心率的恢复，并能使心室颤动由细颤转为粗颤，提高电除颤的成功率。目前多采用肾上腺素"标准"（SDE）剂量（1 mg）静脉注射，SDE 无效时，第二次（3 min 后）即加大剂量。加大剂量有两种方法：一是剂量缓增，如 1 mg、3 mg、5 mg；二是立即用大剂量，即一次大于 5 mg。当血管途径延迟或失败时，将 2~3 mg 用注射用水稀释至 10 mL 经气管途径给药。用法：通常使用两种稀释度，1：10 000（10 mL 溶液中含有 1 mg 肾上腺素）和 1：1 000（1 mL 溶液中含有 1 mg 肾上腺素）。目前比较一致的观点是大剂量肾上腺素虽然可能增加自主循环恢复的成功率，但不能增加神经系统的恢复率，也不能提高出院存活率。大剂量使用可增加心肌耗氧，影响心内外膜的血流，加重心肌缺血，发生迟发性心律失常。

2. 去甲肾上腺素 早期复苏时发现，对心脏停搏患者去甲肾上腺素产生的效应与肾上腺素相当。将去甲肾上腺素 4 mg 加入 250 mL 葡萄糖溶液中，起始剂量为 0.5~1.0 μg/min，逐渐调节至有效剂量。顽固性休克需要去甲肾上腺素量为 8~30 μg/min。

3. 血管加压素 对心脏骤停患者，联合使用血管加压素和肾上腺素对自主循环恢复有益，但并不改善生存率。肾上腺素每 3~5 min 一次用于复苏，第一或第二次可用血管加压素替代肾上腺素。血管加压素 40 u 静脉/骨内剂量即可替代首剂量或第二剂量的肾上腺素。

4. 多巴胺 属于儿茶酚胺类药物，既有 α 受体又有 β 受体激动作用，还有多巴胺受体激动作用。复苏过程中，由于心动过缓和恢复自主循环后造成的低血压状态，常选用多巴胺，剂量 5~20 μg/（kg·min）。

5. 多巴酚丁胺 通过激动肝肾上腺能样受体发挥作用，在增加心肌收缩力的同时伴有左室充盈压的下降，并具有剂量依赖性。心肺复苏成功患者合并严重心脏收缩功能不全可考虑短期使用，常用剂量 5~20 μg/（kg·min）。大于 20 μg/（kg·min）的给药剂量可使心率增加超过 10%，加重心肌缺血。

6. 碳酸氢钠 在除颤、胸外心脏按压、气管插管、机械通气和血管收缩药治疗无效时，方可考虑应用该药。起始剂量为 1 mmol/kg。

7. 利多卡因 在心脏骤停时可用于：①电除颤和给予肾上腺素后，仍表现为心室颤动（VF）或无脉性室性心动过速（VT）；②控制已引起血流动力学改变的室性期前收缩（PVC）；③血流动力学稳定的 VT。给药方法：心脏骤停患者，起始剂量为静脉注射 1.0~1.5 mg/kg，快速达到并维持有效治疗浓度。顽固性 VF 或 VT，可酌情再给予一次 0.50~0.75 mg/kg 的冲击量，3~5 min 内给药完毕。总剂量不超过 3 mg/kg（或>200~300 mg/h）。VF 或无脉性 VT 当除颤和肾上腺素无效时，可给予大剂量的利多卡因（1.5 mg/kg）。静脉滴注速度最初应为 1~4 mg/min，若再次出现心律失常应小剂量冲击性给药（静脉注射 0.5 mg/kg），并加快静脉滴注速度（最快为 4 mg/min）。

8. 胺碘酮 对心脏停搏患者，如有持续性 VT 或 VF，在电除颤和使用肾上腺素后，建议使用胺碘酮。心脏骤停患者如为 VF 或无脉性 VT，初始剂量为

300 mg溶于 20~30 mL 生理盐水或葡萄糖溶液内快速静脉注射。对血流动力学不稳定的 VT 及反复或顽固性 VF 或 VT，应增加剂量再快速静脉注射 150 mg，随后按 1 mg/min 的速度静脉滴注 6 h，再减至 0.5 mg/min，每日最大剂量不超过 2 g。

9. 阿托品　治疗心脏停搏和缓慢性无脉的电活动，即给予 1.0 mg 静脉注射；若疑为持续性心脏停搏，应在 3~5 min 内重复给药；仍为缓慢心律失常，可每间隔 3 ~ 5 min 静脉注射一次 0.5~ 1.0 mg，至总量 0.04 mg/kg。

10. 镁剂　静脉注射能有效终止 QT 间期延长引起的尖端扭转型室性心动过速（TDP），而对正常 QT 间期的不规则多形性室性心动过速无效。

11. 腺苷　可用于治疗稳定性的、节律规整、形态一致的宽 QRS 波心动过速，但不适用于节律不齐的多形性室性心动过速。用法：首剂 6 mg 于 2 s 内快速静脉注射，如心动过速未终止，可在 1~2 min 给予第二剂和第三剂各 12 mg。腺苷快速静脉注射不良反应常见，多为一过性的胸闷、呼吸困难、皮肤潮红。

四、复苏后治疗

自主循环恢复成功仅仅是完全复苏的第一步。心搏骤停后综合征常并发于复苏后期，包括心脏骤停后脑损伤、心脏骤停后心肌功能损伤、全身性缺血/再灌注反应、持续进行性损伤，一般在 2~3 d 后即可恢复正常。心脏骤停后全身性缺血再灌注反应可激活免疫系统及凝血系统，这两个系统的激活可导致多器官功能衰竭，并增加感染的机会。因此，全面纠正重要脏器功能至关重要。

1. 颅脑损伤　脑功能能否恢复是最终决定 CPR 成败的关键因素。对复苏后昏迷者，及时进行亚低温治疗可以有效地改善神经系统功能损伤，且能提高出院存活率。对于院外心室颤动所致的心搏骤停患者，抢救后后仍处于昏迷状态，应诱导低温至 32~34 ℃，并维持 12~24 h。

2. 心脏功能障碍　主要包括全心收缩和舒张功能的减退，这往往是可逆的，目前机制可能与心肌 β 受体信号传导受损有关。选择性 α_2 受体激动剂 α 甲基去甲肾上腺素可改善复苏后心功能不全。

3. 全身缺血再灌注反应　全身缺血再灌注损伤可导致线粒体功能障碍和组织氧利用受损，大量炎症因子的释放；同时 CPR 后常常伴有凝血/抗凝、纤溶/抗纤溶系统的亢进，部分患者会出现血管的血栓栓塞，目前对于 CPR 后溶栓治疗尚有争议。

4. PCI 的选择　由于绝大多数心搏骤停患者患有冠状动脉疾病，疑似或确诊 ACS 的患者抢救后进行冠状动脉造影是可行的。中医药可能对缺血再灌注损伤、脏器功能保护、能量储备保护等具有重要的应用前景。

第十二章　冠心病新药临床研究

第一节　冠心病新药研发程序

新药研制的程序一般包括：选题—基础研究—临床研究—中试—正式生产。

一、基础研究

基础研究包括制剂研究、药理研究、毒理研究、质量标准研究、初步稳定性试验等内容。

1. 制剂研究　包括处方、剂型、工艺、辅料、包装等的研究。应以中医药理论为指导，进行组方设计、剂型设计和工艺设计。不同处方组成和不同方源的制剂，其研究的内容和申报的资料要求也不同。剂型的选择应以药材的性质和临床需要为原则；工艺设计以确保疗效，缩小剂量为前提；辅料要避免影响主药的疗效和稳定性；包装要力求稳定美观、新颖。

2. 药理研究　包括主要药效学研究、一般药理学研究和药物代谢动力学研究等。主要药效学研究的目的是初步证实新药的主要治疗作用及较重要的其他治疗作用。同时说明药效的强度、范围、特点，揭示临床研究应注意的事项。一般药理学研究的目的是全面了解新药对机体各方面的影响，主要观察以下三个方面：①神经系统，观察给药后动物的活动情况和行为的变法；②心血管系统，观察给药后心电图及血压等的影响；③呼吸系统，观察给药后对动物呼吸频率、节律和深度的影响。药物代谢动力学研究主要是研究新药在体内吸收、分布、代谢及排泄规律，测定各项参数，指导Ⅰ期临床用药。

3. 毒理研究　主要目的是对新药的安全性做出评价，为临床研究用药提供科学依据，保证临床用药安全。试验项目包括：①急性毒性试验，即半数致死量（LD_{50}）测定或最大耐受量测定；②长期毒性试验，观察动物连续用药毒性反应和严重程度，以及停药后的发展和恢复情况，为拟定Ⅰ期临床安全用药剂量提供参考；③特殊毒性试验，内容有致突变、致癌和生殖毒性试验。

4. 质量标准研究　质量标准是新中成药研究中的重要组成部分，是对新中成药质量进行监督和保证的必要条件。中成药新药的质量标准应从原料药、半成品和成品三个环节做细致的考察试验，除定性鉴别外，还应对已知有效成分、毒性成分及能反映药材内在质量的指标成分进行含量测定，要求各项试验数据准确可靠，以达到药品质量的可控性和先进性。

5. 稳定性试验　稳定性是新药质量的主要评价指标之一，也是核定新药试用期的主要依据。稳定性研究是新药研究中不可缺少的重要环节，其目的是探测药品在储存期内质量变化的规律，保证药品在使用期限内不发生明显质量上的变化。新中成药依据其剂型不同、品种不同，稳定性试验中要求检查的项目也不尽相同。

二、临床研究

临床研究验分为Ⅰ、Ⅱ、Ⅲ、Ⅳ期临床试验。新药在批准上市前，应当进行Ⅰ、Ⅱ、Ⅲ期临床试验。经批准后，有些情况下可仅进行Ⅱ期和Ⅲ期临床试验或者仅进行Ⅲ期临床试验。

Ⅰ期临床试验：在新药开发过程中，将新药第一次用于人体以研究新药的性质的试验，称之为Ⅰ期临床试验。即在严格控制的条件下，给少量试验药物于少数经过谨慎选择和筛选出的健康志愿者（对肿瘤药物而言通常为肿瘤患者），然后仔细监测药物的血液浓度、排泄性质和任何有益反应或不良作用，以评价药物在人体内的性质。Ⅰ期临床试验通常要求健康志愿者住院以进行 24 h 的密切监护。一般选择病例数为 20~30 例。随着对新药的安全性了解的增加，给药的剂量可逐渐提高，并可以多剂量给药。通过Ⅰ期临床试验，还可以得到一些药物最高和最低剂量的信息，以便确定将来在患者身上使用的合适剂量。Ⅰ期临床试验的目的是通过初步的临床药理学及人体安全性评价试验，观察人体对于新药的耐受程度和药物代谢动力学，为制订给药方案提供依据。

Ⅱ期临床试验：是对治疗作用的初步评价阶段，一般通过随机盲法对照试验（根据具体目的也可以采取其他设计形式），对新药有效性及安全性做出初步评价，推荐临床给药剂量。一般选择病例数不少于 100 例。

Ⅲ期临床试验：在Ⅰ、Ⅱ期临床研究的基础上，将试验药物用于更大范围的患者志愿者身上，遵循随机对照原则，进行扩大的多中心临床试验，进一步评价药物的有效性和耐受性（或安全性），称之为Ⅲ期临床试验。Ⅲ期临床试验可以说是治疗作用的确证阶段，也是为药品注册申请获得批准提供依据的关键阶段。该期试验一般为具有足够样本量的随机化盲法对照试验。临床试验将对试验药物和安慰剂（不含活性物质）或已上市药品的有关参数进行比较。试验结果应当具有可重复性。可以说，该阶段是临床研究项目的最繁忙和任务最集中的部分。除了对成年患者研究外，还要特别研究药物对老年患者，有时还要包括儿童的安全性。一般来讲，老年患者和危重患者所要求的剂量要低一些，因为他们的身体不能有效地清除药物，使得他们对不良反应的耐受性更差，所以应当进行特别的研究来确定剂量。而儿童人群具有突变敏感性、迟发毒性和不同的药物代谢动力学性质等特点，因此在决定药物应用于儿童人群时，权衡疗效和药物不良反应应当是一个需要特别关注的问题。在国外，儿童参加的临床试验一般放在成人试验的Ⅲ期临床后才开始。如果一种疾病主要发生在儿童，并且很严重又没有其他治疗方法，美国食品与药品管理局允许Ⅰ期临床试验直接从儿童开始，即在不存在成人数据参照的情况下，允许从儿童开始药理评价。我国对此尚无明确规定。一般选择病例数不少于300例。

Ⅳ期临床试验：新药上市后由申请人进行的应用阶段研究。其目的是考察在广泛使用条件下的药物的疗效和不良反应，评价在普通和特殊人群中使用的利益和风险关系以及改进给药剂量等。一般选择病例数不少于2 000例。

三、申请新药证书及生产文号

完成Ⅲ期临床试验总结后，研究单位可填报"中药新药证书或生产申请表"，申请新药证书及生产文号。同时将在临床研究中对生产工艺、质量标准、稳定性及包装材料的进一步考查研究结果进行重新整理、汇总，作为申报生产的依据上报。未获得生产批文的中药新药制剂一律不得生产。

第二节　冠心病新药临床研究方法和质量控制

一、试验目的

新药临床试验的主要目的是通过不同的临床试验探索或者确证新药对目标适应证的一个或几个方面的作用，评价药物有效性和安全性。不同药物有着不同的药理作用特点、不同的研究基础和背景，同时研究过程中又有着不同的研究阶段、分期，因此每个独立的临床试验均需确定不同的试验目的以用于回答不同的临床问题。由于试验目的不同，临床试验设计也会有很大区别。临床试验前，应充分了解药物处方特点、研究基础、研究背景、研究阶段、研究分期及疾病的特点和临床实际，同时，在考虑临床试验难易程度和临床可操作性的基础上，确定合理的临床试验目的。根据试验目的，确定科学、合理和可行的临床试验方案。

冠心病心绞痛临床治疗的主要目的有：迅速缓解心绞痛急性发作；减少心绞痛的发作频率，减轻疼痛程度，改善相关症状和中医证候；预防心肌梗死等心血管事件发生。其根本目的是提高患者生存质量、延长生存期、提高生存率。①定位于迅速缓解心绞痛急性发作的试验，前期研究资料应提示试验药物有足够的生物活性、作用强度。鉴于该阶段病情较重和危急，潜在严重后果（心肌梗死或死亡），若试验药物不能在较短时间内起效，则需及时退出临床试验，改用公认有效的救治措施。此类试验应在具有相应急救措施，保证安全的条件下进行。②定位于减少心绞痛的发作频率、减轻疼痛程度，改善相关症状和中医证候的试验，应根据处方药物的特点及心绞痛的病情，特别是心绞痛的发作频率的不同，设计足以支持其疗效评价的试验疗程。在早期的探索性研究中，建议选择病情较轻的患者，在符合伦理学原则的基础上，采用安慰剂对照。③定位减少心血管事件终点指标，需要有足够多的病例数和较长的试验疗程。

稳定性心绞痛和不稳定性心绞痛的病理机制不同，症状表现、病情、治疗原则、预后区别很大，临床试验应分别设计与观察，试验结果分别统计。出于对安全性的考虑，建议首先研究试验药物对稳定性心绞痛的疗效，初步了解药物的生物活性后，再用于不稳定性心绞痛适应证的研究。不稳定性心绞痛的临床试验一般应在基础治疗的基础上采取加载治疗的试验设计。

对于针对主要目的的主要指标应选择易于量化、客观性强的指标，并在相关领域已有公认的标准和准则，且其主要目的通常是只有一个。而描述次要目的的次要指标主要是对主要指标起支持和说明作用，也可以单独列出，但在整个试验研究设计中需要加以说明。

有时主要指标是由多个指标组成的复合指标，并由多个指标量化复合而成，因其判断过程中多含有主观性成分，作为主要指标应慎重。

二、试验设计

由于试验设计的具体内容将贯穿于试验方案的各个环节和步骤，而科学完整性和试验数据的可信性主要取决于试验设计，试验设计应明确试验期间要测量的主要终点和次要终点，要实施试验方案的类型（平行设计、交叉设计、析因设计、成组序贯设计等），随机化分组方法（完全随机化、分层随机化分组、配对或配伍随机化分组等）、盲法的形式和水平（单盲、双盲）及设计、是多中心试验还是单中心试验。此外，需要简述所治病证，各试验中心随机序号、承担病例数，疗程、给药途径及方法等。

1. 试验分期 不同试验分期需要解决的问题不同，试验目的有所区别，临床试验设计不同。Ⅰ期临床试验：试验药物预期用于冠心病患者，故一般认为可能具有心血管活性。在进行常规观察项目（如耐受性、药代动力学）的同时，应关注药物心血管系统活性的观察。应详细观察心率、血压、心电图，必要时增加观察时点，并可考虑超声心动图以及凝血时间、血流动力学等各项相关指标的观察。若试验结果出现难以解释的现象，必要时，在符合伦理学原则的基础上，增加安慰剂对照，采用随机双盲试验设计，进行比较性试验，以获得更准确的信息。Ⅱ期临床试验：作为探索性试验阶段，可有多个研究目的，如中医证候、剂量、疗程探索研究。临床试验有效性研究应遵循由易到难的原则，可首先考虑观察心绞痛分级低的患者，对药物疗效有初步认知后，再考虑纳入心绞痛分级高的患者。Ⅲ期临床试验：作为确证性试验阶段，在目标适应证范围、剂量基本确定的基础上，可以适当扩大人群的年龄、并发症等试验范围。一般应符合随机、双盲、对照的试验设计要求。冠心病患者多为老年人，在保证安全和符合伦理学的情况下，允许Ⅲ期临床试验适当向老年患者放宽年龄限制。

2. 试验方法 应用平行对照、分层区组随机、双盲、多中心试验的方法。整个试验将由多个研究中心在不同地点根据同一方案、进行统一培训同步开始和结束临床试验工作。样本含量的大小是根据试验的主要目标、试验设计类型、比较类型和统计学原理来确定。样本含量的确定与以下因素有关，即主要指标的性质（定量指标与定性指标）、临床上认为有意义的差值、检验统计量、检验假设、Ⅰ型和Ⅱ型错误概率等，样本含量的具体计算方法以及计算过程中所需的统计量的估计值应根据预试验或文献资料结果计算，当根据统计公式估计的样本量低于《药品注册管理办法》中所要求的样本含量时，以《药品注册管理办法》为准，确定样本含量的计算方法依据应在试验方案中描述。确定样本方法的依据应在方案中详尽描述，然后根据样本量的大小，根据Ⅱ期临床试验1∶1的对照原则，各研究中心进行任务分配。采用分层区组随机化方法，以确保各中心试验组与对照组的病例数相等，多采用SAS软件分析系统产生与样本量对等的连续流水编号，且各研究中心的皆为1∶1或3∶1构成的样本数。同时产生各试验研究中心的随机号。根据同类、公认、可比、择优的原则，选择对照药品，同时应提供对照药品的说明书。由于有时试验药品和对照药品剂型、大小、剂量、颜色不同，因此常采用"双盲、双模拟"法进行双盲药品的准备，要求试验药品和对照药品的剂型、形状、剂量、颜色、气味相同。试验用药品（含对照药和安慰剂）由申办单位根据随机分配表和双盲原则生产、包装、提供，采用两级盲法设计，第一级为各号所对应的组别；第二级为两处理组别所对应的代号（随机指定为A和B

或 X 和 Y），随机密码表、分层因素、分段长度由组长单位建立，两级盲底分别单独密封，各一式两份，两级盲底连同分层因素（随机的初值）、分段（区组的）长度等密封后一同分别存放于组长单位临床药理基地办公室和申办者，试验研究期间不得拆阅。同时临床试验的随机表和底必须有重新生成的能力。每一编号的试验药物均有对应的应急信件，应急信件内装有该编号药物属何种类别药品的信签，以便在发生紧急情况下破盲用。应急信件应包括如下内容：①信封上印有×××药物临床试验应急信件、药品的编号及遇紧急状态下揭盲的规定，如拆阅，须注明拆阅者、中心负责人或临床药理基地负责人、拆阅日期、原因等，并在病例表中记录；②信纸上印有×××药物临床研究，药品编号及分组，信纸装入信封后密封，随药物发往各研究中心，在试验研究结束后无论拆阅与否均统一回收；③信纸上写明该药盒所放置的具体的药物名称，不良事件发生后拆阅时应记录的处理方法、采用药品的名称、抢救科室、主要负责人及应立即汇报的单位、地址、联系电话等。

三、病例选择

1. 诊断标准　西医诊断必须有明确的诊断依据，符合以下任意一项：受试者有明确的陈旧性心肌梗死病史，或冠状动脉介入治疗术后 3 个月未完全血运重建（残留血管管腔狭窄≥50%），或冠状动脉造影（结果提示至少单支病变且管腔狭窄≥50%）或 CTA 检查确诊为冠心病。诊断慢性稳定性心绞痛可参考中华医学会心血管病学分会颁布的《慢性稳定性心绞痛诊断与治疗指南》。诊断不稳定性心绞痛可参照中华医学会心血管病学分会颁布的《不稳定性心绞痛和非 ST 段抬高心肌梗死诊断与治疗指南》。中医诊断标准参照《中药新药临床研究指导原则》。

2. 中医证候诊断　中药复方制剂中医证候的选择应符合方证相应的基本原则。按照权威、公认的原则选择中医证候诊断标准。目前仍可参考 2002 年《中药新药临床研究指导原则》的中医证候诊断标准。亦可根据药物的特点、目标适应证特点，依据中医理论自行制定，但应提供科学性、合理性依据，并具有临床实际可操作性。症状、体征分级量化标准根据《中药新药临床研究指导原则》、国家中医药管理局制定的《疾病中医诊断和疗效判定标准》、国际或国内学术研究会议确定的标准和（或）高等院校科教书参考制定。西医病情程度分级标准根据国际或国内公认的工具书普通接受的标准，权威机构颁布实施或全国性学术会议制定的标准确立，其标准原则上应公认、先进、可行。西医单一体征量化分级标准根据国际或国内公认的工具书或学术会议制定的标准确立。

3. 纳入病例标准　用清单的形式列出参加入选本次临床试验合格受试者的标准，包括疾病的诊断标准（尽可能有定量的检测和检验指标的上下限）、入选前受试者的相关的病史、病程和治疗情况要求；其他相关的标准，如年龄、性别等，应注意的是，为了保障受试者的合法权益，知情同意过程中应签署知情同意书亦应作为入选的标准之一。根据试验目的，处方特点及临床前试验结果制定合适的纳入病例标准，包括冠心病的分型、分级、中医证候、危险分层等。

4. 排除标准　须根据药物的特点、目标适应证的情况，考虑有效性、安全性及伦理学等因素合理制定。一般应排除合并严重心脏病、恶性高血压、严重心力衰竭、严重心律失常、介入治疗后 3 个月内、应用心脏起搏器者；排除影响心电图 ST-T 改变的其他原因，如心肌肥厚、左束支传导阻滞、洋地黄药物影响、电解质紊乱等。有冠状动脉疾病以外的病变引起的胸痛、在试验前数月有过心肌梗死（至少 3 个月）及有梗死前症状的也应排除。若以冠心病稳定性劳力性心绞痛作为研究对象，应排除静息时有心绞痛发生患者。运动试验应注意禁忌证。不稳定性心绞痛除排除以上人群外，尤其应鉴别心肌梗死前期的症状。列出影响研究药物疗效和安全性评估的情况，如与入选标准相反的其他治疗、并发疾病和妊娠、哺乳期等，容易造成失访的情况，如受试者工作环境变动等，另外，试验对象不应同时参加超过一个临床试验，试验前应用药物治疗的患者，符合入选标准的且经过导入期后仍符合入选条件者参加试验研究，否则视为排除病例。

5. 中止或退出标准　根据冠心病心绞痛疾病特点，制定严格的试验中止标准和紧急处理措施，尤其是运动试验应具有针对性。急性心绞痛发作一般在应用硝酸酯类制剂后 3~5 min 内缓解。在缓解急性心绞痛发作的药物研究中，应密切观察患者服药后的反应，如不能及时缓解，应考虑是否为药物的疗效不佳，或者为心肌梗死前期症状，必要时退出试验，并进行相应的紧急处理，保证受试者安全。如果研究者从医学的角度考虑受试者有必要中止试验，或受试者自己要求停止试验，受试者均可以中途退出临床试验，所以制定撤出标准要从研究者和受试者两方面考虑。退出试验研究的标准：①受试者因各种原因（含疗效不佳或无疗效）自行退出试验。②因不良事件尤其是严重不良反应受试者、主要研究者、伦理委员会、监察员和（或）临床药理基地负责人、国家或当地药监局主管人员基于伦理道德考虑中止临床研究。③因严重不良事件受试者因紧急抢救需紧急揭盲者。④试验药品因缺乏疗效（含对某一或某些受试者缺乏疗效）尤其是针对危重疾病的试验研究时，或在试验研究中受试者出现病情加重迹象甚至紧急抢救者。⑤研究违背试验方案：因研究者或受试者原因导致试验研究依从性降低，如研究者或受试者未严格遵循方案进行研究和及时记录相关信息，不符合试验入选标准而入组进行试验；应退出试验研究而继续进行试验者；受试者合并用药而未给予相应处理和记录；试验药品未按规定发放、回收、清点和记录者等。⑥受试者因工作、生活环境变动或因意外事故造成失访、但因发生意外事件如交通意外，死亡，骨折等应及时给予跟踪随访，判明与试验用药的因果关系。⑦因知情同意过程不完善或无知情同意过程，未签订知情同意书又无令人信服的理由，经伦理委员会同意者或受试者临时撤回知情同意书者，试验过程中明显违背主研人的医嘱而私自加减药物者；危重病受试者经一段时间治疗后病情无好转者等。⑧其他原因须中止试验者。

6. 病例的脱落与处理　在临床试验方案中应明确脱落的定义，同时对脱落病例尽可能的进行随访、跟踪、记录与报告，对其脱落原因进行分析研究，并对其数据处理方法进行规定，同时填写治疗总结表和脱落原因分析表，并回收其格式病案（研究病例）和病例报告表（case report form，CRF）。当病例脱落后，研究者应采取多种形式如登门、预约随访、电话、信件等，尽可能与受试者联系，询问理由，记录最后一次服药时间，完成所有评价项目。因过敏反应、不良事件、治疗无效而退出试验研究者，研究者应根据实际情况妥善安排受试者，以保障受试者的权益。填写门诊病历（住院病例观察表）及"脱落病例析因表"。填写门诊病历（住院病例观察表）及"治疗总结表"。所有入选并已进入试验研究的受试者，无论是否脱落均应保留各种源数据和源文件，既作留档，也是进行意向性分析所需。

对于脱落病例，必须在 CRF 中填写脱落的原因，一般情况下有六种原因，即不良事件、缺乏疗效、违背试验方案和失访（包括受试者自行退出）、被研究者或申办者中止和其他；如因不良事件而脱落者，经随访最终判断与试验药品存在因果关系，必须记录在 CRF 中，并通知申办者。

7. 剔除病例标准　作为临床试验观察终点数据集确定的关键指标之一，它是对严重违背试验方案、受试者不配合随机化入组或随机化后未服用任何药物、受试者服用了违禁药物、受试者用药依从差、受试者违反了纳入或排除病例标准等的对试验数据和信息一种审慎而科学的处理方法，它须在进行盲态审核时由主要研究者、数据管理员、统计分析专家和申办者共同讨论后做出决定。

四、治疗方案

1. 试验药品和对照药品　明确试验药品和对照药品（含安慰剂）的药品名和化学名，成分组成、剂量规格、剂型、生产单位和批号，如果对照药品时安慰剂，应符合安慰剂（包装、制备）要求，所有试验药品均应有药检部门的检验报告。对于试验药品，应是在中试条件下制备的制剂性质相对稳定、质量标准相对固定的产品，应与药理学试验、毒理学试验用药质量和稳定性相同的试验药品。冠心病心绞痛适应证临床试验的对照选择非常重要，应按照试验设计的要求选择。阳性对照药应为已知的有效药物，可在国家标准所收载的同类病证药物中择优选用。应选择经过严格临床试验验证，具有明确的安全性、有效性研究数据的药物。对于缓解急性心绞痛发作的药物研究，应以硝酸酯类制剂作为阳性对照药。

对于限定于冠心病稳定性劳力性心绞痛分级Ⅰ、Ⅱ级的患者，在短效抗心绞痛制剂的基础治疗下，用安慰剂对照是可行的。

冠心病患者易发生猝死，应具备相关抢救措施，试验设计过程中一定要做好知情同意。

根据试验研究入选病例的条件和布药时间窗的设计，选择剂型相同、大小一致、口感相似、色泽相同的安慰剂作为导入期安慰剂，根据导入期的长短决定包装量的大小，并为此设计药品标签，说明产地、规格、使用说明和储存条件。

2. 药品的包装　药品的小包装材料、每个包装中所含药品的数量，及中包装和大（外）包装的规格，并根据试验药品的试验疗程的长短、随访（布药）时间窗的设计进行适当分装，如系双盲试验，且所用药物的剂量、剂型、大小、颜色及口感不同应采用双盲双模拟技术，还应交代两组药物的组成，每一个包装上均应附有标签的内容包括药物的编号、药品的名称、数量、服法、储存条件，并注明"仅供临床研究用"和药品的生产单位和供应单位。

3. 药品的编码与标识　经适当分装的药品，一般先由生物统计学专业人员（在美国、欧洲联盟和日本等国的试验中心是有申办者完成的）用统计学软件根据整个试验研究用的样本量和试验中心数的多少及其他相关参数进行模拟产生相应的随机数字和相应的药物编码，依次对试验用药品（含对照药和安慰剂）进行分类编号、贴签，对于双盲试验用药，尚应准备相应编码的应急信件，随机数字的产生应具有重现性，随机数的计算机程序和药品的编码作为盲底保存，建议保存在各试验申办者单位所在地省市药监局部门。

药品的随机编盲是新药临床试验中的一个重要环节，建议应在申办者所在地药监局注册主管部门、生物统计专家、申办者代表在场的前提下共同完成，对相应程序给予记录，并妥善保存，条件允许的情况下可留影像学资料。

4. 药品的分装与分配　经过适当分装和编码的药品分一次或多次提供给研究单位，对于符合条件的受试者将按先后顺序随即分入试验组和对照组，整个试验过程中该药品编号和受试者的编码相一致，每一个受试者在就诊过程的相应阶段只能得到足够一个治疗阶段服用的药品，此处应交代每一个试验阶段受试者将获得的药品的数量。每次随访发药时，观察医生应及时填写发放药品记录表。如系双盲给药，药品应一次提供给每一个研究中心，应急信件由研究中心负责人保存，并有申办单位妥善保存药品搬运清单。

5. 服药方法　试验正式启动后，研究者应对来诊的目标人群进行知情同意说明，在患者充分理解试验研究过程并同意进行研究的前提下签署知情同意书，经初步筛选对符合入选条件的受试者填写格式病案（研究病例），确认符合条件的受试者根据试验研究的随访时间窗发放药品，对于进入试验研究前已服用同类药品的受试者应根据试验方案的要求，进行导入期的观察，导入期的长短应视观察的病种、使用的药物和该药品的已知的药代动力学研究确定，完成导入期观察并符合入组观察条件的受试者方可依顺序号进入试验研究，在导入期应密切观察受试者病情（症状、体征、理化检测指标）变化，对影响患者常规治疗和不适宜进行临床研究的患者及时排除，并给予妥善安置。对于不良生活习惯影响药品规范研究的受试者亦应设置导入期，导入期的长短决定于试验的目的、试验的药品和适应病证。

6. 治疗方法　包括给药途径、剂量、给药次数、疗程及完成全部治疗后的随访时间。

7. 疗程和随访时间窗　整个临床试验过程中由于药物的作用性质、特点及整个试验研究周期的长度不同，申办者和（或）研究者将整个试验研究划分为几个不同的相等时间阶段即布药（随防）时间窗，以便及时而科学的采集，记录相应阶段的试验数据和信息，并回收和清点试验研究药品和相应阶段的原始文件，对下一步研究和治疗做出相应评估判断。整个临床试验的时间窗的设计应能体现药品的作用性质、特点，其设计应以前期药品研究的基础数据和信息 [如 PK/PD 研究、毒理学和（或）Ⅰ期临床试验数据和信息] 为依据，必要时应有预试验的数据和信息作为必要补充。

定位于迅速缓解心绞痛急性发作的试验，可考虑短期研究，一个观察周期一次用药。在发作开始的 5~10 min 内以分钟为单位作为观察时点。每例患者需要重复 10 个观察周期。

定位于减少心绞痛的发作频率、减轻疼痛程度，改善相关症状的试验，应根据心绞痛发作次数、频率选择合理的疗程。若以冠心病稳定性劳力性心绞痛为目标适应证，一般研究可持续 4~8 周，以周为单位作为观察时点。

若针对减少稳定性心绞痛患者心血管死亡和非致死性心肌梗死等终点指标，应有足够长的疗程，一般以月为单位作为观察时点。针对不稳定性心绞痛患者心血管死亡和非致死性心肌梗死等终点指标，疗程可能相对缩短。观察时点应根据病情的程度确定。

8. 合并用药　对试验研究过程中禁用药品和慎用药品做出明确规定，但对于危重受试者，应规定明确的退出条件，妥善安排受试者。在严格控制禁用药品的同时，应对试验研究过程中允许使用的药品亦做出相应规定，尤其是在试验研究过程中出现相应的急性症状和体征，如泌尿结石症治疗中出现的疼痛、尿道阻塞等的处理；高血压治疗过程中出现冠心病心绞痛等。对于临床试验过程中的合并用药，应给予相应的分析和记录，尤其是在出现不良事件时的合并用药情况，应给予及时记录和报告。

冠心病患者多合并高血压、高脂血症、糖尿病等，应注意评价合并用药对试验药物疗效和安全性的影响。明确规定对有效性和安全性评价有影响的不应使用的中、西药物。对于稳定性心绞痛缓解症状为试验目的的临床试验，可以选择阿司匹林、他汀类、血管紧张素转换酶抑制剂（ACEI）、血管紧张素 II 受体阻滞剂（ARB）药物。除非加载试验，受试者不应使用长效硝酸酯类、β 受体阻滞剂、钙通道阻滞剂等。

为保证受试者安全，该目标适应证在试验过程中可以应用短效硝酸酯类制剂（包括安慰剂对照试验），但应注意如实详细进行记录，研究者应考虑统一提供同一来源的短效硝酸酯类制剂。试验结束时，应分析短效硝酸酯类制剂对药物疗效评价的影响。

9. 试验药品的管理　每次随访时，观察医生详尽记录受试者接受、服用和归还的药品的数量，用以判断受试者服药的依从性如何，必要时应列出计算依从性的公式，一般用药的依从性应在 80%~120%。

研究用药由研究单位统一保存，并由专人负责，分批次发放给受试者，对试验用药品应有相应的保存和管理程序，每次分发、回收和清点药品的同时，应同时发放"受试者用药记录卡"，再次诊治时同剩余药品一并回收；同时将所有信息和数量一并录入"药品发放、服用、回收记录表"。

五、观察项目

1. 一般体检项目　包括生命体征、人口学、家族史、既往史、合并疾病与治疗史、现用药史与试验研究相关的症状和体征等。

2. 诊断性指标　包括四诊指标、血液生化指标和特殊指标如免疫学检查、ECT 等。

3. 疗效性观察　针对试验研究的目的设置相应的主要效应观察指标，以便更加准确的评定试验药物的性质和作用特点，而在一般情况下主要指标应是唯一的，且与药品的功能主治相关联的有效性变量。为了更加准确地描述药品的性质和作用特点，有必要对药品临床试验观察的次要指标做出规定，可以起到对主要指标进行说明和支持作用。

4. 安全性观察　除对一般指征进行系统观察外，尚应对基础研究过程中预期的不良反应进行观察，尤其是非预期的不良反应，并对不良事件进行因果关系分析与评估。

5. 观察时点　包括基线点、试验终点、访视点、随访终点。时间窗是临床试验指标实际观察时点，试验方案（含对照品）的作用性质与作用特点确定观察时点之间允许的时间范围，时间窗设计应根据试验药品试验研究的周期、试验研究指标的性质和正常时间间隔合理设计，使时间窗能反映药物的作用特点和性质。

根据试验药品的作用特点和性质、作用靶器官、药代动力学的特征、毒理学研究结论及受试者用药周期的长短，决定观察随访的时间窗，以便能客观评价临床症状、体征的变化，同时以为受试者和研究者所接受。理化检查与检测项目是临床试验原始文件的重要组成部分，也是客观评价药品有效性和安全性的重要信息和数据来源，因此完整、准确、可靠、一致的数据和信息源是临床试验成功的重要标志，因此应根据试验药品的作用特点和性质、作用靶器官、药代动力学的特征、毒理学研究结论及受试者用药周期的长短，决定观察随访的时间窗。

六、疗效和安全性评定标准

根据临床试验目的确定临床试验的主要疗效指标和次要疗效指标。

1. 疾病疗效评价　定位于迅速缓解心绞痛急性发作的试验，一般应重点评价用药后心绞痛缓解时间，并配合心绞痛发作持续时间、心绞痛疼痛程度、心电图改善情况等观察。速效药物的疗效评价可参照《中药新药临床研究指导原则》的疗效评价标准。以冠心病稳定性劳力性心绞痛症状改善为目标的临床试验一般应重点评价运动负荷试验的运动耐受量及抗心肌缺血效果、心绞痛分级的变化、硝酸酯类药物使用量等。

平板运动试验用于评价试验药物对患者运动耐受量及抗心肌缺血效果，病例数应符合统计学的要求。其评价指标包括：①运动出现心绞痛时间，运动中询问受试者，如出现典型胸痛、胸闷等伴有 ST 段压低，则强烈提示心绞痛。应注意区别典型胸痛与非典型胸痛；②总运动时间；③最大运动代谢当量（METs）；④运动过程中最大心肌耗氧量，运动过程中的收缩压最大值×心率最大值；⑤运动出现 ST 段压低 1.0 mm 时间。ST 段测量应以 PR 段为基线，由 J 点起始。如 ST 段为水平或下斜性压低，应以 J 点后 80 ms 测量。ST 段水平或下斜性降低 ≥0.1 mV，持续 2 min 为标准。J 点后 ST 段快速上斜性降低（>1 mV/s）<1.5 mm 应视为正常。J 点后 80 ms ST 段缓慢上斜性降低以 ≥1.5 mm 为标准。⑥最大 ST 段压低幅度。⑦平板运动试验评分（Duke 评分）：Duke 评分=运动持续时间-（5×ST 段偏移）-（4×平板运动心绞痛指数）。平板运动心绞痛指数判定：无心绞痛为"0"；运动过程中出现典型心绞痛为"1"；因心绞痛而停止运动为"2"。运动诱发的 ST 段偏移是同一导联上的最大 ST 段净偏移。如运动诱发的 ST 段压低少于 1 mm，则计算中 ST 偏移水平计分为 0。其他指标作为次要疗效酌情选择。

2. 中医证候疗效评价　按照中药申报的品种，应对中医证候疗效进行评价。中医证候疗效为复合性指标，包括主症和次症共同积分的改变。应重视各指标的权重值的合理确定。中医主症（胸痛、胸闷）应为主要疗效指标，其余如口唇紫暗、疲倦乏力、畏寒肢冷、腰膝酸软、自汗、不寐等为次要指标。

目前中医证候的改善多采用量表的方式进行评价。这种评价方法在中医疗效评价方面已达成共识并广泛应用，且起到了积极的作用。鉴于中医证候研究的复杂性及量表学的基本要求，建议选择经过信度、效度验证的中医证候评价量表。

中医证候疗效评价标准目前仍可参考《中药新药临床研究指导原则》的疗效评价标准。

3. 生活质量评价　生活质量是一个全面反映药物作用的综合指标，可根据临床试验目的加以选择采用。西雅图心绞痛调查量表（Seattle Angina Question-naire，SAQ）是国内使用较多的冠心病心绞痛特异性功能状态及生活质量自测量表，其内容主要包括躯体活动受限程度、心绞痛稳定程度、心绞痛发作频率、治疗满意程度和疾病主观感受等五方面，能从一定程度反应受试者生活质量状况。

4. 安全性评价　首先应关注一般状况、生命体征（体温、呼吸、心率、血压）、血、尿、粪常规，肝、肾功能和心电图等安全性指标。应根据试验目的的不同，设计访视的时点。

每个试验均应根据处方特点、临床前毒理试验结果、目标适应证特点等选择具有针对性的安全性评价指标。根据中医理论，着重观察可预期的不良反应，如处方中含有活血化瘀的药物，宜考察凝血指标；如临床前研究提示对某个脏器有损害，则应注意设计针对该脏器的安全性指标，必要时增加检查项目，如 B 超等；考虑到心血管药物的特点，必要时应关注 QT 间期等指标。

特殊剂型应设计相应的安全性评价项目，如中药注射剂尤其应注意观察生命体征、过敏反应和局部刺激性等。

由于冠心病心绞痛有发生急性心肌梗死和猝死等严重不良事件的可能，故须密切观察病情，及时妥善处理并上报有关部门。

虽然运动负荷试验作为一项可靠、易行的辅助检查手段对评价冠状动脉病变程度具有重要的指导意义。但是，运动负荷试验也具有较高的风险性，可能诱发急性心肌梗死，甚至发生心脏性猝死。因此，必须认真评价运动负荷试验的适应证，特别要注意平板运动试验的禁忌证，以免发生意外。试验过程中应加强对受试者的保护。试验过程中若出现不良事件和实验室指标的异常，应及时观察患者伴随症状，并及时复查、跟踪，分析原因。注重合理地报告不良反应。报告的方式可参考《中药、天然药物临床试验报告撰写原则》。关注临床试验结束后患者治疗方案的合理设计，如应关注后续的治疗药物和应用剂量，了解试验药物是否可突然停药，以保证受试者安全。

七、质量控制与质量保证

1. 实验室的质量控制措施　各参研医院实验室要建立实验室检测项目指标的标准操作规程和质量控制程序。研究中心的各项实验室检测项目必须采用国家法定的计量单位。实验室检测项目必须填写齐全，有送检医师、检验师和复核人签字，除大便常规、B 超、CT 等诊断外，其他实验室项目必须打印，打印内容包括日期、检测项目、结果及其正常范围。

2. 运动平板试验质量控制　运动试验室应备有急救车、除颤器、必要的心血管抢救用药，备有相应的抢救人员。抢救仪器设备、药品应定期检查。具有心脏急性事件时的应急预案，包括患者的转运及进入冠心病监护病房的通道。

分别于筛选期、入选期（0 天）、试验结束后检查三次，前两次检查结果差别不宜过大，如运动时间不宜超过 3 min，最大运动代谢当量不宜超过 2 METs。

运动试验前不进饮食，不喝浓茶、咖啡及酒，不能剧烈运动，禁止吸烟至少 1 h，以免影响试验结果。若病情许可，试验前停用 β 受体阻滞剂至少 12 h，以保证患者在运动时可达到目标心率。应询问所服用的药物并注意其可能造成电解质紊乱及其他反应；在患者运动前测血压，收缩压 ≥200/110 mmHg 时应休息 15~20 min 后再测血压，如血压仍高，则应推迟运动试验，直到血压控制良好；不稳定心绞痛发作后，应至少在患者无静息胸痛发作或其他缺血证据 48~72 h 后进行运动试验。

检查时应温度适中（18~26 ℃），运动试验采用 12 导联记录，电极放置位置每次要固定一致。在放置电极之前备皮，然后用乙醇清洁皮肤，再用细砂纸或薄纱布轻轻打磨表皮，用乙醇棉球擦拭脱脂。待乙醇挥发皮肤干燥后，再用乙醇擦拭脱脂，使皮肤阻抗<5 000 Ω。选用银电极片或氯化银电极片。上臂电极置于锁骨下窝的最外侧，下肢电极置于髂前上棘上方季肋部下方。确定运动试验的方案，采用适合心脏病和老年人的改良 Bruce 方案。运动试验中监测心电图、血压，注意观察患者的一般情况，如呼吸、意识、神态、面色、步态等。出现运动试验的终止指征，要立即终止运动，防止发生意外。对不适症状的变化过程应详细描述、明确 ST 段改变与症状的相互关系；运动试验报告应注明试验方案、运动中有无不适症状，对不适症状的变化过程应详细描述、ST 段改变与症状的相互关系。

运动试验后连续监测心电图、血压，继续观察至心电图、血压恢复运动前状态。受检者卧床休息 20 min，无不适方可离去。检查完毕，进行结果分析应包括运动量、临床表现、血流动力学及心电图反应四个方面。

3. 研究单位和研究者的资质与资格　试验研究参加单位必须是国家食品药品监督管理局临床药理研究基地，或在国家食品药品监督管理局（SFDA）注册登记的医院，研究项目所在科室具备相应的人员、设备和急救设施，参加研究人员须经过国家药物临床试验质量管理规范（good clinical practice，GCP）法规和相关方案的培训，所有设备均有技术监督部门的技监证书，表明其工作状态良好，且在试验研究过程中研究者应相对固定，对于中途更换研究者应在培训后加入本研究，并重新更换《××药品 II 期临床试验参研人员联络表》。

4. 研究者的培训　临床试验开始前，须通过临床试验方案培训的研究人员方可参加临床试验工作，保证临床试验参加人员对临床试验方案有一致的理解，从合格的受试者的选择、施加因素的控制、效应指标的观察和评定三个主要环节保障试验方案和受试者依从性，同时要保障受试者的安全、权益和健康不受侵害，尤其是在发生不良事件时受试者能得到及时的诊治和相应的经济补偿，对严重不良事件除及时救治受试者外，尚应积极跟踪随访、记录和向相关部门报告。

5. 依从性　研究者耐心向受试者做好知情同意说明，使其对试验研究过程和在其过程中须配合的义务，从而积极地配合试验研究工作，如遵从医嘱按时服药和填写受试者用药记录卡、对剩余药品及时归还及按时就诊等。

采用记数法监控受试者依从性，要求其公式为：受试者用药依从性 =（实际用药量/ 应该用药量）×100%；实际用量 = 发药量 -（剩余归还量 + 丢失量）；应该服药量 = 试验疗程（d）×每日服用量。

除监控受试者试验用药的依从性外，还应对受试者合并用药的情况进行详细记录和分析，同时对合并用药正、负两方面的影响做出评估，以便对 III、IV 期临床试验方案的设计提出建议。

研究者对试验方案的依从性，是指在试验研究过程中研究者严格遵从试验方案及相关法规开展临床试验工作。①严格遵守试验方案和法规，无重大违反试验方案事件；②选择了合格的受试者参加试验研究，并签订知情同意书；③接受了合理的治疗，其施加因素（含试验用药，合并用药）及其他措施（运动、理疗、饮食、康复疗法）等所产生的一切效应均可测量、评估和判断，且标准客观、可信、科学和可行；④严格依随机化顺序入组合格的受试者进行试验观察和记录；⑤不良事件尤其是严重不良事件均给予及时地处理、记录和报告；⑥试验研究严格遵守标准操作规程（SOP）；⑦试验研究设计遵照随机化和盲法原则设计减少试验研究的偏倚和Ⅰ、Ⅱ类错误的出现机会；⑧数据管理和统计处理严格遵守标准操作规程；⑨试验研究（含数据管理和统计处理）过程中，随机化和盲法的执行情况。建立各种试验研究机构和试验研究过程每一研究程序的标准操作规程（SOPs）是申办者和 CRO 组织的一项不可推脱的职责，并在实际试验研究工作中实施和完善，使整个试验研究工作程序化、制度化、标准化和格式化。

临床试验方案是临床试验的指导性文件，是指导参与临床试验所有研究者如何启动和实施临床试验的研究计划书，也是试验结束后进行资料收集、记录、报告和进行临床试验统计分析的重要依据，同时又是临床申报新药的正式文件之一，科学、周密的试验方案又是保障临床试验能否取得成功的基础和重要条件。同时也是临床试验质量控制和质量保证的重要文件。

6. 质量保证系统　临床试验过程中将由临床监察员定期进行研究医院现场监查访问，以保证研究方案的所有内容都得到严格遵守，并对原始资料进行检查以确保与 CRF 上的内容一致；参加临床试验的人员应统一培训；研究期间，研究者应嘱咐受试者规律饮食、规律作息、避免诱发心绞痛的因素；研究者应按病例报告表要求，如实、详细、认真记录表中各项内容，以确保病例报告表内容真实、可靠。病例报告表不得涂改，如确有笔误，只能在填错的项目上画一横线，在其上填写正确内容，并在旁边签字，注明日期；临床试验中所有观察结果和发现均应加以核实，以确保数据的可靠性，确保临床试验中各项结论均来源于原始数据。

八、不良事件

1. 观察、记录与报告　研究者应向受试者说明，要求受试者如实反映用药后的病情变化，避免诱导性提问，在观察疗效的同时，应密切注意不良反应和非预期不良反应和毒副反应的发生（包括症状、体征、实验室检查）。对试验研究期间出现的不良事件，应将其症状、体征、程度、出现时间、持续时间、处理措施、治疗反应等详尽记录于格式病案（研究病例），评价其与试验药品的因果关系，签名并注明日期。试验期间出现严重不良事件，应在 24 h 内或不迟于第 2 个工作日口头通知申办者，并填写"严重不良事件报告表"，书面向当地省级药监部门，国家食品药品监督管理局和各研究中心，申办者立即通知各参研单位并保证满足所有法律法规要求报告的程序。随药品下发的应急信件只有在该受试者发生严重不良事件时，须立即查明所需药品的种类，由研究单位的主要研究者向中心负责人报告后拆阅，即紧急揭盲，一旦揭盲，该受试者将被中止试验，并做脱落病例处理，同时将处理结果通知监察员，并在格式病案（研究病例）中详述理由、日期并签字，为了揭盲程序的公正、客观、公开，揭盲时最好研究中心负责人和（或）临床药理基地负责人在场，并严格遵守《设盲试验的揭盲操作程序（SOP）》。

2. 受试者的处理　发现不良事件，观察医师可根据病情决定是否中止观察，出现严重不良事件，承担临床研究的单位须立即采取措施，保护受试者的安全，所有不良事件都应当追踪随访，详细记录处理过程及结果，直到得到妥善解决或病情稳定，若理化检查异常者应追踪随访至正常，追踪随访的方式可以根据不良事件的轻重选择住院、门诊、家访、电话、通信等多种形式。

所有不良事件均应及时采取相应的处理措施，并将处理结果记录于格式病案（研究病例），并根据病情的轻重、受试者与家庭远近和该研究中心的医疗专长不同，分别采用不同的跟踪随访方式，直至病情缓解或结果正常。对于严重不良事件还应及时向相关部门汇报，并继续跟踪随访尚未缓解的不良事件的受试者。受试者一旦发生不良事件，应及时通知研究者或到研究中心医院诊治，研究者应对所发生的不良事件给予跟踪处理、随访和记录，并对产生不良事件的原因和与试验药物因果关系进行评估分析，对于严重不良事件除做好上述工作外，尚应将不良事件于 24 h 内报告国家食品药品监督管理局、申办者和各研究中心。

九、数据管理

1. 研究者数据的采集、录入和报告　全部病例均按本方案规定，认真填写，受试者就诊时由主研医生及时书写格式病案（研究病例），所有项目均需填写，不得空项和漏项（无记录的空格划斜线），住院患者病案号如实填写。

格式病案（研究病例）作为原始记录，做任何记录更正时只能画线，旁注后改正的数据，说明理由，并由研究者签名并注明日期，不得擦涂，覆盖原始记录。

依布药（随访）时间窗进行各项检查、采集、录入和报告受试者信息和数据，且原始实验文件应齐全，及时将检查结论录入格式病案（研究病例），并将理化检查单粘贴在格式病案（研究病例）上。对化验结果治疗前正常而治疗后异常而不能以病情恶化解释的检验项目数据，须加以核实、复检，复检后仍不正常的项目，填写不良事件表，并随访至正常。

2. 数据监察　监察员的人数及访视频度须满足临床试验的质控要求。监察员审核每份研究病历，并逐份填写"监察员审核页"。监察员应两人以读看的方式、100%地核对原始数据与 CRF 数据的一致性，并完成"数据一致性检查报告"。如果发现填报数据错误，提交"数据一致性检查纠错报告"，由研究者据此修正。

3. 数据检查与盲态审核　完成的病例报告表由临床研究者和监察员审查后，第一联移交数据管理员，进行数据录入与管理工作。所有过程均需方案记录。数据管理员根据 CRF 的项目采用 EpiData 软件建立本试验专用数据库，并对建立好的数据库进行测试、修改，确保数据库准确无误后进行数据录入，数据的录入与管理工作由指定的数据录入员与数据管理员执行，为保证数据的准确性，应由两个数据录入员独立进行双份录入并比对。数据录入、比对完成后，数据管理员将根据临床试验方案要求对数据的可靠性、完整性及准确性进行核查。对核查中发现的内容缺失、逻辑矛盾、误填、不能确定等有问题的数据，以数据疑问表的形式由临床监察员传递给临床试验中心，由研究者对疑问尽快做出解答并返回，数据管理员根据研究者的回答进行数据修改、确认与录入，必要时可以再次发出疑问。数据管理员提交数据管理报告，申请召开由主要研究者、统计分析员、数据管理员、监察员及申办方等参加的数据盲态审核会议，对数据进行盲态审核，会后签署盲态审核决议，锁定数据库，将锁定后的数据提交统计分析人员进行统计分析。如数据库锁定之后发现的问题，经确认后可在统计分析过程中进行修正，并作记录和说明。当数据全部输入数据库后，经盲态核查、数据锁定、统计分析计划书确定后执行揭盲，确定各组具体的组别。应保存质量控制的有关文件，如数据一致性检查、数值范围和逻辑检查的原始记录、盲态审核时的原始记录、研究者与监察员间交流的疑问记录等。

十、统计分析

组长单位统计室承担统计分析任务，并参与从试验设计、实施至分析总结的全过程，试验方案完成经 IEC 批准后由组长单位负责协调建立数据库和制定统计分析计划书，并与中期会议提交主要研究者、生物统计学家、数据管理员和申办者讨论通过，以确定分析数据集的选择和资料统计方法等。开盲程序分为两级，统计分析前即锁定数据（data locked）后进行第一次开盲，确定每位受试者的用药编号属于 A、B 中的哪一组，然后做统计分析，完成统计分析后并写出统计分析报告后，再进行第二次开盲，宣布 A、B 对应的组别。开盲地点为组长单位所在地，参加开盲人员有申办者或申办者的委托人、组长单位临床药理基地负责人、主要研究负责人及统计负责人。

统计分析时先检查各个中心完成的例数、病例脱落情况；然后进行两组病例入选时人口统计学及基线各有关特征的分析，考察组间的可比性；疗效评价包括疗效指标的确定，以及组间疗效的比较；安全性评价包括实验室指标和临床不良反应的统计。

统计剔除病例标准：不符合入选病例标准；一次药品投放后未能随访到数据和信息者；随机化后信息和数据缺失严重者；患者符合退出标准，但没有退出；患者接受已剔除的同步治疗；患者接受错误的治疗和不正确的剂量。

临床试验所产生的数据和信息的变量以均数、标准差、中位数或百分数、最大值和最小值表示，对变量分布进行正态检验，服从正态分布时，组内治疗前后比较用配对 t 检验；试验组和对照组前后变化值之间比较采用 t 检验；组间比较若考虑协变量的影响用协方差分析（analysis of covariance）；必要时采用非参数统计分析方法；两组分类指标的比较用四表格 χ^2 检验，必要时用 Fisher 精确概率法；等级指标自身前后的比较用 Wilcoxon 符号秩和检验（Wilcoxon's Signed rank Test），两组间等级指标的比较用 Wilcoxon 秩和检验（Wilcoxon's rank Sum Test）；多组等级指标的比较用 Kruskall-Wallis 秩和检验；两分类指标及等级指标的比较若考虑到中心或其他因素的影响，则采用 CMH χ^2 检验（Cochran-Mantel-Haenszel Statistics）。

所有统计计算用 SAS 统计分析系统进行处理，统计分析检验用双侧检验，给出检验统计量及其对应的 P 值，用 Fisher 精确概率法时直接计算出 P 值，以 $P \leqslant 0.05$ 作为有显著性统计学意义，以 $P \leqslant 0.01$ 作为有高度显著性统计学意义。

第三节　冠心病药物的研发现状与展望

冠心病发病率高、死亡率高，严重危害着人类的身体健康，被称作人类的第一杀手。依 IMS 公司统计数据，目前全球心血管疾病治疗药物的销售额约占整个药物市场的 20%，并仍以每年 7% 以上的速度增长。冠心病治疗用药的门类、品种繁多，适应证多，药理机制、作用靶点均不同，在临床中具有举足轻重的地位。按最新药品分类统计，硝酸酯类、肾上腺素 β 受体阻滞剂、钙通道阻滞剂是治疗心肌缺血性心脏病的主要药物。这些药物主要是从改善心脏和全身血流动力学，增加了心肌组织能量供给、减少心肌能耗的理论出发，因此，营养心肌、优化能量代谢这一观念得到了医学界的普遍认同，从而推动了脂肪酸氧化抑制剂类抗心绞痛药物市场的发展。由于新药远远不能够满足临床需要，因此仍需开发心血管疾病新药。当然，新药开发将面临很多挑战，充满着不确定性和艰辛。除了没有明确的路径可以遵循和缺少资金投资以外，与其他药物药性产生的冲突也是困难之一。非甾体抗炎药（NSAID）不利于心血管药物药效的发挥，非甾体抗炎药（NSAID）作为解热、镇痛、抗炎的重要药物广泛应用于临床，同时这类药物的心血管安全性也越来越引起重视。有不少制药公司长期致力于心血管疾病治疗药物的研究与开发，并由此取得了巨大的成功而成为世界心血管疾病治疗药物的主要供应商和领先研发者。从生物学角度看，仍有创新的空间，如高血压疫苗和转基因重组抗凝血酶，新分子靶点的出现更是成为一些领域（如心绞痛、心肌梗死及心律失常）的创新热点。随着医药技术的发展和人们对心血管疾病认识的深入，世界心血管疾病治疗药物研发者的不断努力，更多的、高效的、不良反应少的心血管药物将不断进入市场，为人们的生命健康服务。雷诺嗪是具选择性抑制晚期钠电流，具有全新作用机制的抗心绞痛药物。随着局部缺血的持续时间延长，细胞内钠的浓度升高，伴随细胞内钙的浓度升高，雷诺嗪通过降低局部缺血和再灌注过程中钠依赖性细胞内钙的摄取，从而减少心绞痛的发病率。一种新的抗心绞痛化合物（F15845）正在研发当中，其可保护心肌细胞，免除缺血损害，同时产生较小血流动力学效应。生长因子也有望作为治疗顽固性心绞痛的一种十分有潜力的治疗手段。高血压疫苗和转基因重组抗凝血酶的出现就是很好的例证。随着对动脉粥样硬化血栓形成病理生理机制的深入研究和大量循证医学证据的获取，近年来冠心病药物治疗取得了重要的进展。抗栓和调脂治疗中的概念不断更新，针对其病理生理机制的新型药物不断出现。在血管再生分子机制的研究过程中，试图找到一种在这一过程起关键作用的细胞因子，将其应用于临床。研究较多的是血管内皮生长因子和成纤维母细胞生长因子，它们作用于血管生成的多个环节，在理论上及体外实验均有启动和加速血管再生数个关键步骤的作用。新近研究表明，在心肌冬眠 、缺血再灌注损伤中都存在细胞凋亡的解剖学证据。通过对细胞凋亡的调控以延缓粥样硬化的过程，促进斑块消退，防止斑块破裂及其并发症。通过改变剂型（如纳米技术的使用）可延长现有产品的生命周期。心血管药物中广泛存在的问题是患者顺应性差，联合用药可以通过改善患者的顺应性，使疗效增加，患者受益。标记物及遗传药理学的多样性也为心血管药物的开发提供了更多的思路与方法。

冠心病属慢性疾病，患者需长期服用药物方能取得较好的治疗效果，相对中药注射剂等其他剂型，口服中成药具有携带及服用方便等优点，同时注射剂的不良反应发生使人们在用药安全性上趋于谨慎，因此安全性更优的口服剂型冠心病中成药市场地位不断提升。通过开发独特创新机制药物、采用新技术及开发新的复方制剂，心血管药物的开发前景十分广阔。

附录 现代中药药理

一、抗病毒中药

1. 抗流感病毒 大青叶、板蓝根、青黛、金银花、连翘、射干、黄芩、黄连、黄柏、大黄、虎杖、百部、鱼腥草、野菊花、柴胡、牛蒡子、防风、紫苏、贯众、紫草、赤芍、丹皮、茵陈、麻黄、桂枝、佩兰、鹅不食草、艾叶、紫菀、侧柏叶、诃子、黄精、五味子、槟榔、生甘草、夏枯草、海藻、紫荆皮、苦地丁、金樱子、石韦、芫花。

2. 抗副流感病毒 牛蒡子。

3. 抗鼻病毒 含羞草、贯众、杏仁、陈皮、蜈蚣、紫河车。

4. 抗腺病毒 射干。

5. 抗麻疹病毒 荆芥、穿心莲、紫草、葎草、苍耳草、乌梢蛇。

6. 抗疱疹病毒 金银花、射干、虎杖、苦地丁、马齿苋、赤芍、黄精、侧柏叶。

7. 抗脊髓灰质炎病毒 桑寄生、淫羊藿、紫草、柴胡、麻黄、桂枝、黄柏、虎杖、生牡蛎。

8. 抗腮腺炎病毒 大青叶、板蓝根、金银花、青黛、蛇蜕。

二、抗菌中药

1. 广谱抗菌 金银花、连翘、大青叶、板蓝根、青黛、黄连、黄柏、黄芩、地丁、公英、败酱草、穿心莲、蚤休、龙胆草、山豆根、知母、栀子、厚朴、丹皮、白芍、夏枯草、瓜蒌、秦艽、诃子、千里光。

2. 抗金黄色葡萄球菌 除广谱抗菌药，还有鱼腥草、野菊花、桔梗、白头翁、马齿苋、虎杖、仙鹤草、旱莲草、茜草、大黄、千里光、矮地茶、筋骨草、地锦草、瞿麦、萹蓄、牛蒡子、紫苏叶、葱白、厚朴、马鞭草、金钱草、海金沙、贯众、鬼针草、白英、龙葵、苍耳子、公丁香、两面针、大蓟、小蓟、侧柏叶、毛冬青、冰片、鸡矢藤、五倍子、乌梅、山茱萸、金樱子、玄参、锦灯笼、萹草。

3. 抗甲型、乙型溶血性链球菌 除广谱抗菌药，还有虎杖、野菊花、三颗针、鱼腥草、苍耳子、两面针、艾叶、冰片、鬼针草。

4. 抗肺炎双球菌 除广谱抗菌药，还有桔梗、虎杖、牛蒡子、侧柏叶、厚朴、苏木、冰片、艾叶、桦树皮。

5. 抗脑膜炎双球菌 除广谱抗菌药，还有大蒜、虎杖、空心莲子草、大蓟。

6. 抗卡他球菌 矮地茶、大青叶、丹皮、虎杖、桦树皮。

7. 抗流感嗜血杆菌 板蓝根、射干、桔梗、败酱草、瓜蒌、大叶桉、高良姜、荜茇、苏木、五味子。

8. 抗结核杆菌 百部、黄连、黄柏、猫爪草、夏枯草、苦参、金银花、连翘、紫花地丁、大叶桉、地骨皮、黄精、玉竹、白及、远志、紫菀、款冬花、全蝎、蜈蚣、海浮石、公丁香、两面针、地榆、麝香、白芷、柴胡、升麻、枳实、茵陈、丹参、银杏。

9. 抗百日咳嗜血杆菌 黄芩、百部、鸡苦胆、地锦草、穿心莲、黄药子、公丁香、白及、厚朴、白芍、小蓟。

10. 抗白喉杆菌 马鞭草、生地、玄参、白芍、丹皮、地锦草、金银花、连翘、鱼腥草、野菊花、蚤休、黄芩、知母、贝母、虎杖、荆芥、麦冬、天冬、女贞子、大蓟、仙鹤草、旱莲草、当归、诃子、大蒜、木香、萹草、石韦、甘草、

11. 抗肠炎杆菌 除广谱抗菌药，还有地锦草、马齿苋、秦皮、旱莲草、仙鹤草、鱼腥草、赤芍、五倍子、荆芥、青蒿、地骨皮、紫花地榆。

12. 抗痢疾杆菌 除广谱抗菌药，还有地锦草、白头翁、铁苋菜、秦皮、苦参、鱼腥草、木香、虎杖、火炭母、仙鹤草、老鹳草、大蓟、紫苏叶、防风、葱白、野菊花、公丁香、地榆、侧柏叶、山楂、五倍子、乌梅、石榴皮、茶叶、当归、三颗针、千里光、凤尾草、萹蓄、五味子、伸筋草、莲子草。

13. 抗伤寒、副伤寒杆菌 除广谱抗菌药，还有三棵针、乌韭、木香、马齿苋、厚朴、地锦草、虎杖、千里光、海金沙、桂枝、公丁香、仙鹤草、大蓟、小蓟、地榆、五倍子、黄精、麦冬。

14. 抗大肠杆菌 野菊花、马齿苋、地锦草、蒲公英、败酱草、马鞭草、老鹳草、仙鹤草、筋骨草、龙葵、黄芩、大黄、瓜蒌、苦参、萹蓄、木香、大蓟、小蓟、丹参、白芍、麝香、大蒜、乌梅、麦冬、半枝莲。

15. 抗绿脓杆菌 五倍子、诃子、蚤休、夏枯草、金银花、蒲公英、紫花地丁、丹皮、白芍、白头翁、黄芩、大黄、虎杖、肿节风、矮地茶、乌韭、火炭

母、了哥王、地锦草、海金沙、筋骨草、大叶桉、白英、龙葵、蛇莓、半边莲、萹蓄、瞿麦、大蓟、玄参、乌梅、五味子、老鹳草。

16. 抗变形杆菌　金银花、诃子、公丁香、龙葵、半枝莲、瞿麦、丹参、白芍、毛冬青、麦冬、地胆草。

17. 抗布氏杆菌　黄连、马尾连、三颗针、羌活。

18. 抗麻风杆菌　穿心莲、苍耳子、皂角刺、乌梢蛇、郁金、大黄、朴硝。

19. 抗炭疽杆菌　鱼腥草、野菊花、十大功劳、三颗针、升麻、薄荷、凤尾草、半枝莲、白英、虎杖、秦艽、何首乌、杜仲、女贞子、骨碎补、大蓟、茜草、仙鹤草、泽兰、艾叶、乌药、荜茇、高良姜、公丁香。

20. 抗枯草杆菌　防风、高良姜、荜茇、木香、大蒜、麦冬、天冬、黄芪、杠板归、仙人掌。

21. 抗红色癣菌等常见致病性皮肤真菌　硫黄、土槿皮、苦参、黄精、白鲜皮、射干、芦荟、大黄、白头翁、桔梗、鱼腥草、公丁香、川楝子、石榴皮、漏芦、山豆根、地肤子、茵陈、轻粉。

22. 抗白色念珠菌　黄柏、黄芩、山豆根、枯矾、川楝子、土槿皮。

23. 抗破伤风杆菌　金樱子。

24. 对恙虫热立克次体有抑制作用　大蒜。

三、抗螺旋体中药

1. 抗钩端螺旋体　大青叶、板蓝根、穿心莲、土茯苓、黄连、黄芩、黄柏、连翘（醇提取物）、栀子、千里光、马鞭草、地榆、大叶桉、枫杨、青蒿、虎杖、马桑、金樱子。

2. 抗梅毒螺旋体　土茯苓。

四、抗原虫中药

1. 抗疟原虫　青蒿、柴胡、常山、土常山、草果、鸦胆子、马鞭草、希莶草、黄芩、黄芩、黄柏、龙胆草、苍术、水蜈蚣、升麻、地榆、乌梅、鳖甲、仙鹤草、防己、砒霜（三氧化二砷）、雄黄（三硫化二砷）、硼砂。

2. 抗阿米巴原虫　白头翁、黄连、黄芩、苦参、秦皮、百部、汉防己、鸦胆子、地锦草、旱莲草、马齿苋、铁苋菜、凤尾草、委陵菜、威灵仙、荜澄茄。

3. 抗阴道滴虫　蛇床子、苦参、白头翁、苦楝根皮、鹤草芽、薄荷、桃叶、葱白、大蒜、莱菔子、乳香、皂角。

五、驱肠寄生虫中药

1. 驱蛔虫　苦楝皮、川楝子、使君子、蛔蒿、天名精、芜荑、南瓜子、榧子、东北贯众、石榴皮、乌梅、花椒、吴茱萸、小白蒿、土丁香、公丁香、厚朴、牵牛子、丝瓜子、萹蓄、薏苡根、槟榔、三尖杉、华风车子。

2. 驱蛲虫　百部、苦楝皮、使君子、贯众、鹤虱、大蒜、榧子、石榴皮、吴茱萸、鸦胆子、粗糠柴。

3. 驱钩虫　槟榔、雷丸、榧子、苦楝皮、石榴皮。

4. 杀血吸虫　南瓜子、小茴香、丹参、栀子、瞿麦、蟾酥、昆布。

5. 杀丝虫　威灵仙、雷丸、青蒿、北五加皮、糯稻根、桑叶、猪牙皂。

6. 驱绦虫　槟榔、南瓜子、鹤草芽、雷丸、贯众、榧子、鹤虱、粗糠柴、铁仔。

7. 驱鞭毛虫　苦参

8. 驱姜片虫　椰子

六、抗癌中药

山慈菇、长春花、三尖杉、喜树果、白花蛇舌草、莪术、蚤休、天花粉、薏苡仁、茯苓、猪苓、无花果、菝葜、瓜蒌、广豆根、射干、猕猴桃根、粉防己、龙葵、黄药子、夏枯草、斑蝥、土鳖虫、全蝎、壁虎、蜈蚣、蟾酥、水蛭、半边莲、半枝莲、白英、八月扎、蒲公英、鱼腥草、土大黄、丹参、赤芍、三七、大蓟、小蓟、鸦胆子、石菖蒲、儿茶、紫草、威灵仙、急性子、补骨脂、雄黄、砒霜、硇砂、女贞子、山茱萸、淫羊藿、半夏、海带、海藻、昆布、麝香、瞿麦、海胆。

七、抗白血病细胞中药

农吉利、干蟾皮、斑蝥、长春花、马钱子、胡黄连、鸦胆子、白头翁、马勃、红花、白芍子、狼毒、广豆根、蜈蚣、全蝎。

八、具有解热作用的中药

1. 通过调节体温中枢而解热　柴胡、黄芩、知母、生石膏、青蒿、鸭趾草、地骨皮、茵陈、栀子、丹皮、黄连、细辛、菊花、防风、汉防己、西河柳、蔓荆子、马鞭草、银柴胡、前胡、羚羊角、犀角、水牛角、地龙、冰片、石斛、紫草、威灵仙、淡竹叶、小报春、灯台树。

2. 通过兴奋汗腺而发汗解热　麻黄、桂枝、香薷、紫苏叶、荆芥、防风、秦艽、薄荷、牛蒡、柴胡、葛根、升麻、葱白、浮萍、酸浆、白鲜皮。

九、对神经系统有作用的中药

1. 镇静和催眠　酸枣仁、五味子、延胡索、丹参、灵芝、当归、川芎、白芍、苏木、茯神、茯苓、天麻、钩藤、白蒺藜、蔓荆子、藁本、栀子、莲子心、全蝎、地龙、蝉蜕、天南星、琥珀、珍珠、朱砂、牛黄、磁石、龙骨、首乌藤、柏子仁、合欢皮、柴胡、黄芩、生石膏、知母、独活、香附、豨莶草、秦皮、秦艽、杜仲、巴戟肉、枸杞子、浮小麦、龙眼肉、棉花根、天竺黄、黄牛角、啤酒花、石菖蒲、九节菖蒲、白花蛇舌草。

2. 抗惊厥　羚羊角、全蝎、蜈蚣、地龙、僵蚕、制南星、钩藤、灵芝、天麻、蝉蜕、柴胡、蛇蜕、白芍、丹皮、辛夷、秦皮、石菖蒲、珍珠母、天竺黄、八月扎。

3. 镇痛　洋金花、延胡索、罂粟壳、制乌头、制附子、雪上一枝蒿、三分三、七叶莲、祖师麻、细辛、桂枝、汉防己、蟾酥、川芎、丹参、当归、白芍、防风、白芷、吴茱萸、徐长卿、蔓荆子、藁本、薄荷、秦艽、豨莶草、臭梧桐、南五加皮、甘松、乳香、没药、清风藤、鸡矢藤、怀牛膝、两面针、威灵仙、王不留行、制香附、郁金、秦皮、白屈菜、白花蛇舌草、蚤休、刺猬皮、葫芦巴。

4. 麻醉　局部麻醉：制乌头、细辛、九里香、两面针、茉莉花根、三分三、鸭嘴花、花椒。全麻：洋金花、三分三、白屈菜。

5. 兴奋中枢神经系统　人参、五味子、黄芪、茶叶、党参、太子参、麝香、冰片、苏合香、安息香、樟脑、白芷、薄荷、艾叶、连翘、马钱子。

十、对心脏血管系统有作用的中药

1. 强心药　络石藤、刺五加、北五加皮、白头翁、麝香、鹿茸、黄芪、葶苈子、木通、五味子、何首乌、附子、灵芝、补骨脂、仙茅、益智仁、玉竹、生地、熟地、玄参、麦冬、女贞子、三七、桂枝、山楂、苏木、莲子心、牛黄、夏枯草、紫草、仙鹤草、连翘、浮萍、炙甘草、鹿衔草、枳实、陈皮、青皮、乌药、满山红、筋骨草。

2. 加速心率　麻黄、麝香、鹿茸、洋金花、茶叶。

3. 减慢心率　柏子仁、制附子、当归、灵芝、玉竹、满山红、菟丝子、石斛、徐长卿、瞿麦。

4. 抗心律不齐　炙甘草、人参、生地、麦冬、苦参、延胡索、赤芍、柴胡、桂枝、茵陈。

5. 扩张冠状动脉、增加动脉血流量　瓜蒌皮、葛根、毛冬青、川芎、丹参、三七、刺人参、红花、赤芍、制附子、补骨脂、仙茅、桑寄生、菟丝子、益智仁、黄精、玉竹、茵陈、金银花、四季青、万年青、银杏叶、徐长卿、前胡、杏仁、汉防己、苦丁茶。

6. 扩张脑动脉、增加脑的血流量　葛根、银杏叶、羌活。

7. 扩张肾动脉、增加肾的血流量　黄芪、炒杜仲、罗布麻、枳实。

8. 降低血压　汉防己、葛根、萝芙木、夏天无、臭梧桐、豨莶草、天麻、钩藤、白蒺藜、生石决明、全蝎、地龙、黄芩、罗布麻叶、毛冬青、猪毛菜、山楂、青木香、木香、野菊花、长春花、连翘、夏枯草、地榆、槐花、大蓟、玄参、黄连、三颗针、丹皮、栀子、莲子心、蔓菁子、藁本、芹菜、青葙子、茺蔚子、益母草、猪苓、茯苓、泽泻、车前草、桑白皮、玉米须、萹蓄、瞿麦、黄芪、党参、黄精、丹参、川芎、酸枣仁、制首乌、山茱萸、枸杞子、桑寄生、炒杜仲、怀牛膝、独活、巴戟肉、鹿衔草、灯台树、锦灯笼、满山红、淫羊藿。

9. 降血脂及抗动脉硬化　草决明、虎杖、大黄、茵陈、车前草、泽泻、徐长卿、陈皮、山楂、银杏叶、灵芝、制首乌、杜仲、梧桐叶、枸杞子、桑寄生、菊花、黄精、玉竹、芡实、金樱子、黄芪、当归、琥珀、冬葵子、三七、小蓟、槐米、花椒、白蒺藜、昆布、姜黄、郁金、菖蒲、荷叶、金银花。

10. 双向调节血压　南五加皮、五味子。

11. 升高血压　麻黄、麝香、蟾酥、枳实、野决明、白芷、艾叶、补骨脂、灵芝、小蓟、马齿苋、红花、细辛。

12. 舒张毛细血管、改善皮肤血循环　黄芪、丹参、肉桂、桂枝、生姜、葱白、芫荽、紫苏叶、荆芥、薄荷、牛蒡子、全蝎、断血流。

13. 收缩鼻黏膜血管　麻黄、辛夷、苍耳子、细辛。

14. 降低毛细血管通透性　槐米、槐花、连翘、白茅根、黄芪、黄芩、红藤、水牛角、南五加皮、青皮、秦艽、陈皮。

十一、对呼吸系统有作用的中药

1. 对呼吸中枢有兴奋作用　樟脑、麝香、蟾酥、野决明、山梗菜、麻黄、洋金花、艾叶、生姜、白芷、益母草、红花、天麻、独活、半边莲。

2. 对呼吸中枢有镇静作用　杏仁、桃仁、白果、枇杷叶、款冬花、百部、全蝎、瓜蒂、藜芦。

3. 舒张支气管平滑肌　麻黄、洋金花、杏仁、白果、银杏叶、地龙、葶苈子、紫苏、浙贝、半夏、石韦、旋覆花、鱼腥草、满山红、暴马子、人参、黄精、矮地茶、侧柏叶、筋骨草、茵陈、木香、青木香、厚朴、五味子、冬虫夏草、胡桃肉、沉香、橘子皮、棉花根、全叶青兰、丝瓜藤、昆布、蚤休。

4. 镇咳　苦杏仁、款冬花、艾叶、虎杖、白屈菜、百部、川贝、琵琶叶、芫花、甘草、矮地茶、半夏、旋覆花、紫菀、前胡、桑白皮、马兜铃、知母、车前子、北沙参、百合、天冬、麦冬、仙灵脾、紫苏子、满山红、瓜蒌、茜草根、灯台树、蚤休。

5. 祛痰　桔梗、远志、艾叶、紫菀、半夏、水半夏、制南星、前胡、南沙参、瓜蒌皮、薤菜、紫花杜鹃、牡荆、宽叶杜香、生甘草、皂荚、照山白、满山白、野豌豆、牛尾菜、云实、红管药、筋骨草、棉花根、矮地茶。

十二、对消化系统有作用的中药

1. 兴奋唾液腺　生姜、诃子、青果、乌梅、五味子、花椒、石斛、玄参、射干、桂枝、葛根、槟榔、肉苁蓉。

2. 抑制唾液腺分泌　洋金花、浙贝母、山豆根、红花、益智仁。

3. 增加消化腺分泌　鸡内金、山楂、焦六曲、谷芽、麦芽、龙胆草、大黄、黄连、砂仁、生姜、陈皮、木香、高良姜、藿香、葱白、花椒、公丁香、吴茱萸、胡椒、太子参、白术、五味子、金樱子、肉苁蓉、乌药、厚朴、大腹皮、槟榔、石菖蒲。

4. 抑制消化腺分泌　洋金花、罂粟壳、煨肉豆蔻、白芍、延胡索。

5. 镇吐　半夏、生姜、旋复花、沉香、藿香、吴茱萸、芦根、竹茹、竹叶、公丁香、柿蒂、地榆、连翘、延胡索。

6. 催吐　瓜蒂、藜芦、胆矾、常山、鲜半夏、石蒜。

7. 抑制胃肠平滑肌（缓解平滑肌痉挛）　洋金花、罂粟壳、肉桂、沉香、吴茱萸、藿香、乌药、浙贝母、黄芩、青木香、小茴香、葫芦巴、肉豆蔻、陈皮、高良姜、草豆蔻、赤芍、白芍、甘草、石菖蒲、三七、五灵脂、白头翁、麻黄、怀牛膝、老鹳草、徐长卿、儿茶、乌梅、黄精。

8. 兴奋胃肠平滑肌（增强胃肠蠕动）　大黄、枳实、枳壳、芒硝、槟榔、莱菔子、木香、砂仁、白豆蔻、公丁香、草豆蔻、草果、生姜、苏叶、生首乌、桂枝、芫荽、大腹皮、木通、石斛、厚朴、乌药。

9. 制酸　乌贼骨、煅瓦楞子、煅牡蛎、煅珍珠母、煅螺蛳壳、鸡蛋壳、钟乳石、海螺。

10. 对胃肠黏膜有收敛保护作用　五倍子、诃子、滑石、赤石脂、甘草。

11. 促进胆汁分泌　金钱草、茵陈、郁金、姜黄、黄连、黄芩、黄柏、十大功劳、栀子、大黄、柴胡、枳实、乌梅、玉米须、五味子、玫瑰花、小蓟、连钱草、马齿苋、天麻。

12. 松弛胆道括约肌　金钱草、木香、柴胡、郁金、制香附、乌梅、汉防己、厚朴、卤碱、海桐皮、八角枫。

13. 降转氨酶　水飞蓟、五味子、朝鲜蓟、当药、灵芝、龙胆草、丹参、柴胡、垂盆草、田基黄、连翘、甘草、鸡内金、大青叶、水牛角、青叶胆、败酱草、野菊花、豨莶草。

14. 保护肝脏或促进肝细胞再生　当归、生地、黄芪、白术、灵芝、柴胡、水飞蓟、朝鲜蓟、甘草、连翘、水牛角、枸杞子、泽泻、丹参、虎杖、筋骨草。

15. 降低血清胆红素　茵陈、栀子、大青叶。

16. 增加血清白蛋白　大枣、郁金、党参、白术、肉桂、牡荆。

17. 软缩肝脾　丹参、无莿根（背带藤）、泽兰、王不留行、鸡内金、地龙、三棱、莪术。

18. 收敛止泻　五倍子、诃子、肉豆蔻、罂粟壳、老鹳草、金樱子、赤石脂、明矾、地榆。

19. 刺激性泻药　大黄、芦荟、番泻叶、虎杖、决明子、生首乌、山扁豆、巴豆、芫花、甘遂、大戟、商陆、牵牛子、续随子。

20. 容积性泻药　芒硝、玄明粉。

21. 缓泻药　瓜蒌仁、杏仁、桃仁、火麻仁、郁李仁、黑芝麻、蜂蜜、胡桃肉、罗汉果、无花果、萹蓄、飞扬草。

十三、对泌尿系统有作用的中药

1. 利尿　猪苓、茯苓、泽泻、苍术、白术、车前草（子）、木通、淡竹叶、琥珀、萹蓄、瞿麦、半边莲、半枝莲、龙葵、海金沙、萆薢、石韦、滑石、玉米须、白茅根、芦根、冬瓜皮、夏枯草、麻黄、香薷、浮萍、茵陈、苦参、黄芩、地肤子、益母草、大腹皮、防己、葶苈子、夹竹桃、万年青、北五加皮、茶叶、黄芪、桑寄生、山茱萸、甘遂、大戟、芫花、商陆、牵牛子。

2. 增加尿酸盐排泄（具有抗痛风作用）　秦皮、威灵仙、秦艽、土茯苓、豨莶草、车前子。

3. 排除或消除尿路结石　广金钱草、金钱草、海金沙、石韦、琥珀、萹蓄、瞿麦、钩藤、玉米须、猫须草、冬葵子、连钱草、三白草、野席草、匍地龙、土牛膝、漏兜勒、马先蒿。

4. 消除乳糜尿　萆薢、瞿麦、桃胶、飞廉、荠菜、玉米须、水蜈蚣。

5. 恢复肾功能和消除蛋白尿　黄芪、人参、党参、白术、茯苓、鳖甲胶、山药、当归、枸杞子、金樱子、桑螵蛸、莲须、怀牛膝、杜仲、生地、玄参、麦冬、菟丝子、土茯苓、蝉蜕（配紫苏叶、益母草）。

6. 抗利尿　威灵仙、人参、洋金花、南五加皮、桑螵蛸、沙苑子、覆盆子、补骨脂、益智仁、甘草、陈皮、红花、淫羊藿、鸡内金。

十四、对生殖系统有作用的中药

1. 兴奋子宫收缩　枳壳、枳实、贯众、益母草、茺蔚子、马齿苋、檵木、王不留行、蒲黄、薯莨、山楂、薏苡仁、五味子、急性子、红花、大黄、麝香、皂角刺、常山、嚏草根、棉花根、锦灯笼。

2. 抑制子宫收缩　当归、川芎、香附、杜仲、白术、黄芩、秦艽、橘皮、紫苏梗、木香。

3. 促使子宫内膜充血　丹皮、大黄、甘草、紫河车。

十五、对内分泌腺有作用的中药

1. 对脑垂体—肾上腺皮质系统有作用　附子、乌头、人参、人参叶、秦艽、汉防己、金果榄、棉花根、甘草、五味子、僵蚕、蜂毒、蜂乳、清风藤、穿山龙、石蒜、水牛角、红管药。

2. 类似肾上腺皮质激素样作用　甘草、穿山龙、蜂乳、黄芪、制首乌、玉竹、红管药、刺五加。

3. 促性腺（促进男女性腺功能）　鹿茸、紫河车、制附子、淫羊藿、仙茅、蛇床子、蛤蚧、肉苁蓉、杜仲、巴戟天、锁阳、蜂乳、人参、黄芪、蟾酥、啤酒花、蛤士蟆、羊洪膻、菟丝子、铜骨七。

4. 促进精液形成与分泌　鹿茸、紫河车、淫羊藿。

5. 促进乳腺和女性生殖器官发育　紫河车、川续断。

6. 促进乳汁分泌　四叶参、王不留行、紫河车、续断、茯苓、通草、生南瓜子、刺瓜、刺果、甘草、锦鸡儿、莴苣子、菰根。

7. 抑制乳汁分泌　炒麦芽、花椒、芒硝（两侧乳房外敷）。

8. 抗垂体促性腺激素及绒毛膜性激素　鲜天花粉、紫草、麝香。

9. 抑制排卵、促进卵巢萎缩　急性子。

10. 含碘、可用于缺碘性甲状腺增大　昆布、海藻、海带、紫菜。

11. 促进甲状腺对碘的积聚和增加甲状腺活动　红管药。

12. 有增强基础代谢作用　人参、麻黄、茶叶、蜈蚣、牛蒡子。

13. 对基础代谢有暂时降低作用　昆布、海藻。

14. 对抵抗力、免疫力有增强作用　人参、黄芪、紫河车、南五加皮、淫羊藿、鱼腥草、桑枝。

十六、对血液系统有作用的中药

1. 刺激造血系统、增加红细胞及血红蛋白　鹿茸（角）、紫河车、阿胶、鸡血藤、人参、黄芪、党参、制首乌、四叶参、当归、熟地、枸杞子、白术、茯苓、首乌藤、龙眼肉、补骨脂、锁阳、巴戟天、陈皮、丹参。

2. 增加网织细胞　鹿茸、鸡血藤、鸡矢藤、白花蛇舌草。

3. 增加白细胞　人参、筋骨草、鸡血藤、丹参、麝香、穿山甲、蟾酥、虎杖、石韦、乳香、没药、五灵脂、抽葫芦。

4. 降低白细胞　犀角、党参、四叶参、土鳖虫、臭灵丹、虎杖。

5. 兴奋网状内皮系统、增加白细胞吞噬能力　金银花（少量）、黄连、黄柏、大青叶、板蓝根、白花蛇舌草、穿心莲、山豆根、鱼腥草、一枝黄花、黄芪。

6. 血小板　当归、白芍、生地、熟地、山茱萸、紫河车、龙眼肉、红枣、赤小豆、花生衣、大黄、牛西西、羊蹄、三七、白芨、藕节、仙鹤草、肉苁蓉、狗脊、水牛角、黄柏、连翘。

7. 对白细胞和血小板减少有治疗作用　黄芪、太子参、白术、当归、阿胶、蟾酥、穿山甲、龟板胶、丹参、鸡血藤、鸡矢藤、生地、熟地、冬虫夏草、枸杞子、五味子、山茱萸、补骨脂、女贞子、石韦、灵芝、玄参、石斛、益智仁、蛇床子、蘑菇、白花油麻藤。

8. 对血小板减少有治疗作用　太子参、五味子、女贞子、红枣、花生衣、抽葫芦。

9. 具有止血作用　三七、血竭、旱莲草、仙鹤草、白及、花生衣、丹皮、栀子、筋骨草、侧柏叶、白茅根、阿胶、鱼腥草、救必应、断血流、檵木、牛西西、羊蹄、茜草、地锦草、生地榆、炒槐花、槐角、蒲黄、炒艾叶、贯众、血余炭、马齿苋、薯莨、五倍子、马勃、狗脊、乌贼骨、花蕊石、大蓟、小蓟、荠菜、杜仲、补骨脂、肉苁蓉、木耳、紫珠、紫背菜、空心莲子草、白接骨、秋海棠、鸡筋参、香草仔、水田七、羊耳蒜、雉子筵、地涌金莲。

10. 抗凝血　水蛭、海藻（大量）、羊洪膻。

11. 含有皂苷，若做注射可能有溶血作用　皂荚、皂角刺、猪牙皂、瓜子金、桔梗、半夏、天南星、远志、紫菀、前胡、萆薢、牛膝。

十七、对横纹肌有作用的中药

1. 对横纹肌有松弛作用 汉防己、延胡索、辛夷、青木香、益母草、蝉蜕、薏苡仁、木瓜、灵芝、琥珀、灯台树。
2. 对横纹肌痉挛有作用 马钱子、白芷、红毒茴。

十八、具有抗过敏作用的中药

乌梅、地龙、黄芪、紫河车、汉防己、丝瓜藤、珍珠、丹皮石韦、甘草、麻黄、秦艽、柴胡、蛇蜕、苍术、石韦、珍珠、夜交藤、白蒺藜、人参、浮萍、徐长卿、蝉蜕、薄荷、矮地茶、荆芥忍冬藤、羌活、杜鹃、刺藜、栀子、蚕沙、白鲜皮。

十九、抗风湿性关节炎中药

1. 类似肾上腺皮质激素样作用 汉防己、甘草、清风藤、蜂毒、穿山龙、人参叶、石蒜、三七、附子、乌头、草乌、麝香、僵蚕、徐长卿、秦皮、丁公藤、海桐皮、络石藤。
2. 其他 地黄、南五加皮、细辛、防风、虎骨、川断、杜仲、怀牛膝、川牛膝、独活、羌活、老鹳草、透骨草、苍术、天麻、路路通、白花蛇、乌梢蛇、千年健、石楠藤、鹿衔草、伸筋草。

二十、对糖代谢有作用的中药

1. 降低血糖 人参、黄芪、茯苓、知母、白术、苍术、山药、黄精、生地、熟地、玄参、麦冬、天花粉、葛根、泽泻、玉米须、地骨皮、虎杖、仙鹤草、南五加皮、苍耳子、桑叶、钻地风、五倍子、天门冬、盘龙参、冬葵根、楤木、野马追、旋覆花、金丝草。
2. 升高血糖 党参、四叶参、石斛、黄芩、秦艽、竹叶、生姜、槐花。

二十一、具有解毒作用的中药

1. 解砒霜毒 白芷、土茯苓、金花草、岗梅、金粉蕨、积雪草。
2. 解汞毒 土茯苓、金花草、金钱草、赤石脂。
3. 解铅毒 金钱草、大青叶、贯众、萆薢、党参、鸡血藤、菊花、甘草、木贼草。

4. 苯中毒　薏苡仁、山稔根、升麻、女贞子、旱莲草。

5. 有机磷中毒　曼陀罗、天仙子、凤尾草、鸡矢藤、生甘草、滑石粉、金花草。

6. DDT 中毒　金花草。

7. 解蛇毒　蚤休、半枝莲、半边莲、当归、五灵脂、山豆根、白芷、青木香、徐长卿、莔草、金果榄、朱砂根、滴水珠、伤寒头、红根长南星、双飞蝴蝶。

8. 解酒毒　葛花、枳椇子、豆薯（凉薯）、砂仁、草豆蔻。

9. 解鱼蟹毒　苏叶、生姜、芦根。

10. 解河豚毒　芦根。

11. 解蜈蚣毒　桑叶、五香草。

12. 解植物药中毒

药物、食物中毒：甘草、石蒜、瓜蒂、刮筋板、金花草、金钱草、绿豆。

乌头、半夏、天南星中毒：生姜。

苍耳子中毒：金花草。

木薯中毒：金花草、金粉蕨。

野菰中毒：金花草、岗梅。

钩吻中毒：三叉苦、松树梢。

草乌中毒：千金坠、刮筋板。

雷公藤中毒：连钱草、瘦风轮、腐卑。

菠萝、娃儿藤中毒：葫芦茶。

铁棒槌中毒：桃儿七。

二十二、除害中药

灭蝇、蛆、孑孓、蚊：大皂角、乌头、土荆芥、天南星、毛茛、巴豆、石蒜、羊角扭、百部、合欢叶、枫杨、金牛七、苦参、青蒿、闹羊花、狼毒、黄荆、黄花夹竹桃、黄莲花、臭牡丹、断肠草、葫芦茶、曼陀罗、蓖麻叶、樟、醉鱼草、藜芦、了哥王、毒鱼藤。

灭臭虫：毒芹。

灭虱：百部。

灭鼠：石蒜、白狼毒。

灭钉螺：石蒜、闹羊花、苦楝叶。